胸椎外科学：原理和技术
Surgery of the Thoracic Spine：Principles and Techniques

主　编　（美）阿里·A.巴杰
Ali A. Baaj, MD
Associate Professor
Co-Director, Spinal Deformity and Scoliosis Program
Department of Neurological Surgery
Weill Cornell Medical College
New York-Presbyterian Hospital
New York, New York, USA

（美）U.库马尔·卡卡拉
U. Kumar Kakarla, MD
Director of Spinal Deformity
Department of Neurosurgery
Barrow Neurological Institute
St. Joseph's Hospital and Medical Center
Phoenix, Arizona, USA

（韩）金汉乔
Han Jo Kim, MD
Associate Professor
Spine Fellowship Director
Department of Orthopaedic Surgery
Hospital for Special Surgery
New York, New York, USA

主　审　高延征
主　译　王海蛟

NM 北方联合出版传媒（集团）股份有限公司
辽宁科学技术出版社
·沈阳·

©2023 辽宁科学技术出版社。
著作权合同登记号：第06-2019-109号。

图书在版编目（CIP）数据

胸椎外科学：原理和技术 /（美）阿里·A.巴杰（Ali A.Baaj），（美）U.库马尔·卡卡拉（U.Kumar Kakarla），（韩）金汉乔（Han Jo Kim）主编；王海蛟主译. —沈阳：辽宁科学技术出版社，2023.7

ISBN 978-7-5591-2937-6

Ⅰ.①胸… Ⅱ.①阿… ②U… ③金… ④王… Ⅲ.①胸椎–脊椎病–外科手术 Ⅳ.①R681.5

中国国家版本馆CIP数据核字（2023）第045854号

出版发行：辽宁科学技术出版社
　　　　　（地址：沈阳市和平区十一纬路25号　邮编：110003）
印　刷　者：辽宁新华印务有限公司
经　销　者：各地新华书店
幅面尺寸：210mm×285mm
印　　张：20.5
插　　页：4
字　　数：450千字
出版时间：2023 年7月第 1 版
印刷时间：2023 年7月第 1 次印刷
责任编辑：吴兰兰
封面设计：谷玉杰
版式设计：袁　舒
责任校对：王春茹

书　　号：ISBN 978-7-5591-2937-6
定　　价：268.00 元

编辑电话：024-23284363
邮购热线：024-23284502
邮箱：2145249267@qq.com

译者名单

主审

高延征　河南省人民医院

主译

王海蛟　漯河市中心医院

副主译

李玉伟　漯河市中心医院
丹尼尔·波特　清华大学第一附属医院
聂源欣　北京大学肿瘤医院

参译人员 (以姓氏拼音为序)

崔　巍　漯河市中心医院
杜传超　北京大学第三医院
何　兵　漯河市中心医院
胡冰涛　漯河市中心医院
黄圣明　漯河市中心医院
李　凡　漯河市中心医院
梁　宁　清华大学第一附属医院
刘源昊　漯河市中心医院
刘跃华　漯河市中心医院
毛克政　河南省人民医院
王浩然　漯河市中心医院
王齐超　漯河市中心医院
张永辉　漯河市中心医院
赵世新　漯河市中心医院
周　鹏　漯河市中心医院
周小小　上海健康医学院附属周浦医院
左晓琳　漯河市中心医院

主审简介

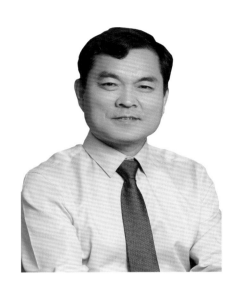

高延征，主任医师，二级教授，博士生导师。河南省人民医院脊柱脊髓外科主任，河南省脊柱脊髓病诊疗中心主任。

1985 年毕业于河南医科大学，从事骨科临床与科研工作近 40 年，曾多次赴国外学习深造和学术交流。在脊柱外科领域积累了丰富的临床经验，尤其擅长颈椎疾病和脊髓畸形的诊断与治疗。根据多年的临床工作经验对颈椎病的手术方法进行了创新和改进，利用自己发明和改良的多件国家专利器械大大增加了手术的安全性，缩短了手术时间，得到广大国内同行和患者的充分认可。开展了全国首例颈椎非融合技术——动态固定技术（DCI），为颈椎病的非融合治疗开辟了新的途径。自行研制发明的颈椎记忆钢板（GYZ 钢板）获得国家发明专利，并通过国家质量标准检测应用于临床，以价格低廉、操作简单、质量可靠造福广大患者，是颈椎病固定方法的又一重大突破，被评为 2014 年度河南省十大职工技术创新成果。

近年来，高延征教授致力于两个方面的临床研究：上颈椎畸形和脊柱畸形。在上颈椎畸形方面，每年完成上百例枕颈交界区手术，主要治疗寰枢椎脱位、颅底凹陷症、寰枢椎骨折等，积累了丰富的治疗经验，并翻译了国际著名的《上颈椎外科学》一书。在脊柱畸形方面，每年完成近百例胸腰椎畸形手术，主要强直性脊柱炎后凸畸形和特发性脊柱侧弯，使用数字化、智能化工具进行术前设计和术中导航，大大提高了手术的准确度和安全性。

目前任中华医学会骨科分会常务委员，中华医学会骨科分会脊柱学组委员、骨质疏松学组副组长，中国医师协会骨科医师分会常务委员，中国医师协会骨脊柱创伤工作委员会副主任委员，河南省医学会骨科学分会主任委员，中国康复医学会脊柱脊髓专业委员会常务委员，河南省康复医学会脊柱脊髓专业委员会主任委员，SICOT 中国脊柱学会副主任委员，中国医药教育协会脊柱专业委员会常务委员兼脊柱创伤学组副主任委员，中国中西医结合学会脊柱专业委员会常务委员，中华预防医学会骨关节专业委员会常务委员，中国残疾人康复协会脊柱脊髓康复学组副主任委员，河南省医师协会骨科医师分会副会长兼医师教育培训工作委员会主任，河南省医学会骨质疏松与骨矿盐学会副主任委员。

享受国务院政府特殊津贴及河南省政府特殊津贴。荣获全国五一劳动奖章、中国医师奖、中国好医生、白求恩式好医生、河南省五一劳动奖章、河南省新长征突击手、河南省优秀青年科技专家、河南省卫生科技领军人才、中原名医、河南省科技创新杰出人才、河南省直机关自主创新优秀共产党员、河南省自主创新十大杰出青年、感动中原人物等荣誉称号。

主译简介

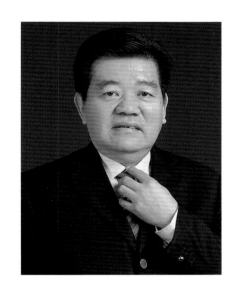

王海蛟，毕业于北京医科大学（北京大学医学院），国家二级教授、主任医师、硕士生导师，英国留学归国人员。全国劳动模范和先进工作者，享受国务院政府特殊津贴。

开展 20 多项骨科高难度高风险新技术，为众多患者解除了病痛。1995 年开展了上颈椎手术、颈椎前后路减压手术（《河南卫生报》曾有报道，论文发表于《中华骨科杂志》）；1999 年在省内首次开展经皮椎体成形术（《医药卫生报》曾有报道，论文发表于《中国脊柱脊髓杂志》）；1999 年底开展了脊柱后路镜下椎间盘切除术《健康报》曾报道，论文发表于《中国脊柱脊髓杂志》；2005 年开展无骨量丢失的单开门椎管成形术治疗椎管内肿瘤技术（在全国脊柱学术会议上报告，论文发表于《中华神经外科杂志》）；2007 年在省内首次开展微型卡板固定椎板及保留 C2、C3 棘突肌肉附着点的改良椎管扩大成形术（在 COA 大会上报告，论文发表于《中国矫形外科杂志》《中国脊柱脊髓杂志》及 BMC Musculoskelet Disord 等）；2015 年在国内率先提出先减压后复位技术治疗下颈椎脱位，省去了术前颅骨牵引的环节，节省了宝贵的术前准备时间，能够使患者在最短的时间内实现复位、脊髓减压，被国内专家认为补充了治疗指南，对提高脊髓功能恢复率有不可估量的意义，学术论文发表于《中华医学杂志》《中国脊柱脊髓杂志》；2016 年为患者安装河南省首例 3D 打印人工颈椎，被《漯河日报》《大河报》及"腾讯新闻""UC 头条"报道，论文发表于《中华骨科杂志》等。2017 年对合并神经损伤的胸腰椎骨折提出基于术中 CT 扫描结果精准治疗，认为术前神经压迫不是手术减压的绝对指证，从而使 60.8% 的患者避免了行椎管内减压手术，剩余 39.8% 的患者根据术中三维重建 CT 信息对突入椎管内骨折块的位置和大小精确定位，行精准的开窗减压治疗，被国内外专家认为补充了治疗指南，使患者的治疗得到简化，学术论文发表在《中华医学杂志》等。2018 年开展保留 PLC 连续性的椎板回植技术治疗椎管内肿瘤，学术论文发表在《中华神经外科杂志》《中华神经医学杂志》等；2019 年开展保留 PLC 连续性的椎板回植技术治疗多节段椎管狭窄症，学术论文发表在《中华医学杂志》《中华实验外科杂志》等。2020 年开展 O 臂机导航技术的应用，学术论文发表在《中国脊柱脊髓杂志》等。

主持承担省级以上科研课题 6 项，发表学术论文 200 余篇，获省市级科研成果奖 42 项，获国家发明专利 2 项、实用新型专利 10 余项。

兼任国际脊髓学会（ISCOS）会员、中国老年学会骨质疏松专业委员会副主任委员、中国科研型医院骨质疏松学会常委、中国老年学会脊柱关节专业委员会常委、中国康复医学会脊柱脊髓专业委员会颈椎学组委员、脊柱结核学组委员、河南省医学会骨科分会副主任委员、河南省康复医学会脊髓损伤委员会副主任委员、河南省骨与软组织肿瘤专业委员会副主任委员、漯河市骨科学会主任委员，《中国脊柱脊髓杂志》编委。

译者前言

　　随着医生认识水平的提高、影像技术的发展以及腔镜新技术的不断出现，特别是近年来随着数字技术、导航技术和机器人的应用，越来越多的胸椎疾病得以早期诊治，手术也变得更加微创、精准以及智能化。目前临床上胸椎疾病已不再是罕见病或少见病，但是一些临床医师对胸椎疾病尚存在认识不足，对其发病特点、诊断及治疗缺乏统一的认识和深刻理解，甚至还存在一些误区。

　　本书是聚焦胸椎疾病的专著，其内容反映了近几年胸椎疾病的最新进展，从病因、病理生理、生物力学、解剖学、临床表现、影像学诊断，到内科治疗、手术治疗以及术中电生理检测、导航技术等方面都进行了全面详细的介绍。

　　为了使本书在国内尽快出版，翻译团队夜以继日、废寝忘食，多次组织认真讨论，在尊重原著的基础上，译文力求合乎中文习惯，便于读者阅读和理解。由于时间仓促，难免出现部分疏漏，希望同道在阅读过程中给予指正。

　　《胸椎外科学：原理和技术》中文版的出版，填补了我国该专业领域的空白，希望本书能够为从事脊柱外科、骨科、神经外科、神经内科、影像科等医务人员（包括住培生和研究生等）在诊疗胸椎疾病时提供必要的参考和帮助。

王海蛟

2022 年 2 月

原书前言一

  本书重点介绍了胸椎疾病的外科治疗，并总结归纳了脊柱外科的新进展。20 世纪，脊柱的手术与教学由神经外科和骨科各自单独开展。通常，矫形脊柱骨科更关注对于脊柱椎骨的处理，例如对胸椎侧弯进行矫形与融合；而神经脊柱外科则侧重于神经减压，例如为各种退行性、创伤性和肿瘤性疾病引起的脊髓和／或颈腰神经根压迫进行减压。至 21 世纪初，两大学科针对同类脊柱疾病开始逐渐合作，如北美脊柱协会通过社会层面开展牵线协作，神经外科／脊柱外科联合创办协会并举办会议实施培训，克利夫兰诊所通过矫形／神经脊柱联合项目开展学术交流。因此在当今时代，许多做过脊柱手术但专业不同的外科医师无论以前是接受哪种学科的训练，都认同自己是"脊柱外科医生"。同时，基于解剖学、病理学及技术手段上的差异，脊柱外科也越来越亚专业化，更多颈椎、脊柱畸形和微创脊柱外科等方面的专家致力于在更精细的领域里深耕细作。

  本书反映了脊柱外科在交叉领域的全新发展，并重点阐述了胸椎的复杂解剖、病理改变及外科治疗方法。感谢 Baaj、Kakarla 和 Kim 等一大批优秀作者共同致力于胸椎领域的探索，无论从教学角度还是研究前景他们都做了大量的全面细致的工作。目前普遍来看，对于胸椎的重视程度相较于活动度较大的颈椎和腰椎来说尚显不够，但从生物力学角度来看，胸椎区域所提供的"支撑"比"运动"作用更多，除了能保护控制下肢功能以及肠膀胱功能的重要胸髓外，还为心肺系统提供了重要的结构支撑。本书在 31 个章节中详细叙述了脊柱中央区域常见的病理改变和可行的手术方案，包括基础的胸壁生理学、生物力学和麻醉注意事项等总章节，以及根据不同疾病类型制定手术方案的众多子章节。本教材由代表新时代脊柱外科合作模式的矫形脊柱骨科与神经脊柱外科专家共同编撰，以保证教材的质量与涵盖面。纳入的治疗方案均为已应用于治疗胸椎疾病的一系列较新的手术技术，同时，对部分专家提出的一些尚未广泛应用于临床的新技术进行了适当的补充及介绍。

  最后，我想向 Ali A. Baaj、U. Kumar Kakarla、Han Jo Kim 教授以及为这本书贡献众多的作者们表达深厚的谢意。我非常理解能从繁忙的临床、学术、行政和个人事务中抽出时间，来编写这样一本全面且优质的图书非常具有挑战性，但这对于未来一代脊柱外科医生的成长非常有必要，他们将有望为患者提供更高水平更成功的手术治疗，同时这种对于脊柱外科专业的奉献精神也应当传承，以提升医者对患者的人文关怀。基于此，本书作为脊柱外科新学科的重要组成部分，应该成为所有医学生、实习医生和年轻脊柱外科医生治疗胸椎疾患的指导用书。

Lawrence G. Lenke, MD

Professor and Chief of Spinal Surgery

Chief of Spinal Deformity Surgery

Co-Director of the Columbia Comprehensive Adult and

Pediatric Spinal Surgery Fellowship

Columbia University Vagelos College of Physicians and

Surgeons

Surgeon-in-Chief

Daniel and Jane Och Spine Hospital at

New York-Presbyterian/Allen

New York, New York, USA

原书前言二

胸椎位于不断运动的颈椎与腰椎之间，结构相对稳定，同时前方由保护性的肋骨与密集的网状韧带所构成，因此作为脊柱的中流砥柱，足以保护脆弱的胸髓免受内部与外部的威胁。尽管胸椎在很大程度上并不受周围组织日常磨损及牵拉的影响，但因其需要支撑起人类所必需的直立功能，可能出现某些特有的病理改变。

尽管胸椎包含了脊柱中最长的节段，但并未受到与颈椎与腰椎同样多的关注。专业领域的学会通常致力于颈椎和腰椎的治疗，胸椎则往往被忽视，希望本书的出版能帮助改变这种认知上的疏忽。Baaj、Kakarla 和 Kim 博士作为胸椎领域的资深学者，为本书贡献了富有价值的内容，其丰富的从业经验也为胸椎领域问题的处理提供了更多的方案。本书由胸椎独特的与呼吸功能相关性的探讨开始，涵盖了从生物力学到特有的麻醉注意事项等具体内容。

许多相关教材都涉及了脊柱侧弯的课题，然而本书并不局限于此，而是由关注颇少的胸椎角度出发，深入探讨了脊柱关节病、感染和创伤（包括脊髓损伤）的诊治，以及胸椎肿瘤包括原发性和转移性肿瘤、髓外硬膜内和髓内肿瘤的诊治。同时，本书还涉及了术中监测、导航和罕见疾病（如脊髓突出症）相关的拓展内容。

这本《胸椎外科学：原理和技术》应当作为脊柱胸椎区域外科治疗的综合指南，并成为所有脊柱外科医生以及医学图书馆的必备品。

Nicholas Theodore, MD
Professor of Neurosurgery, Orthopaedic Surgery &
Biomedical Engineering
Director, Neurosurgical Spine Center
Co-Director, Carnegie Center for Surgical Innovation
Department of Neurosurgery
Johns Hopkins University
Baltimore, Maryland, USA

序言

　　我们很高兴向大家介绍这本《胸椎外科学：原理和技术》，本书重点介绍了胸部脊髓、脊柱的病理学和外科治疗技术。为了让读者对脊柱各节段的生理学、生物力学和情况有更好的理解，我们编撰了本书。

　　我们在书中详细阐述了胸椎最常见的病理，包括退行性病变、创伤、肿瘤和先天性疾病。其余部分介绍了特发性和其他类型胸椎畸形，包括脊柱后凸和侧弯。此外，还详细介绍了胸椎的病理生理学、外科技术和重建策略。

　　这本书包含了神经外科和脊柱外科的前沿和多样化的专业知识。我们由衷地感谢所有参与此书编写的作者为本书做出贡献，他们的努力使得这本书的出版成为可能。我们相信，从医学生到专科医生的读者们，将发现本书对评估和管理复杂胸椎疾病患者的价值。

Ali A.Baaj, MD

U.Kumar Kakarla, MD

Han Jo Kim, MD

编者名单

A. Karim Ahmed, BS
MD Candidate
Department of Neurosurgery
Johns Hopkins School of Medicine
Baltimore, Maryland, USA

Mohammed Ali Alvi, MBBS
Post-doctoral Research Fellow
Mayo Clinic Neuro-Informatics Laboratory
Department of Neurologic Surgery
Mayo Clinic
Rochester, Minnesota, USA

Ali A. Baaj, MD
Associate Professor
Co-Director, Spinal Deformity and Scoliosis Program
Department of Neurological Surgery
Weill Cornell Medical College
New York-Presbyterian Hospital
New York, New York, USA

Lila R. Baaklini, MD
Assistant Attending Anesthesiologist
Department of Anesthesiology
Hospital for Special Surgery
New York, New York, USA

Ori Barzilai, MD
Assistant Attending
Department of Neurosurgery
Memorial Sloan Kettering Cancer Center
New York, New York, USA

Elie F. Berbari, MD, FIDSA
Consultant
Chair, Division of Infectious Diseases
Professor of Medicine
Hospital Epidemiologist
Mayo Clinic College of Medicine
Mayo Clinic
Rochester, Minnesota, USA

Mark H. Bilsky, MD
Attending Neurosurgeon
Memorial Sloan Kettering Cancer Center
Professor of Neurosurgery
Weill Medical College of Cornell University
New York, New York, USA

Srikanth R. Boddu, MSc, FRCR, MD
Assistant Professor of Radiology in Neurosurgery
Department of Neurological Surgery
Weill Cornell Medical Center
New York Presbyterian Hospital Queens

New York, New York, USA

Blake M. Bodendorfer, MD
Resident
Department of Orthopaedic Surgery
Georgetown University Medical Center
Washington, DC, USA

Michael A. Bohl, MD
Resident
Department of Neurosurgery
Barrow Neurological Institute
Phoenix, Arizona, USA

Christopher M. Bono, MD
Professor, Executive Vice Chair
Department of Orthopaedic Surgery
Harvard Medical School, Massachusetts General Hospital
Boston, Massachusetts, USA

Ian A. Buchanan, MD
Resident
Department of Neurosurgery
University of Southern California
Los Angeles, California, USA

Mohamad Bydon, MD
Associate Professor
Department of Neurologic Surgery
Mayo Clinic
Rochester, Minnesota, USA

Bridget T. Carey, MD
Assistant Professor
Department of Neurology
Weill Cornell Medical College
New York, New York, USA

Steven W. Chang, MD
Associate Professor
Department of Neurosurgery
Barrow Neurological Institute
St. Joseph's Hospital and Medical Center
Phoenix, Arizona, USA

John H. Chi, MD, MPH
Associate Professor
Department of Neurosurgery
Brigham & Women's Hospital
Harvard Medical School
Boston, Massachusetts, USA

Chad M. Craig, MD, FACP
Medical Director, Spine Service
Department of Orthopedics

Division of Spine Surgery
Hospital for Special Surgery
Assistant Professor of Medicine
Weill Medical College of Cornell University
New York, New York, USA

Peter B. Derman, MD, MBA
Spine Surgeon
Texas Back Institute
Plano, Texas, USA

Atman Desai, MD
Associate Professor
Department of Neurosurgery
Stanford University
Stanford, California, USA

Dustin J. Donnelly, MD, PhD
Resident
Department of Neurosurgery
Brigham & Women's Hospital
Harvard Medical School
Boston, Massachusetts, USA

Ronald Emerson, MD
Professor of Neurology at Hospital for Special Surgery
Department of Neurology
Weill Cornell Medical College
New York, New York, USA

Brett A. Freedman, MD
Assistant Professor
Department of Orthopedic Surgery
Mayo Clinic
Rochester, Minnesota, USA

Shashank V. Gandhi, MD
Resident
Department of Neurosurgery
Hofstra-Northwell School of Medicine
Manhasset, New York, USA

Jakub Godzik, MD
Neurosurgery Resident
Department of Neurosurgery
Barrow Neurological Institute
St. Joseph's Hospital and Medical Center
Phoenix, Arizona, USA

Sandy Goncalves, MSc
Researcher
Department of Neurologic Surgery
Mayo Clinic
Rochester, Minnesota, USA

C. Rory Goodwin, MD, PhD
Director of Metastatic Spine Tumor
Assistant Professor, Departments of Neurosurgery,

Orthopaedic Surgery
Radiation Oncology, Medicine, Pharmacology and Cancer
  Biology
Chief of Spinal Tumor Section at Durham VA Hospital
Duke University Medical Center
Durham, North Carolina, USA

Robert Harper, MD
Resident
Department of Orthopedic Surgery
UC Davis Medical Center
Sacramento, California, USA

Roger Härtl, MD
Professor, Director of Spinal Surgery
Department of Neurological Surgery
Weill Cornell Medicine
New York, New York, USA

Randall J. Hlubek, MD
Resident
Department of Neurosurgery
Barrow Neurological Institute
St. Joseph's Hospital and Medical Center
Phoenix, Arizona, USA

Allen Ho, MD
Complex Spine Fellow
Department of Neurosurgery
Stanford University
Stanford, California, USA

Patrick C. Hsieh, MD, MSc
Professor of Neurological Surgery
Edwin M. Todd/Trent H. Wells, Jr. Professor of Neurosurgery
Department of Neurological Surgery
University of Southern California Keck School of Medicine
Los Angeles, California, USA

Kevin T. Huang, MD
Resident
Department of Neurosurgery
Harvard Medical School
Brigham and Women's Hospital
Boston, Massachusetts, USA

Ibrahim Hussain, MD
Chief Resident
Department of Neurosurgery
Weill Cornell Medical College-New York
  Presbyterian Hospital
New York, New York, USA

Trong Huynh, MD
Postdoctoral Research Fellow
Department of Neurological Surgery
Rutgers New Jersey Medical School
Newark, New Jersey, USA

Sravisht Iyer, MD
Assistant Attending
Spine Surgery
Hospital for Special Surgery
New York, New York, USA

Jacob Januszewski, DO
MIS Complex Spine Deformity Surgeon
Department of Neurosurgery
The B.A.C.K Center
Melbourne, Florida, USA

U. Kumar Kakarla, MD
Director of Spinal Deformity
Department of Neurosurgery
Barrow Neurological Institute
St. Joseph's Hospital and Medical Center
Phoenix, Arizona, USA

Panagiotis Kerezoudis, MD, MS
Resident
Department of Neurological Surgery
Mayo Clinic
Rochester, Minnesota, USA

Han Jo Kim, MD
Associate Professor
Spine Fellowship Director
Department of Orthopaedic Surgery
Hospital for Special Surgery
New York, New York, USA

Eric Klineberg, MD
Professor of Orthopaedic Surgery
Co-Director Spine Center, Spine Fellowship Director
Department of Orthopaedics
University of California, Davis
Sacramento, California, USA

Jared Knopman, MD
Assistant Professor
Department of Neurosurgery
Weill Cornell Medical College
New York, New York, USA

Ilya Laufer, MD
Associate Attending Neurosurgeon, Memorial Sloan
  Kettering Cancer
Associate Professor of Neurosurgery, Weill Cornell
  Medical College
Department of Neurosurgery
Memorial Sloan Kettering Cancer Center
New York, New York, USA

Hai Le, MD
Resident
Department of Orthopaedic Surgery
Massachusetts General Hospital
Boston, Massachusetts, USA

Ronald A. Lehman Jr., MD
Professor of Orthopedic Surgery, Tenure
Chief, Reconstructive, Robotic and Minimally
  Invasive Spine
Director, Robotic Spine Surgery
Director, Athletes Spine Center
Co-Director, Comprehensive Adult and Pediatric
  Spine Fellowship
Director, Clinical Spine Research
Co-Director, Orthopedic Clinical Research
Advanced Pediatric and Adult Deformity Service
Columbia University Medical Center
Orthopedic Spine Department
The Daniel and Jane Och Spine Hospital
New York Presbyterian/The Allen Hospital
New York, New York, USA

James D. Lin, MD, MS
Spine Surgery Fellow
The Daniel and Jane Och Spine Hospital
New York-Presbyterian/Columbia University
  Medical Center
New York, New York, USA

Thomas Link, MD, MS
Department of Neurosurgery
Weill Cornell Medical Center
New York, New York, USA

Francis Lovecchio, MD
Resident
Department of Orthopaedic Surgery
Hospital for Special Surgery
New York, New York, USA

Ana Luís, MD
Spine Fellow at Weill Cornell Brain and Spine Center
Department of Neurological Surgery
Weill Cornell Medicine
New York-Presbyterian Hospital
New York, New York, USA

Department of Neurosurgery
Hospital Egas Moniz- Centro Hospitalar de Lisboa Ocidental
Lisbon, Portugal
Maj. Patrick R. Maloney, MD
USAF, David Grant Medical Center（DGMC）
Department of Neurosurgery
Travis AFB, California, USA

Rohit Mauria, BS
Department of Neurosurgery
Barrow Neurological Institute
St. Joseph's Hospital and Medical Center
Phoenix, Arizona, USA

Ziev B. Moses, MD
Resident
Department of Neurosurgery
Brigham and Women's Hospital
Harvard Medical School
Boston, Massachusetts, USA

Gregory M. Mundis Jr., MD
Co-Director San Diego Spine Fellowship
Division of Orthopedic Surgery
Scripps Clinic
San Diego, California, USA

Jonathan Nakhla, MD
Spinal Neurosurgery Instructor
Department of Neurosurgery
Brown University / Rhode Island Hospital
Providence, Rhode Island, USA

Michael J. Nanaszko, MD
Neurosurgery Resident
Department of Neurosurgery
Barrow Neurological Institute
St. Joseph's Hospital and Medical Center
Phoenix, Arizona, USA

Ahmad Nassr, MD
Professor of Orthopedic Surgery
Professor of Neurosurgery
Associate Professor of Biomedical Engineering
Department of Orthopedic Surgery
Mayo Clinic
Rochester, Minnesota, USA

Rodrigo Navarro-Ramirez, MD, MSc
Combined Orthopedic Neurosurgery Fellowship
Department of Orthopedics
McGill University
Montreal, Quebec, Canada
Athos Patsalides, MD, MPH
Associate Professor
Department of Neurosurgery
Weill Cornell Medicine
New York, New York, USA

Arjun V. Pendharkar, MD
Resident
Department of Neurosurgery
Stanford University
Palo Alto, California, USA

Zach Pennington, BS
Medical Student
Department of Neurosurgery
Johns Hopkins School of Medicine
Baltimore, Maryland, USA

Benjamin I. Rapoport, MD, PhD
Resident
Department of Neurological Surgery
New York-Presbyterian Hospital
Weill Cornell Medicine
New York, New York, USA

Alexander E. Ropper, MD
Assistant Professor
Department of Neurosurgery
Baylor College of Medicine
Houston, Texas, USA

Daniel M. Sciubba, MD
Professor of Neurosurgery, Orthopedics and Oncology
Department of Neurosurgery
Johns Hopkins University
Baltimore, Maryland, USA

Suken A. Shah, MD
Division Chief, Spine and Scoliosis Center
Clinical Fellowship Director
Nemours/Alfred I. duPont Hospital for Children
Wilmington, Delaware
Associate Professor of Orthopaedic Surgery and Pediatrics
Sidney Kimmel Medical College of Thomas Jefferson
  University
Philadelphia, Pennsylvania, USA

Evan Sheha, MD
Resident
Department of Orthopedic Surgery
Hospital for Special Surgery
New York, New York, USA

Jamal N. Shillingford, MD
Spine Surgery Fellow
Department of Orthopaedic Surgery
Department of Neurosurgery
Norton Leatherman Spine Center
University of Louisville Medical Center
Louisville, Kentucky, USA

John H. Shin, MD
Director, Spine Oncology & Spinal Deformity
  Surgery
Massachusetts General Hospital, Harvard
  Medical School
Boston, Massachusetts, USA

Navika Shukla, BA
MD Candidate
School of Medicine
Stanford University
Stanford, California, USA

Venita M. Simpson, MD
Resident

Department of Neurosurgery
Baylor College of Medicine
Houston, Texas, USA

Laura A. Snyder, MD
Director of Neurotrauma
Department of Neurosurgery
Barrow Neurological Institute
St. Joseph's Hospital and Medical Center
Phoenix, Arizona, USA

Eric S. Sussman, MD
Resident
Department of Neurosurgery
Stanford University
Stanford, California, USA

Michael E. Steinhaus, MD
Resident
Orthopaedic Surgery
Hospital for Special Surgery
New York, New York, USA

Nicholas Theodore, MD
Professor of Neurosurgery, Orthopaedic Surgery &
  Biomedical Engineering
Director, Neurosurgical Spine Center
Co-Director, Carnegie Center for Surgical Innovation
Department of Neurosurgery
Johns Hopkins University
Baltimore, Maryland, USA

Jay D. Turner, MD, PhD
Assistant Professor
Department of Neurosurgery
Barrow Neurological Institute
St. Joseph's Hospital and Medical Center
Phoenix, Arizona, USA

Michael K. Urban, MD, PhD
Medical Director
Post Anesthesia Care Units
Hospital for Special Surgery
New York, New York, USA

Juan S. Uribe, MD
Chief, Division of Spinal Disorders
Professor and Vice Chair
Volker K. H. Sonntag Chair of Spine Research
Department of Neurological Surgery
Barrow Neurological Institute
St. Joseph's Hospital and Medical Center

Phoenix, Arizona, USA

Terence Verla, MD, MPH
Department of Neurosurgery
Baylor College of Medicine
Houston, Texas, USA

Corey T. Walker, MD
Resident
Department of Neurological Surgery
Barrow Neurological Institute
St. Joseph's Hospital and Medical Center
Phoenix, Arizona, USA

Jeffrey C. Wang, MD
Chief, Orthopaedic Spine Service
Co-Director USC Spine Center
Professor of Orthopaedic Surgery and Neurosurgery USC
Spine Center
Los Angeles, California, USA

Joshua Weaver, MD
Assistant Professor of Clinical Neurology
Department of Neurology
Weill Cornell Medical College
New York, New York, USA

Christoph Wipplinger, MD
Neurosurgical Research Fellow
Department of Neurological Surgery
Weill Cornell Medicine
New York, New York, USA

Kyle Wu, MD
Resident
Department of Neurosurgery
Brigham and Women's Hospital
Boston, Massachusetts, USA

David S. Xu, MD
Assistant Professor
Department of Neurosurgery
Baylor College of Medicine
Houston, Texas, USA

Vijay Yanamadala, MD, MBA
Assistant Professor of Neurosurgery
Director of the Center for Surgical Optimization
Leo M. Davidoff Department of Neurological Surgery
Albert Einstein College of Medicine
Montefiore Medical Center
New York, New York, USA

目录

第一部分　介绍

第 1 章　肺和胸壁病理生理学 ⋯⋯⋯⋯⋯⋯⋯⋯⋯⋯⋯⋯⋯⋯⋯⋯⋯⋯⋯⋯⋯⋯ 2

第 2 章　胸椎的生物力学 ⋯⋯⋯⋯⋯⋯⋯⋯⋯⋯⋯⋯⋯⋯⋯⋯⋯⋯⋯⋯⋯⋯⋯ 11

第 3 章　胸椎手术的麻醉注意事项 ⋯⋯⋯⋯⋯⋯⋯⋯⋯⋯⋯⋯⋯⋯⋯⋯⋯⋯⋯ 16

第 4 章　胸段脊髓受压的临床表现 ⋯⋯⋯⋯⋯⋯⋯⋯⋯⋯⋯⋯⋯⋯⋯⋯⋯⋯⋯ 26

第 5 章　胸段脊髓病变的非手术治疗 ⋯⋯⋯⋯⋯⋯⋯⋯⋯⋯⋯⋯⋯⋯⋯⋯⋯⋯ 32

第二部分　畸形

第 6 章　先天性脊柱侧弯的外科治疗 ⋯⋯⋯⋯⋯⋯⋯⋯⋯⋯⋯⋯⋯⋯⋯⋯⋯⋯ 44

第 7 章　神经肌肉性脊柱侧弯 ⋯⋯⋯⋯⋯⋯⋯⋯⋯⋯⋯⋯⋯⋯⋯⋯⋯⋯⋯⋯⋯ 57

第 8 章　青少年特发性脊柱侧弯 ⋯⋯⋯⋯⋯⋯⋯⋯⋯⋯⋯⋯⋯⋯⋯⋯⋯⋯⋯⋯ 69

第 9 章　休门氏脊柱后凸 ⋯⋯⋯⋯⋯⋯⋯⋯⋯⋯⋯⋯⋯⋯⋯⋯⋯⋯⋯⋯⋯⋯⋯ 77

第 10 章　近端交界性后凸畸形 ⋯⋯⋯⋯⋯⋯⋯⋯⋯⋯⋯⋯⋯⋯⋯⋯⋯⋯⋯⋯⋯ 86

第 11 章　创伤后畸形 ⋯⋯⋯⋯⋯⋯⋯⋯⋯⋯⋯⋯⋯⋯⋯⋯⋯⋯⋯⋯⋯⋯⋯⋯⋯ 95

第三部分　退行性疾病

第 12 章　胸椎管狭窄症 ⋯⋯⋯⋯⋯⋯⋯⋯⋯⋯⋯⋯⋯⋯⋯⋯⋯⋯⋯⋯⋯⋯⋯ 106

第 13 章　旁中央型胸椎间盘突出症 ⋯⋯⋯⋯⋯⋯⋯⋯⋯⋯⋯⋯⋯⋯⋯⋯⋯⋯ 115

第 14 章　中央型胸椎间盘突出症 ⋯⋯⋯⋯⋯⋯⋯⋯⋯⋯⋯⋯⋯⋯⋯⋯⋯⋯⋯ 121

第 15 章　脊柱关节炎 ⋯⋯⋯⋯⋯⋯⋯⋯⋯⋯⋯⋯⋯⋯⋯⋯⋯⋯⋯⋯⋯⋯⋯⋯ 127

第四部分　感染

第 16 章　椎管内硬膜外脓肿 ⋯⋯⋯⋯⋯⋯⋯⋯⋯⋯⋯⋯⋯⋯⋯⋯⋯⋯⋯⋯⋯ 133

第 17 章　化脓性脊柱炎 ⋯⋯⋯⋯⋯⋯⋯⋯⋯⋯⋯⋯⋯⋯⋯⋯⋯⋯⋯⋯⋯⋯⋯ 143

第 18 章　真菌性和结核性胸椎感染 ⋯⋯⋯⋯⋯⋯⋯⋯⋯⋯⋯⋯⋯⋯⋯⋯⋯⋯ 153

第五部分　肿瘤和血管

第 19 章　原发性胸椎肿瘤 ……………………………………………………………… 163

第 20 章　胸椎转移性疾病 ……………………………………………………………… 184

第 21 章　髓外硬膜内肿瘤 ……………………………………………………………… 191

第 22 章　髓内肿瘤 ……………………………………………………………………… 196

第 23 章　胸椎动静脉血管畸形的外科治疗 …………………………………………… 207

第六部分　创伤

第 24 章　胸椎骨折的分类 ……………………………………………………………… 220

第 25 章　完全性和不完全性胸脊髓损伤 ……………………………………………… 232

第 26 章　后入路治疗胸椎骨折 ………………………………………………………… 237

第 27 章　前入路治疗胸椎骨折 ………………………………………………………… 244

第 28 章　骨质疏松性椎体压缩性骨折 ………………………………………………… 254

第七部分　进一步的话题

第 29 章　特发性脊髓疝 ………………………………………………………………… 268

第 30 章　胸椎和脊髓手术的术中神经监测 …………………………………………… 272

第 31 章　脊柱导航用于复杂胸椎手术 ………………………………………………… 284

索引 ……………………………………………………………………………………… 300

第一部分

介绍

第 1 章　肺和胸壁病理生理学　　　　　2
第 2 章　胸椎的生物力学　　　　　　　11
第 3 章　胸椎手术的麻醉注意事项　　　16
第 4 章　胸段脊髓受压的临床表现　　　26
第 5 章　胸段脊髓病变的非手术治疗　　32

I

第 1 章 肺和胸壁病理生理学

Peter B. Derman, Evan Sheha, Chad M. Craig

摘要

了解正常和异常肺以及胸壁生理功能，对参与胸椎外科手术的人员来说是非常重要的。胸椎外科常常涉及但并不完全包括严重骨骼畸形的患者，这些患者因胸廓结构的改变而影响肺功能。肺功能检查用于评估基础肺容量，了解术前状态以及进行术后评估。在这里，我们总结了脊柱侧弯、脊柱后凸、强直性脊柱炎这些疾病的基础肺功能改变、术后可能发生的情况。同时全面总结了限制性肺疾病、阻塞性肺疾病、胸椎术后并发症和术后肺功能等情况。

关键词：肺，胸壁，胸廓，呼吸道，阻塞性肺疾病，限制性肺疾病，肺功能检测，脊柱侧弯，强直性脊柱炎，脊柱后凸

临床精要

- 在不明原因呼吸困难或已知的肺或胸壁疾病患者中，肺功能检测有助于胸椎手术围手术期的临床诊断和预后判断。
- 脊柱侧弯、年龄相关的脊柱后凸和强直性脊柱炎都存在骨骼异常，这可引起基础肺功能和术后肺功能障碍。
- 限制性肺疾病常见于胸廓严重畸形的患者。
- 可以通过单独肺活量测定对限制性和阻塞性肺疾病患者进行术前评估，或者通过肺功能检测获得更完整的肺容量数据。
- 据文献报道，脊柱术后最常见的肺部并发症包括肺栓塞、呼吸窘迫、肺水肿、气胸、肺炎和肺不张。

1.1 正常生理

熟悉胸壁和肺的正常生理机能对于理解胸椎外科常见问题，以及预防和处理相关并发症是很重要的。颈部与腹部之间为胸腔，位于躯干的上部，包括胸腔内器官（心脏、肺、胸腺、远端气管及食道）和胸壁。胸壁是由皮肤、筋膜、神经、血管、肌肉和骨骼组织组成的动态结构，具有保护胸廓内器官和机械呼吸的双重功能。肺的主要生理功能是将外部氧气供给全身，并清除组织代谢产生的二氧化碳等。

1.1.1 胸壁

胸壁的骨骼结构包括胸骨、12 对肋骨或肋软骨以及 12 节胸椎。前 7 对肋骨是真肋骨，通过相应的肋软骨直接与胸骨相连；第 8~10 对肋骨前端借肋软骨与上位肋软骨连接，形成肋弓；第 11~12 对肋骨前端游离于腹壁肌肉中，故又称为浮肋。肋软骨使胸壁具有弹性，防止肋骨或胸骨在受到前方压力或外伤时断裂。

胸壁的大部分结构由 12 对肋骨共同形成，包含形成辅助呼吸的肋间肌以及其他重要结构。肋间肌收缩使胸廓向上、向外及前后扩张。另外，用力吸气时，胸大肌可以帮助胸腔扩张，同样，从颈部延伸到第 1 和第 2 肋的斜角肌通过上抬肋骨起到辅助呼吸的作用。膈肌是产生呼吸动作的主要肌肉之一，在膈肌收缩期间，膈肌的中央部分下降，胸腔内产生负压力使肺扩张。在正常呼吸期间以及深呼吸期间，胸廓向前、上、外侧移动，共同增加胸腔内容积。通过拉直背部可以进一步增加胸腔的前后直径。在被动呼气期间，肋间肌和膈肌放松，导致胸膜腔内压增加，扩张的肺组织随后回弹，使气体呼出。

肺位于脏层胸膜覆盖的胸腔内，并根据其所在的半骨性胸廓的体积变化而膨胀或收缩。双肺均有上下肺叶，右肺还包含中叶，而左肺包含舌叶。所有肺叶都被脏层胸膜覆盖，通过肺裂隙与其他肺叶相邻，并与壁层胸膜相邻。在脏层胸膜和壁层胸膜之间存在一个潜在的空间，其压力梯度通常为负压，随着胸壁的扩张，该空间有助于肺的扩张。这个潜在的胸膜空间通常具有负压梯度，当胸壁扩张时，它有助于肺扩张。这个潜在的空间又称为胸膜腔，并且可以在不同的病理状态下填充空气、液体和其他炎症介质（通常部分填充）。在其正常生理状态下，胸膜腔较小，含有极少量的液体，并且在肺充气和放气期间帮助肺组织沿胸壁滑动。

1.1.2 肺功能

吸入双肺的空气量一般从静息状态下的 4 L/min 上升至最大运动时的 100 L/min。肺容积，通常通过肺功能检测（PFT）获得，需要熟悉的关键肺功能指标包括总肺活量（TLC）、吸气量（IC）、呼气储备容积（RV）、用力肺活量（FVC）、用力呼气 1s 容积（FEV1）和最大通气量（MVV）。表 1.1 中列出了肺功能检测中获得的常见测量值，这有助于了解肺的病理生理状态。注意：肺容量通常指 2 个或以上肺容积的叠加。肺功能检测常用于评估不明原因的呼吸困难、已知肺部疾病状态的严重程度及胸椎外科手术前的基础肺功能（特别是在怀疑基础肺功能障碍时）。肺功能检测需要患者的充分配合，通过监测流量 – 容积曲线来描述呼吸时空气流速及容量的关系。肺功能检测包括肺活量（VC）、FVC、FEV1 和 MVV，并可以提供流量 – 容积曲线。肺活量测定以升为单位（实际测量的空气），并可给出标准预测的百分比。

异常的肺功能大致可以分为阻塞性或限制性两种，部分二者兼有。总肺活量降低（< 80%）提示限制性肺疾病。它可能由肺外疾病引起，如严重肥胖、脊柱侧弯或继发性神经肌肉无力造成的压迫。也可能由肺脏本身的病理改变引起，如肺纤维化，或其他疾病状态。阻塞性肺疾病为气流阻塞（定义为 FEV1/FVC < 70%），常见疾病为哮喘和慢性阻塞性肺疾病（COPD）。哮喘涉及可逆性气流阻塞（即在吸入支气管扩张剂后有一些改善），而慢性阻塞性肺疾病的气流受阻是不可逆的。这些病症也可能相互叠加，例如哮喘 – 慢性阻塞性肺疾病重叠综合征。

一氧化碳弥散量（DLCO）用于测试肺泡 – 毛细血管的气体交换。检测 DLCO 时需要吸入浓度非常低的一氧化碳（CO），通过测量呼出一氧化碳（CO）的量来推断肺泡 – 毛细血管的交换量。DLCO 下降常常提示以下疾病：血管炎、肺栓塞、肺动脉高压、肺纤维化、肺泡表面积减少的肺气肿，以及总肺面积减少的限制性肺疾病。毛细血管内的一氧化碳摄取，取决于血红蛋白，因此血红蛋白低或异常的疾病可能会引起 DLCO 下降，而与肺部病理状态无关。

1.2 与常见脊柱病变相关的异常

1.2.1 脊柱侧弯

脊柱侧弯是最常见的直接影响胸廓结构的脊柱疾病。它常常引起限制性肺功能障碍，即减少总肺活量（TLC）。然而，在脊柱严重畸形前，通常肺容量不会明显减少（表 1.2）。引起总肺活量减少的其他因素还包括胸椎后凸消失、上弯 / 头端侧弯位置、椎体旋转程度及受累椎体数目等。这些因素导致胸廓容积减少、胸壁顺应性降低，从而影响呼吸功能。严重畸形的脊柱侧弯患者可能发生肺动脉高压和慢性呼吸衰竭，严重的肺动脉高压是增加围手术期死亡率的不良预后因素，也是术前诊断的重要因素。这可以通过无创超声心动图进行评估，或通过侵入性的右心导管进行更精确的测量。在早发性脊柱侧弯的病例中，肺快速发育期间出现胸廓畸形可能导

表 1.1 肺功能检测	
总肺总量（TLC）	肺最大扩张时所能容纳的气体量，相当于肺活量与残气量之和
潮气量（TV）	平静呼吸过程中，每次吸入或呼出肺的气体量
深吸气量（IC）	相当于潮气量与补吸气量之和
补吸气量［吸气贮备量（IRV）］	平静吸气末时，再尽力吸入肺内的气体量，即吸气贮存量
补呼气量［呼气贮备量（ERV）］	平静呼气末时，再尽力呼出肺内的气体量，即呼气贮存量
残气量［余气量（RV）］	最大呼气末仍滞留在肺中而不能进一步呼出的气量
肺活量（VC）	尽力深吸气后，所能呼出的肺内气体总量
吸气肺活量（IVC）	从最大呼气点吸入的最大空气量
用力肺活量（FVC）	尽力深吸气后，再尽力、尽快呼出的肺内气体总量
第一秒末用力呼气量（FEV1）	第一秒末用力呼出的空气量
功能残气量（FRC）	呼气末位置（静止潮汐呼吸结束时）肺的功能剩余容量（FRC）
最大通气量（MVV）	重复用力呼吸过程中，在一定的时间段内空气的最大流量
一氧化碳弥散量（DLCO）	一氧化碳从肺泡腔向血液的弥散能力，用于评估氧气从肺泡腔进入血液的能力
残气量（RV）/肺总量（TLC）	表示残余体积占肺总量的百分比
呼气流量峰值（PEF）	最大用力呼气时的峰值流量

表 1.2　脊柱侧弯的严重程度和临床表现

Cobb's 角	可能临床发现
< 10°	无
> 25°	超声心动图可能显示肺动脉压升高
> 70°	肺容量可能显著下降
> 100°	用力呼吸困难
> 120°	可能是肺泡通气不足，慢性呼吸衰竭

致肺发育不良，进一步加重呼吸功能障碍，并可导致胸廓功能不全综合征（胸廓不能支持正常呼吸和肺生长）。

脊柱侧弯患者的典型肺功能检测（PFT）特征是总肺活量（TLC）和吸气量（IC）减少，对呼气储备容积和功能残余容量的有害影响较小。例如，呼气储备容积（RV）/总肺活量（TLC）比值经常升高。呼气储备容积（RV）/总肺活量（TLC）比值升高常常被视为阻塞性气道疾病的证据，然而在脊柱侧弯患者中，不一定如此，比例的升高通常更能具体反映总肺活量（TLC）减少。胸壁畸形和分泌物清除不充分引起的慢性气道炎症，可能使气道阻力增加。这使脊柱侧弯患者(尤其是神经肌肉疾病患者)易患肺炎。脊柱侧弯患者可发生通气/灌注障碍，这可能解释了许多脊柱侧弯患者伴轻度低氧血症，但血碳酸正常。然而，严重畸形会导致高碳酸血症，这可能限制大脑对二氧化碳的反应，导致睡眠呼吸紊乱。

在运动或压力状态下，脊柱侧弯患者试图通过提高呼吸速率而不是增加潮气量来增加每分钟的通气量（每分钟从肺部吸入或呼出的气体量）。无效腔与浅呼吸使呼吸进一步加快。但这种代偿性机制对于神经肌肉性脊柱侧弯患者无效，并且这类患者肌肉疲劳和呼吸衰竭的风险增加，还观察到侧弯曲度较轻的患者的运动能力甚至可能更差。

1.2.2　强直性脊柱炎

强直性脊柱炎（AS）是一种炎性疾病，通常骶髂关节最先受累，然后沿着脊柱上移，后期累及到胸壁，最终导致脊柱和胸肋关节的强直以及肋软骨的钙化。脊柱呈现高度的僵硬形态，胸腔固定在吸气位置。除结构异常外，AS 可能直接影响肺，通常表现为肺间质化。虽然肺实质受累直接引起肺功能

的临床显著变化不常见，但患者易患感染和气胸。

强直性脊柱炎患者的肺功能检查呈现出与其限制方式相关的严重通气障碍。肺活量随着疾病严重程度的增加而减少，而功能残余容量和呼气储备容积在气体潴留情况下正常或升高。膈肌和腹壁运动的增加弥补了胸廓活动能力的下降。间质性肺疾病引起的小气道阻塞也可能存在。除非肺严重受累，动脉血气和一氧化碳扩散力通常正常。关于胸椎受累是否会对运动耐受性产生不良影响，文献报道不一。

1.2.3　与年龄有关的后凸畸形

"年龄大就会驼背"这句话反映了脊柱退行性改变的趋势，随着时间的推移，脊柱后凸越来越严重。在 18~29 岁时，人类胸椎后凸平均 25° 左右，而 75 岁以上平均增加到 65°，其中女性比男性受年龄影响更大。20%~45% 的老年人出现高度后凸。高度后凸通常定义为胸椎后凸角度超过 40°。骨质疏松相关的椎体压缩性骨折往往在脊柱后凸的发展中发挥重要作用，每个椎体压缩性骨折对整个胸椎后凸畸形平均贡献 3.8°。胸椎退行性椎间盘病引起的椎间盘楔形改变，椎旁肌肉力量的丧失和整体退变也与胸椎后凸增加有关。

胸廓过度后凸会导致胸廓缩小和胸廓活动障碍，患者可能表现为与限制性或阻塞性类似的肺功能下降。随着后凸度的增加，用力肺活量下降。一个椎体压缩骨折平均减少患者肺活量的 9%。肋骨和胸骨骨折可能加重这些症状，特别是在急性损伤后疼痛限制呼吸能力时。严重的胸椎后凸，与肺相关死亡率和全因死亡率增加有关。

1.3　非手术性肺管理和注意事项

轻度至中度脊柱侧弯患者无须特殊的呼吸治疗，因为其肺部的病理表现通常不具有临床意义。然而，轻中度侧弯的儿童患者可能需要支具固定，这可以延期或者避免手术。这些支具从医源性的角度来说可能降低肺容量和顺应性，但肺功能相对正常的患者通常能很好地耐受这种情况。更重要的是，有严重限制性基础肺疾病的患者可能无法忍受支具施加的额外限制。

根据 20 世纪 50 年代至 20 世纪 70 年代的研究，

患有严重脊柱侧弯和慢性呼吸衰竭的患者过早死亡的风险显著增加。无创正压通气（NIPPV）已被证明可以改善这些人的生存率。因为在这个患者群体中，睡眠呼吸暂停的风险增加。即使在清醒状态时血氧饱和度正常的，严重脊柱侧弯的患者也可能需要进行睡眠呼吸监测。夜间无创正压通气的效果通常优于白天。气道清除装置在神经肌肉疾病的治疗中已经取得了一些成功，但是它们在特发性和退行性脊柱侧弯中的有效性尚未得到很好的证实。

在安全的范围内，推荐脊柱畸形患者进行锻炼，以改善其整体心肺功能。术前呼吸治疗和诱发性肺量测定法的使用已被证明能改善基础肺功能。鼓励患者戒烟。如果可能，治疗潜在的病理因素（例如用于强直性脊柱炎的改变病情的抗风湿药物，以及用于骨质疏松症的双膦酸盐或特立帕肽）可用于减缓疾病进展。

1.4　术前评估

对所有接受胸椎手术的患者应进行详细的病史采集及全面的体格检查。通过简单的评估可以很容易地观察到通气不足的迹象，例如杵状指。肺部听诊可以提示肺纤维化或喘息，并提示需要进一步检查。常规的胸部X线检查可以全面评估胸部解剖结构。如果怀疑单侧膈肌麻痹，吸气相和呼气相的X线片可以诊断。对于有活动性呼吸困难或严重畸形的患者，应考虑使用高分辨率胸部CT和/或肺功能检查。标准实验室检测中血红蛋白升高的存在可能提示患者存在通气不足，需进一步完善检查。

目前尚无关于手术前进行肺功能检测的标准化指南，尤其是脊柱手术。虽然脊柱侧弯患者的术前肺功能检测并未提示与术后肺部并发症直接相关，但术前肺功能评估（包括夜间血氧饱和度测定和总肺活量）可以粗略地预测患者术前危险因素。最大吸气和呼气压力 < 30 cmH$_2$O（1 cmH$_2$O = 0.735 mmHg）且用力肺活量低于正常预值40%的患者，术后出现插管时间延长的风险显著提高。不幸的是，儿童患者并非总是进行标准的肺功能检测，术前多导睡眠图和婴儿肺功能检测尚未被证实是这些患者术后肺部并发症的可靠预测指标。

识别阻塞性睡眠呼吸暂停以及高危因素对术前

评估具有重要意义。阻塞性睡眠呼吸暂停是一种慢性疾病，涉及睡眠期间不同程度的气道塌陷，通常与发生率较高的心肺疾病有关。有趣的是，这些患者术前的评估和围手术期管理的相关变化与围手术期结局的改善并没有明确的联系，然而我们观察到这些患者往往在拔管后立即出现呼吸状态不良，并且在由胸椎外科手术导致胸壁和肺生理改变的情况下，我们认为这些患者在拔管后应该在24h内在监护室中密切观察。

1.5　并发症和术后管理

脊柱融合术后的肺部并发症很常见。肺栓塞、呼吸窘迫、肺水肿、气胸、肺炎和肺不张等是最常见的并发症。大型数据库研究报告全国特发性脊柱侧弯手术后的患者（全部年龄组）并发症发生率平均为8%~10%。一般来说，肺栓塞是一种罕见的并发症，据报道，脊柱手术后肺栓塞发生率在全国范围内均低于1%。但是相对于颈椎或腰椎，胸椎手术后肺栓塞发生率更高，在椎体骨折或手术节段增加后肺栓塞发生率明显升高。先前存在的肺部疾病，包括慢性阻塞性或限制性肺疾病，肺动脉或静脉高压症和胸廓成形术已被证实是术后并发症的预测因素。关于成人脊柱畸形手术后并发症发生率和危险因素的多中心前瞻性数据显示，并发症的发生率高达26.8%，其中一半为心肺并发症。本数据中并发症的危险因素包括吸烟、高血压和与患者脊柱病理有关的症状持续时间。此外，前后联合手术、手术时间长、术中大量失血也与肺部并发症发生率高有关。与前入路手术相比，感染性并发症通常在脊柱后入路手术中更常见。

神经肌肉性脊柱侧弯患者通常伴有肌无力性肺功能障碍，因此在脊柱侧弯手术后患肺部并发症的风险要高得多。特发性脊柱侧弯与一般人群类似，常见的并发症包括胸膜炎、气胸和肺炎。研究表明，高达50%的患者会出现肺部并发症，16%需要延长插管时间和机械通气。脊柱侧弯手术后儿童的肺功能即刻减少多达60%，这种观察到的术后肺功能下降归因于疼痛、固定和术后麻醉方案抑制呼吸运动。无论术前肺功能下降的病因如何，目前已证实术前用力肺活量低于正常预值的40%，尤其对神经肌肉性脊柱侧弯肺功能不全的患者，术后可能需要延长机械通气时间，这被认为是肺部并发症的高危组。同样，术中失血较多（每千克体重）、用力肺活量较差、侧弯较大的患者易发生肺部并发症，应给予特殊考虑。

脊柱融合术已被证明可以降低但不能阻止脊髓性肌萎缩症（SMA）和杜氏肌营养不良症（DMD）患者肺功能下降的速度。SMAII 患者术后呼吸道感染的发生率也有所下降。考虑到 SMA 和 DMD 患者脊柱融合术后 PFT 值相对稳定，即使在术前肺活量严重下降的情况下，如果围手术期采取适当的措施可确保最佳的效果，许多此类患者也可以安全地进行手术。

接受脊柱融合术的儿童患者，特别是那些潜在的慢性病患者，有发生术后肺部并发症的风险。预期大量失血、大量输血输液需求和长时间手术的患者可能需要延长插管时间，如果在一定的时间段内无法脱机，可能需要气管切开术。术前 Halo 架重力牵引可提高术前肺活量；术前营养的优化，包括适当的置入胃管，可能有助于改善术后呼吸功能。围手术期无创正压通气的使用和拔管后继续使用无创正压通气可降低潜在神经肌肉患者呼吸系统并发症的发生率。呼吸治疗师与多学科团队早期联合参与并教导患者或其家属简单合适的预防术后肺不张的方法，包括早期下床活动、鼓励诱发性肺活量测定和教会呼吸叠加技术，已经被证明可以减少慢性肺病患者术后的吸氧时间。如果患者能够耐受，手术后频繁吸痰、胸部理疗和振荡背心治疗也可以降低肺部并发症的风险。

1.6 术后改变

关于脊柱侧弯手术后肺功能变化的早期文献报告中，术后即刻的肺顺应性、肺活量和通气 / 灌注比值显著降低，术后约 3 天达到最低水平。同样，中期结果显示其肺功能差异无明显的临床意义，一些组的肺功能有所改善，大多数组恢复到术前基础水平，另一些组则明显恶化。值得注意的是，早期研究是在一个手术方案涉及胸壁重塑的时代进行的，术后可能会影响潮气呼吸。在脊柱侧弯矫正后，术后即刻检测的依从性可能会影响真实肺容积的准确

测量。为规避与儿童肺功能检测相关的这些问题，在最近的一项研究中使用三维 CT 测量肺容量，术前 FEV1 和 FVC 较低的患者术后肺总体积增加的可能性更大，但是对于所有患者，总的来说术后肺容量还是变小了。在超过 2 年的术后随访中，一些研究显示肺功能接近甚至超过术前水平，这种情况也可能发生在术后 1~2 个月。

前入路

脊柱融合术中采用前入路会增加胸壁的破坏，因此可能会在早期肺功能检测中看到指标明显下降，恢复到术前值的时间更长。一项早期研究中通过比较青少年特发性脊柱侧弯的前入路和后入路手术发现，尽管两种均表现为早期肺活量预值下降，但接受前入路手术的患者的肺活量在手术后 1 周仍显著降低（为术前值的 45%），而仅接受后入路手术的患者为术前值的 78%。此外，前入路手术患者吸气肌力量也下降了（为术前值的 56%），但与后入路手术相比无明显差异。胸廓成形术是为了游离胸壁，用于自体骨移植，以及术中肋骨驼峰畸形的整形。胸廓成形术尚未被证实对青少年的短期和长期肺功能有明显的影响，实际上可能导致成人残余肺功能的下降。然而，对后入路手术或前入路开胸术破坏胸壁患者的 2 年随访显示，术后肺功能虽然没有增强，但能够完全恢复或接近术前水平。术后肺功能增强通常只在后入路融合的患者中出现。15 岁以下接受前入路手术的患者中，术后 FVC、FEV1 和 TLC 可能会持续显著低于术前，需要重点考虑骨发育不成熟患者行前入路手术的必要性。

参考文献

[1] Moore KL, Agur AM, eds. Essential Clinical Anatomy. 2nd ed. Baltimore, MD:Lippincott Williams & Wilkins; 2002.

[2] McPhee SJ, Lingappa VR, Ganong WF, Lange JD, eds. Pathophysiology of Disease:An Introduction to Clinical Medicine. 3rd ed. New York, NY: McGraw-Hill Companies; 2000.

[3] Daniels CE, Eisenstaedt RS, eds. Medical Knowledge Self-Assessment Program16: Pulmonary and Critical Care Medicine. Philadelphia, PA: American College of Physicians; 2012.

[4] Kearon C, Viviani GR, Kirkley A, Killian KJ. Factors determining pulmonary function in adolescent idiopathic thoracic scoliosis. Am Rev Respir Dis. 1993; 148(2):288–294.

[5] Upadhyay SS, Mullaji AB, Luk KD, Leong JC. Evaluation of

deformities and pulmonary function in adolescent idiopathic right thoracic scoliosis. Eur Spine J. 1995; 4(5):274–279.

[6] Chun EM, Suh SW, Modi HN, Kang EY, Hong SJ, Song HR. The change in ratio of convex and concave lung volume in adolescent idiopathic scoliosis:a 3D CT scan based cross sectional study of effect of severity of curve on convex and concave lung volumes in 99 cases. Eur Spine J. 2008; 17(2):224–229.

[7] Upadhyay SS, Mullaji AB, Luk KD, Leong JC. Relation of spinal and thoracic cage deformities and their flexibilities with altered pulmonary functions in adolescent idiopathic scoliosis. Spine. 1995; 20(22):2415–2420.

[8] Kotani T, Minami S, Takahashi K, et al. An analysis of chest wall and diaphragm motions in patients with idiopathic scoliosis using dynamic breathing MRI. Spine. 2004; 29(3):298–302.

[9] Kafer ER. Respiratory and cardiovascular functions in scoliosis. Bull Eur Physiopathol Respir. 1977; 13(2):299–321.

[10] Campbell RM, Jr, Smith MD, Mayes TC, et al. The characteristics of thoracic insufficiency syndrome associated with fused ribs and congenital scoliosis. J Bone Joint Surg Am. 2003; 85-A(3):399–408.

[11] Redding GJ, Mayer OH. Structure-respiration function relationships before and after surgical treatment of early-onset scoliosis. Clin Orthop Relat Res. 2011; 469(5):1330–1334.

[12] Koumbourlis AC. Scoliosis and the respiratory system. Paediatr Respir Rev. 2006; 7(2):152–160.

[13] Donath J, Miller A. Restrictive chest wall disorders. Semin Respir Crit Care Med. 2009; 30(3):275–292.

[14] Tsiligiannis T, Grivas T. Pulmonary function in children with idiopathic scoliosis. Scoliosis. 2012; 7(1):7.

[15] Al-Kattan K, Simonds A, Chung KF, Kaplan DK. Kyphoscoliosis and bronchial torsion. Chest. 1997; 111(4):1134–1137.

[16] Borowitz D, Armstrong D, Cerny F. Relief of central airways obstruction following spinal release in a patient with idiopathic scoliosis. Pediatr Pulmonol. 2001; 31(1):86–88.

[17] Secker-Walker RH, Ho JE, Gill IS. Observations on regional ventilation and perfusion in kyphoscoliosis. Respiration. 1979; 38(4):194–203.

[18] Redding G, Song K, Inscore S, Effmann E, Campbell R. Lung function asymmetry in children with congenital and infantile scoliosis. Spine J. 2008; 8(4):639–644.

[19] Kafer ER. Idiopathic scoliosis. Mechanical properties of the respiratory system and the ventilatory response to carbon dioxide. J Clin Invest. 1975; 55 (6):1153–1163.

[20] Weber B, Smith JP, Briscoe WA, Friedman SA, King TK. Pulmonary function in asymptomatic adolescents with idiopathic scoliosis. Am Rev Respir Dis. 1975; 111(4):389–397.

[21] Lisboa C, Moreno R, Fava M, Ferretti R, Cruz E. Inspiratory muscle function in patients with severe kyphoscoliosis. Am Rev Respir Dis. 1985; 132(1):48–52.

[22] Striegl A, Chen ML, Kifle Y, Song K, Redding G. Sleep-disordered breathing in children with thoracic insufficiency syndrome. Pediatr Pulmonol. 2010; 45 (5):469–474.

[23] Alves VL, Avanzi O. Objective assessment of the cardiorespiratory function of adolescents with idiopathic scoliosis through the six-minute walk test. Spine. 2009; 34(25):E926–E929.

[24] Martínez-Llorens J, Ramírez M, Colomina MJ, et al. Muscle dysfunction and exercise limitation in adolescent idiopathic scoliosis. Eur Respir J. 2010; 36 (2):393–400.

[25] Fournié B, Boutes A, Dromer C, et al. Prospective study of anterior chest wall involvement in ankylosing spondylitis and psoriatic arthritis. Rev Rhum Engl Ed. 1997; 64(1):22–25.

[26] Guglielmi G, Scalzo G, Cascavilla A, Salaffi F, Grassi W. Imaging of the seronegative anterior chest wall (ACW) syndromes. Clin Rheumatol. 2008; 27 (7):815–821.

[27] McCool F, Dennis. Diseases of the Diaphragm, ChestWall, Pleura, and Mediastinum. In: Goldman L, Schaffer A, eds. Goldman-Cecil Medicine. 25th ed. Philadelphia, PA: Elsevier Saunders; 2016:613.

[28] Altin R, Ozdolap S, Savranlar A, et al. Comparison of early and late pleuropulmonary findings of ankylosing spondylitis by high-resolution computed tomography and effects on patients' daily life. Clin Rheumatol. 2005; 24(1):22–28.

[29] El Maghraoui A, Chaouir S, Abid A, et al. Lung findings on thoracic high-resolution computed tomography in patients with ankylosing spondylitis. Correlations with disease duration, clinical findings and pulmonary function testing. Clin Rheumatol. 2004; 23(2):123–128.

[30] Grimby G, Fugl-Meyer AR, Blomstrand A. Partitioning of the contributions of rib cage and abdomen to ventilation in ankylosing spondylitis. Thorax. 1974; 29(2):179–184.

[31] Romagnoli I, Gigliotti F, Galarducci A, et al. Chest wall kinematics and respiratory muscle action in ankylosing spondylitis patients. Eur Respir J. 2004; 24(3):453–460.

[32] Ragnarsdottir M, Geirsson AJ, Gudbjornsson B. Rib cage motion in ankylosing spondylitis patients: a pilot study. Spine J. 2008; 8(3):505–509.

[33] Josenhans WT, Wang CS, Josenhans G, Woodbury JF. Diaphragmatic contribution to ventilation in patients with ankylosing spondylitis. Respiration. 1971; 28(4):331–346.

[34] Ferrigno G, Carnevali P. Principal component analysis of chest wall movement in selected pathologies. Med Biol Eng Comput. 1998; 36(4):445–451.

[35] Ayhan-Ardic FF, Oken O, Yorgancioglu ZR, Ustun N, Gokharman FD. Pulmonary involvement in lifelong non-smoking patients with rheumatoid arthritis and ankylosing spondylitis without respiratory symptoms. Clin Rheumatol. 2006; 25(2):213–218.

[36] Feltelius N, Hedenström H, Hillerdal G, Hällgren R. Pulmonary involvement in ankylosing spondylitis. Ann Rheum Dis. 1986; 45(9):736–740.

[37] Fisher LR, Cawley MI, Holgate ST. Relation between chest expansion, pulmonary function, and exercise tolerance in patients with ankylosing spondylitis. Ann Rheum Dis. 1990; 49(11):921–925.

[38] Van der Esch M, van't Hul AJ, Heijmans M, Dekker J. Respiratory muscle performance as a possible determinant of exercise capacity in patients with ankylosing spondylitis. Aust J Physiother. 2004; 50(1):41–45.

[39] Seçkin U, Bölükbasi N, Gürsel G, Eröz S, Sepici V, Ekim N. Relationship between pulmonary function and exercise tolerance in patients with ankylosing spondylitis. Clin Exp Rheumatol. 2000; 18(4):503–506.

[40] Elliott CG, Hill TR, Adams TE, Crapo RO, Nietrzeba RM, Gardner RM. Exercise performance of subjects with ankylosing spondylitis and limited chest expansion. Bull Eur Physiopathol Respir. 1985; 21(4):363–368.

[41] Carter R, Riantawan P, Banham SW, Sturrock RD. An investigation of factors limiting aerobic capacity in patients with ankylosing

spondylitis. Respir Med. 1999; 93(10):700–708.

[42] Milne JS, Lauder IJ. Age effects in kyphosis and lordosis in adults. Ann Hum Biol. 1974; 1(3):327–337.

[43] Boyle JJ, Milne N, Singer KP. Influence of age on cervicothoracic spinal curvature:an ex vivo radiographic survey. Clin Biomech (Bristol, Avon). 2002; 17 (5):361–367.

[44] Fon GT, Pitt MJ, Thies AC, Jr. Thoracic kyphosis: range in normal subjects. AJR Am J Roentgenol. 1980; 134(5):979–983.

[45] Kado DM, Huang MH, Karlamangla AS, Barrett-Connor E, Greendale GA. Hyperkyphotic posture predicts mortality in older community-dwelling men and women: a prospective study. J Am Geriatr Soc. 2004; 52(10):1662–1667.

[46] Katzman WB, Wanek L, Shepherd JA, Sellmeyer DE. Age-related hyperkyphosis:its causes, consequences, and management. J Orthop Sports Phys Ther. 2010; 40(6):352–360.

[47] Kado DM, Huang MH, Karlamangla AS, et al. Factors associated with kyphosis progression in older women: 15 years' experience in the study of osteoporotic fractures. J Bone Miner Res. 2013; 28(1):179–187.

[48] Schneider DL, von Mühlen D, Barrett-Connor E, Sartoris DJ. Kyphosis does not equal vertebral fractures: the Rancho Bernardo study. J Rheumatol. 2004; 31(4):747–752.

[49] Goh S, Price RI, Leedman PJ, Singer KP. The relative influence of vertebral body and intervertebral disc shape on thoracic kyphosis. Clin Biomech (Bristol, Avon). 1999; 14(7):439–448.

[50] Manns RA, Haddaway MJ, McCall IW, Cassar Pullicino V, Davie MW. The relative contribution of disc and vertebral morphometry to the angle of kyphosis in asymptomatic subjects. Clin Radiol. 1996; 51(4):258–262.

[51] Itoi E, Sinaki M. Effect of back-strengthening exercise on posture in healthy women 49 to 65 years of age. Mayo Clin Proc. 1994; 69(11):1054–1059.

[52] Sinaki M, Itoi E, Rogers JW, Bergstralh EJ, Wahner HW. Correlation of back extensor strength with thoracic kyphosis and lumbar lordosis in estrogendeficient women. Am J Phys Med Rehabil. 1996; 75(5):370–374.

[53] Balzini L, Vannucchi L, Benvenuti F, et al. Clinical characteristics of flexed posture in elderly women. J Am Geriatr Soc. 2003; 51(10):1419–1426.

[54] Lombardi I, Jr, Oliveira LM, Mayer AF, Jardim JR, Natour J. Evaluation of pulmonary function and quality of life in women with osteoporosis. Osteoporos Int. 2005; 16(10):1247–1253.

[55] Harrison RA, Siminoski K, Vethanayagam D, Majumdar SR. Osteoporosis-related kyphosis and impairments in pulmonary function: a systematic review. J Bone Miner Res. 2007; 22(3):447–457.

[56] Schlaich C, Minne HW, Bruckner T, et al. Reduced pulmonary function in patients with spinal osteoporotic fractures. Osteoporos Int. 1998; 8(3):261–267.

[57] Di Bari M, Chiarlone M, Matteuzzi D, et al. Thoracic kyphosis and ventilatory dysfunction in unselected older persons: an epidemiological study in Dicomano, Italy. J Am Geriatr Soc. 2004; 52(6):909–915.

[58] Leech JA, Dulberg C, Kellie S, Pattee L, Gay J. Relationship of lung function to severity of osteoporosis in women. Am Rev Respir Dis. 1990; 141(1):68–71.

[59] Ragucci M, Vainrib A. Pulmonary rehabilitation for restrictive lung

impairment secondary to osteoporotic sternal fracture: a case report. Arch Phys Med Rehabil. 2005; 86(7):1487–1488.

[60] Kado DM, Browner WS, Palermo L, Nevitt MC, Genant HK, Cummings SR, Study of Osteoporotic Fractures Research Group. Vertebral fractures and mortality in older women: a prospective study. Arch Intern Med. 1999; 159 (11):1215–1220.

[61] Kado DM, Lui LY, Ensrud KE, Fink HA, Karlamangla AS, Cummings SR, Study of Osteoporotic Fractures. Hyperkyphosis predicts mortality independent of vertebral osteoporosis in older women. Ann Intern Med. 2009; 150(10):681–687.

[62] Tangsrud SE, Carlsen KC, Lund-Petersen I, Carlsen KH. Lung function measurements in young children with spinal muscle atrophy; a cross sectional survey on the effect of position and bracing. Arch Dis Child. 2001; 84(6):521–524.

[63] Bergofsky EH, Turino GM, Fishman AP. Cardiorespiratory failure in kyphoscoliosis. Medicine (Baltimore). 1959; 38:263–317.

[64] Zorab PA, Harrison A. Mortality in severe scoliosis. Mater Med Pol. 1978; 10 (3):177–179.

[65] Buyse B, Meersseman W, Demedts M. Treatment of chronic respiratory failure in kyphoscoliosis: oxygen or ventilation? Eur Respir J. 2003; 22(3):525–528.

[66] Renno ACM, Granito RN, Driusso P, et al. Effects of an exercise program on respiratory function, posture and on quality of life in osteoporotic women: a pilot study. Physiotherapy. 2005; 91(2):113–118.

[67] Fuschillo S, De Felice A, Martucci M, et al. Pulmonary rehabilitation improves exercise capacity in subjects with kyphoscoliosis and severe respiratory impairment. Respir Care. 2015; 60(1):96–101.

[68] Lee JW, Won YH, Kim DH, et al. Pulmonary rehabilitation to decrease perioperative risks of spinal fusion for patients with neuromuscular scoliosis and low vital capacity. Eur J Phys Rehabil Med. 2016; 52(1):28–35.

[69] Maxwell LJ, Zochling J, Boonen A, et al. TNF-alpha inhibitors for ankylosing spondylitis. Cochrane Database Syst Rev. 2015; 18(4):CD005468.

[70] Seo MR, Baek HL, Yoon HH, et al. Delayed diagnosis is linked to worse outcomes and unfavourable treatment responses in patients with axial spondyloarthritis. Clin Rheumatol. 2015; 34(8):1397–1405.

[71] Cummings SR, Black DM, Thompson DE, et al. Effect of alendronate on risk of fracture in women with low bone density but without vertebral fractures:results from the Fracture Intervention Trial. JAMA. 1998; 280(24):2077–2082.

[72] Chaudhary N, Lee JS, Wu JY, Tharin S. Evidence for use of teriparatide in spinal fusion surgery in osteoporotic patients. World Neurosurg. 2017; 100:551–556.

[73] Caubet JF, Emans JB, Smith JT, et al. Increased hemoglobin levels in patients with early onset scoliosis: prevalence and effect of a treatment with Vertical Expandable Prosthetic Titanium Rib (VEPTR). Spine(Phila Pa 1976). 2009; 34 (23):2534–2536.

[74] Liang J, Qiu G, Shen J, et al. Predictive factors of postoperative pulmonary complications in scoliotic patients with moderate or severe pulmonary dysfunction. J Spinal Disord Tech. 2010; 23(6):388–392.

[75] Yuan N, Skaggs DL, Davidson Ward SL, Platzker AC, Keens TG. Preoperative polysomnograms and infant pulmonary function tests do not predict prolonged postoperative mechanical ventilation in children following scoliosis repair. Pediatr Pulmonol. 2004; 38(3):256–260.

[76] Urban MK. The role of the post-anesthesia care unit in the

perioperative care of the orthopedic patient. In: MacKenzie CR, Cornell CN, Memtsoudis SG, eds. Perioperative Care of the Orthopedic Patient. New York, NY: Springer; 2014:91–99.

[77] Cho KJ, Suk SI, Park SR, et al. Complications in posterior fusion and instrumentation for degenerative lumbar scoliosis. Spine. 2007; 32(20):2232–2237.

[78] Seo HJ, Kim HJ, Ro YJ, Yang HS. Non-neurologic complications following surgery for scoliosis. Korean J Anesthesiol. 2013; 64(1):40–46.

[79] Lenke LG, Newton PO, Sucato DJ, et al. Complications after 147 consecutive vertebral column resections for severe pediatric spinal deformity: a multicenter analysis. Spine. 2013; 38(2):119–132.

[80] Patil CG, Santarelli J, Lad SP, Ho C, Tian W, Boakye M. Inpatient complications, mortality, and discharge disposition after surgical correction of idiopathic scoliosis: a national perspective. Spine J. 2008; 8(6):904–910.

[81] Senders ZJ, Zussman BM, Maltenfort MG, Sharan AD, Ratliff JK, Harrop JS. The incidence of pulmonary embolism (PE) after spinal fusions. Clin Neurol Neurosurg. 2012; 114(7):897–901.

[82] Craig CM. Pharmacologic Therapy for Venous Thromboembolism Prevention in Spine Surgery. SpineLine. 2016(May/June):19–23.

[83] Soroceanu A, Burton DC, Oren JH, et al. International Spine Study Group. Medical complications after adult spinal deformity surgery: incidence, risk factors, and clinical impact. Spine. 2016; 41(22):1718–1723.

[84] Urban MK, Jules-Elysee KM, Beckman JB, et al. Pulmonary injury in patients undergoing complex spine surgery. Spine J. 2005; 5(3):269–276.

[85] Patel VV, Patel A, Harrop JS, eds. Spine Surgery Basics. New York, NY: Springer; 2014.

[86] Kang GR, Suh SW, Lee IO. Preoperative predictors of postoperative pulmonary complications in neuromuscular scoliosis. J Orthop Sci. 2011; 16(2):139–147.

[87] Yuan N, Fraire JA, Margetis MM, Skaggs DL, Tolo VT, Keens TG. The effect of scoliosis surgery on lung function in the immediate postoperative period. Spine. 2005; 30(19):2182–2185.

[88] Yuan N, Skaggs DL, Dorey F, Keens TG. Preoperative predictors of prolonged postoperative mechanical ventilation in children following scoliosis repair. Pediatr Pulmonol. 2005; 40(5):414–419.

[89] Wazeka AN, DiMaio MF, Boachie-Adjei O. Outcome of pediatric patients with severe restrictive lung disease following reconstructive spine surgery. Spine. 2004; 29(5):528–534, discussion 535.

[90] Shorr AF, Duh MS, Kelly KM, Kollef MH, CRIT Study Group. Red blood cell transfusion and ventilator-associated pneumonia: a potential link? Crit Care Med. 2004; 32(3):666–674.

[91] Chua K, Tan CY, Chen Z, et al. Long-term follow-up of pulmonary function and scoliosis in patients with Duchenne's muscular dystrophy and spinal muscular atrophy. J Pediatr Orthop. 2016; 36(1):63–69.

[92] Chou SH, Lin GT, Shen PC, et al. The effect of scoliosis surgery on pulmonary function in spinal muscular atrophy type II patients. Eur Spine J. 2017; 26(6):1721–1731.

[93] Gill I, Eagle M, Mehta JS, Gibson MJ, Bushby K, Bullock R. Correction of neuromuscular scoliosis in patients with preexisting respiratory failure. Spine. 2006; 31(21):2478–2483.

[94] Chong HS, Moon ES, Kim HS, et al. Comparison between operated muscular dystrophy and spinal muscular atrophy patients in terms of radiological, pulmonary and functional outcomes. Asian Spine J. 2010; 4(2):82–88.

[95] Rawlins BA, Winter RB, Lonstein JE, et al. Reconstructive spine surgery in pediatric patients with major loss in vital capacity. J Pediatr Orthop. 1996; 16(3):284–292.

[96] Bao H, Yan P, Bao M, et al. Halo-gravity traction combined with assisted ventilation:an effective pre-operative management for severe adult scoliosis complicated with respiratory dysfunction. Eur Spine J. 2016; 25(8):2416–2422.

[97] Sink EL, Karol LA, Sanders J, Birch JG, Johnston CE, Herring JA. Efficacy of perioperative halo-gravity traction in the treatment of severe scoliosis in children. J Pediatr Orthop. 2001; 21(4):519–524.

[98] Khirani S, Bersanini C, Aubertin G, Bachy M, Vialle R, Fauroux B. Non-invasive positive pressure ventilation to facilitate the post-operative respiratory outcome of spine surgery in neuromuscular children. Eur Spine J. 2014; 23 Suppl 4:S406–S411.

[99] Shaughnessy EE, White C, Shah SS, Hubbell B, Sucharew H, Sawnani H. Implementation of postoperative respiratory care for pediatric orthopedic patients. Pediatrics. 2015; 136(2):e505–e512.

[100] Cassidy MR, Rosenkranz P, McCabe K, Rosen JE, McAneny D. I COUGH: reducing postoperative pulmonary complications with a multidisciplinary patient care program. JAMA Surg. 2013; 148(8):740–745.

[101] Lin HY, Nash CL, Herndon CH, Andersen NB. The effect of corrective surgery on pulmonary function in scoliosis. J Bone Joint Surg Am. 1974; 56(6):1173–1179.

[102] Gagnon S, Jodoin A, Martin R. Pulmonary function test study and after spinal fusion in young idiopathic scoliosis. Spine. 1989; 14(5):486–490.

[103] Gazioglu K. Pulmonary function before and after orthopaedic correction of idiopathic scoliosis. Bull Physiopathol Respir (Nancy). 1973; 9(3):711–713.

[104] Upadhyay SS, Day GA, Saji MJ, Leong JC. Restrictive pattern of pulmonary functions in idiopathic and congenital scoliosis following spinal fusion. Eur Spine J. 1993; 2(1):22–28.

[105] Caro CG, Dubois AB. Pulmonary function in kyphoscoliosis. Thorax. 1961; 16:282–290.

[106] Kennedy JD, Robertson CF, Olinsky A, Dickens DR, Phelan PD. Pulmonary restrictive effect of bracing in mild idiopathic scoliosis. Thorax. 1987; 42(12):959–961.

[107] Lee DK, Chun EM, Suh SW, Yang JH, Shim SS. Evaluation of postoperative change in lung volume in adolescent idiopathic scoliosis: measured by computed tomography. Indian J Orthop. 2014; 48(4):360–365.

[108] Kumano K, Tsuyama N. Pulmonary function before and after surgical correction of scoliosis. J Bone Joint Surg Am. 1982; 64(2):242–248.

[109] Graham EJ, Lenke LG, Lowe TG, et al. Prospective pulmonary function evaluation following open thoracotomy for anterior spinal fusion in adolescent idiopathic scoliosis. Spine. 2000; 25(18):2319–2325.

[110] Kim YJ, Lenke LG, Bridwell KH, Cheh G, Whorton J, Sides B. Prospective pulmonary function comparison following posterior segmental spinal instrumentation and fusion of adolescent idiopathic scoliosis: is there a relationship between major thoracic curve correction and pulmonary function test improvement? Spine. 2007; 32(24):2685–2693.

[111] Izatt MT, Harvey JR, Adam CJ, Fender D, Labrom RD, Askin GN.

Recovery of pulmonary function following endoscopic anterior scoliosis correction: evaluation at 3, 6, 12, and 24 months after surgery. Spine. 2006; 31(21):2469–2477.

[112] Kinnear WJ, Kinnear GC, Watson L, Webb JK, Johnston ID. Pulmonary function after spinal surgery for idiopathic scoliosis. Spine. 1992; 17(6):708–713.

[113] Lenke LG, Bridwell KH, Blanke K, Baldus C. Analysis of pulmonary function and chest cage dimension changes after thoracoplasty in idiopathic scoliosis. Spine. 1995; 20(12):1343–1350.

[114] Vedantam R, Lenke LG, Bridwell KH, Haas J, Linville DA. A prospective evaluation of pulmonary function in patients with adolescent idiopathic scoliosis relative to the surgical approach used for spinal arthrodesis. Spine. 2000; 25(1):82–90.

第2章 胸椎的生物力学

Jamal N. Shillingford, James D. Lin, Ronald A. Lehman Jr

摘要

胸椎是一个独特的承重结构。胸椎是在高能量创伤过程中经常受到巨大外力影响的区域，并且是经常出现脊柱侧弯和脊柱后凸等脊柱畸形的区域。与脊柱的其他部分相比，胸椎具有独特的生物力学特性，胸椎与肋骨形成肋椎关节，上胸段相连肋骨前方固定于胸肋关节，活动度较小，胸腰段则与浮肋相连，活动度较大。其整体矢状排列营造了一个不同于颈椎和腰椎的独特的生物力学环境。

关键词：胸椎，肋骨，脊柱后凸，第四柱，肋椎关节

临床精要

- 与脊柱的其他部位相比，胸椎具有独特的生物力学特性，因为通过肋椎关节和肋横突关节与胸廓相连。
- 在相对僵硬的上胸椎和灵活的胸腰椎交界处存在过渡区，此为创伤性疾病的好发区域。
- 应力定义为在单位面积上施加的力，单位为 N/m^2。
- 应变是力引起的相对形变，通常用物体长度的相对变化来表示。
- 功能性脊柱单元是脊柱最小的运动单位，包括相邻的两个椎骨和中间的软组织。
- 脊柱的生理活动范围分为两个非线性承重区域，即中性区和弹性区。

2.1 概述

胸椎是人体独特的承重结构，承受机体反复的轴向负荷、屈伸力、侧屈力和扭转力，在保护脊髓的同时辅助支撑起胸腔。脊柱在受到高能量创伤后经常出现畸形等病理改变，例如脊柱侧弯和脊柱后凸。与脊柱其他部分相比，胸椎具有独特的生物力学特性，它与胸廓的肋骨相连，上段活动度小，胸腰段则较为灵活。脊柱外科医生需要掌握胸椎的解剖结构和生物力学特性，进而指导胸椎创伤、畸形及退行性疾病的治疗，并通过深入学习胸椎的运动

特征和力学传导特性，对组织损伤和疼痛产生的机制有更深刻的理解。

2.2 生物力学

2.2.1 定义

脊柱的生物力学建立在骨科生物力学的基础之上，并由于脊柱结构的复杂性而具有特殊性。脊柱系统有一套专业的生物力学量化标准，用于评估不同负载条件下的应力大小、运动情况和整体功能。由于活体评测非常困难，我们目前掌握的大部分胸椎生物力学研究数据来源于体外模型和尸体研究。生物力学模型可以预测脊柱承受负荷后组织的相互作用及变化，但仅代表一种整体估计，可能与人体内自然发生的情况有所不同。

应力是单位面积上施加的力，单位是 N/m^2，包括压缩、拉伸、剪切与扭转力。应变是力引起的相对形变，通常用物体长度的相对变化来表示。暂时性的形变被称为弹性形变，永久性形变被称为塑性形变。

每种材料都有一个独特的应力–应变曲线，反应材料受到外部应力时的改变。随着应力逐渐增大，材料通常从弹性形变开始，表现为应力和应变成正比，可用杨氏模量（Young's Modulus）来描述。弹性形变的最大值称为屈服点；屈服点之后的形变是不可逆的，直至达到断裂点，材料失效。

在脊柱生物力学领域，功能性脊柱单元（Functional Spina Unit，FSU）是脊柱最小的运动单位，包括相邻的两个椎骨和中间的软组织。每个FSU可以围绕3个正交轴进行平移或旋转，具有12种位移模式。当这些单独的位移组合到一起时，则产生复杂的屈伸、侧弯和轴向旋转运动。

瞬时旋转轴（Instantaneous Axis of Rotation，IAR）是当弯曲力臂作用于椎体时功能性脊柱单元旋转所环绕的假想线。胸椎运动的坐标轴通常在相邻下位椎体的上终板处建立。中轴是多个脊柱瞬时旋

转轴的连线。脊柱运动建立在坐标系模式中，在轴向平面或横向平面做旋转运动，在冠状面上做侧屈运动，在矢状面上做前屈/伸展运动。

2.2.2 中性区和弹性区

脊柱的生理活动范围（Range of Motion，ROM）分为两个非线性承重区域，即中性区（Neutral Zone，NZ）和弹性区（Elastic Zone，EZ）。中性区就是发生在椎间的无阻力的生理性运动，Panjabi 将其描述为高柔韧性区或松弛区。弹性区则是指运动范围超过中性区的运动范围并到达生理极限的椎间运动范围，此时运动受限是因为周围软组织和肌肉抵抗的影响，是一个相对稳固的区域。中性区承担了脊柱稳定的重要角色，但可能会受肌无力、创伤、退变和内固定所影响，当肌肉过度紧张、骨赘形成、手术融合及固定，脊柱中性区的生理活动范围将会缩减。

2.3 解剖

胸椎是脊柱最长的部分，由 12 个椎骨组成。虽然椎体的基本结构相同，但胸椎和颈椎、腰椎的区别在于它通过肋椎关节与肋横突关节和肋骨相连，这有利于保证上位胸椎的稳定性。但正因如此，更稳定的上位胸椎和较为灵活的胸腰段之间存在一个过渡区，创伤所导致的损伤多发生于此。

2.3.1 肋骨和胸骨

胸椎和颈椎、腰椎的区别在于它通过肋椎关节与肋横突关节和肋骨相连，最终形成稳定的胸廓。胸椎与肋骨的关节主要由 T1~T10 椎体参与。肋椎关节存在于椎间盘水平，由椎间盘上方和下方的两个关节面组成。肋横突关节则由肋骨结节关节面与横突腹侧的肋凹组成。与 T11 及 T12 椎体相连的肋骨前方不和胸骨相连，通常被称为浮肋。该段胸椎具有独特的过渡特征，横突较小，无法支撑起双侧肋骨，因此对该区域的稳定性帮助很小。

尸体的连续切片研究表明，肋骨增加了胸椎抗旋转能力和抗弯曲能力。切除肋骨后，胸椎屈伸和侧屈的关节活动度由 70% 增加至 80%。Watkins 等研究证明，当肋骨存在时，胸椎屈伸的稳定性增加

了 40%，侧屈的稳定性增加了 35%，轴向旋转的稳定性增加了 31%。Brasiliense 等在一项尸体研究中发现胸骨和前胸廓对于保持胸椎屈伸的稳定性帮助最大，后胸廓在保持侧屈的稳定中更为重要，轴向旋转的稳定性取决于肋骨的完整性。总体而言，肋骨占胸椎的机械性稳定的 78%。鉴于胸廓和胸骨对于胸椎稳定性的重要性，有学者提议将胸廓和胸骨视为脊柱经典三柱理论中的"第四柱"。

2.3.2 椎体

胸椎在矢状面上有序排列，前方椎体主要承受纵向压缩力，后方附件则主要起牵拉作用。胸椎椎体的前后径自 T1~T12 依次增加，以适应自上而下逐渐增加的负荷。椎体后缘高度逐渐增加，形成生理性的胸椎后凸。由于胸椎前方紧贴降主动脉，常可见胸椎左前表面较为平坦。椎体是功能性脊柱单元的主要承重结构，外部由一层薄而坚固的皮质骨组成，能够抵抗弯曲和扭转力，内部则由富有弹性的海绵状松质骨构成，有助于在压力下保持其形态。椎体后方的韧带与骨性结构则为肌肉提供附着点，并作为杠杆臂来精确控制椎体的活动。

2.3.3 椎弓根

与颈椎相比，胸椎的椎弓根在背侧更为突出。椎弓根高度自 T1~T12 逐渐增加，宽度则各有其特点。Cinotti 等在尸体研究中发现椎弓根在 T4~T8 横径最小，Scoles 等发现椎弓根宽度在 T3~T6 最窄，Kothe 等则研究了椎弓根内部复杂的三维结构，发现胸椎椎弓根内侧壁明显厚于外侧壁，内部松质骨厚度是皮质骨的 2 倍余。

2.3.4 椎板

椎板是椎弓根内侧的骨性突起，在中部相连构成神经弓。神经弓为脊髓提供了一个结实的骨性通道，避免脊髓受到损伤。

2.3.5 椎间盘

Aeby 等报道椎间盘高度约为胸椎椎体的 1/5。胸椎间盘与腰椎类似，但纤维环较厚，高度较低，形态多为心形，髓核较为居中。胸椎各个椎间盘厚度差异不大，但高度和宽度随椎体尺寸的增加而相

应增加。椎间盘在胸椎稳定性中起着重要作用。作为椎间减震器，椎间盘可在各个椎体节段之间分散应力并传导部分负荷。椎间盘的外层为纤维环，由圆周形胶原薄片组成，主要功能为承受纵向压缩力及辅助机体屈曲。椎间盘中央则为凝胶状髓核，在压缩时会向外扩张，以增加纤维环的张力，增加纤维环刚性。椎间盘系统在白天呈动态变化，平躺时吸收水分硬度增加，直立时水分则被挤出，变得更为松弛。

纤维环纤维的方向性决定了它们对各种组织负荷条件的反应。在脊柱拉伸或压缩时，纤维环各个方向均承受张力，而在脊柱受到剪切力和扭转力时，受力方向上的纤维被拉紧，相反方向的纤维则被放松。

Takeuchi 等通过尸体连续切片研究证实，部分椎间盘切除术导致胸椎 ROM 明显增加，屈伸度从 7.7° 增加至 17.6°，轴向旋转度从 14.8° 增加至 21.8°，左侧屈程度从 11.7° 增加至 17.2°，右侧屈程度从 10.4° 增加至 14.4°。Oda 等则比较了胸椎前后结构失稳对 ROM 的影响，发现相比于切除后方附件，全椎间盘的切除、前纵韧带（ALL）和后纵韧带（PLL）的横断会导致 ROM 显著增加，尤其在屈伸和轴向旋转时更为明显。鉴于胸椎间盘对维持脊柱稳定性的重要作用，部分专家认为在矫正胸椎畸形时采用前入路松解效果更佳。但目前椎弓根螺钉内固定技术相对成熟，多数情况下仅后入路矫正已经足够。

2.3.6 矢状位稳定

上位胸椎在矢状位上呈生理性后凸，向下通过相对平直的胸腰椎交界处，过渡到前凸的腰椎。T1~T12 平均后凸约 48°，T10~T12 则约有 5°~8°。这种矢状位上的弯曲在出生时就存在，与骨盆形态、骶骨倾斜程度等密切相关，骨盆的倾斜对于维持机体矢状位平衡及保持重心非常重要。普遍认为，脊柱矢状位上的曲度变化可以调节脊柱稳定性，增加减震效果，并提高对纵向负荷的抵抗能力。

2.3.7 小关节（方向、耦合运动）

胸椎小关节（关节突关节）的倾斜角度更大，向下延伸至胸腰椎交界处时则转变为更平行于矢状面。胸椎小关节是动关节或者说真正的滑膜关节，

具有滑动式关节和附着于每个小关节的底部的关节囊。上关节突起源于椎弓根和椎板的连接处，由软骨凸面构成，在冠状面上向背侧和上外侧突起，下关节突的方向则与上关节突互补。胸腰椎交接处的小关节突形态多变，部分与胸椎类似，部分则更像腰椎。这些关节突可根据其方向控制脊柱的运动，通常为轴向旋转和侧向弯曲的耦合运动。Panjabi 等的研究表明，在所有 6 个自由度中都可以发生耦合运动，但胸椎耦合运动要弱于颈椎。Brasiliense 等则通过尸体研究证明，无论是否有肋骨，每侧向弯曲 1°，轴向耦合旋转平均减小 0.2°。

进行后入路减压时，保留外侧小关节可最大程度减少术后不稳定和脊柱后凸发生的概率。小关节方向上的微小差异使得脊柱不同节段的活动平面不同。异常的耦合运动可刺激感受器，与背痛的发生息息相关，疼痛加重时也会影响耦合运动。

2.3.8 韧带

脊柱不同韧带间的协作为 FSU 提供了稳定性，主要作用是在张力下能够有效地抵抗来自纤维走行方向的负荷。韧带会在压力负荷下发生弯曲。脊柱韧带有 3 个重要作用：协助椎体运动，无须肌肉参与即可帮助稳定脊柱；限制脊柱的活动程度，以保护脊髓；吸收负荷，在机体快速运动的过程中保护脊髓。前纵韧带是面积最大且最强壮的脊柱韧带，从颅底向下沿着椎体前方固定于骶骨，并与骶前纤维混合。在胸椎椎体层面，其纤维牢固地附着于椎体两侧的前表面，形成椎体骨膜，但在椎间盘层面，则通过结缔组织松散地附着于纤维环。与前纵韧带类似，后纵韧带从颅骨发出，沿两侧椎弓根之间向下固定于骶骨。不同于前纵韧带，后纵韧带更厚的结缔组织不会附着于椎体，而是像弓弦一样跨过椎体中部的凹陷，与出椎体的血管和神经关系密切。后纵韧带纤维非常牢固地附着在椎体侧缘，在椎间盘后外侧则连接松散。后纵韧带还通过结缔组织与硬脊膜紧密相连，在两个结构之间有大量硬膜外静脉穿过。

其余韧带共同形成胸椎椎弓根之间的韧带复合体，从深到浅依次包括黄韧带、横突间韧带、棘间韧带和棘上韧带。黄韧带位于中央，并向外侧延伸至关节突基底部，几乎在中线处相连。该韧带发自

上方椎板的腹侧，并向下连接于下方椎板的上缘。黄韧带可分为两部分：较窄的横向部分，当它连接到关节突时，横向逐渐变细；厚的中间部分，与脊柱的纵轴平行，连接到椎板。黄韧带具有很好的弹性，这使得在伸展时保持韧带紧绷，以防向腹侧冗余挤压到椎管内神经和血管。

横突间韧带由相邻横突之间的纤维连接组成，常与所在节段肋间韧带相混合。棘间韧带则是一对清晰的膜性纤维结构，附着于相邻的棘突，呈斜行，连接上棘突的基底部与下方棘突的上部。棘上韧带则沿棘突的顶点延伸，浅层纤维连接多个节段，深层纤维则仅连接2~3个节段。

2.4 脊柱稳定性

2.4.1 概念框架

脊柱是一种独特的必须为身体运动提供活动度的结构，且需要维持稳定性，以保护神经和血管结构。判断脊柱是否稳定具有挑战性，White和Panjabi将脊柱不稳定定义为脊柱在生理负荷下无法维持椎骨之间的正常结构，从而导致神经损伤、畸形和疼痛。这种不稳定性可能由多种因素引起，包括创伤、退变、肿瘤和神经肌肉疾病。Panjabi提出了一个便于理解脊柱稳定性的概念框架，由3个子系统组成：被动系统、主动系统和神经控制系统。被动系统包括椎骨、椎间盘、韧带和关节囊，其不会为处于中立位置的脊柱提供显著的稳定性。主动系统则由肌肉和肌腱组成，其收缩产生力，以稳定脊柱。神经控制系统则接收来自被动和主动系统的本体感受反馈，进而引导主动系统稳定脊柱。多数情况下，脊柱的稳定性在临床上通过被动系统来评估，因为它最容易通过影像学检查来评估。

2.4.2 分类方案

Holdsworth首先提出了脊柱稳定性的"两柱"理论，其中后部结构的完整性是稳定与否的关键因素。Denis随后引入了"中柱"的概念，包括后纵韧带、纤维环后部和椎体的后半部，来评估胸腰椎损伤，并进行分类。他认为单纯脊柱畸形、创伤和医源性原因导致的后柱损伤，均不会造成急性胸腰椎不稳定。他在收集了412例胸腰椎损伤病例的综述

中评估了中柱失稳的程度，由此对骨折分型，并认为中柱失稳与神经损伤风险相关。前柱由前纵韧带和椎体前部组成，中柱由椎体后部、后纵韧带和纤维环后部组成，后柱由后方附件和韧带组成。更新的分类方案加入了胸腰椎损伤严重程度的评分，包括骨折形态、后方韧带复合体完整性及患者神经损伤情况。

2.5 结论

胸椎是人体中非常重要的承重结构，常出现创伤和脊柱畸形。其解剖学特点为胸椎和胸廓存在关节相连，因此具有不同于颈椎和腰椎的独特的生物力学特性。深入了解胸椎生物力学对脊柱外科医生治疗胸椎疾病有重要意义。

参考文献

[1] Miller MD, Thompson SR, Hart J. Review of Orthopaedics. Elsevier Health Sciences; 2012.
[2] Izzo R, Guarnieri G, Guglielmi G, Muto M. Biomechanics of the spine. Part I:spinal stability. Eur J Radiol. 2013; 82(1):118–126.
[3] Panjabi MM, White AA 3rd. Clinical biomechanics of the spine. Clin Biomech Spine 1990.
[4] Panjabi MM. The stabilizing system of the spine. Part II. Neutral zone and instability hypothesis. J Spinal Disord. 1992; 5(4):390–396, discussion 397.
[5] Panjabi MM. The stabilizing system of the spine. Part I. Function, dysfunction, adaptation, and enhancement. J Spinal Disord. 1992; 5(4):383–389, discussion 397.
[6] el-Khoury GY, Whitten CG. Trauma to the upper thoracic spine: anatomy, biomechanics, and unique imaging features. AJR Am J Roentgenol. 1993; 160(1):95–102.
[7] Herkowitz HN, Garfin SR, Eismont FJ, Bell GR, Balderston RA. Biomechanics of the spinal motion segment. In: Rothman-Simeone The Spine. Vol 1. 6th ed. Elsevier Health Sciences; 2011:2096.
[8] Brasiliense LBC, Lazaro BCR, Reyes PM, Dogan S, Theodore N, Crawford NR. Biomechanical contribution of the rib cage to thoracic stability. Spine. 2011; 36(26):E1686–E1693.
[9] Oda I, Abumi K, Lü D, Shono Y, Kaneda K. Biomechanical role of the posterior elements, costovertebral joints, and rib cage in the stability of the thoracic spine. Spine. 1996; 21(12):1423–1429.
[10] Watkins R, IV, Watkins R, III, Williams L, et al. Stability provided by the sternum and rib cage in the thoracic spine. Spine. 2005; 30(11):1283–1286.
[11] Berg EE. The sternal-rib complex. A possible fourth column in thoracic spine fractures. Spine. 1993; 18(13):1916–1919.
[12] Banta CJ, II, King AG, Dabezies EJ, Liljeberg RL. Measurement of effective pedicle diameter in the human spine. Orthopedics. 1989; 12(7):939–942.

[13]Misenhimer GR, Peek RD, Wiltse LL, Rothman SL, Widell EH, Jr. Anatomic analysis of pedicle cortical and cancellous diameter as related to screw size. Spine. 1989; 14(4):367–372.

[14]Cinotti G, Gumina S, Ripani M, Postacchini F. Pedicle instrumentation in the thoracic spine. A morphometric and cadaveric study for placement of screws. Spine. 1999; 24(2):114–119.

[15]Scoles PV, Linton AE, Latimer B, Levy ME, Digiovanni BF. Vertebral body and posterior element morphology: the normal spine in middle life. Spine. 1988; 13(10):1082–1086.

[16]Kothe R, O'Holleran JDD, Liu W, Panjabi MMM. Internal architecture of the thoracic pedicle. An anatomic study. Spine. 1996; 21(3):264–270.

[17]Aeby CT. Die Altersverschiedenheiten Der Menschlichen Wirbelsäule. Arch Anat Physiol. 1879; 10:77.

[18]Taylor JR. Growth of human intervertebral discs and vertebral bodies. J Anat. 1975; 120(Pt 1):49–68.

[19]Takeuchi T, Abumi K, Shono Y, Oda I, Kaneda K. Biomechanical role of the intervertebral disc and costovertebral joint in stability of the thoracic spine. A canine model study. Spine. 1999; 24(14):1414–1420.

[20]Oda I, Abumi K, Cunningham BW, Kaneda K, McAfee PC. An in vitro human cadaveric study investigating the biomechanical properties of the thoracic spine. Spine. 2002; 27(3):E64–E70.

[21]Luhmann SJ, Lenke LG, Kim YJ, Bridwell KH, Schootman M. Thoracic adolescent idiopathic scoliosis curves between 70° and 100° : is anterior

release necessary? Spine. 2005; 30(18):2061–2067.

[22]Burton DC, Sama AA, Asher MA, et al. The treatment of large (> 70°) thoracic idiopathic scoliosis curves with posterior instrumentation and arthrodesis:when is anterior release indicated? Spine. 2005; 30(17):1979–1984.

[23]Gelb DE, Lenke LG, Bridwell KH, Blanke K, McEnery KW. An analysis of sagittal spinal alignment in 100 asymptomatic middle and older aged volunteers. Spine. 1995; 20(12):1351–1358.

[24]Masharawi Y, Rothschild B, Dar G, et al. Facet orientation in the thoracolumbar spine: three-dimensional anatomic and biomechanical analysis. Spine. 2004; 29(16):1755–1763.

[25]Panjabi MM, Brand RA, Jr, White AA, III. Three-dimensional flexibility and stiffness properties of the human thoracic spine. J Biomech. 1976; 9(4):185–192.

[26]Neumann P, Keller TS, Ekström L, Perry L, Hansson TH, Spengler DM. Mechanical properties of the human lumbar anterior longitudinal ligament. J Biomech. 1992; 25(10):1185–1194.

[27]Nachemson AL, Evans JH. Some mechanical properties of the third human lumbar interlaminar ligament (ligamentum flavum). J Biomech. 1968; 1(3):211–220.

[28]Panjabi MM, White AA, III. Basic biomechanics of the spine. Neurosurgery. 1980; 7(1):76–93.

[29]Holdsworth F. Fractures, dislocations, and fracture-dislocations of the spine. J Bone Joint Surg Am. 1970; 52(8):1534–1551.

第 3 章 胸椎手术的麻醉注意事项

Michael K. Urban, Lila R. Baaklini

摘要

胸椎手术的麻醉注意事项包括术前评估伴随疾病、能够进行脊髓神经监测的术中麻醉剂、血液保存技术和保持血流动力学稳定性，以及术后镇痛，这些可能会影响手术效果。专门设计的完全静脉麻醉将允许多模式神经监测，以便在发生永久性损伤之前检测到脊髓和神经根损伤。此外，需要稳定的血流动力学并防止过度失血，以防止复杂的胸外科手术导致脊髓缺血和围手术期神经功能丧失的并发症。胸椎外科术后疼痛管理也是必需的。

关键词：完全静脉麻醉，术中神经监测，术后视力丧失，抗纤维蛋白溶解剂，无创血流动力学监测，血液保存技术

临床精要

- 胸椎手术前对患者的评估应特别注意患者的气道、肺部、心血管和神经状态，因为这些都有可能受到患者外科疾病的影响。
- 心血管功能障碍可归因于该患者群体中的许多因素：脊柱矫正手术的直接病理结果，肺动脉高压和右心室肥大，和 / 或与年龄相关的缺血性心脏病。
- 所有胸椎手术患者都应进行神经系统检查，观察和记录任何术前存在的神经功能缺损，并在哪些情况下加剧。这对于能够识别术后出现的新的神经缺陷至关重要。
- 对于颈椎不稳和严重颈胸廓畸形（类风湿性关节炎，软骨发育不全，强直性脊柱炎）的患者，清醒状态下的纤维气管插管是最安全的插管方法。
- 这些手术的全身麻醉具有挑战性，因为它必须提供镇痛，遗忘和血流动力学稳定性，而不会影响术中神经监测（Intraoperative Neuromonitoring, IONM）。这种监测包括体感诱发电位、运动诱发电位和肌电图监测。
- 完全静脉麻醉是复杂胸椎手术的首选麻醉方式，因为对 IONM 的影响小于吸入麻醉剂。
- IONM 的变化可能由麻醉药以外的因素引起，包括手术原因，低血压，贫血，代谢性酸中毒和体温过低。
- 复杂脊柱手术中失血和输血需求可以通过以下措施来减少：适当的体位摆放以减少腹腔内压力，术中止血，有意控制的低血压麻醉，术中自体血回收回输，术中等容血液稀释，促凝药的使用，以及术前自体血储备。
- 麻醉师在复杂脊柱手术中的作用是保证在大量失血的情况下，仍能维持终末器官灌注，以防止严重并发症：脊髓缺血，术后视力丧失，肾功能衰竭，心肌缺血和中风。
- 胸椎患者会出现严重术后疼痛，最好采用多模式镇痛。

3.1 概述

胸椎手术是针对各种不同疾病进行的常见手术，包括用于椎管狭窄的手术减压，用于创伤或感染的紧急手术，用于切除脊髓肿瘤的显微手术，以及用于诸如脊柱侧弯的畸形矫正手术。手术过程可以很简单，也可以包括多节段的后路融合，以及导致大量失血的前入路胸廓切开术。本综述将聚焦于接受胸椎手术的成人围手术期麻醉管理。

3.2 术前评估

无论适应证如何，所有进行胸椎手术的患者都应接受全面的术前评估，特别要关注患者的手术病理和计划手术的紧迫性。脊柱手术后的并发症与手术复杂性、患者年龄和既往合并症有关。特定类型的患者更有可能进行脊柱手术并且更有可能发生围手术期并发症。脊柱创伤通常涉及其他重要器官，这些器官也必须在手术前进行评估。脊柱肿瘤可能是转移性恶性肿瘤，因此损害其他器官的功能或包括会对麻醉计划产生影响的化疗药。骨性关节炎是一种退行性疾病，是退行性椎间盘疾病和椎管狭窄的重要危险因素。因此，患有多种合并症的老年患者更可能进行脊柱手术。

涉及躯干骨骼的骨科疾病患者，例如软骨发育不全和强直性脊柱炎患者，通常进行胸椎手术并且具有多种合并症。

在胸椎手术前对患者进行评估时应特别注意患者的气道、肺部、心血管和神经状态，因为它们都有可能受到患者外科疾病的影响。对于颈椎和上胸椎疾病患者，气管插管困难的可能性较大。还应检查患者之前的麻醉记录，是否存在困难气道病史。术前气道评估包括对颈椎活动度、肿块、气管偏离、张口、牙列状态和甲颏距离的评估，还应包括对患者颈椎过伸和过屈能力的评估。可能限制张口、限制颈部活动范围和改变气道解剖的疾病包括骨关节炎、类风湿性关节炎、软骨发育不全、强直性脊柱炎、脑瘫和其他神经肌肉疾病。颈椎关节炎可能导致高达 40% 的类风湿性关节炎患者发生 C1 和 C2 半脱位（寰枢椎半脱位），症状为进行性颈痛、头痛和脊髓病。不太常见的是齿状突后向和垂直移动。当存在寰枢椎不稳定时，头部的弯曲可导致齿状突移位到颈椎和髓质中，伴随椎动脉的受压，这可能导致四肢瘫痪、脊髓休克和死亡。在有风险的患者中，应评估术前颈椎过伸和过屈 X 线片。如果从寰椎前弓到齿状突的距离超过 3 mm，患者应进行清醒的纤维气管插管，并在手术过程中使用颈围领保护颈椎。强直性脊柱炎是一种慢性炎性关节炎疾病，其涉及从骶骨腰部区域向颅骨进行性的韧带骨化，导致脊柱活动性显著丧失。由于颈椎和颞下颌关节的活动减少，这些患者的气道管理对麻醉师是重大挑战。颈椎的评估在创伤患者中也是至关重要的。应仔细评估这些患者颈髓压迫的体征和症状，如疼痛和神经功能障碍。

脊柱手术后肺部并发症仍然很常见。进行胸椎手术的患者经常出现影响其肺功能的病症。患有胸椎畸形的患者胸腔减小，胸壁顺应性降低，有限制性肺疾病。虽然运动耐量是影响呼吸功能曲线严重程度的重要决定因素，但规范的肺功能评估将指导有关允许的手术范围和术后是否通气支持的决定。肺活量小于正常范围的 40% 可预测术后通气障碍。低氧血症是一种常见的并发症，继发于由肺泡通气不足引起的通气 - 灌注不足。这可能会增大肺血管阻力并最终导致肺心病。

应采用超声心动图评估肺动脉高压和右心室肥大（Right Ventricular Hypertrophy，RVH），严重肺动脉高压患者可能不适合手术矫正脊柱畸形。

吸烟不仅会增加术后肺部并发症的风险，而且会对脊柱融合的成功产生负面影响。应鼓励患者在手术前至少 6~8 周戒烟，以降低吸烟者肺部并发症的风险。

心血管功能障碍可能是缘于该患者群体中的许多因素：脊柱矫形手术的直接病理结果，肺动脉高压和右心室肥大，和 / 或与年龄相关的缺血性心脏病。此外，一些研究表明，风湿性和结缔性疾病患者的心血管疾病发病率和死亡率风险增加。由于脊柱手术后心脏并发症的发生率很高，并且由于疾病的限制而难以评估这些患者的功能状态，因此许多患者需要进行术前药物负荷试验。但是，目前还几乎没有研究来评估术前危险分层和 / 或冠状动脉血运重建对手术预后的影响。大量研究表明围手术期 β - 受体阻滞剂的使用可以减少心肌缺血。最近的报道表明尽管围手术期给予 β - 受体阻滞剂可以预防心肌缺血，预防术后心脏并发症，但可能会增加术后脑卒中和死亡的发生率，特别是中度风险的患者。然而，对于慢性 β - 受体阻滞剂患者，围手术期应继续使用 β - 受体阻滞剂，并在目标心率低于 80 次 /min 的高危患者中开始使用 β - 受体阻滞剂。

糖尿病患者不仅因相关合并症（心肌缺血，血管疾病）的围手术期并发症风险增加，而且术后感染的发生率也较高。这些患者的术前 HbA1c 应 < 8 %，并且其围手术期血糖水平应保持在 150~200 mg/dL。

所有胸椎手术患者都应进行神经系统检查，评估和记录任何先前存在的神经功能缺损，并在哪种情况下会加剧。这对于能够识别术后出现新的神经功能障碍至关重要。该信息对于特定患者进行手术也很有价值。

3.3　术中管理

成人脊柱畸形的手术治疗对术中管理提出了多项挑战，包括通气、血流动力学稳定性、术中神经监测（IONM）、失血管理以及术后镇痛计划。手术的成功需要麻醉师、外科医生和 IONM 团队之间的合作。

气管内插管和控制通气的全身麻醉是成人胸椎手术的必要条件。因此，在患有脊柱关节炎或颈椎畸形的人群中，术前气管插管可能是一个挑战。对于许多此类患者，可以借助于视频辅助喉镜来实现气管插管。然而，对于颈椎不稳和严重的颈胸廓畸形（类风湿性关节炎、软骨发育不全、强直性脊柱炎）的患者，清醒纤维气管插管是最安全的方法。在类风湿性关节炎患者中，颞下颌关节的滑膜炎可能显著限制下颌运动和张口。寰枢关节的关节炎病变可能导致声带运动减弱，导致声门狭窄，这在术前表现为声音嘶哑和喘鸣。在喉镜检查期间，声带可能出现红斑和水肿，并且声门狭窄可能干扰气管内导管（Endotracheal Tube，ETT）的通过。创伤性气管内插管也会增加寰枢关节脱位的风险。

涉及上胸椎前入路的脊柱矫形手术或电视辅助胸腔镜手术将需要单肺通气（One Lung Ventilation，OLV）。OLV 传统上采用双腔 ETT 实现。在单节段前后入路脊柱融合中，在后入路手术之前，应使用单腔 ETT 替换双腔 ETT，以避免较大的双腔 ETT 对喉部造成创伤，或者，具有支气管堵塞管的单腔 ETT 也可以提供单肺通气，并且具有无须替换 ETT，可留在原位的优势，其中支气管堵塞管在前入路手术结束时放气。在患有限制性肺疾病的患者中，在 OLV 期间可能缺乏足够的氧合作用，可能需要对非通气肺持续气道正压并且对通气肺进行呼气末正压通气（Positiveend-Expiratory Pressure，PEEP）。然而，这只能通过双腔 ETT 实现。

气道问题解决后，限制性肺疾病和肺动脉高压的机械通气问题就成了麻醉的下一个挑战。这些患者应采用压力循环通气，低于常规潮气量（6~8 mL/kg）和 PEEP。具有较高的常规潮气量的机械通气已被证明会导致急性肺损伤（Acute Lung Injury，ALI）的发生。然而，最近一项随机对照试验对在俯卧位脊柱手术采用上述通气方式产生了质疑。PEEP 用于预防肺泡的塌陷。然而，高 PEEP 会对血流动力学产生不良后果并诱发肺泡壁应力。因此，PEEP 水平为 5~7.5 mmHg，频繁评估氧合和动脉血气通气。高碳酸血症和缺氧都可以增加肺血管阻力并加剧现有的肺动脉高压。此外，注意液体管理对于维持右心室前负荷和心输出量至关重要。这些患者应避免使用一氧化二氮，因为它会增加肺动脉高压患者的肺血管阻力。

此类手术的全身麻醉剂特别具有挑战性，因为它必须在不影响 IONM 的情况下提供镇痛、遗忘和血流动力学稳定性。多模式术中神经监测已成为复杂重建脊柱手术的标准流程。监测包括体感诱发电位（SSEP）、运动诱发电位（MEP）和肌电图（EMG）监测。麻醉师决定了手术期间神经监测的质量。成功的神经监测对于胸椎手术取得好的结果至关重要。这取决于麻醉药物的精心选择、关键指标的控制，以及麻醉师、外科医生和神经监测团队之间的密切合作。

肌电图用于监测椎弓根螺钉置入和神经减压期间的神经根损伤。MEP 评估脊髓前角运动功能是否完好。MEP 监测存在一些潜在的不利影响，包括认知缺陷、癫痫发作、咬伤、术中存在意识、头皮灼伤和心律失常。建议在 MEP 监测期间使用软牙垫，以防止咬舌和牙齿损伤。对于活动性癫痫发作、使用脑血管钛夹和人工耳蜗植入的患者，应避免进行 MEP 监测。使用 SSEP 监测评估脊髓后部的感觉传导功能。在 SSEP 中，脉冲从周围神经发送并集中检测。在 MEP 中，在大脑中触发冲动并且监视特定肌肉群的运动。与患者的非手术对照值相比，评估 SSEP 和 MEP 的信号幅度和强度、潜伏期，以及信号通过脊髓所需的时间。尽管 SSEP 监测是连续的，但评估需要对信号进行时间总和，这可能需要几分钟才能改变。患者自发性肌肉放电将导致 SSEP 难以解释（嘈杂），因此评估 SSEP 的理想环境是用肌肉松弛剂，但这不是 MEP 的理想环境。MEP 是间歇性地评估的，但结果是实时的。许多生理因素会减弱 SSEP 和 MEP 监测，包括低血压、体温过低、低碳酸血症、低氧血症、贫血和麻醉。

SSEP 和 MEP 监测对强效吸入麻醉剂产生剂量依赖性衰减，然而，这种影响是非线性的。因此，对于特定患者，0.5% 异氟醚对 IONM 的影响最小，而在 0.7% 时，它可能会消除信号。各种卤化麻醉药的作用相似，但溶解性较差的吸入麻醉药似乎在抑制 IONM 方面更有效。此外，强效吸入麻醉剂可降低全身血管阻力，并减弱肌力，可导致低血压和减少组织灌注。因此，在进行神经监测时，不建议使用强效吸入麻醉剂或低浓度使用它们，并在整个手术过程中保持恒定的血液浓度。

一氧化氮是一种常用的麻醉剂，也是用于全身麻醉中更有效的吸入麻醉剂的载气。它可以快速起效并具有抗焦虑和镇痛作用。一氧化二氮减弱了

MEP 和 SSEP 的皮质成分。在有效剂量当量基础上〔最小肺泡浓度（MAC）〕，一氧化氮对 IONM 的抑制作用大于挥发性麻醉药。此外，一氧化二氮与强效吸入麻醉剂可协同抑制 IONM。长时间接触一氧化二氮也可能导致术后恶心和呕吐，增加心血管疾病的发病率，并产生认知障碍。

这使得完全静脉麻醉（TIVA）为复杂胸椎手术的首选麻醉剂（表 3.1）。IONM 受镇静药和苯二氮䓬类药物影响最小，而异丙酚以剂量依赖的方式抑制 MEP。由于丙泊酚在脂肪组织中积聚，因此在长时间手术期间应降低输注速度。氯胺酮是一种 N- 亚甲基 -D- 天冬氨酸（N-Methyl-D-Aspartate，NMDA）受体拮抗剂，在亚麻醉剂量下，可降低异丙酚对 MEP 的负面影响。此外，氯胺酮将减少麻醉剂的需求并防止阿片类药物引起的痛觉过敏。瑞芬太尼半衰期非常短（通过血浆酯酶代谢）并且在通常剂量的 20 倍时不会抑制 MEP，正因如此，瑞芬太尼已成为复杂脊柱手术的首选阿片类药物。然而，瑞芬太尼与阿片类药物诱导的痛觉过敏密切相关，并且由于其快速消除，必须补充其他阿片类药物以在出现时提供镇痛作用。在手术开始时应用的美沙酮具有作用持续时间长的优点，并且具有阿片类药物和 NMDA 的特性。术中使用美沙酮已被证明可减少术后阿片类药物的使用和疼痛评分。术中鞘内注射吗啡也可以达到术后镇痛效果。

最近，用于复杂脊柱矫正手术的 TIVA 麻醉还包括另外两种静脉注射剂：利多卡因和右美托咪定。在脊柱手术期间利多卡因以 1~2 mg/（kg·h）的剂量静脉输注已被证明可降低术后阿片类药物需求、恶心和呕吐的发生率以及胃肠功能的更快恢复。右美托咪定是一种选择性 α2 受体激动剂，具有抗焦虑，镇静和镇痛作用。当以 0.5 mcg/（kg·h）输注时，其对皮质 SSEP 或 MEP 的影响最小。在脊柱手术期间，与 TIVA 输注异丙酚和芬太尼相比，添加右美托咪定可提高恢复质量，并减少与全身免疫反应综合征有关的细胞因子的释放。

英国第 5 次全国项目审计（NAP5）确定，单独使用 TIVA 麻醉与全身麻醉下的意外意识（Accidental Awareness under General Anesthesia，AAGA）有关。由于复杂的脊柱手术的进程，无法预测产生意识丧失效果所需达到的麻醉药的大脑浓度，通常会减少麻醉剂量以适应 IONM。麻醉师的困难是如何检测意识丧失。一些研究建议在 TIVA 麻醉期间使用麻醉深度监测仪。苯二氮䓬类药物的使用也可降低 AAGA 的风险。

如果麻醉师能够提供稳定的生理环境，其中 IONM 可在受麻醉药物影响最小的情况下被解析，那么 SSEP 或 MEP 的变化可用于评估手术引起的神经损伤。胸椎侧凸矫正期间 MEP 变化的 1 个例子（图 3.1~ 图 3.4）。在本案例中，患者正在 TIVA 麻醉下进行胸椎侧凸矫正。安装连接棒并矫形后 9 min，左侧特定肌肉群中的 MEP 信号丢失。所有手术参与者采取后续步骤对于取得有利结果至关重要（表 3.2）。如果在整个手术过程中使用稳定的 TIVA 麻醉剂，则会调查其他 IONM 变化的原因，包括低血压、贫血、代谢性酸中毒和体温过低。一旦消除了非手术原因，外科医生就会取出连接棒，释放矫正曲度，并且重新评估在没有神经损伤的情况下畸形矫正的程度。在这个例子中，连接棒被更换为较少的畸形矫正，并且矫形过程在 IONM 没有任何进一步变化的情况下进行。如果 IONM 缺陷持续存在，TIVA 麻醉剂将

表 3.1　在复杂的脊柱手术中获得最佳的术中神经监测的麻醉药物用量

- 稳定输注丙泊酚 25~50 μg/（kg·min）
- 氯胺酮 2 μg/kg/min〔~1 mg/（kg·h）〕
- 阿片类芬太尼〔1~2 μg/（kg·h）〕或瑞芬太尼〔1~2 μg/（kg·min）〕
- 右美托咪定 0.5 mcg/（kg·h）
- +/- 利多卡因 1 mg/（kg·h）
- 苯二氮䓬类：诱导时咪达唑仑 5 mg 和地西泮 10 mg

表 3.2　术中神经监测丢失后的纠正措施

- 问题是技术性的吗？ 检查电极并重复信号
- 问题与麻醉剂有关吗？
  - 停止任何吸入剂
  - 减少或消除丙泊酚输注
- 问题是脊髓灌注吗？
  - 将 MAP 提高到 90 mmHg
  - Hb ≥ 8 mg/dL
  - 检查 ABG；纠正代谢性酸中毒
- 问题是脊柱矫形吗？

缩写：ABG，动脉血气；Hb，血红蛋白；MAP，平均动脉压

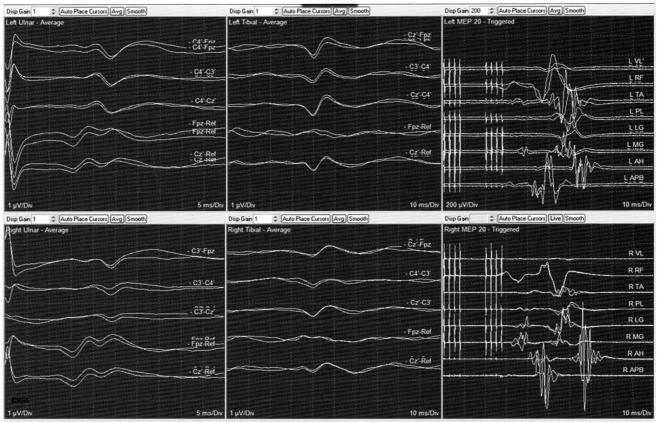

16：00 记录基线　　　　**异丙酚、右美托咪啶、氯胺酮和瑞芬太尼**

图 3.1　在异丙酚、右美托咪啶、氯胺酮和瑞芬太尼的 TIVA 麻醉下进行脊柱侧弯矫正的患者。SSEP 和 MEP 监测。缩写：MEP，运动诱发电位；SSEP，体感运动诱发电位；TIVA，全静脉麻醉

被停用（右美托咪定可能除外）并进行"唤醒"测试。"唤醒"测试包括让患者在手术过程中活动他们的手和脚。只有在精心选择麻醉剂以保证全身麻醉下的意外意识概率最小的情况下提供快速苏醒，"唤醒"测试才可行。术前应与患者讨论"唤醒"测试的可能性。"唤醒"测试的评估神经功能存在局限性，因为这只能评价某一时间点的大幅度运动。此外，与该测试相关的并发症包括 AAGA、气管插管脱离、Valsalva 动作导致的空气栓塞以及引起神经损伤的大幅度运动。

复杂的脊柱手术，特别是矫正胸廓畸形手术，通常与大量失血有关。多种因素被认为会影响失血程度，包括手术技术、手术时间、融合椎体水平的数量、麻醉剂、平均动脉血压、血小板异常、稀释性凝血病和原发性纤维蛋白溶解。已有多种技术用于减少这种失血并限制同源输血的需要（表 3.3）：

表 3.3　减少出血的策略

自体血储备
术中等量血液稀释
抗纤溶药物
手术室抽血
控制性降压麻醉

患者的正确体位以减少腹腔内压力；手术止血；控制低血压麻醉；自体血回输；术中等量血液稀释；使用凝血药物；以及术前自体血储备。术前自体血储备具有几个缺点：患者在手术当天通常是贫血的；自体血的预先储备是昂贵的；不能消除患者接受"错误"血液单位的风险；血液以浓缩红细胞（RBC）的形式储存，从而消除了凝血因子；如果手术重新安排，存储的血液可能会过期。在术前血细胞比容正常的患者中，可以在手术前在手术室中抽出全血，

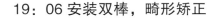

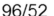

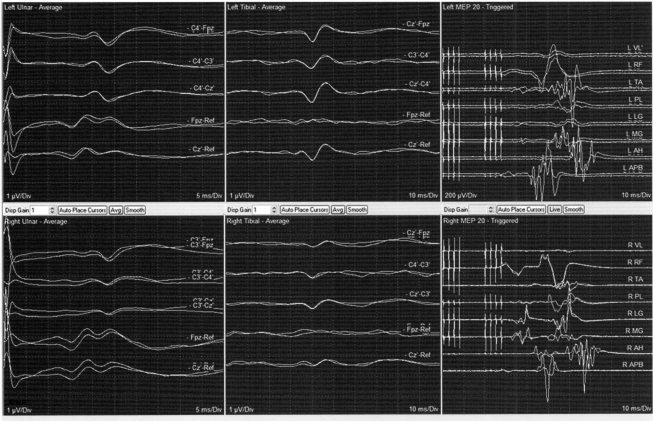

图 3.2 与图 3.1 为同一患者，在完成矫形并安装连接棒后。术中神经监测无变化

并用胶体或晶体代替，使得患者保持正常血容量。该技术可用于减少术中红细胞量，抽出的血液含有血小板和凝固因子，术前自体血储备是没有血小板和凝固因子。

一些研究已经证明全身抗纤维蛋白溶解剂［ε-氨基己酸（EACA）和氨甲环酸（TXA）］在减少失血和输血方面的效果。最近，局部 TXA 用于减少脊柱手术中的失血已被评估。虽然文献中没有将这些药物与血栓形成并发症联系起来，但是将 TXA 用于存在血栓形成倾向患者、冠状动脉支架术后患者或人工心脏瓣膜患者仍有争议。

控制性降压麻醉已成为减少青少年特发性脊柱侧凸矫正过程中减少失血的标准程序，但老年患者必须谨慎使用。在年轻健康的患者中，平均动脉压（MAP）为 50~60 mmHg 时耐受性良好，但在患有心血管疾病的成年人群中可能需要更高的血压。另

外，在畸形矫正手术期间，脊髓灌注可能对低灌注压力非常敏感。最好使用短效药物可以实现降压麻醉，同时还可以降低血压和心率。钙通道阻滞剂氯维地平通过降低全身血管阻力来降低血压，而不会影响心肌收缩力，并且通过血浆酯酶迅速代谢。

麻醉医师在复杂的脊柱手术中的作用是在大量失血时仍能维持终末器官灌注，以防止严重并发症，如脊髓缺血、缺血性视神经病变（ION）、肾功能衰竭、心肌缺血和中风。维持正常血容量，并预防终末器官缺血和代谢性酸中毒的最佳方案仍未明确。尽管在大量失血中普遍使用中心静脉压（CVP）监测，但 CVP 与血容量以及 CVP 变化预测流体激发的血流动力学反应的能力之间直接相关性较差。通过肺动脉导管（PAC）监测容量复苏已被证明在成人脊柱矫形手术中是有益的。然而，多篇已发表的报告质疑 PAC 监测的价值。动脉和中心静脉血气分析可提

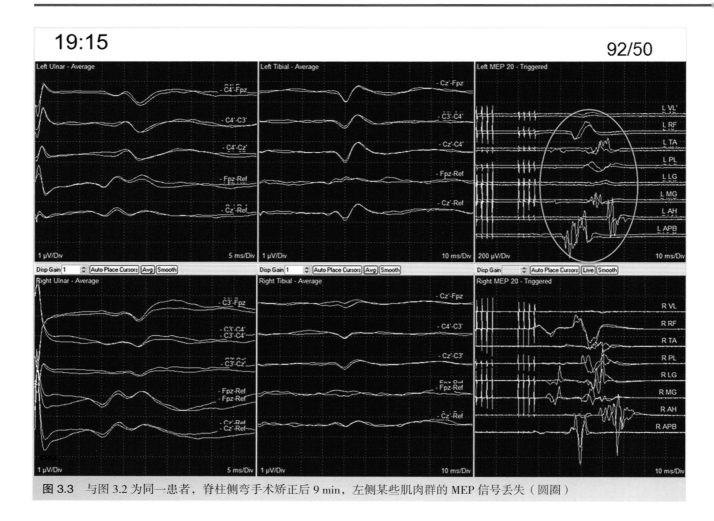

图 3.3　与图 3.2 为同一患者，脊柱侧弯手术矫正后 9 min，左侧某些肌肉群的 MEP 信号丢失（圆圈）

供关于组织氧合需求和灌注的信息。少尿可能是抗利尿激素释放过量而不是血容量不足的结果，因此单独尿量与充分的组织灌注相关性差。因此，在术中试图增加尿量可能导致过量的液体输注。

　　测量动脉脉压变化并提供无创心输出量测量的装置已被证明在复杂的脊柱手术过程中提供目标导向的液体治疗是非常有效的。几个此类设备见于表 3.4。脉搏轮廓分析评估通气引起的基于 Starling 曲线动力学的心脏容积负荷变化。据此分析，这些设备能够估计每搏输出量和心输出量。Edwards Lifesciences 公司的 Vigileo/FloTrac 经外周动脉心输出量及血氧定量监测用于评估和跟踪每搏输出量变化（SVV）；SVV 的增加是液体反应性和血容量不足的指标。在大量失血的脊柱手术中，SVV 在动脉酸中毒或氧利用率增加（SVO$_2$ 降低）之前增加（表 3.5）。使用这种监测器可以在终止器官灌注受损之前进行早期干预和容量复苏。

表 3.4　用于动态测量液体反应性和心输出量的设备

食管多普勒
脉冲轮廓分析
胸部生物阻抗
胸部生物反应
经食管超声心动图

　　除了术后神经功能障碍外，术后视力丧失（POVL）是脊柱手术的另一个严重并发症。据报道，单个医院的脊柱术后大型外科人群中 POVL 高达 0.2%，低至 0.028%。POVL 的主要原因是 ION、视网膜中央动脉（CRAO）或静脉阻塞以及脑皮质缺血。CRAO 与俯卧头部定位装置（头托）有关。该装置直接对眼眶施加压力。ION 与翻修脊柱手术、俯卧位、术中低血压、使用血管加压剂、过度晶体输注、失血、贫血以及患者合并症（包括血管疾病、吸烟、肥胖和糖尿病）有关。脊柱手术的回顾性病例对照

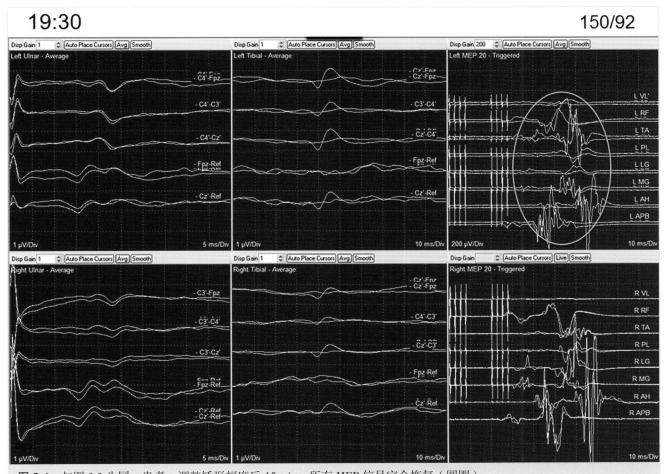

图 3.4　与图 3.3 为同一患者，调整矫形幅度后 15 min，所有 MEP 信号完全恢复（圆圈）

表 3.5　后路胸椎融合术 [a]

LOS	HR	BP	CVP	CI	SVV	pH	SVO2	EBL
基线	60	90/54	11	3.1	11	7.42	82	—
2h	72	90/58	11	2.8	18	7.38	75	1 500
3h	76	86/50	12	2.1	28	7.34	64	4 000
关闭切口	71	103/60	13	2.8	15	7.38	76	5 000[b]

缩写：BP，血压；CI，心脏指数；CVP，中心静脉压；EBL，以毫升为单位的估计失血量；HR，心率；pH，动脉血气 pH 值；SVO2，中心静脉血氧饱和度；SVV，每搏量变化百分比。源自 Edwards Lifesciences 公司的 Vigileo/FloTrac 监测器
a：一名 55 岁男性，因脊柱后凸而接受 T3 到骨盆后路脊柱融合术
b：用血液和胶体复苏后

研究指出，在有或没有 ION，贫血和低血压都不是相关因素。在美国麻醉医师协会（ASA）登记处，脊柱术后发生 ION 的患者都是健康的，失血量＞1 L，并且位于俯卧位超过 6 h。当这些 ION 患者与未发生 ION 的脊柱患者匹配时，与 ION 相关的风险因素是男性、肥胖、使用 Wilson 框架（头部位于心脏下方）、俯卧位持续时间、失血、与胶体相比增加了晶体的

输注。这些因素表明静脉充血和间质水肿导致供应视神经的小动脉受压，并最终导致视神经缺血。

许多患者在胸椎重建手术后需要术后辅助通气。那些既往患有肺病（限制性肺病、FEV＜50% 预测值、肺动脉高压），术中大量失血，术中灌注减少（代谢性酸中毒），改变通气参数（增加峰值吸气压力）和即将出现 ALI（PaO2/FIO2＜300）的患者是术后

辅助通气的可能人选。一些此类患者会发展为全身炎症反应综合征，其表现为ALI、全身性低血压、多器官功能障碍和凝血异常。该综合征可以通过肺泡中炎性细胞的释放以及肺和全身细胞因子的增加来量化。需要术后通气的患者的镇静目标包括血流动力学稳定性、镇痛和呼吸机的耐受性，但足够清醒一遍遍进行常规神经系统评估。与丙泊酚相比，右美托咪定可明显抗焦虑，减少麻醉药物需求，并且更早。

　　胸椎患者将经历相当严重的术后疼痛，最好采用多模式镇痛。阿片类药物是术后早期镇痛的主要方式，但应与患者自控镇痛泵（PCA）系统一起使用。此外，由于阿片类药物存在副作用，因此应补充静脉和口服对乙酰氨基酚、普瑞巴林、加巴喷丁、非甾体类抗炎药。如果可以，使用长效局部麻醉剂进行肋间神经阻滞。另外，如前所述，可以在手术过程中鞘内注射吗啡。

3.4　结论

　　胸椎手术的麻醉管理对医生来说是一个挑战。这些患者通常有多种合并症。手术过程有可能大量失血。麻醉剂必须保证血流动力学稳定，并符合持续脊髓监测要求，同时提供足够的深度以防止术中清醒。此外，手术治疗计划必须延续到术后期间。

参考文献

[1] Cloyd JM, Acosta FL, Jr, Cloyd C, Ames CP. Effects of age on perioperative complications of extensive multilevel thoracolumbar spinal fusion surgery. J Neurosurg Spine. 2010; 12(4):402–408.

[2] Faciszewski T, Winter RB, Lonstein JE, Denis F, Johnson L. The surgical and medical perioperative complications of anterior spinal fusion surgery in the thoracic and lumbar spine in adults. A review of 1223 procedures. Spine. 1995; 20(14):1592–1599.

[3] Fujita T, Kostuik JP, Huckell CB, Sieber AN. Complications of spinal fusion in adult patients more than 60 years of age. Orthop Clin North Am. 1998; 29(4):669–678.

[4] Brown MJ. Anesthesia for elective spine surgery in adults. UpToDate, 2017. https://www.uptodate.com/contents/anesthesia-for-elective-spine-surgeryin-adults/contributors. Published February 28, 2017. Accessed April 10, 2017.

[5] Raw DA, Beattie JK, Hunter JM. Anaesthesia for spinal surgery in adults. Br J Anaesth. 2003; 91(6):886–904.

[6] Rizzi PE, Winter RB, Lonstein JE, Denis F, Perra JH. Adult spinal deformity and respiratory failure. Surgical results in 35 patients. Spine. 1997; 22(21):2517–2530, discussion 2531.

[7] Ramakrishna G, Sprung J, Ravi BS, Chandrasekaran K, McGoon MD. Impact of pulmonary hypertension on the outcomes of noncardiac surgery: predictors of perioperative morbidity and mortality. J Am Coll Cardiol. 2005; 45(10):1691–1699.

[8] Glassman SD, Anagnost SC, Parker A, Burke D, Johnson JR, Dimar JR. The effect of cigarette smoking and smoking cessation on spinal fusion. Spine. 2000; 25 (20):2608–2615.

[9] Nakagawa M, Tanaka H, Tsukuma H, Kishi Y. Relationship between the duration of the preoperative smoke-free period and the incidence of postoperative pulmonary complications after pulmonary surgery. Chest. 2001; 120(3):705–710.

[10] Memtsoudis SG, Vougioukas VI, Ma Y, Gaber-Baylis LK, Girardi FP. Perioperative morbidity and mortality after anterior, posterior, and anterior/posterior spine fusion surgery. Spine. 2011; 36(22):1867–1877.

[11] Han C, Robinson DW, Jr, Hackett MV, Paramore LC, Fraeman KH, Bala MV. Cardiovascular disease and risk factors in patients with rheumatoid arthritis, psoriatic arthritis, and ankylosing spondylitis. J Rheumatol. 2006; 33(11):2167–2172.

[12] Fleisher LA, Fleischmann KE, Auerbach AD et al. 2014 ACC/AHA Guideline on Perioperative Cardiovascular Evaluation and Management of Patients Undergoing Noncardiac Surgery. A Report of the American College of Cardiology/American Heart Association Task Force on Practice Guidelines 2014;64:e77–e137.

[13] Devereaux PJ, Beattie WS, Choi PT, et al. How strong is the evidence for the use of perioperative beta blockers in non-cardiac surgery? Systematic review and meta-analysis of randomised controlled trials. BMJ. 2005; 331(7512):313–321.

[14] Raby KE, Brull SJ, Timimi F, et al. The effect of heart rate control on myocardial ischemia among high-risk patients after vascular surgery. Anesth Analg. 1999; 88(3):477–482.

[15] Devereaux PJ, Yang H, Yusuf S, et al. POISE Study Group. Effects of extendedrelease metoprolol succinate in patients undergoing non-cardiac surgery (POISE trial): a randomised controlled trial. Lancet. 2008; 371(9627):1839–1847.

[16] Olsen MA, Nepple JJ, Riew KD, et al. Risk factors for surgical site infection following orthopaedic spinal operations. J Bone Joint Surg Am. 2008; 90(1):62–69.

[17] Aldam P, Levy N, Hall GM. Perioperative management of diabetic patients:new controversies. Br J Anaesth. 2014; 113(6):906–909.

[18] Kao LS, Meeks D, Moyer VA, Lally KP. Peri-operative glycaemic control regimens for preventing surgical site infections in adults. Cochrane Database Syst Rev. 2009(3):CD006806.

[19] Campos JH. An update on bronchial blockers during lung separation techniques in adults. Anesth Analg. 2003; 97(5):1266–1274.

[20] Determann RM, Royakkers A, Wolthuis EK, et al. Ventilation with lower tidal volumes as compared with conventional tidal volumes for patients without acute lung injury: a preventive randomized controlled trial. Crit Care. 2010; 14(1):R1.

[21] Soh S, Shim JK, Ha Y, Kim YS, Lee H, Kwak YL. Ventilation with high or low tidal volume with PEEP does not influence lung function after spinal surgery in prone position: a randomized controlled trial. J Neurosurg Anesthesiol. 2018; 30(3):237–245.

[22] Dormans JP. Establishing a standard of care for neuromonitoring during spinal deformity surgery. Spine. 2010; 35(25):2180–2185.

[23] Eggspuehler A, Sutter MA, Grob D, Jeszenszky D, Dvorak J.

Multimodal intraoperative monitoring during surgery of spinal deformities in 217 patients. Eur Spine J. 2007; 16 Suppl 2:S188–S196.

[24] Rabai F, Sessions R, Seubert CN. Neurophysiological monitoring and spinal cord integrity. Best Pract Res Clin Anaesthesiol. 2016; 30(1):53–68.

[25] Stecker MM. A review of intraoperative monitoring for spinal surgery. Surg Neurol Int. 2012; 3 Suppl 3:S174–S187.

[26] Flynn JM, Sakai DS. Improving safety in spinal deformity surgery: advances in navigation and neurologic monitoring. Eur Spine J. 2013; 22 Suppl 2:S131–S137.

[27] Gorlin AW, Rosenfeld DM, Ramakrishna H. Intravenous subanesthetic ketamine for perioperative analgesia. J Anaesthesiol Clin Pharmacol. 2016; 32(2):160–167.

[28] Gottschalk A, Durieux ME, Nemergut EC. Intraoperative methadone improves postoperative pain control in patients undergoing complex spine surgery. Anesth Analg. 2011; 112(1):218–223.

[29] Urban MK, Jules-Elysee K, Urquhart B, Cammisa FP, Boachie-Adjei O. Reduction in postoperative pain after spinal fusion with instrumentation using intrathecal morphine. Spine. 2002; 27(5):535–537.

[30] Farag E, Ghobrial M, Sessler DI, et al. Effect of perioperative intravenous lidocaine administration on pain, opioid consumption, and quality of life after complex spine surgery. Anesthesiology. 2013; 119(4):932–940.

[31] Bekker A, Haile M, Kline R, et al. The effect of intraoperative infusion of dexmedetomidine on the quality of recovery after major spinal surgery. J Neurosurg Anesthesiol. 2013; 25(1):16–24.

[32] Pandit JJ, Andrade J, Bogod DG, et al. Royal College of Anaesthetists, Association of Anaesthetists of Great Britain and Ireland. 5th National Audit Project (NAP5) on accidental awareness during general anaesthesia: summary of main findings and risk factors. Br J Anaesth. 2014; 113(4):549–559.

[33] Rodolà F, D'Avolio S, Chierichini A, Vagnoni S, Forte E, Iacobucci T. Wake-up test during major spinal surgery under remifentanil balanced anaesthesia. Eur Rev Med Pharmacol Sci. 2000; 4(3):67–70.

[34] Nuttall GA, Horlocker TT, Santrach PJ, Oliver WC, Jr, Dekutoski MB, Bryant S. Predictors of blood transfusions in spinal instrumentation and fusion surgery. Spine. 2000; 25(5):596–601.

[35] Murray D. Acute normovolemic hemodilution. Eur Spine J. 2004; 13 Suppl 1:S72–S75.

[36] Soroceanu A, Oren JH, Smith JS, et al. Effect of antifibrinolytic therapy on complications, thromboembolic events, blood product utilization, and fusion in adult spinal deformity surgery. Spine. 2016; 41(14):E879–E886.

[37] Urban MK, Beckman J, Gordon M, Urquhart B, Boachie-Adjei O. The efficacy of antifibrinolytics in the reduction of blood loss during complex adult reconstructive spine surgery. Spine. 2001; 26(10):1152–1156.

[38] Verma K, Errico T, Diefenbach C, et al. The relative efficacy of antifibrinolytics in adolescent idiopathic scoliosis: a prospective randomized trial. J Bone Joint Surg Am. 2014; 96(10):e80.

[39] Lyon R, Lieberman JA, Grabovac MT, Hu S. Strategies for managing decreased motor evoked potential signals while distracting the spine during correction of scoliosis. J Neurosurg Anesthesiol. 2004; 16(2):167–170.

[40] Marik PE, Baram M, Vahid B. Does central venous pressure predict fluid responsiveness? A systematic review of the literature and the tale of seven mares. Chest. 2008; 134(1):172–178.

[41] Urban MK, Urquhart B, Boachie-Adjei O. Evidence of lung injury during reconstructive surgery for adult spinal deformities with pulmonary artery pressure monitoring. Spine. 2001; 26(4):387–390.

[42] Tuman KJ, Roizen MF. Outcome assessment and pulmonary artery catheterization:why does the debate continue? Anesth Analg. 1997; 84(1):1–4.

[43] Cregg N, Mannion D, Casey W. Oliguria during corrective spinal surgery for idiopathic scoliosis: the role of antidiuretic hormone. Paediatr Anaesth. 1999; 9(6):505–514.

[44] Marik PE. Noninvasive cardiac output monitors: a state-of the-art review. J Cardiothorac Vasc Anesth. 2013; 27(1):121–134.

[45] Missant C, Rex S, Wouters PF. Accuracy of cardiac output measurements with pulse contour analysis (PulseCO) and Doppler echocardiography during offpump coronary artery bypass grafting. Eur J Anaesthesiol. 2008; 25(3):243–248.

[46] Chang SH, Miller NR. The incidence of vision loss due to perioperative ischemic optic neuropathy associated with spine surgery: the Johns Hopkins Hospital Experience. Spine. 2005; 30(11):1299–1302.

[47] Patil CG, Lad EM, Lad SP, Ho C, Boakye M. Visual loss after spine surgery: a population-based study. Spine. 2008; 33(13):1491–1496.

[48] Nickels TJ, Manlapaz MR, Farag E. Perioperative visual loss after spine surgery. World J Orthop. 2014; 5(2):100–106.

[49] Lee TH, Marcantonio ER, Mangione CM, et al. Derivation and prospective validation of a simple index for prediction of cardiac risk of major noncardiac surgery. Circulation. 1999; 100(10):1043–1049.

[50] Urban MK, Jules-Elysee KM, Beckman JB, et al. Pulmonary injury in patients undergoing complex spine surgery. Spine J. 2005; 5(3):269–276.

[51] Turunen H, Jakob SM, Ruokonen E, et al. Dexmedetomidine versus standard care sedation with propofol or midazolam in intensive care: an economic evaluation. Crit Care. 2015; 19:67.

第 4 章 胸段脊髓受压的临床表现

Bridget T. Carey

摘要

与颈段及腰骶段脊髓不同，胸段脊髓拥有独特的神经解剖学特征。胸段脊髓受压的发病机制可能与脊柱退行性改变、脊髓病变、创伤、感染及肿瘤有关。此类机械性压迫可导致神经损伤，在临床上可表现为相应的神经功能障碍。胸椎受压的临床表现因受压部位和程度而异。胸段脊髓病和神经根病的临床特征由脊柱的纵截面和横截面神经解剖结构决定，并且可以通过与该神经解剖结构相关的特征来识别。

关键词：胸段脊髓，胸段脊髓病变，脊髓神经传导束，胸神经根病变，痉挛性瘫痪，胸段脊髓损伤，脊髓受压

临床精要
- 胸段脊髓受压可引起下肢根性、轴性或跛行性疼痛。
- 胸椎退行性疾病引起的脊髓压迫明显少于腰椎及颈椎。
- 根据脊柱矢状面和横断面的神经解剖学表现，可诊断由胸段脊髓受压造成的神经损伤，并定位损伤平面。

4.1 概述

胸段脊髓有着不同于颈段与腰骶段的解剖学和神经解剖学特点。其受压可由多种原因引起，包括退变性椎间盘疾病、脊椎疾病、创伤性损伤、感染或肿瘤疾病等。在这些机械性压迫的基础上可发生神经损伤，从而导致临床上相应的神经功能缺损。出椎间孔的脊神经根受压及邻近脊髓受损也可导致胸段脊髓病变。

胸段脊髓受压的临床表现因损伤位置和受压程度的不同而有多种表现，医生可结合患者临床特征，以及脊柱的矢状面和横断面的神经解剖学特点来做出诊断。

本章将概述胸段脊髓受压引起病变的解剖学病因与病理改变过程，以便于理解其临床表现，随后将详述胸段脊髓受压的一般过程和特殊类型。读者可参阅本书其他章节，回顾胸椎的解剖学特点和各种病理过程。

4.2 解剖

胸段脊柱的解剖不同于颈段及腰骶段，其部分解剖结构上的特点可保护脊髓免受损伤，但另一些却使胸段脊髓更容易受损。

首先，胸段的脊柱稳定性比颈段和腰骶段更强。肋骨以及胸骨为胸椎提供了更好的骨骼稳定性。同时，广泛的椎旁肌肉与背部肌肉，包括姿势肌群、纵向肌群及与肩胛相连的肌肉组织，也可加强胸椎稳定性，保护其免受外部压力。

虽然上述因素可以在机械应力层面降低损伤风险，但当正常解剖结构损伤时，上述因素反而会增加脊髓损伤风险。胸椎管的直径，特别是胸椎头端要小于颈椎和腰椎，从而增加了脊髓在这些狭窄的水平损伤的可能性。

此外，胸段脊髓血供较差。颈段脊髓和腰段脊髓通过根动脉的血供明显大于胸段脊髓，且胸段脊髓前动脉的分支最少。因此，胸椎是脊髓血流的薄弱区域，是缺血性损伤的好发部位。

4.3 胸段受压的病理过程

4.3.1 神经受压损伤的机制

神经损伤可能是由于压力超过神经组织所承受的极限，直接导致神经组织的变性和破坏。如果压力足够，可直接引起神经细胞轴突的直接剪切与断裂，表现为脊髓挫伤或挤压伤，这在创伤病例中尤为常见。如果压力较小但重复挤压或持续较长时间，也可能直接损伤细胞轴突或干扰神经支持细胞的完整性，进而损伤神经元的正常结构。

压迫造成神经系统损伤最常见的病理机制是缺血。动作电位的建立和维持依赖于能量，因此神经

组织具有高代谢性的特点。脊髓和神经根均是高灌注的组织，当所受外力压迫超过毛细血管灌注压，会导致组织缺血，最终导致细胞梗死。

4.3.2　退变性椎间盘疾病和脊椎病

胸椎退行性疾病所致的脊髓受压相对罕见。颈椎和腰骶椎的活动度更大，使得这些区域更容易受到机械性损伤，而胸椎由于有胸廓以及广泛的椎旁与背部肌肉组织的固定，不易受到机械性损伤。胸段椎间盘突出的发病率较低，在所有引起临床表现的椎间盘突出中占比不到1%。相较于椎间盘突出，其他类型的退行性疾病更容易在胸段发生，如小关节突病变和韧带钙化，先天性狭窄可能是病变产生的相关因素之一。

4.3.3　其他导致胸段受压的病理改变

除了退行性疾病和脊椎病，多种病理过程均可导致脊髓压迫，其中最主要的是肿瘤和感染。这些病理改变可在各个椎体发生，胸椎椎体更多，共有12个节段，发生概率相对就更高。临床数据显示，骨转移在胸腰颈的发生率之比为 4 : 2 : 1。

4.4　胸段脊髓受压的临床表现

胸段脊髓受压造成的神经损伤主要包括累及脊髓神经根（神经根病）和脊髓本体（脊髓病变）的损伤，这些病理改变可单独发生或共同出现。因此在临床上，与胸神经根病及脊髓病相关的症状可单独出现，也可以共同发生。造成神经根和脊髓同时受压时，其中的一种临床症状可能占主导地位，具体取决于受压的程度和具体位置。

通过纵向和轴向的神经解剖影像可确定胸段损伤的位置，其中一些神经组织受压会导致特定的症状和神经功能障碍。本节将详细描述胸段损伤出现的一般症状，以及不同位置损伤造成的特定神经功能缺损（图4.1）。

4.4.1　疼痛

与脊柱的其他区域受压的临床表现一样，疼痛是胸段脊髓受压的常见症状。疼痛可累及胸背部，呈根性或轴性。步行或长时间站立造成的神经源性

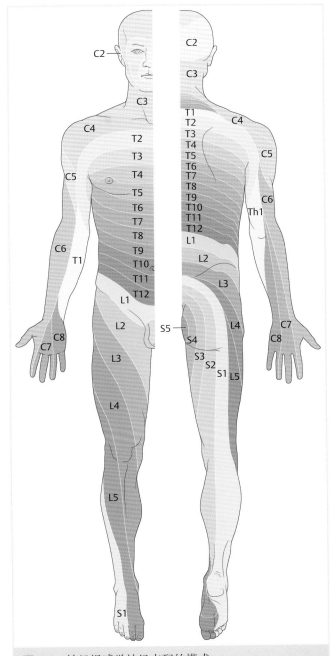

图 4.1　神经根感觉神经支配的模式

跛行也很常见，表现为腿部间歇性疼痛。

胸神经根病

脊神经根对疼痛非常敏感，脊柱各节段神经受压均可产生疼痛。胸神经根从椎间孔中钻出，支配胸廓周围皮肤及胸腹部的局部肌肉组织。胸神经根性疼痛可表现为典型的单侧区域性疼痛，即胸椎前外侧受影响区域的皮肤出现带状放射性疼痛。

但值得注意的是，胸神经根性疼痛有时比四肢皮肤疼痛更不易识别，由于其累及躯干，常常被误读为心脏痛、肋软骨炎或胸膜痛。

胸髓损伤

包括胸髓在内的各节段脊髓受压均经常出现疼痛。研究表明导致压迫的病理及生理过程（如创伤，骨骼损伤，感染，炎症等）往往能使疼痛产生器产生疼痛。此外，脊髓受压往往同时合并邻近疼痛敏感组织的受压，如果病变累及出椎间孔的神经根，就会引起皮肤疼痛。在椎体病理改变（骨折，骨髓炎，转移性肿瘤）的情况下，可能存在压痛点。但某些情况下疼痛性质较模糊，且难以定位，可能会被误认为来源于胸腹脏器。

神经源性跛行

胸段脊髓受压导致神经源性跛行可引起双下肢疼痛。其特点是行走时产生疼痛，疼痛随行走时间增加而加重，长时间站立也可能引起症状，一侧下肢的症状可能比另一侧更明显，通常疼痛会随休息而减轻。持续的下肢疼痛并非胸椎疾病的特征表现，这可能与腰椎神经根受累或其他与脊柱无关的病理有关。

4.4.2 神经功能损害

胸椎受压基础上发生的神经功能损害通常表现为下肢不对称痉挛性麻痹或瘫痪，伴随相应的不对称性感觉缺损。患者常出现步态障碍、下肢力量减弱导致行走不稳、步态控制差、步态不规则、行走时可能经常跌倒。虽然步态障碍可能由运动无力和肌肉痉挛直接导致，但这一过程主要的病理改变可能是由于传入和传出脊髓神经束受损，造成正常的感觉处理、运动协调和精细运动功能障碍，从而导致感觉性共济失调。

神经学检查结果可能符合胸椎脊髓病变的表现。具体表现为下肢肌张力增加，双上肢肌张力则正常，同时下肢常出现不同程度的不对称性运动功能减退以及相应的感觉变化，部分病例中躯体损伤平面以下均可出现感觉异常。

下肢腱反射亢进而上肢腱反射正常是其特征性临床表现，患者可能同时合并踝阵挛及其他下肢病理反射，但以上表现阴性时医生并不能据此排除诊断。

4.4.3 胸段损伤的纵面形态

为了方便临床观察，可将胸椎在纵向分为上胸椎及下胸椎。从横断面上可以看到，从脑干白质交叉下行到脊髓圆锥贯穿整个脊髓的神经组织。当脊髓神经传导束上任意位置动作电位的传导受到干扰，都会造成该水平以下神经功能的缺损。因此，可通过皮肤感觉和肌肉运动平面来确定损伤水平，受损平面以上功能正常，平面以下则功能缺失或受损。

上胸椎

虽然颈椎提供上肢主要的传入和传出神经通路，但临床资料显示，上段胸椎脊髓或神经根受压也可能影响上肢。T1 椎体上下椎间孔发出的 C8 和 T1 神经根分别融合形成臂丛下干。臂丛内侧束主要由 C8~T1 神经根所构成，这些神经根提供了形成尺神经的主要纤维（还有少量来自 C7 的神经纤维），以及形成正中神经和桡神经的神经纤维。正中和尺侧的手内在肌只由 C8~T1 神经根支配，因此最头端胸椎神经功能损伤可表现出 C8~T1 控制的肌肉功能障碍，临床上表现为手部内在肌无力，即主观感觉手部行动笨拙，但并未表现出明显的软弱无力症状。同时，由于保留了对腕关节及手指长屈肌、长伸肌的控制，许多手部的常规功能得以维持。如果单纯 T1 损伤，C8 功能正常，则可能只会影响到手内在肌非常精细的功能（图 4.2）。手掌内侧（C8）、手臂内侧（T1，T2）和腋窝（T3）的感觉神经也由上胸段所支配，上段胸椎的损伤可引起上肢内侧的感觉缺损。

T6 平面以上的损伤可出现自主神经功能障碍，表现为明显的心血管功能和体温调节功能紊乱，以及肠道和膀胱功能障碍。

下段胸椎

下段胸椎的皮肤感觉受损可表现为环形区域的带状感觉异常，T6 平面以下的自主神经功能损伤表现为不同程度的肠道、膀胱和性功能障碍。

下段胸椎是胸髓最易发生退行性损伤的部分，T10~T12 节段是胸廓活动最灵活的区域，因此更易

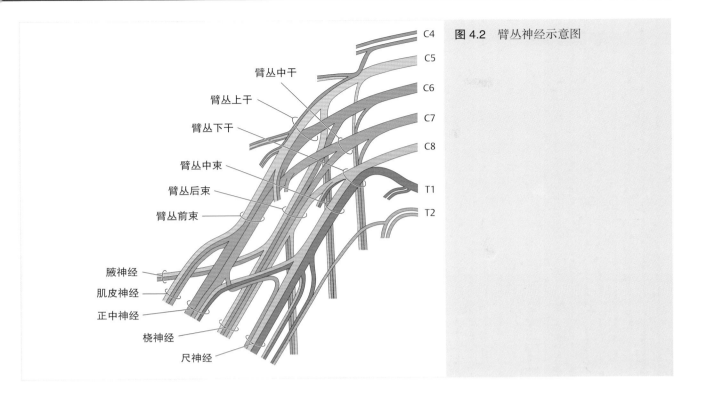

臂丛中干
臂丛上干
臂丛下干
臂丛中束
臂丛后束
臂丛前束

腋神经
肌皮神经
正中神经
桡神经
尺神经

C4
C5
C6
C7
C8
T1
T2

图4.2　臂丛神经示意图

发生椎间盘退变及"磨损－撕裂"相关的病理改变。

4.4.4　胸段损伤的横断面形态

　　压迫通常并不会造成脊髓的完全损伤，但在极端情况下完全性的脊髓横断也可出现。胸髓是脊髓血流的薄弱区域，且胸椎管直径较小，中央管易损伤，该区域的神经损伤可导致灾难性的后果。更多见的情况是胸髓受压导致局部缺血，随后造成局灶性脱髓鞘改变。足够大的压力以及长时间持续的较低压力，都会造成轴索损伤。

　　本章将列出临床中常见的几种经典脊髓综合征。脊髓局部损伤会导致一系列临床症状，并可出现部分相关神经系统体征。这些病变有部分可在压迫损伤的基础上发生。

完全性脊髓横断

　　此类病变会导致损伤区域脊髓所有上行下行神经传导通道全部切断并丧失功能。皮肤感觉平面通常出现在实际受损平面以下1~2个节段。在急性期，受损平面以下出现肌肉弛缓性麻痹（脊柱休克），并随时间推移（几周到几个月）逐渐演变为痉挛性麻痹。此外，受损平面以下可出现自主神经功能障碍，

导致体温维持失调、肠道及膀胱括约肌失控、直立性调节障碍和其他自主神经功能失调。

脊髓半切（Brown-Sequard）综合征

　　如果脊髓损伤发生在单侧，或者主要累及脊髓的左右一侧时，就会导致一系列特征性的临床症状。病变水平以下同侧肢体上运动神经元性瘫痪，同侧振动觉和本体感觉丧失，并可出现同侧自主神经功能障碍（例如损伤水平以下的同侧躯体无法出汗），同时对侧痛温觉丧失。这种"交叉性感觉缺失"是由于前外侧脊髓丘脑束为方便于获取躯体的疼痛感及温度觉，在脊髓水平交叉。而脊髓后索感觉束与皮质脊髓运动束则在高于脊髓损伤平面的延髓内交叉。

脊髓后外侧综合征

　　脊髓后方损伤主要影响脊髓后柱（后束），也可累及外侧皮质脊髓束（锥体束）。下肢本体感觉的丧失和异常改变由胸髓后束功能受损引起，以感觉共济失调为基础的步态不稳为主要临床表现。如果损伤向外侧进展，可影响锥体束，导致同侧下肢无力，常出现明显的肢体痉挛。

脊髓前侧和前外侧综合征

　　该综合征被认为是一种基于脊髓前动脉区缺血的经典病理改变。然而，机械压迫导致的小血管缺血和脱髓鞘改变也可导致该病变。脊髓前方受损可破坏前外侧脊髓丘脑束、下行自主神经通路和前角细胞。若脊髓前动脉梗死，还可破坏皮质脊髓束。皮质脊髓束与脊髓前动脉血管分布区域相同，但位于脊髓的后侧与外侧。当脊髓前方受压时，皮质脊髓束的功能可不受损。该综合征特有的体征是损伤平面以下的痛温觉丧失，可同时伴随膀胱失禁和不同程度的自主神经功能失调。如果皮质脊髓束被完全破坏，就会出现运动无力症状（图 4.3，图 4.4）。

4.5　结论

　　胸段受压的临床表现多种多样，某些特征较为常见。疼痛或多或少总存在，可能包括根性、轴性及累及下肢的间歇性神经源性跛行。神经功能障碍的程度则反映传入与传出脊髓神经损伤程度的不同。脊髓的纵面和横断面各自的神经解剖学特点，以及出现的相应的临床表现均应考虑到。总体来讲，胸段受压可导致不对称的上运动神经元性下肢无力、部分交叉的不对称性感觉功能障碍、下肢反射亢进，

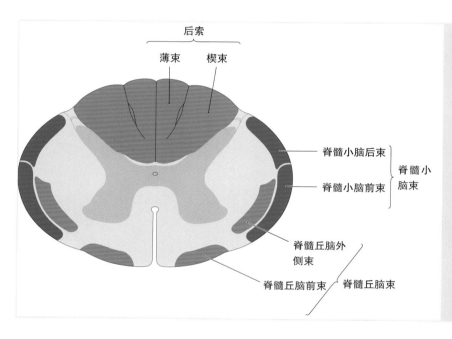

图 4.3　脊髓上行传导束。脊髓的横切面和主要传入（感觉）束的位置

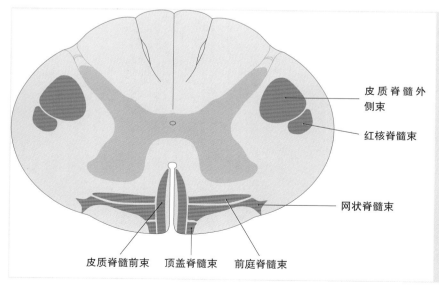

图 4.4　脊髓下行传导束。脊髓的横切面和主要传出（运动）束的位置

可通过仔细的神经学检查来与临床上较常见的颈椎和腰骶椎疾病相区分。

参考文献

[1] Byrne TN, Benzel EC, Waxman SG. Anatomy and biomechanics of the spine and spinal cord. In: Byrne TN, Benzel EC, Waxman SG, eds. Diseases of the Spine and Spinal Cord. New York, NY: Oxford University Press; 2000:3–39.

[2] Fogelson JL, Krauss W. Compressive and traumatic myelopathies. American Academy of Neurology Continuum. 2008; 14(3):116–133

[3] Taylor AR. Vascular factors in the myelopathy associated with cervical spondylosis. Neurology. 1964; 14:62–68.

[4] Tavee JO, Levin KH. Myelopathy due to degenerative and structural spine diseases. Continuum (Minneap Minn). 2015; 21 1 Spinal Cord Disorders:52–66.

[5] Ropper AH, Samuels MA. Diseases of the spinal cord. In: Ropper AH, Samuels MA, eds. Adams and Victor's Principles of Neurology. New York, NY:McGraw-Hill; 2008:1181–1230.

[6] Raynor EM, Kleiner-Fisman G, Nardin R. Lumbosacral and thoracic radiculopathies. In: Katirji B, Kaminski HJ, Preston DC, Ruff RL, Shapiro BE, eds. Neuromuscular Disorders in Clinical Practice. Boston, MA: Butterworth Heinemann; 2002:859–883.

[7] Rosenbloom SA. Thoracic disc disease and stenosis. Radiol Clin North Am. 1991; 29(4):765–775.

[8] DeAngelis LM, Posner JB. Spinal metastases. In: DeAngelis LM, Posner JB, eds. Neurologic Complications of Cancer. New York, NY: Oxford University Press; 2009:194–239.

[9] Shirzadi A, Drazin D, Jeswani S, Lovely L, Liu J. Atypical presentation of thoracic disc herniation: case series and review of the literature. Case Rep Orthop. 2013; 2013:621476.

[10] Cho TA. Spinal cord functional anatomy. Continuum (Minneap Minn). 2015; 21 1 Spinal Cord Disorders:13–35.

[11] Garstang SV, Miller-Smith SA. Autonomic nervous system dysfunction after spinal cord injury. Phys Med Rehabil Clin N Am. 2007; 18(2):275–296, vi–vii.

[12] Gruener G, Biller J. Spinal cord anatomy, localization, and overview of spinal cord syndromes. Continuum: Lifelong Learning Neurol. 2008; 14(3):11–35.

第 5 章　胸段脊髓病变的非手术治疗

Joshua Weaver

摘要

本章总结了各类可通过非手术治疗的胸段脊髓病变，包括炎症性、感染性、自身免疫性、遗传性、中毒性以及代谢紊乱性疾病，并综述了这些疾病的临床特点、诊断、治疗方案和预后。具体病因包括多发性硬化、视神经脊髓炎、自身免疫性疾病、结节病、副肿瘤综合征、感染性脊髓炎、维生素缺乏、中毒性脊髓炎和遗传性脊髓病。

关键词：胸段脊髓病变，脊髓病变，炎症性病变，横贯性脊髓炎，多发性硬化，视神经脊髓炎，维生素 B_{12} 缺乏，铜缺乏

临床精要

- 横贯性脊髓炎早期可出现肌无力，早期可能不出现典型的上运动神经元性痉挛及反射亢进的体征，这给早期诊断带来了挑战。
- 多发性硬化导致的胸脊髓脱髓鞘改变可能比我们原先认为的更常见，可伴随有更严重的神经功能障碍。
- 视神经脊髓炎是一种类似多发性硬化的脱髓鞘疾病，但通常更严重，致残性也更高，治疗方法有所不同。
- 胸脊髓病最常见的副肿瘤抗体是抗两性蛋白和 CRMP-5（Collapsin Response Mediator Protein-5）。
- 脊髓炎可由脊髓直接感染导致，或其他部位感染产生的自身免疫反应间接导致。
- 在临床上，铜缺乏可以出现与 B_{12} 缺乏导致的脊髓亚急性联合变性类似的临床表现，而其病因容易被忽视，此类患者常有胃部手术史。

5.1　概述

多种疾病可以影响胸段脊髓的功能，本章将重点介绍可通过非手术治疗的疾病。胸段脊髓病变可引起感觉异常、自主神经功能障碍和胸部以下的运动无力，多种炎症性、感染性、自身免疫性、遗传性和代谢性病因均可导致脊髓损伤。首先，我们将在本章中简要回顾一下胸段脊髓病变的一般临床表现，以便于和其他也可出现类似临床表现的疾病相鉴别，随后会简要回顾一些影响胸段脊髓的特定疾病，并介绍其病因、诊断、治疗和预后。肿瘤和血管性疾病将在其他章节介绍。

5.2　胸段脊髓病变的临床表现

胸椎脊髓病变的典型表现是胸腹部出现带状分布的放射状疼痛和麻木。由于神经对肋间肌肉的支配有明显的重叠，胸廓周围的肌无力在早期可能不明显。然而，如果病变累及上行的皮质脊髓束，上运动神经元损伤可导致下肢肌无力、肌张力增高和反射亢进，常表现为腰背痛及腿痛，可出现痉挛性步态，严重时无法行走。如果病变高于 T6 水平，还可造成自主神经功能障碍，引起心肺、肠道、膀胱和性功能障碍。慢性脊髓病变患者罹患冠状动脉疾病、肺炎、深静脉血栓、肺栓塞、尿路感染、压疮、挛缩、骨质疏松症和慢性便秘的风险更高。

5.3　脊髓炎

累及部分或整个脊髓的炎性病变均被称为横贯性脊髓炎，可由多种疾病引起。脊髓的炎性改变可在数小时至数周内发生，如果不进行治疗，一般在一个月内达到严重程度的峰值。早期出现的肌无力可能与肌张力下降及反射减弱有关，而脊髓病变典型的上运动神经元症状可能出现较晚，因此增加了诊断难度。炎症可通过脊髓钆造影增强磁共振成像观察到，同时检查往往提示脑脊液细胞数升高、蛋白升高、寡克隆带阳性及免疫球蛋白 G（IgG）指数升高（图 5.1）。治疗横贯性脊髓炎的一线方案是静脉注射高剂量甲强龙（每日 1 g，连续 3~7 天），即使具体病因并未找到。类固醇通常被用来促进神经功能的恢复及改善，但相关临床证据尚不足。数据显示，横贯性脊髓炎预后较差，其中 1/3 患者痊愈后无后遗症或仅有轻微后遗症，1/3 中度残疾，另外 1/3 则重度残疾。

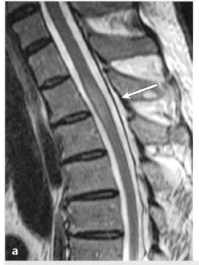
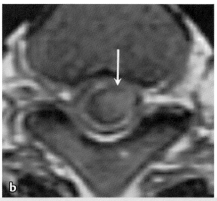
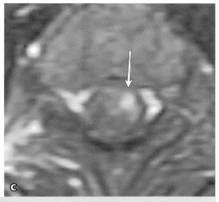

图5.1　（a）1例51岁男性患横贯性脊髓炎累及胸脊髓（箭头）的矢状和（b）轴位图像，高信号累及脊髓横截面积的2/3以上。（c）脂肪抑制T1加权像的轴位显示活动性脱髓鞘病变（箭头）的钆对比增强

5.3.1　多发性硬化

多发性硬化是由免疫介导的最常见的中枢神经系统炎症性疾病，可影响大脑、视神经和脊髓轴突的髓鞘。该疾病导致的横贯性脊髓炎累及的脊髓节段一般较短，上下跨度少于3个椎体，且通常位于脊髓后侧（图5.2）。炎症往往较局限，可产生不对称的神经体征，累及脊髓的多发性硬化常导致残疾。目前多发性硬化的临床试验更多地关注了颈髓的病变，但越来越多的证据表明，多发性硬化导致的胸髓病变比传统认识的更常见，胸髓病变的积极诊断可能对临床处理和改善预后具有重要意义。

绝大多数继发于多发性硬化的急性横贯性脊髓炎患者病情会好转，但大约只有50%可完全康复。多发性硬化继发急性横贯性脊髓炎的危险因素包括多发性硬化家族史、发病时损害严重、有典型多发性硬化的脑磁共振表现、脑脊液IgG指数异常、脑脊液寡克隆带阳性，其治疗主要为静脉注射类固醇和血浆置换。调节治疗多发性硬化症的方法较多，包括多种口服和静脉注射药物，可以减少新病灶的数量，并降低陈旧病灶复发的概率。

5.3.2　视神经脊髓炎

视神经脊髓炎是另一种脱髓鞘疾病，曾被认为是多发性硬化的一个变种，但现在被视为单独一类

疾病。与多发性硬化相似，视神经脊髓炎也能影响中枢神经系统多个部位的功能，但更易损伤脊髓与视神经。水通道蛋白-4的自身抗体生物标志物阳性被认为足以诊断视神经脊髓炎，但部分视神经脊髓炎谱系障碍水通道蛋白-4可为阴性。相较于多发性硬化，视神经脊髓炎的脊髓损伤范围通常更广泛，累及的脊髓往往超过3个椎体（图5.3），临床症状更严重，致残性也更强。除了应用类固醇，血浆交换可能是改善预后的必要条件。维持治疗通常需要应用免疫抑制剂，如利妥昔单抗、硫唑嘌呤或霉酚酸酯，但支持使用该类药物的临床数据有限。

5.3.3　神经系统结节病

结节病是一种肉芽肿性疾病，通常影响肺或淋巴结，也有较小概率（约5%）影响脊髓、颅神经和大脑。虽然该疾病的病程偏亚急性，磁共振往往提示软脑膜增强，仍很难和多发性硬化症及视神经脊髓炎相鉴别（图5.4）。胸部影像学检查可提示肺部受累，血清及脑脊液血管紧张素转换酶水平也有助于诊断，但敏感性较差。急性顽固性病例通常使用类固醇和抗肿瘤坏死因子来治疗。

5.3.4　结缔组织疾病

几种结缔组织疾病也可引起横贯性脊髓炎，包括系统性红斑狼疮、干燥综合征、混合性结缔组织

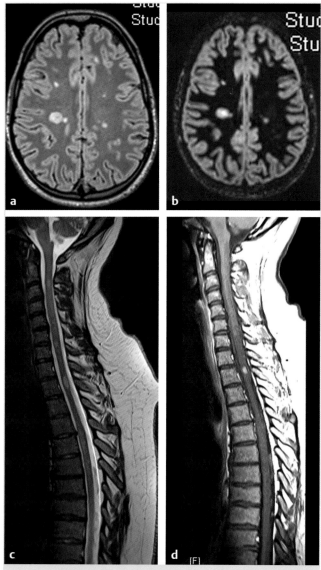

图5.2 多发性硬化症，22岁女性，右臂感觉障碍6周。没有其他症状。脑脊液寡克隆带呈阳性。（a）大脑的轴向FLAIR序列显示多个高信号病变。（b）大脑的轴向DIR序列，病变呈高信号。（c）颈椎的矢状T2加权图像显示多个高信号病变。每个病变跨越不超过1个椎体高度。（d）使用造影剂后矢状T1加权序列，个别病灶显示明显增强

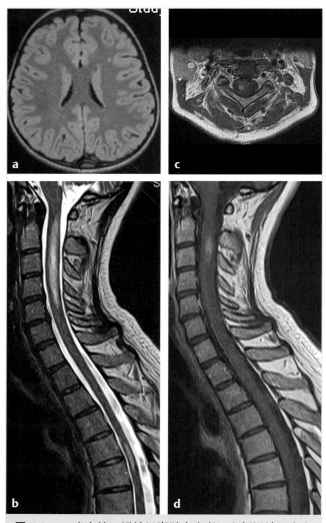

图5.3 25岁女性，视神经脊髓炎患者，左侧视神经炎和四肢瘫痪。脑脊液检查显示细胞增多症。血清水通道蛋白抗体阳性。（a）大脑的FLAIR图像显示左额叶区域有一个小的、非特异性的白质高信号。（b）颈椎的矢状T2加权图像显示从C1~C5水平沿脊髓延伸的高信号。（c）使用对比剂后轴向T1加权图像显示右侧边界增强。（d）使用对比剂后矢状T1加权图像。图（b）中的T2加权高信号显示部分增强

疾病和系统性硬皮病。

系统性红斑狼疮是一种经常复发但可自行缓解的慢性自身免疫性疾病，影响包括关节、皮肤、肾脏、肺和心脏在内的多个器官。多达60%的系统性红斑狼疮累及患者的中枢系统，出现癫痫、中风或精神症状，但只有约1%~2%患者并发横贯性脊髓炎。系统性红斑狼疮相关的自身抗体包括抗核抗体、抗双

链DNA抗体和抗磷脂抗体，其中抗磷脂抗体与系统性红斑狼疮性脊髓炎相关性非常强。有效的治疗方案包括静脉注射类固醇、间断使用环磷酰胺和血浆置换，约50%患者可完全恢复，30%患者部分改善，20%患者无改善甚至恶化。

干燥综合征是一种慢性多系统自身免疫性疾病，通常引起眼干、口干等干燥症状以及腮腺肿大。

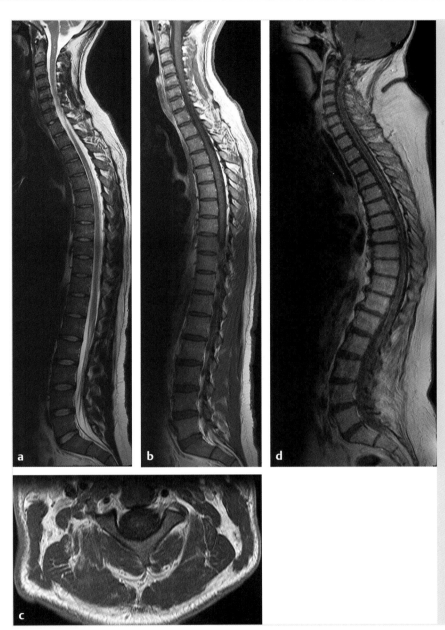

图 5.4　1 例 56 岁女性结节病患者，下肢感觉异常刺痛，感觉水平位于 T9。脑脊液检查显示淋巴细胞增多，170 个细胞 / μL，寡克隆带阳性。（a）矢状 T1 加权图像对比显示精细的结节状、几乎粟粒状的髓内增强模式，在胸椎中最为明显。（b）脊柱矢状 T2 加权图像。一些较大的肉芽肿在 T2 加权序列中呈高信号。（c）在 C4 椎体水平使用对比剂后的轴向 T1 加权图像显示肉芽肿的局限性增强。（d）脂肪饱和矢状 T1 加权图像与已知神经结节病的不同患者的对比显示脊髓的典型外周脑膜增强。由于患者顺从性差，图像质量受到影响

该疾病相关的抗体主要是抗干燥综合征相关抗原 A（SSA/Ro）和抗原 B（SSB/La）的抗体。约 20% 患者会出现神经症状，主要影响感觉神经节、小纤维神经和脊髓，可造成与视神经脊髓炎类似的脊髓损伤，范围较广，常累及多个椎体节段的脊髓（图 5.5）。治疗方案则类似于系统性红斑狼疮，静脉注射类固醇，加用环磷酰胺可以有效治疗复发。

混合性结缔组织疾病和系统性硬皮病引起的横贯性脊髓炎更罕见，但曾有文献报道，其临床表现、治疗方案及疗效与系统性红斑狼疮和干燥综合征类似。

5.3.5　副肿瘤性脊髓炎

副肿瘤性脊髓炎是一种非常罕见的疾病，与潜在的恶性肿瘤有关。在这种疾病中，肿瘤组织与神经系统有共同的抗原，因此免疫系统会损伤神经组织。相较于上述几类疾病，该疾病的症状往往出现的更隐蔽，累及脊髓的范围也更广泛。造成副肿瘤性脊髓炎最常见的癌症是肺癌和淋巴癌，也有文献报道肉瘤、肾脏肿瘤、乳腺肿瘤、前列腺肿瘤、皮肤肿瘤和其他肿瘤也可导致。根据文献报道，副肿瘤性脊髓炎相关的抗体较多，最常见的是抗

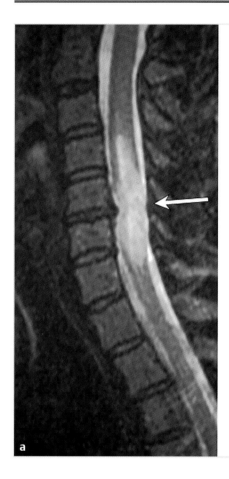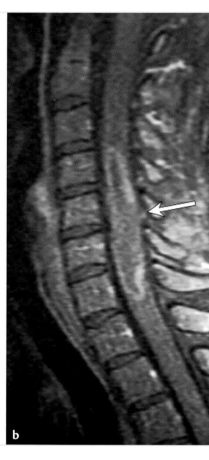

图5.5　1例46岁女性干燥综合征患者，矢状脂肪抑制T2加权成像显示具有高信号（箭头）的髓内脱髓鞘病变，以及（b）矢状脂肪上相应的钆周围边缘增强–抑制T1加权成像（箭头）

两性蛋白和CRMP-5（Collapsin Response Mediator Protein-5）。静脉注射类固醇、静脉注射免疫球蛋白和血浆置换都可治疗该疾病，但治疗的主要目标应是寻找并治疗潜在的恶性肿瘤。

5.4　感染性脊髓炎

多种病毒、细菌、真菌和寄生虫感染均会导致横贯面脊髓炎。除了脊髓炎典型的症状和体征外，患者还可能出现发热、皮疹、脑膜炎、呼吸道及胃肠道感染等感染症状。脊髓炎可由直接感染或其他部位感染间接导致的自身免疫反应所致，不同病因导致的脊髓炎，其病程急慢可能有很大差异，因此治疗方案往往取决于病例的特点，病毒感染导致的脊髓炎有可能找不到病原体（图5.6）。不同病原体感染造成的脊髓炎往往发生在脊髓的特定区域，下文将详细列举导致胸段脊髓炎的感染性疾病。

5.4.1　疱疹病毒

Ⅰ型单纯疱疹病毒主要潜伏于三叉神经节，常导致口唇疱疹。当该病毒导致中枢神经系统感染时，通常引起边缘性脑炎，但有文献报道也可造成脊髓炎，尤其是胸段脊髓炎。Ⅱ型单纯疱疹病毒较Ⅰ型更易引起脊髓炎和神经根炎，但多累及脊髓下段和马尾神经。治疗通常使用阿昔洛韦，尤其适用于免疫功能受损的患者，感染严重时可考虑加用类固醇。水痘–带状疱疹病毒是最易引起脊髓炎的疱疹病毒，常累及胸段脊髓，感染机制与其他疱疹病毒类似，治疗原则也和单纯疱疹病毒相同。巨细胞病毒可导致胸腰段脊髓病变，可造成特征性的边缘强化的髓内病变，尤其是免疫功能低下的患者。脑脊液可见中性粒细胞升高，一线治疗药物为更昔洛韦。EB病毒则很少引起脊髓病变，但患者有脑部病变或神经根病时可共同造成脊髓病变。治疗方案以支持治疗为主，也可使用类固醇，但缺乏证据证明其疗效。

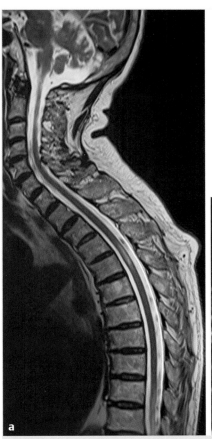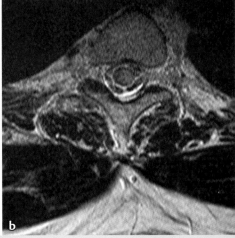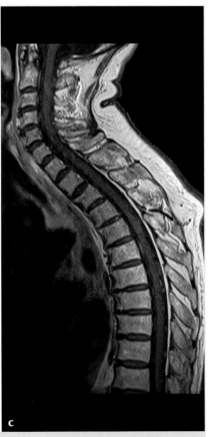

图 5.6 1 例 62 岁男性横贯性脊髓炎患者，急性发作主要为左侧截瘫和 T5 感觉平面。（a）矢状 T2 加权图像显示 T4 椎体水平的髓内 T2 加权高信号，受影响的脊髓节段可能轻微肿胀，与不明原因的病毒性脊髓炎一致。短节段脊髓受累不典型。皮质类固醇治疗后症状有所改善。（b）轴向 T2 加权图像，髓内高信号几乎涉及脊髓的整个横截面。（c）注射造影剂后矢状 T1 加权图像显示图（a）中 T2 加权高信号部位的微弱增强

5.4.2 虫媒黄病毒和肠道病毒

虫媒黄病毒和肠道病毒比较独特，它们可以导致弛缓性麻痹，而非脊髓病变常见的上运动神经元症状。

虫媒黄病毒包括西尼罗河病毒、蜱传脑炎病毒、日本脑炎病毒、圣路易脑炎病毒和登革热病毒。西尼罗河病毒由蚊子传播，通常没有临床症状，但约有 1% 的感染病例可出现神经症状。与大多数病毒感染导致的脊髓炎类似，脑脊液中可见淋巴细胞升高，有时蛋白也可升高。治疗为常规静脉注射类固醇和免疫球蛋白，抗病毒药物的疗效不佳。

肠道病毒包括脊髓灰质炎病毒和肠道病毒 70 型和 71 型。虽然脊髓灰质炎病毒在许多国家已被消灭，但仍可在某些地区见到，该病毒主要侵犯脊髓前角

细胞，在磁共振上可表现为特异性的束状改变，治疗方案以支持治疗为主。

5.4.3 反转录病毒

人类免疫缺陷病毒（HIV）是一种可导致获得性免疫缺陷综合征（艾滋病）的反转录病毒，也能造成多种脊髓损伤。HIV 病毒通常缓慢侵袭胸段脊髓后柱以及皮质脊髓束，最终导致空泡样脊髓病，可在约 17% 的艾滋病患者中发生，侵袭部位和病毒载量无关。治疗方案为抗反转录病毒疗法。HIV 病毒也可直接侵袭脊髓巨噬细胞和小胶质细胞，导致 HIV 脊髓炎，通常累及胸髓后方（图 5.7）。

另一种与脊髓炎明显相关的反转录病毒是人嗜T- 细胞淋巴病毒 I 型，该病毒感染后起病隐匿，可导致痉挛性麻痹和神经性膀胱，常见于中美洲、南

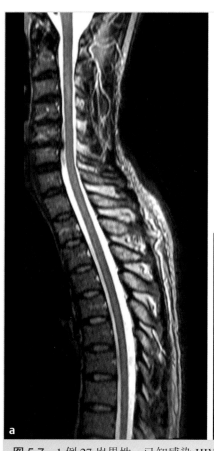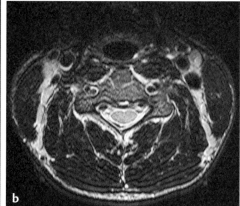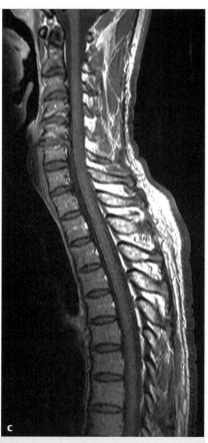

图 5.7　1 例 27 岁男性，已知感染 HIV，横贯性脊髓炎。他出现了新的下肢轻瘫和 T7 感觉平面。（a）矢状 T2 加权图像显示脊髓从 C2 水平延伸到下胸椎的微弱高信号，与 HIV 脊髓炎一致。（b）轴向 T2 加权图像显示涉及脊髓整个横截面的微弱高信号。（c）造影剂给药后矢状 T1 加权图像显示没有增强的证据

美洲以及非洲和日本的部分地区，目前尚无有效的治疗方法。

5.4.4　梅毒螺旋体

梅毒螺旋体是一种通过性传播导致梅毒的细菌，也可感染中枢神经系统，破坏脊髓后柱，导致脊髓痨，具体表现为振动觉和本体感觉的缺失、疼痛和共济失调。男性患者感染后可出现颈胸段脊膜炎，出现下肢无力、感觉异常、疼痛、痉挛和自主神经功能障碍等症状，女性患者则较少出现。可通过血清或脑脊液的性病研究实验室（VDRL）试验或聚合酶链反应阳性来诊断该疾病。治疗为常规静脉注射青霉素。

5.4.5　结核分枝杆菌

结核并发的神经系统病变最常见的是结核性脑膜炎，但也有 3% 的结核病患者可出现脊髓受累，多累及胸髓，表现为发热、截瘫以及膀胱和肠道症状。此外，结核性脊椎炎也可导致脊髓受压，此类疾病磁共振表现多样，出现脊髓萎缩和脊髓空洞时往往提示预后不良。通常需要 1 年以上的抗生素治疗，必要时还需要手术减压（图 5.8）。

5.5　代谢性和中毒性脊髓炎

5.5.1　维生素 B₁₂ 缺乏症

维生素 B_{12} 是一种水溶性维生素，参与 DNA 的合成以及维持神经元和红细胞正常功能所需的多种酶反应，它的分子核心是一个钴环，因此又叫钴胺素。维生素 B_{12} 缺乏最常见于吸收不良综合征，如细菌过度生长、恶性贫血、肠炎、胃或回肠切除，几乎可在任何年龄发生，但多见于老年人群。最常见的症

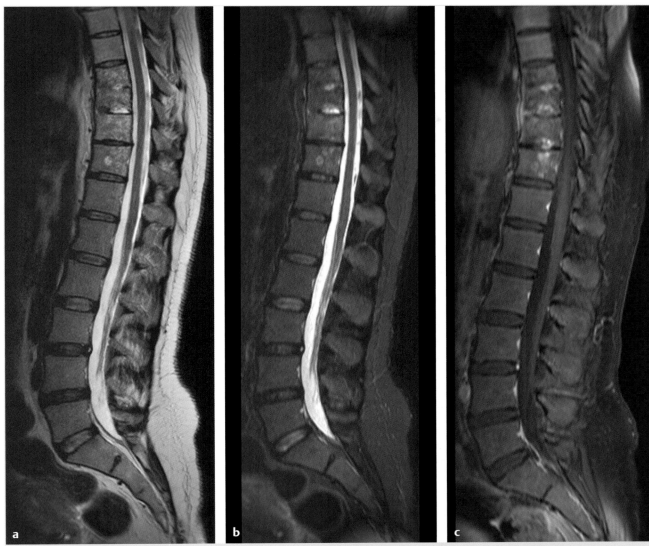

图5.8　1例29岁女性，患结核性脊柱炎，经微生物学证实患有结核病。在过去的几周里，她一直抱怨胸痛和背痛。（a）胸椎和腰椎的矢状T2加权图像，T8~T11椎体呈斑片状纹理。T8和T9椎体高度降低，轻微楔形变。T8~T9椎间盘间隙变窄。（b）对应于图像（a）的STIR图像。（c）胸椎和腰椎的矢状脂肪饱和T1加权图像显示T8~T11椎体的斑片状增强。在T10和T11椎体水平注意到轻微的硬膜外反应

状是巨幼红细胞性贫血，可导致疲劳、皮肤黏膜苍白和全身无力，也可出现神经系统症状包括脊髓病、感觉性共济失调、周围神经病变、记忆力减退和神经精神疾病，这些症状可在血液指标无异常的情况下出现。

　　维生素 B_{12} 缺乏引起的脊髓病变也称为亚急性联合变性，可影响脊髓的特定区域，包括脊髓后柱和外侧皮质脊髓束，导致肌无力、痉挛、麻木（尤其是振动和位置感觉的缺失）、刺痛和行走困难，在磁共振T2像上可表现为脊髓后方及侧方高信号改变

（图5.9）。据文献报道，少量病例在增强磁共振成像可见脊髓萎缩和脊髓前方受累，也有部分病例磁共振成像可见相当广泛的脊髓病变。血清 B_{12} 水平偏低可确诊，维生素 B_{12} 水平处于边缘的患者也可通过同型半胱氨酸或甲基丙二酸水平升高来确诊。该疾病可治疗，及早治疗甚至可能逆转病情，因此有脊髓病变和神经症状的患者积极检测维生素 B_{12} 水平非常重要。

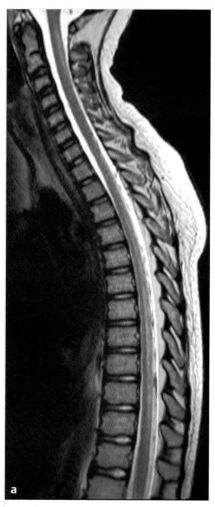

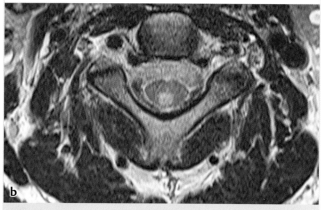

图5.9　1例39岁男性,患索性脊髓病(维生素 B_{12} 缺乏症),伴有明显的麻木感(对振动的敏感性减弱)、虚弱和主要影响下肢的疼痛。已知克罗恩病史。(a)矢状 T2 加权图像显示颈椎和胸椎脊髓后柱的信号强度增加。(b)颈椎水平的轴向 T2 加权图像显示脊髓后柱的明显高信号

5.5.2　叶酸缺乏症

叶酸缺乏可由长期酗酒、使用叶酸拮抗剂如甲氨蝶呤、限制饮食及各类吸收不良综合征导致。与维生素 B_{12} 缺乏类似,叶酸缺乏可导致脊髓病变、周围神经病变和认知功能改变,治疗方案为补充叶酸。应注意的是,叶酸缺乏通常伴随维生素 B_{12} 在内的其他维生素的缺乏,这些维生素缺乏也应同时治疗。

5.5.3　铜缺乏症

作为多种参与体内细胞基本功能的酶的辅助因子,微量元素铜的缺乏很少见,多发生于锌中毒(通常继发于牙齿固定剂或需要补锌的其他疾病)、吸收不良、肠近端切除、胃旁路手术以及罕见的遗传性门克斯病。铜水平偏低会导致贫血、中性粒细胞减少、血小板减少,也可造成脊髓病变,磁共振成像以及产生的神经症状与维生素 B_{12} 缺乏所致的亚急性联合变性类似,相关的周围神经病变也可能出现。病变多累及颈髓,但也可累及胸髓,多影响脊髓后柱和侧柱,可通过血清铜、血清锌、血浆铜蓝蛋白、24 h 尿铜和尿锌水平的检测来诊断。治疗包括补充铜及减少外源性锌的摄入。相较于维生素 B_{12} 缺乏脊髓病变,铜缺乏脊髓病变并未被多数医生所正确认识,而且神经系统病变较难辨别。

5.5.4　维生素 E 缺乏

维生素 E 由 8 个脂溶性抗氧化分子所组成,参与清除自由基等生理过程。缺乏维生素 E 中最具生物活性的 α－生育酚可导致多种疾病,如心肌病、棘红细胞增多症、色素性视网膜炎以及多种神经系统病变,包括痉挛性共济失调、周围神经病变和类似维生素 B_{12} 缺乏亚急性联合变性的脊髓病变,磁共振成像可见脊髓后柱信号增强。维生素 E 缺乏最常见的病因是胃肠道、胰腺和肝脏疾病所致的吸收不良,维生素 E 加工过程存在遗传缺陷也可导致其水平降低。

5.5.5　毒素所致脊髓病变

本节将简要回顾一些已确定可致颈胸段脊髓病变的毒素。

木薯可引起非进行性痉挛性麻痹的突然发作,

通常无感觉和自主神经的受累。该疾病常由木薯根加工不充分引起，多见于非洲某些地区，长期接触木薯根可导致氰化物摄入过量。目前暂无有效治疗方案。

山黧豆中毒可导致脊髓病变，常表现为腿部痉挛性步态，可伴有轻度的感觉和自主神经功能障碍。该疾病为印度和孟加拉国部分地区所特有，是由一种名为山黧豆的豆科香豌豆属植物中的毒素所引起。该病起病隐匿，病程为亚急性，具有一定自限性。

某些化疗药物，特别是鞘内注射的药物可引起脊髓损伤。可在注射后出现短暂的疼痛、麻木和弛缓性麻痹，多次使用后可出现更严重的痉挛性麻痹。磁共振成像可见脊髓后方和侧方出现高信号区。其毒性可能由化疗药物配方中的防腐剂所致。

肝性脊髓病继发于肝硬化和门静脉分流，可导致进展性痉挛性瘫痪，但通常不累及感觉和自主神经系统。体内氨和其他代谢产物不断累积和循环可产生神经毒性，从而损伤脊髓。可通过肝移植治疗，但其疗效并不能被保证。

5.6　遗传性脊髓病变

多种遗传病均可影响脊髓功能。遗传性痉挛性截瘫可导致渐进性腿部痉挛性无力、痉挛步态、感觉与自主神经功能障碍。当病变累及脑部，也可出现其他的神经系统症状，包括共济失调、耳聋、认知障碍和帕金森病。目前已发现超过50个基因与该病变相关，通常为常染色体显性遗传，但也有隐性遗传和X染色体遗传。脊髓中可见锥体束和后柱的轴突变性，磁共振成像可见不同程度的颈胸段脊髓萎缩，但一般无脊髓内的信号异常。脊髓萎缩的程度因遗传性痉挛性截瘫类型而异，但似乎与症状的严重程度无关。其他神经退行性疾病如轻度脊髓小脑共济失调（如迟发性弗里德里希共济失调）、成人葡聚糖体疾病、一些先天性代谢异常、女性肾上腺脊髓神经病（半数进展性痉挛性瘫痪无肾上腺或大脑参与）和成人克拉伯病可出现类似遗传性痉挛性截瘫的临床表现。

运动神经元疾病也可损伤脊髓细胞，导致前角和下行的皮质脊髓束变性。肌萎缩性侧索硬化是最常见的运动神经元疾病，可损伤前角和皮质脊髓束，

导致痉挛、反射亢进、肌无力、肌肉震颤及肌萎缩。原发性侧索硬化则相对少见，它只导致上运动神经元的退变，肌肉震颤和肌萎缩等下运动神经元表现则不典型。该疾病可通过临床表现与肌电图来诊断，磁共振表现通常无异常，更多用于排除其他脊髓病变。

参考文献

[1] Ganguly K, Abrams GM. Management of chronic myelopathy symptoms and activities of daily living. Semin Neurol. 2012; 32(2):161–168.
[2] Greenberg BM, Frohman EM. Immune-mediated myelopathies. Continuum (Minneap Minn). 2015; 21 1 Spinal Cord Disorders:121–131.
[3] Scott TF, Frohman EM, De Seze J, Gronseth GS, Weinshenker BG, Therapeutics and Technology Assessment Subcommittee of American Academy of Neurology. Evidence-based guideline: clinical evaluation and treatment of transverse myelitis: report of the Therapeutics and Technology Assessment Subcommittee of the American Academy of Neurology. Neurology. 2011; 77(24):2128–2134.
[4] West TW, Hess C, Cree BAC. Acute transverse myelitis: demyelinating, inflammatory, and infectious myelopathies. Semin Neurol. 2012; 32(2):97–113.
[5] Sellner J, Lüthi N, Bühler R, et al. Acute partial transverse myelitis: risk factors for conversion to multiple sclerosis. Eur J Neurol. 2008; 15(4):398–405.
[6] Hua LH, Donlon SL, Sobhanian MJ, Portner SM, Okuda DT. Thoracic spinal cord lesions are influenced by the degree of cervical spine involvement in multiple sclerosis. Spinal Cord. 2015; 53(7):520–525.
[7] Schlaeger R, Papinutto N, Zhu AH, et al. Association between thoracic spinal cord gray matter atrophy and disability in multiple sclerosis. JAMA Neurol. 2015; 72(8):897–904.
[8] Marignier R, Cobo Calvo A, Vukusic S. Neuromyelitis optica and neuromyelitis optica spectrum disorders. Curr Opin Neurol. 2017; 30(3):208–215.
[9] Kovacs B, Lafferty TL, Brent LH, DeHoratius RJ. Transverse myelopathy in systemic lupus erythematosus: an analysis of 14 cases and review of the literature. Ann Rheum Dis. 2000; 59(2):120–124.
[10] Berkowitz AL, Samuels MA. The neurology of Sjogren's syndrome and the rheumatology of peripheral neuropathy and myelitis. Pract Neurol. 2014; 14(1):14–22.
[11] Bhinder S, Harbour K, Majithia V. Transverse myelitis, a rare neurological manifestation of mixed connective tissue disease—a case report and a review of literature. Clin Rheumatol. 2007; 26(3):445–447.
[12] Torabi AM, Patel RK, Wolfe GI, Hughes CS, Mendelsohn DB, Trivedi JR. Transverse myelitis in systemic sclerosis. Arch Neurol. 2004; 61(1):126–128.
[13] Jain RS, Gupta PK, Agrawal R, Tejwani S, Kumar S. Longitudinally extensive transverse myelitis as presenting manifestation of small cell carcinoma lung. Oxf Med Case Rep. 2015; 2015(2):208–210.
[14] Anderson MD, Tummala S. Herpes myelitis after thoracic spine

surgery. J Neurosurg Spine. 2013; 18(5):519–523.

[15] Ho EL. Infectious etiologies of myelopathy. Semin Neurol. 2012; 32(2):154–160.

[16] Lyons JL. Myelopathy associated with microorganisms. Continuum (Minneap Minn). 2015; 21 1 Spinal Cord Disorders:100–120.

[17] Wasay M, Arif H, Khealani B, Ahsan H. Neuroimaging of tuberculous myelitis:analysis of ten cases and review of literature. J Neuroimaging. 2006; 16(3):197–205.

[18] Kumar N. Metabolic and toxic myelopathies. Semin Neurol. 2012; 32:123–136.

[19] Locatelli ER, Laureno R, Ballard P, Mark AS. MRI in vitamin B12 deficiency myelopathy. Can J Neurol Sci. 1999; 26(1):60–63.

[20] Bassi SS, Bulundwe KK, Greeff GP, Labuscagne JH, Gledhill RF. MRI of the spinal cord in myelopathy complicating vitamin B12 deficiency: two additional cases and a review of the literature. Neuroradiology. 1999; 41(4):271–274.

[21] Karantanas AH, Markonis A, Bisbiyiannis G. Subacute combined degeneration of the spinal cord with involvement of the anterior columns: a new MRI finding. Neuroradiology. 2000; 42(2):115–117.

[22] de Medeiros FC, de Albuquerque LA, de Souza RB, Gomes Neto AP, Christo PP. Vitamin B12 extensive thoracic myelopathy: clinical, radiological and prognostic aspects. Two cases report and literature review. Neurol Sci. 2013; 34(10):1857–1860.

[23] Goodman BP. Metabolic and toxic causes of myelopathy. Continuum (Minneap Minn). 2015; 21 1 Spinal Cord Disorders:84–99.

[24] Gabreyes AA, Abbasi HN, Forbes KP, McQuaker G, Duncan A, Morrison I. Hypocupremia associated cytopenia and myelopathy: a national retrospective review. Eur J Haematol. 2013; 90(1):1–9.

[25] Kumar N, Ahlskog JE, Klein CJ, Port JD. Imaging features of copper deficiency myelopathy: a study of 25 cases. Neuroradiology. 2006; 48(2):78–83.

[26] Ferrara JM, Skeen MB, Edwards NJ, Gray L, Massey EW. Subacute combined degeneration due to copper deficiency. J Neuroimaging. 2007; 17(4):375–377.

[27] Hedera P. Hereditary and metabolic myelopathies. Handb Clin Neurol. 2016; 136:769–785.

[28] Tshala-Katumbay D, Mumba N, Okitundu L, et al. Cassava food toxins, konzo disease, and neurodegeneration in sub-Sahara Africans. Neurology. 2013; 80(10):949–951.

[29] Hahn AF, Feasby TE, Gilbert JJ. Paraparesis following intrathecal chemotherapy. Neurology. 1983; 33(8):1032–1038.

[30] McLean DR, Clink HM, Ernst P, et al. Myelopathy after intrathecal chemotherapy. A case report with unique magnetic resonance imaging changes. Cancer. 1994; 73(12):3037–3040.

[31] Murata KY, Maeba A, Yamanegi M, Nakanishi I, Ito H. Methotrexate myelopathy after intrathecal chemotherapy: a case report. J Med Case Reports. 2015; 9:135.

[32] Hedera P, Eldevik OP, Maly P, Rainier S, Fink JK. Spinal cord magnetic resonance imaging in autosomal dominant hereditary spastic paraplegia. Neuroradiology. 2005; 47(10):730–734.

[33] Zhovtis Ryerson L, Herbert J, Howard J, Kister I. Adult-onset spastic paraparesis:an approach to diagnostic work-up. J Neurol Sci. 2014; 346(1–2):43–50.

第二部分

畸形

第 6 章　　先天性脊柱侧弯的外科治疗　　44
第 7 章　　神经肌肉性脊柱侧弯　　57
第 8 章　　青少年特发性脊柱侧弯　　69
第 9 章　　休门氏脊柱后凸　　77
第 10 章　　近端交界性后凸畸形　　86
第 11 章　　创伤后畸形　　95

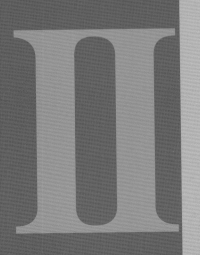

第6章 先天性脊柱侧弯的外科治疗

Corey T. Walker, Gregory M. Mundis Jr., Jay D. Turner

摘要

先天性脊柱侧弯和脊柱后凸畸形是一系列由于脊柱缺陷引起脊柱畸形和异常生长的疾病。先天性畸形包括简单的、低风险可以非手术治疗的畸形，以及需要早期手术干预的复杂的、进展快速的畸形。为了做出正确的治疗决策，脊柱外科医生团队必须清楚地了解各种畸形的特定病理及其自然史。对于高风险的缺陷，在随访期间影像学表现出持续进展且畸形程度大的病变，以及那些引起神经或呼吸系统症状的病变，应该考虑手术干预。先天性脊柱侧弯的手术治疗方法有原位融合、凸侧生长阻滞、半椎体切除、脊柱后路截骨融合和生长保留技术。在本章中，我们描述了先天性脊柱侧凸和脊柱后凸的类型、自然病史、患者的评估和检查方法，并对最常见的外科治疗策略展开讨论。

关键词：先天性，脊柱侧弯，脊柱后凸，半椎体，半椎体骨骺切除，凸侧生长阻滞，脊柱截骨，半椎体切除术，生长棒，垂直可膨胀钛肋骨假体

临床精要

- 凸侧生长阻滞（半侧骨骺切除融合术）是一种治疗有生长潜力的轻中度脊柱侧弯年轻患者的有效方法。但是，必须密切注意这种治疗方法造成的影响，以防止对侧不受控制地增长。

- 半椎体切除通过切除病变生长板，纠正了局部畸形，停止了脊柱的不对称生长，在严重畸形发生前，年轻患者可安全进行此手术。

- 对于僵硬和严重的畸形，可能需要后入路截骨和内固定来进行矫正。这种术式对于多处异常以及巨大的代偿性弯曲通常是必要的。

- 生长保留技术，包括生长棒和纵向可扩张性人工钛合金肋骨植入术（VEPTR），用于减缓脊柱侧弯的进展，同时能够满足随着患者的成长而逐渐扩大的胸廓。

6.1 概述

先天性脊柱侧弯是指由脊柱早期发育异常引起

的脊柱畸形。这些异常可导致冠状面（脊柱侧弯）、矢状面（脊柱后凸）或两者混合的畸形。畸形的进展和严重程度随畸形类型、累及椎体的数目、畸形的阶段和骨骼成熟度而存在显著差异。因此，对这些病变的自然史有一个确切的了解可以估计预后和制订治疗方案。在此，我们综述先天性椎体畸形，强调每种类型的进展潜力，并讨论当前的手术治疗策略。

6.2 先天性椎体畸形

6.2.1 先天性脊柱侧弯

脊柱的胚胎发育发生在前6周其形成是中胚层的体节分化为腹侧的椎体和背侧的神经元。椎体缺陷通常是由于椎体形成失败或分节失败（图6.1）。此外，软骨发育异常会导致椎体间融合（分节异常）或软骨生长板丧失生长潜力。

椎体形成失败分为不完全性和完全性。不完全性或部分性形成失败包括楔形椎体，其具有完整的横向宽度，存在两个椎弓根，但一侧椎体高度发育不全。完全性形成失败是指半椎体畸形，其椎体两侧只有一侧形成。半椎体可以被完全分割，在半椎体上方和下方具有椎间盘和生长板。相比之下，未分节的半椎体在头侧和尾侧与相邻椎体融合，因此在有椎体的这一侧其生长潜力也十分有限。此外，也可能发生部分分节。还有那些位于相邻椎骨骨龛内的未分节的半椎体，称为嵌顿的半椎体。这些缺陷很少引起明显的畸形。

分节失败引起相邻椎体间先天性缺乏间隙。不同于不对称的椎体高度和椎体两侧生长速度的不均导致的畸形，分节失败会通过抑制和约束脊柱侧弯凹侧的生长，造成畸形。单侧骨条是位于脊柱一侧的骨柱，可跨越多个椎体。它们可以对侧弯的进展产生非常显著的影响，尤其是当它们跨越多个椎体水平时。畸形的进展在生长高峰期时最明显，而此时脊柱生长最快。双侧椎体分节失败和整块融合椎都可能发生，即两个完全融合在一起的椎体。在这

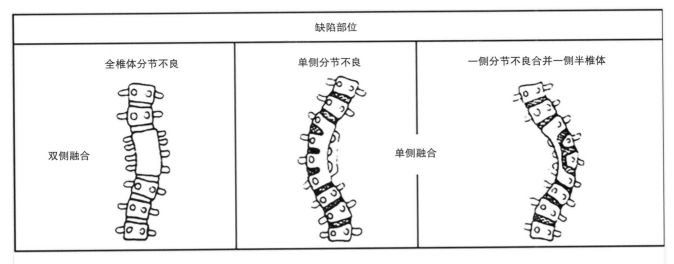

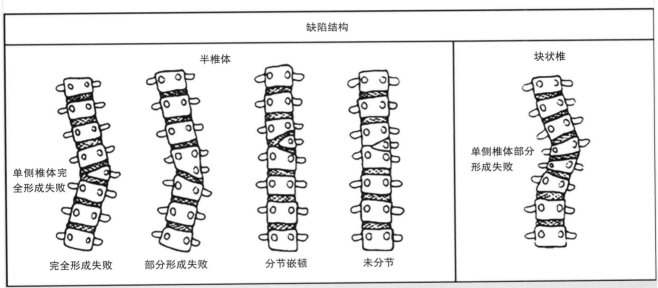

图 6.1　先天性脊柱侧弯的分类。椎体缺陷的特征是分节和形成失败

种情况下，生长抑制发生在脊柱的两侧，这种生理缺陷很少有脊柱侧弯畸形的发生。

混合性的椎体畸形也可能发生。例如，1 例患者可能有多个半椎体，多个未分节的椎体，或混合的缺陷。最严重的是那些一侧分节不全伴对侧半椎体的混合病例。在这种情况下，半椎体本身存在不对称性，半椎体一侧（曲线的凸侧，特别是半椎体完全分段时）存在不对称生长的可能性，并且在凹侧的生长受限。然而，在其他情况下，混合缺陷彼此之间会产生相反的影响，并且可以相互抵消。当两个双侧半椎体存在于脊柱的同一区域（通常是胸椎）时，它们通常会相互平衡，称为半椎体同变位移。

6.2.2　先天性脊柱后凸

成形和分节失败也会影响矢状面对齐。先天性脊柱后凸虽然不像脊柱侧弯那么常见，但也可导致严重畸形，在少数情况下可导致神经功能障碍。大的局部后凸畸形可导致畸形节段椎管内脊髓的牵张和悬垂，从而导致脊髓病变，甚至脊髓损伤。

脊柱后凸的形成机制类似于脊柱侧凸（图 6.2）。其中一些缺陷可能是由于在软骨发育的阶段，椎体中心的血管形成失败造成的。后半椎体畸形，也称为后半侧椎体，可与椎体前半侧发育不全同时存在。侧方半椎体再生不良、后象限中心椎体缺损也可与

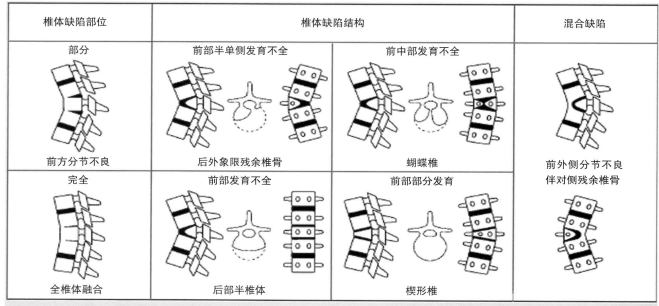

椎体缺陷部位	椎体缺陷结构			混合缺陷
部分	前部半单侧发育不全	前中部发育不全		
前方分节不良	后外象限残余椎骨	蝴蝶椎		前外侧分节不良伴对侧残余椎骨
完全	前部发育不全	前部部分发育		
全椎体融合	后部半椎体	楔形椎		

图 6.2　先天性后凸畸形的分类。椎体缺陷类似于脊柱侧凸，在矢状面而不是冠状面畸形。这些可能与脊柱侧弯一起发生并导致脊柱后凸

前外侧发育不良伴随发生。不像后半椎体会产生单纯的后凸畸形，这两种缺陷也会造成冠状不对称，合并脊柱后凸畸形。椎体完全发育不全也可能在现有的椎弓根不与椎体相连的情况下发生。正如预期的那样，这些会导致严重的后凸畸形，并可能导致神经功能障碍；中心完全发育不全是最有可能并发脊髓损伤的类型。此外，可能会出现一个独特的椎体矢状裂，称为蝴蝶椎，它是前内侧和中央形成失败的结果，留下两个后外侧骨块附着在后方神经弓上。

在矢状面上脊柱的分节失败类似于脊柱侧凸疾病中发生的骨桥架。这些可能发生在中线，并产生单纯的后凸畸形，或轻微的侧凸合并后凸畸形。这样的情况通常会导致较大的畸形角度，并随着增长而恶化。与先天性脊柱侧弯畸形一样，混合畸形也可能发生，它们可能产生叠加效应，也可能相互抵消。

先天性后凸畸形由于脊髓局部悬垂张力增高和/或因异常引起的腹侧骨性压迫使脊髓面临巨大的损伤风险。严重局部后凸畸形的患者，尤其要根据其病史和体格检查，评估是否存在神经功能障碍，包括病理征或反射亢进/痉挛的体征或症状。在这种情况下，详尽的磁共振成像是必要的辅助手段。

6.3　自然病程

我们对这些病变自然史的认识主要来自 Winter 和 McMaster 的经典研究。尽管这些病变较为罕见，但他们能够收集大量病例，制订分类方案，并记录各种类型随时间的曲度进展。这些研究为当前的治疗提供了基础的建议。从他们的工作中可以得出几个普遍的结论。首先，脊柱畸形发展在生命的前 5 年和青春期生长高峰期进展最迅速。高风险畸形的患者，如有对侧纵向骨板的半椎体，可能在很小的时候就需要手术干预，以防止疾病的快速进展和继发的病症/畸形。对于低风险畸形，重要的是要监测畸形的进展情况，直到他们的生长停止，因为即使是稳定的侧弯畸形也可以在青春期快速发展。

其次，脊柱不同部位的畸形需要进行不同的评估。脊柱某些部位的畸形可导致明显可见的畸形，并较早地显现出来。例如，由于肩膀明显的不等高或倾斜，高位胸椎畸形往往难以耐受。头部和颈部的倾斜是由于颈椎继发性弯曲无法矫正原发性颈椎畸形。同样，腰骶部病变可造成明显的骨盆代偿性倾斜，这在许多情况下不仅影响姿势，而且影响步态。

弯曲部位	先天性脊柱侧弯分类					
			半椎体			
	块状椎	楔形椎	单侧	双侧	单侧分节不良	单侧分节不良对侧半椎体
上胸椎	< 1° – 1°	★ – 2°	1° – 2°	2° – 2.5°	2° – 4°	5° – 6°
下胸椎	< 1° – 1°	2° – 2°	2° – 2.5°	2° – 3°	5° – 6.5°	6° – 7°
胸腰段	< 1° – 1°	1.5° – 2°	2° – 3.5°	5° – ★	6° – 9°	> 10° – ★
腰椎	< 1° – ★	< 1° – ★	< 1° – 1°	★	> 5° – ★	★
腰骶段	★	★	< 1° – 1.5°	★	★	★

☐ 不需要治疗   ☐ 可能需要手术融合   ☐ 需要手术融合

★ 病例太少或无曲率

图 6.3 由 McMaster 原始系列 251 例患者畸形类型和位置确定的年畸形进展率。角度进展的预期指导手术决策

在疾病进展速度方面不同阶段也存在差异。例如，脊柱不同段的连接区域，特别是胸腰椎和腰骶部区域，畸形进展速度很快。

最后，混合畸形很难进行鉴别诊断和评估愈后。如上所述，相对于邻近椎体的侧方情况、数量、分离距离、受累节段的位置都可以影响他们进展的预期。混合病变的巨大异质性使得预测非常具有挑战性。由于它们比单独的病变进展更快，建议密切的影像学和临床监测。

图 6.3 总结了先天畸形的预期年进展率，按脊柱异常类型和具体位置排列。该表有一定的局限性，因为它没有考虑到患者的年龄，也不包括所有的混合畸形。但也有些畸形很好地遵循了这种规律，例如单侧孤立的椎体间骨板形成。但是横跨 8 个节段的单侧椎体间骨板与跨两个节段椎体的单侧椎体间骨板很可能表现得非常不同。此外，即使在孤立的单节段半椎体患者间也存在高度变异。因此，它虽然可以作为预测的指南，但仍然很难准确预测先天性异常的情况。密切的临床和影像学图像监测是必要的，以因人而异制订适当的治疗方案。

6.4 术前评估

6.4.1 相关畸形评价

胚胎发育畸形导致的先天性椎体缺陷，通常与同时形成的其他器官系统的发育异常有关。因此，有必要对所有先天性脊柱侧弯患者进行全面的诊断，以确定其是否同时存在其他缺陷，包括脊柱、肌肉骨骼、泌尿生殖系统、心血管系统和消化系统异常。混合畸形增加了合并其他系统畸形的可能性。

完善的神经系统体格检查有助于评估椎管内疾病的症状和体征。神经症状，包括脊髓病、无力、麻木、肌肉痉挛 / 挛缩和肠 / 膀胱功能障碍，需要立即检查其潜在的病因。最常见的椎管内疾病包括脊髓栓系、脊髓纵裂、脊髓空洞症、Chiari 畸形、Dandy–Walker畸形或椎管内脂肪瘤。先天性脊柱侧弯的患者，完善脊柱 MRI 检查可以帮助诊断，特别是如果考虑手术干预就更有意义。这些椎管内疾病有的可能会增加畸形进展的速度，因此，应优先治疗脊柱内异常，再纠正脊柱侧弯。对于未经治疗的脊髓栓系、脊髓

裂或突出的小脑扁桃体疝患者，手术矫正畸形可能导致严重的神经损伤。

骨骼发育异常可以发生在身体的任何地方，包括颅面骨缺损、肢体或骨盆异常和肋骨缺损。胸壁缺损是常见的，包括先天性肋骨融合或肋骨缺失，尤其是在脊柱分节异常的患者，由于椎体和肋骨连接异常所造成的。严重的肋骨缺损可导致胸廓发育不良，在这种情况下，会伴随胸椎长节段缺损，造成肺容量受限或胸廓功能不全综合征。

6.4.2　成像评价

脊柱 X 线片在评估脊柱先天畸形时是必不可少的。站立前后位及侧位的 X 线片可以观察到脊柱，也可以测量相对的解剖标志，Cobb's 角，来评估曲度，以及其他相对的不对称，如骨盆倾斜和肩膀倾斜。骨骼成熟度可以使用 Risser 量表来确定，这可能有助于预测青少年生长高峰期间的曲度进展。按照不同的随访时间评估 Cobb's 角可用于确定随时间变化畸形进展的相对速度，并有助于确定畸形进展是否需要手术治疗或继续观察。侧位屈曲位（Bending 相）X 线片可以在手术计划中帮助确定畸形的柔韧性，以确定是否需要纳入固定的范围。

如上所述，MRI 在识别椎管内异常方面发挥着重要作用。还可以帮助评估椎间盘间隙，以确定半椎体是否分节并包含骨骺以评估其生长潜力。在严重的局部后凸畸形病例中，MRI 对评估椎管和脊髓压迫至关重要。

同样，计算机断层扫描（CT）三维重建可以为外科医生评估椎体和肋骨的异常提供帮助。当严重的畸形造成普通 X 线片椎体成像重叠，观察判断困难时，与 MRI 一样，椎体畸形可以通过 CT 重建得到更精确的评估。

6.5　非手术治疗

如上所述，各种先天性椎体畸形的进展差异很大。深刻理解特定异常及其进展风险以指导治疗决策。良性病变如闭塞椎体和完全嵌顿的半椎体很少进展到需要手术矫正的程度。相反，像单侧椎体间骨板伴对侧半椎体这样的病变，可能需要在畸形严重威胁患者之前尽早，有时甚至是预防性的外科治

疗。因此，在非手术治疗中需要密切随访，并根据病变的危险程度调整观察强度。对于并发严重的胸廓畸形患者，连续记录神经功能和肺功能是至关重要的。

建议进行每 6~12 个月 1 次的 X 线检查，直到骨骼发育成熟为止，以监测畸形的进展。在快速生长阶段（即在出生后的前 5 年和青春期），监测要更频繁。最终的畸形程度要等到骨骼发育成熟后才能确定。

与其他类型的脊柱侧弯不同，单独使用外固定支具治疗先天性脊柱侧弯很少有用。与先天性椎体缺陷相关的畸形是僵硬的，因此很少受到外力的影响。此外，并发严重的胸部缺陷的患者，如果出现胸部功能不全，使用外固定支具可能会有有害的影响。有一些证据表明，支具可能有助于控制先天性原发畸形上方或下方形成的严重继发弯，尽管使用支具大多不是为此目的。同样，在融合手术后，可以考虑使用支具进行术后辅助稳定。

6.6　手术干预

6.6.1　手术干预指征

决定如何正确治疗先天性脊柱侧弯需要清楚了解各种先天性畸形的自然史，如上所述，对于严重畸形或有畸形快速进展风险的患者，手术矫正是必要的。一般来说，我们的目标是在高风险畸形出现问题之前进行手术治疗，而不是不必要地治疗低风险患者。最严重的侧弯往往需要激进的手术方式，如三柱截骨术，因此具有很高的手术并发症风险。早期治疗可以将手术风险降到最低，也有助于预防并发症，如肺功能不全和神经功能缺损。研究表明，早期局部手术矫正是安全的，不会对患者的椎体或胸部生长产生不良影响。对于非手术治疗失败的患者，例如，侧弯角度超过 60°，或者 < 60°，但每年的进展速度很快，意味着进一步的随访观察是徒劳的，这些都需要手术治疗。同样，上胸椎和腰骶部的畸形可分别导致明显的肩部和骨盆倾斜畸形，这些力线的变化及畸形对患者来说尤其痛苦，即使是较小的倾斜，因此可以考虑手术矫正。

6.6.2　术中注意事项

所有患者应由有脊柱畸形治疗经验的外科医生治疗，并了解脊柱侧弯手术固有的围手术期风险。具体来说，必须注意以下几个关键问题。首先是尽量减少出血，特别是用固定融合术、椎体切除和截骨术，因为这可能导致术中大量出血。适当持续性地监测动脉血气、血红蛋白浓度，补充血小板和凝血因子，有助于降低与围手术期贫血相关的风险。一般情况下，术前应与麻醉和手术室团队进行讨论，制订计划，以帮助提前协调这些准备工作。在整个病例中，应避免低血压，以确保足够的脊髓灌注。

减少脊柱操作过程中神经损伤的风险是另一个重要的考虑因素。术中应利用多模态神经监测，包括体感诱发电位（SEP）和运动诱发电位（MEP）。神经监测用于检测手术过程中的神经功能障碍，以便早期干预（如逆转手术操作、升高全身血压以增加脊髓灌注等），以防止神经损伤。这对于严重的后凸性疾病尤其重要，因为这种疾病有很高的术中神经损伤的风险。

6.6.3　原位融合

这种方法有局限性，因为它不能即刻矫正任何畸形，因此，只能应用于幼年被发现的畸形曲度较小的患者（通常是 < 30°），但如果不加干预日后病情会快速进展，因此早期行预防性手术是必要的。同时由于其局限性，这种技术并不常用。

如果决定采用原位融合治疗，则可以行跨病变位置短节段后路固定融合。在大多数情况下，还应考虑前路融合，以防止曲轴现象的发生。该现象发生主要是由于在后方固定，其前方结构仍残存生长潜力，就造成了前凸的异常发展。在轻度、局部性后凸畸形的患者，单纯后方融合，保存前方生长潜力，这种方法可以被策略性地用于矫正后凸畸形。同样，在局部脊柱前凸中，也可以采用单独前路融合治疗（阻滞前路生长），同样可以达到矫形的目的。

术后应密切随访，以监测融合和畸形进展的情况。术后早期畸形进展可能提示假性骨关节形成，可以考虑手术探查和翻修。后期侧弯进展可能需要再次手术，完成长节段后路融合（讨论如下）和畸形校正。

6.6.4　凸面生长阻滞（半骺阻滞）

先天性脊柱侧弯畸形主要由纵向生长不平衡引起；凸侧的增长超过凹侧的增长，导致异常弯曲。骺板固定术是去除骨骺生长潜力以防止不对称生长弯曲进展的技术。对于先天性脊柱疾病，这一策略用于抑制弯曲凸侧的生长，以防止侧弯进展，并允许在凹侧继续生长并逆转畸形。该手术最佳适应证是那些最可能在生长过程中自发调整脊柱侧凸的年轻患者（图6.4）。

虽然在文献中对凸侧生长阻滞的适应证一直存在争议，但该技术似乎确实很适合特定类型的患者。一般而言，适应证包括患者年龄 < 5 岁、单独脊柱侧弯、少于 5 个节段的短节段畸形、随访畸形有进展或 Cobb's 角 < 70° 的高风险畸形、无颈椎畸形、由于椎体形成失败而不是分节失败导致畸形的患者，并且没有神经功能缺损或其他相关的椎管内 / 畸形或神经管闭合不全。尽管如此，这种技术已经用在这些适应证之外，大多取得了良好的效果，目前这些并不是严格的治疗指南。然而，阻碍凹面生长的对侧杆的存在限制了凸侧生长阻滞的纠正潜力。

当需要进行半骺阻滞术时，建议从前路和后路联合进行。最常见的是，前路融合以存在先天性畸形的水平为目标，后路融合则在病变上下各延伸一个节段。在前方，切除凸侧的椎间盘、生长板和骨性终板。在后方，切除凸侧小关节突关节，去除椎板和横突皮质，促进融合。可考虑给予单边内固定，自体骨移植可用于前后方融合。患者通常接受术后 4~6 次的支具治疗，直到影像学证明已经发生骨性融合。重要的是，术后患者应继续接受随访观察，因为少数患者术后病情也会继续进展。

6.6.5　半椎体切除术

半椎体不仅在病变部位形成脊柱的侧弯或后凸，而且由于生长不对称，特别是当半椎体分节段时，会导致弯曲度进一步发展。切除异常的半椎体可以立即纠正原发性角度，也可以限制其伴随的生长潜力。因此，只要没有绝对禁忌，可以安全地实施此手术，就可以使用该手术改善脊柱侧弯或后凸畸形，效果显著，对腰骶部畸形特别有效。

可经前 – 后方联合入路和单纯后入路完成此手

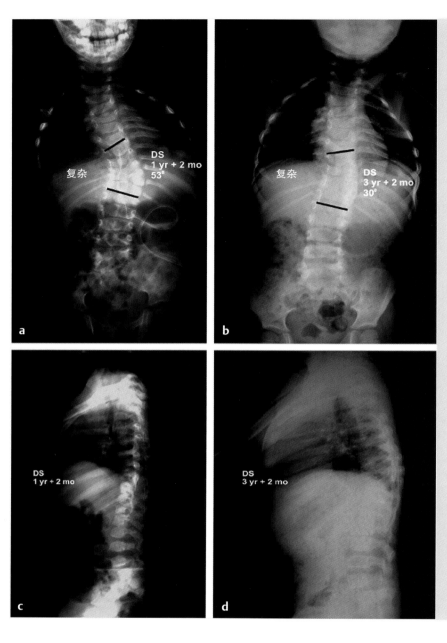

图6.4　1例14个月龄的女婴，患有复杂脊柱畸形并肋骨融合，术前弯曲度为53°（a），在半骺阻滞术后的2年随访中改善至30°（b）。她在术前（c）和术后（d）均保持良好的矢状位序列

术。半椎体切除后，最初是通过支具固定和管形石膏固定并重建的，随着融合器械的进步，随后用椎板钩和压缩棒来完成的。目前，许多外科医生提倡后路单节段半椎体切除加后路经椎弓根内固定以实现融合。然而，一些外科医生仍然更喜欢前、后路分阶段的手术策略，因为他们认为此方法可降低神经并发症的风险，更安全。如果存在后凸畸形需要前方放置植骨融合器做前柱支撑，或需要前方重建支点来恢复脊柱前凸的，可以考虑采用前方入路。

　　与其他外科治疗方法相比，半椎体切除有许多优点。首先，它可以在非常年轻的患者中进行，如果能够及早发现病变，建议1~6岁的儿童也适用此

方法，可控制畸形的发展，这已被证明是非常安全和有效的，并不会限制椎体的继续增长。此外，应做到融合节段尽可能少，仅需融合跨半椎体切除部位的脊柱节段，如果单侧半椎体没有相关的骨板、肋骨骨性连接或其他主要的结构改变，就只需要融合相邻的两个椎体。如果需要高强度的压缩力以矫正畸形，特别是存在严重的脊柱后凸畸形的情况下，需要额外固定一个或两个节段，可降低内固定断裂/变形、应力过大或椎弓根骨折的风险。

　　后方入路，先置入相邻椎体的椎弓根螺钉，完成置入内固定。完成后，去除椎板、关节突关节、横突和椎弓根的后部。在胸椎，需要胸膜外入路，

因此，需要切除凸侧的肋骨头，以便暴露半椎体的前部。腰椎半椎体需要经腹膜后显露，在保护前方血管及相关神经结构的同时，需要切除病变椎体及邻近的椎间盘，并损毁相邻的生长板以促进融合。在直视下，确保神经和脊髓安全，利用钉棒系统加压融合位置，并防止神经损伤（图 6.5）。

对于有对侧椎间骨板的患者，也可以考虑半椎体切除。在这种情况下，如果存在骨板、近端肋骨骨性连接，就必须切开以松解并显露凹侧术野。横突也需要切除，以在侧方充分显露凹侧骨板连接的节段。此外，通常需要切除大量的肋骨以获得足够的斜向暴露。然后需要对骨板连接节段进行截骨，以完成松解。应在对侧放置临时棒，以防止术中无意的脊髓平移，增加神经损伤的风险。

考虑到这种手术的复杂性，以及椎体切除与神经和血管等结构的密切关系，半椎体切除有严重的并发症风险。虽然半椎体切除手术报告的神经损伤发生率高于之前所述的手术，但如果由经验丰富的外科医生进行手术，并时刻注意保护神经，则该手术可以安全进行，矫正效果好，融合率高。

也有关于无融合半椎体切除术的报道。经后入路行半椎体切除术后，将近端邻近椎体的下关节突与远端邻近椎体的上关节突连接起来，在切除病变的节段后，重建了一个具有活动功能的关节（图 6.6）。为一个对幼儿进行该手术，单侧椎弓根螺钉及张力带固定，关节囊被缝合在一起以形成一个可活动的关节，后期拆除了内植物。随访患者至其 16 岁，发现切除病变椎体后，重建的椎间隙有运动功能。还需要进一步的研究来验证这些方法的可行性。

6.6.6　固定融合矫正畸形

较大的儿童患者，影像学检查提示僵硬畸形的患者，可能需要后路节段性固定和融合来实现矫正。因此，通过固定先天性畸形上方和下方可活动的椎体来获得脊柱局部的力线纠正。Winter 等在 20 世纪 70 年代首次使用 Harrington 棒器械完成了此项手术。他们发现，与使用石膏背心矫形支具治疗的患者相比，内固定矫形器矫正畸形的效果更好。椎弓根螺

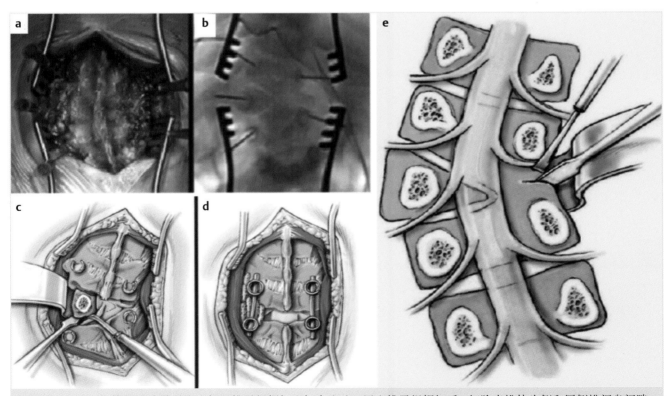

图 6.5　孤立半椎体的后路暴露（a）标记椎弓根螺钉入钉点（b）。置入椎弓根螺钉后，切除半椎体头侧和尾侧椎间盘间隙，以便进行半椎体切除（c）。然后对凸面加压以矫正畸形（d）。如果有对侧融合，则需要暴露凹面，并进行截骨术松解以进行矫正（e）

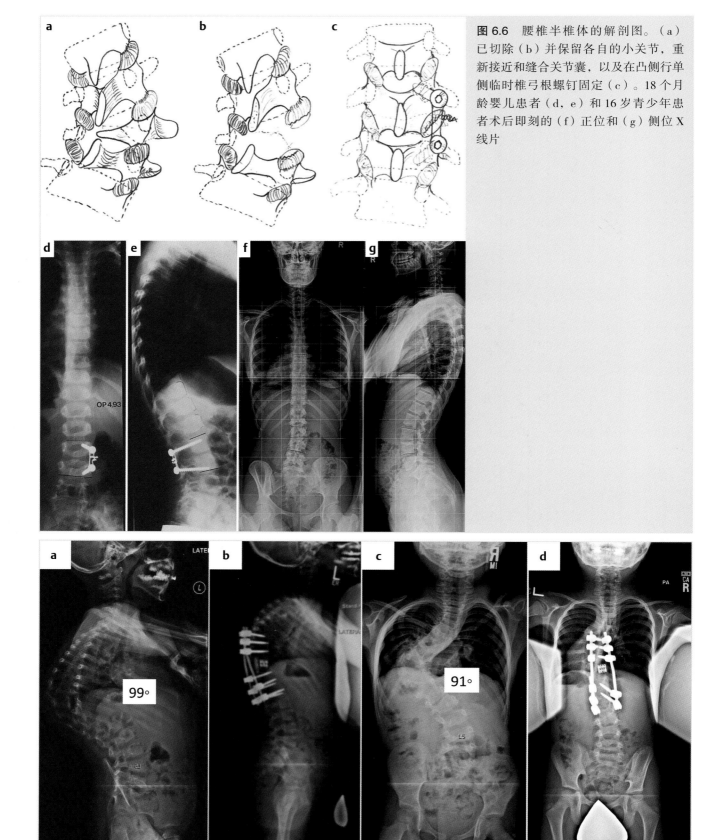

图 6.6 腰椎半椎体的解剖图。（a）已切除（b）并保留各自的小关节，重新接近和缝合关节囊，以及在凸侧行单侧临时椎弓根螺钉固定（c）。18 个月龄婴儿患者（d，e）和 16 岁青少年患者术后即刻的（f）正位和（g）侧位 X 线片

图 6.7 1 例 5 岁男孩，患胸椎半椎体，局部后凸 99°（a）和脊柱侧凸 91°（c）曲率。患者接受了半椎体切除术，矫正了畸形（b，d）

钉内固定技术的应用使结构的生物力学性能更加优越，改善了临床和影像学的结果。然而，由于患儿解剖参照点的变异，特别是后侧附件先天性缺失，在这个人群中置入椎弓根螺钉可能在技术上仍存在困难。脊柱术中导航可能是有益的，因为在这个患者群体中经常遇到解剖变异。

在某些情况下，可能需要通过去除椎间盘、并松解前方组织来增强矫形效果。理论上，这也可能有助于防止曲轴现象的发生。曲轴现象的程度似乎与后方融合节段的数量成正比。对于畸形程度更严重、僵硬和侧弯成锐角的患者，可以考虑行椎体截骨术或前柱切除术（图6.7）。该患者群体经常伴发严重的躯干失代偿、骨盆倾斜、神经功能缺损或伴随神经功能快速恶化（图6.8）。对于先前接受过治疗或已融合但畸形仍持续进展的患者，也可以考虑行截骨术。这种情况可见于原位融合或骨骺固定术失败后畸形进展的患者。

对此，可以采用前后联合入路或单纯后入路，各有优缺点。最近的证据表明，先天性脊柱侧弯患者，使用后路脊柱切除术（VCR）和椎弓根螺钉固定可以实现平均＞30°的原发畸形矫正。从技术上讲，VCR可以实现前后柱同时实现横向移位和旋转矫正（图6.9）。然而，该手术约50%的并发症发生率反映了手术的复杂性，神经损伤和失血过多风险的增加。

VCR的手术技术与半椎体切除术的技术非常相似。在胸椎中，需要对凸侧进行肋骨和横突截骨术，以适当地去除凸侧的椎体。同样，在腰椎，切除小关节和横突以便彻底地去除椎体。在病变上方和下方放置椎弓根螺钉，放置临时棒固定。进行广泛的椎板切除，显露硬脑膜和神经根，然后在直视下从凸侧开始切除骨膜下椎体。应时刻注意保护前方血管结构，如有可能，应保留节段血管。一旦在凸侧完成骨切除和椎间盘的切除后，可以在该侧放置另一个临时棒，以便接下来完成凹侧的松解。一旦在两侧完成VCR，就可以在切除病变的节段上利用临时固定棒进行加压。在这些操作过程中，应注意保护神经根和硬脑膜，以防止神经扭结或意外的牵拉。在此步骤中应完成旋转的矫正和力线的重建，以实现所需的畸形校正。矫正完成后，放置永久性连杆并沿内植物纵向进行后外侧关节融合术。

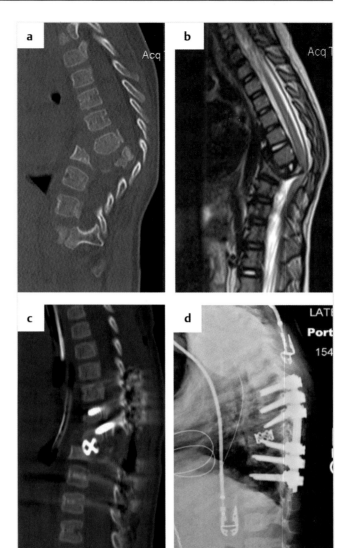

图6.8　1例25个月大的女婴，后凸角度增加，下肢无力进行性加重，双侧下肢反射亢进和行走不稳。影像显示复杂的胸椎畸形导致严重的局部后凸畸形（a），MRI图像（b）中可见脊髓受压。进行急诊手术治疗以防进一步的神经功能恶化。单纯后入路，进行T7~T10椎板切除术，在T8~T9进行椎体切除，椎体间植入钛笼，T5~T10椎弓根螺钉固定（c，d）

6.6.7　生长保存技术

在有严重的脊柱成角畸形或高风险发育缺陷的患者，确切的外科治疗是必要的。然而对于适合随访观察患者，可以采用有利于生长的治疗策略，尤其适用于畸形节段长度较长但仍预期有显著生长潜力的幼儿。有利于脊柱生长发育的手术方法，其最终目标是最大限度地延长脊柱长度和恢复运动功能，

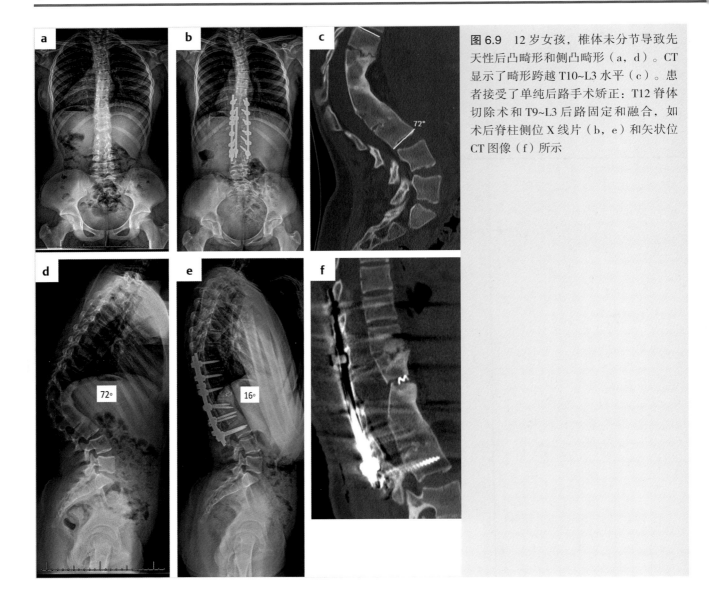

图 6.9 12 岁女孩，椎体未分节导致先天性后凸畸形和侧凸畸形（a，d）。CT 显示了畸形跨越 T10~L3 水平（c）。患者接受了单纯后路手术矫正：T12 脊体切除术和 T9~L3 后路固定和融合，如术后脊柱侧位 X 线片（b，e）和矢状位 CT 图像（f）所示

减轻脊柱生长对胸廓功能的负面影响，同时可以在脊柱发育过程中纠正畸形。

可扩张式生长棒

使用可延长的生长棒是在一项保留脊柱生长的重要技术。该技术主要是在畸形的凹侧或两侧放置可扩张的生长棒。椎弓根螺钉放置于主弯近端和远端稳定的椎体上，作为牵张力的锚点。然后按照矢状面的畸形角度进行弯棒，并将生长棒的近端和远端与生长连接器相连。最后将生长棒放置在椎旁肌肉的间隙中，将肌肉和皮肤覆盖生长棒。通常患者在术后的头几个月要戴一个外置胸腰骶矫形器。此后，患者每隔一段时间（例如每 6 个月）对可延长棒进行延长，以允许脊柱生长（图 6.10）。

这种技术也有一些弊端。首先，孩子成长的过程中，需要反复手术对可延长棒进行延长，会增加伤口感染和其他伤口并发症的风险。最新进展的磁控生长棒技术有助于解决这一问题，并大大改进了先前的技术。其他批评人士则认为，这种方法最适用于具有较好脊柱柔韧度的特发性脊柱侧弯患者，不应该用于先天性脊柱侧弯，因为后者多是一种僵硬的脊柱畸形。而这项技术的支持者认为选择好适当的临床适应证，生长棒技术会取得良好的效果。已有假设认为，生长棒有可能通过生物力学牵张作用来调节终板的生长潜力，尽管对这一理论仍然知之甚少。

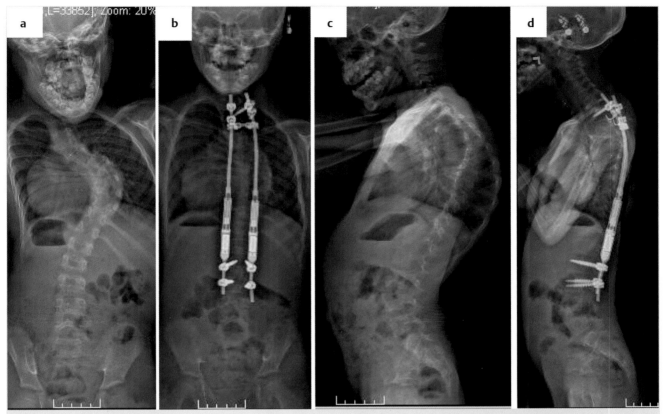

图 6.10　1 例骨骼未成熟的女孩，患有混合性胸椎畸形，导致严重的脊柱后凸（a，c）。她放置了双侧磁控生长棒，在连续延长后产生显著的畸形矫正（b，d）

扩张性胸廓成形术和纵向扩张性人工钛合金肋骨置入术

　　胸廓功能不全是先天性脊柱侧凸治疗策略的重要考虑因素。最大限度地提高呼吸能力对于伴有肋骨融合或胸部限制性疾病的患者尤为重要。纵向扩张性人工钛合金肋骨置入术（VEPTR）是先天性脊柱侧凸的一种替代性保留脊柱生长的治疗方法，在治疗胸廓功能不全方面也有效。VEPTR 技术在凹侧肋骨上使用牵引棒来维持整个患者生长期间的矫正。

　　这种技术最广泛地应用于肋骨融合的患者。融合的肋骨有可能造成凹侧栓系，加重脊柱畸形，导致胸廓功能不全。虽然扩张性胸廓成形术和 VEPTR 技术有助于治疗胸廓功能不全，但这些技术在矫正脊柱侧弯本身似乎不如生长棒有效。与生长棒一样，骨骼发育不成熟和具有生长潜力是该考虑技术的先决条件。VEPTR 技术可以与生长棒技术相结合，以治疗更简单、更有柔韧性的脊柱矫形。

　　在实施这项技术时，患者侧卧位于手术台上，在肋骨融合水平、胸廓最狭窄位置水平和脊柱畸形的相应节段，开胸可扩张入口。骨膜外显露有助于防止术后自发性肋骨融合。也应在骨膜外剥离环肋锚定复合体，保护其血供，将其与尾端的肋骨及其与脊柱的连接部牵开，并阻止肋骨之间及其与脊柱和髂棘的融合。应该谨慎选择锚定点位置，因为锚定点会随着时间移动，有时需要重新定位。

　　伤口感染仍然是这种方法的主要缺点，这往往与内固定上的软组织覆盖不良有关。由于随着患者的生长，需要反复打开以便于延长生长杆，因此足够的软组织覆盖内植物是至关重要的。术中仔细操作有助于降低伤口感染风险。一些外科医生建议，在进行延长手术时浅层切口和深层切口不要对齐，以避免种植体的全层暴露的可能性，并将伤口并发症的风险降到最低。维持足够的患者营养对优化伤口愈合也是至关重要的。

　　预计大部分脊柱矫正手术将和胸廓成形手术同

时进行，延长手术通常每6个月进行一次，以允许继续生长和防止畸形的复发。这些延长手术通常可以在门诊进行，只需要重新打开一小部分切口即可完成。虽然预计这些延长手术会跟上患者的成长步伐，但它们很少会增加矫形的程度。一旦患者完成了生长，这个装置就会被移除。

除了上述问题，在治疗过程中，也可能会发生臂丛神经损伤。因此，术中应始终采用上肢神经功能监测。如果术中信号出现变化应立即处理，去除牵引并仔细重新定位。肋骨锚定位置过于头端或靠外，可能会增加这种风险。同样，如果在闭合过程中由于肩胛肌牵拉导致胸廓出口受压，则可发生迟发性臂丛神经病变。

参考文献

[1] Winter RB. Congenital scoliosis. Clin Orthop Relat Res. 1973(93):75–94.

[2] McMaster MJ, Ohtsuka K. The natural history of congenital scoliosis. A study of two hundred and fifty-one patients. J Bone Joint Surg Am. 1982; 64(8):1128–1147.

[3] McMaster MJ, Singh H. Natural history of congenital kyphosis and kyphoscoliosis. A study of one hundred and twelve patients. J Bone Joint Surg Am. 1999; 81(10):1367–1383.

[4] Walhout RJ, van Rhijn LW, Pruijs JE. Hemi-epiphysiodesis for unclassified congenital scoliosis: immediate results and mid-term follow-up. Eur Spine J. 2002; 11(6):543–549.

[5] Yaszay B, O'Brien M, Shufflebarger HL, et al. Efficacy of hemivertebra resection for congenital scoliosis: a multicenter retrospective comparison of three surgical techniques. Spine. 2011; 36(24):2052–2060.

[6] Ruf M, Jensen R, Letko L, Harms J. Hemivertebra resection and osteotomies in congenital spine deformity. Spine. 2009; 34(17):1791–1799.

[7] Jeszenszky D, Fekete TF, Kleinstueck FS, Haschtmann D, Bognár L. Fusionless posterior hemivertebra resection in a 2-year-old child with 16 years followup. Eur Spine J. 2012; 21(8):1471–1476.

[8] Hall JE, Herndon WA, Levine CR. Surgical treatment of congenital scoliosis with or without Harrington instrumentation. J Bone Joint Surg Am. 1981; 63(4):608–619.

[9] Winter RB, Moe JH, Lonstein JE. Posterior spinal arthrodesis for congenital scoliosis. An analysis of the cases of two hundred and ninety patients, five to nineteen years old. J Bone Joint Surg Am. 1984; 66(8):1188–1197.

[10] Yazici M, Emans J. Fusionless instrumentation systems for congenital scoliosis:expandable spinal rods and vertical expandable prosthetic titanium rib in the management of congenital spine deformities in the growing child. Spine. 2009; 34(17):1800–1807.

[11] Campbell RM, Jr, Smith MD, Mayes TC, et al. The effect of opening wedge thoracostomy on thoracic insufficiency syndrome associated with fused ribs and congenital scoliosis. J Bone Joint Surg Am. 2004; 86-A(8):1659–1674.

第 7 章　神经肌肉性脊柱侧弯

Blake M. Bodendorfer, Suken A. Shah

摘要

神经肌肉性脊柱侧弯常见于儿童神经源性和肌肉源性的病理性疾病，其中最常见的疾病是脑瘫。这些畸形大多是渐进性的，可能会影响舒适度、功能（包括行走、交流、转运、坐姿和体位控制）以及日常卫生和营养护理的花费。对于侧弯角度＜40°的患者，适合非手术治疗和随访观察，而手术治疗适合侧弯角度＞50°并伴随症状进展或功能恶化的患者，或侧弯角度＞60°且缺乏柔韧性的患者。对于仍在生长或侧弯柔韧性尚存的患者可以每两年观察 1次，手术可以推迟到脊柱已经生长到合适的高度，或侧弯变得越来越僵硬，最好在脊柱侧弯超过 90°之前进行手术。对于在青春期前、生长增长高峰之前的严重脊柱侧弯患者，治疗决策困难，采用生长友好型（生长保留型）的脊柱植入物的手术治疗可能是一个选择。椎弓根螺钉是首选的内固定方法，因为它在冠状面和矢状面上均提供了强大的矫正力量。延长内固定至骨盆通常是为了纠正骨盆倾斜和避免远端畸形的进展。随着现代手术器械和技术的进步，通常不采用前路手术，因为前路手术有着更多的手术并发症。但对于大而僵硬的脊柱侧弯，这一术式尚有意义，对于适合的患者可以采用前后路分期手术。围手术期和术后并发症的风险是显著的，但随着当代治疗和护理方法的进步，这些并发症是可防可治的。最常见的术后并发症包括伤口感染、植入物相关并发症和肺部问题。神经肌肉性脊柱侧弯手术后，照护者的满意度和手术的远期效果都很好。

关键词：神经肌肉性脊柱侧弯，脑瘫，椎弓根螺钉，骨盆内固定，并发症

临床精要

- 神经肌肉性脊柱侧弯最常见的病因是脑瘫。
- 照顾这些儿童的关键是改善他们的坐立、体位控制能力、日常卫生和营养护理能力，同时在某些情况下给予镇痛。

- 对于脊柱侧弯＜40°的患者，进行非手术治疗和随访观察是合理的。
- 手术治疗适合侧弯角度＞50°并伴随症状进展或功能恶化的患者，或侧弯角度＞60°且缺乏柔韧性的患者。
- 对于仍在生长或侧弯柔韧性尚存的患者可以继续观察，手术可以推迟到脊柱侧弯达到 90°时，仍可以选择单纯的后路手术。
- 对于青春期前生长高峰期之前的严重脊柱侧弯的患者决策非常困难，采用生长友好型（生长保留型）的脊柱植入物治疗是一个选择。
- 以后方椎弓根螺钉为基础的后路固定是器械融合的首选方法。
- 延长融合至骨盆可防止骨盆倾斜的进展。
- 相对后路而言，前路手术的并发症发病率增加，现代器械和技术的进步使得很少需要前路手术。
- 最常见的术后并发症包括感染、植入物相关并发症和肺部问题（包括肺不张、长时间使用呼吸机和肺炎）。
- 神经肌肉性脊柱侧弯手术后，照护者的满意度和远期效果非常好。

7.1　概述

神经肌肉性脊柱侧弯是一种 Cobb 法测量冠状面脊柱弯曲度为 10°或 10°以上的疾病，是由于潜在的神经或肌肉病变引起了肌肉张力或强度不平衡。根据 Hueter–Volkmann 原理，由这种不平衡和脊柱塌陷导致了生物力学负荷异常，造成骨骼发育不成熟患者的椎体发育不对称。由于进行性的肌肉不平衡和解剖畸形，脊柱侧弯也不断进展。有许多神经病理性和肌源性疾病可导致神经肌肉性脊柱侧弯（表7.1），其中，脑瘫是最普遍的，这将是本章的重点。大约每 1000 例活产婴儿中就有 2 例患有脑瘫，其中估计有 15%~28% 的儿童会发展成脊柱侧弯，还有更严重的疾病，如痉挛性四肢麻痹，发病率更高。

7.2　脑瘫神经肌肉性脊柱侧弯的自然病史

脊柱侧弯进展速度与脊柱侧弯的严重程度有关。

表 7.1　神经肌肉性脊柱侧弯的原因

神经源性	肌肉源性
上运动神经元病变	关节挛缩
脑瘫	肌营养不良
脊髓小脑变性	杜氏营养不良症
弗里德里希共济失调	肢带型
Charcot-Marie-Tooth 病	面肩肱型营养不良
遗传性共济失调伴肌萎缩	肌纤维类型不均衡
脊髓空洞症	先天性肌张力低下
脊髓损伤	强直性肌营养不良
脊髓肿瘤	
下运动神经元病变	
脊髓灰质炎	
创伤	
脊髓性肌肉萎缩症	
Werding-Hoffmann 病	
少年型家族性进行性脊肌萎缩症	
家族性自主神经功能障碍	

Thometz 和 Simon 在脊柱侧弯< 50° 的患者中观察到每年有 0.8° 的脊柱侧弯进展，而在脊柱侧弯> 50° 的患者中观察到每年有 1.4° 的侧弯进展。在快速生长期间，可能会发生严重的畸形进展。绝大多数（85%）在 15 岁时超过 40° 的脊柱侧弯患者最终会进展到 60°，而脊柱侧弯在 15 岁时< 40° 的患者中只有 13% 才会进展到 60°。脊柱侧弯的发展增加了形变力的大小，并导致随后的脊柱畸形、躯干不平衡和骨盆失代偿。骨盆相当于末节椎体，是 C 形弯剩余旋转轴中最倾斜的部分。这被 Dubousset 描述为骨盆椎，少数情况下，骨盆倾斜表现为 C 形弯的部分性代偿弯曲。骨盆倾斜改变了原本由坐骨结节和耻骨联合三者良好的应力分布。骨盆倾斜增加时，同侧坐骨结节承受的压力会增加，可导致压疮的发生。

7.3　脑瘫神经肌肉性脊柱侧弯的评价

一般来说，神经肌肉性脊柱侧弯的发病年龄比青少年特发性脊柱侧弯的发病年龄要早，可在 3~20 岁之间出现。随着生长，柔韧的体位性脊柱侧弯往往发展成扭曲的、结构性的畸形，最后在生长完成

前发展成相当严重的僵硬性脊柱侧弯。一般来说，脑瘫的严重程度与畸形的程度有关。根据脑瘫的生理分类，痉挛性四肢瘫痪患者脊柱侧弯的发生率最高。Madigan 和 Wallace 发现在缺乏自理能力的脑瘫患者中有 64% 的脊柱侧弯发生率。脊柱侧弯的风险与行走能力相关，可以用大运动功能分级系统（GMFCS）来评定。轻度大运动功能受限的儿童患脊柱侧弯的风险不高于正常人群，而大运动功能受限明显的患儿（GMFCS Ⅳ级和Ⅴ级），发生中度或重度脊柱侧弯的风险约为 50%。

根据主要的变形力量和痉挛状态，患者可能表现为脊柱后凸或脊柱前凸。在脊柱后凸中，进行性的畸形继发骨盆倾斜和后倾，可能会损害通常受限的行走功能。骨盆倾斜使坐位变得困难，甚至不可能。脊柱前凸合并侧弯患者可能有伸肌姿势。渐进性畸形使坐下变得不可能。患者可能需要坐在轮椅上以半躺姿势接受护理。这些患者可能会出现急性疼痛，但不会因任何坐姿的改变而缓解。严重的畸形可能会损害心肺功能、胃肠蠕动，并导致肋骨和骨盆撞击。确定畸形类型后，最重要的临床决定是确定侧弯的柔韧性和剩余的生长潜力。柔韧性是通过让患者放松，柔韧性是指通过患者坐位时提拉腋窝或做侧屈（Bending 相）位进行测量。骨盆倾斜度是患者在俯卧位时通过将臀部和膝盖悬空来评估的。骨盆倾斜有骨盆下原因，包括髋关节半脱位、完全脱位以及内收肌挛缩。骨盆倾斜的骨盆上原因主要是脊柱侧弯。如有可能，应获取整个脊柱的前后位（PA）和侧位 X 线片。如果患者无法站立，用坐位 X 线片替代也是可以接受，并且在某些中心使用带有侧向支撑带的"坐位架"，以在最小的外部支撑下获得这些 X 线片。需要注意的畸形特征是畸形类型、幅度和进展情况。应记录矢状面和冠状面的平衡情况，骨盆倾斜度和侧方倾斜度，以及说明生长潜力的影像（三角软骨和 Risser 征）。结构性畸形通常通过检测椎体旋转、肋骨畸形和楔形来判断。继发于 CP 的神经肌肉性脊柱侧凸应至少每年进行一次随访检查以确定畸形进展情况，每 6 个月一次随访适用于进行性的或严重的畸形，或儿童青春期开始时的快速增长期。如果怀疑存在椎管内病变，则应进行磁共振成像（MRI）。发生椎管内病变的迹象包括在年轻时疾病进展快速，腰椎前凸增加或神经系统功

能恶化，这可能是由脊髓栓系导致的。

7.4 脑瘫神经肌肉性脊柱侧弯的分类

Lonstein 和 Akbarnia 将继发于脑瘫的神经肌肉性脊柱侧弯分成两类(图7.1)。第一类是同时有胸椎、腰椎两部分的双弯，也称为"S形脊柱侧弯"。这些脊柱侧弯的表现与特发性脊柱侧弯相似，具有较高的保持行走能力的可能性。第二组脊柱侧弯有腰椎或胸腰椎畸形，并延伸至骶骨，合并相关骨盆倾斜，也称为"C形脊柱侧弯"。阶段长、弯度大、塌陷的脊柱侧弯在需要轮椅辅助或卧床不起的患者中更常见。这些脊柱侧弯的顶点以胸椎（T2~T10）或胸腰椎交界处（T11~L1）为中心，并且凸侧一般在右侧。这两型脊柱侧弯示例见图7.1。脑瘫合并脊柱侧弯需要手术的患者，绝大多数（94%）都有骨盆倾斜、冠状位失衡及脊柱侧弯度数大，为第二类脊柱侧弯。

7.5 非手术治疗

在照顾这些患者时，减轻疼痛、保留运动功能(包括坐姿和姿势控制）、日常卫生和营养护理的能力是最重要的。接近正常的颏眉垂线角才能够接收到视觉和认知刺激，并给予运动反应。畸形角度 < 20°的脊柱侧弯患者随访观察是合理的。对处于随访观察期的患者，若畸形进展，是否能够采用矫形器治疗，

取决于脊柱侧弯的严重程度和神经系统的功能状况。但痉挛性四肢瘫痪患者一般不会受益于长期的支具治疗。与单纯的随访观察相比，佩戴刚性胸腰骶矫形器（TLSOs）5 年以上每天佩戴 23 h 的患者，脊柱侧弯缓解或进展几乎没有什么益处。相比之下，Terjesen 等对 86 例痉挛性四肢瘫痪患者进行了回顾性队列研究，发现接受定制 TLSOs 的患者平均每年进展 4.2°，其中有 25% 的患者每年进展不到 1°。柔性 TLSOs 可以提供坐位支撑和功能支持，改善坐位功能可以帮助学生在课堂上集中注意力，容易护理，提升自我形象，降低压疮的发生率。柔性脊柱侧弯的儿童，需要佩戴支具矫形，可以在轮椅上安装侧胸支持和模块化座椅调节系统。这将使我们能够对冠状位畸形实现 3 个方位的控制。GMFCS Ⅰ ~ Ⅲ级能行走的脊柱侧弯患儿，与青少年特发性脊柱侧弯类似，刚性支撑可能减缓畸形的进展。支具通常用于 25° 或以上的侧弯且仍存在明显生长潜能的患者，应每天至少佩戴 12 h，最佳佩戴时间为每天 16~18 h。治疗性拉伸、电刺激和肉毒杆菌毒素目前来看缺乏有效性，目前不予建议。

7.6 手术指征

治疗决策应始终通过衡量患者健康功能增益、患者满意度和技术成功的可能性来决定。对这些患者进行手术治疗的所有决定都应旨在维持健康功能，阻止进行性畸形及其相关并发症，实现合理的患者 –

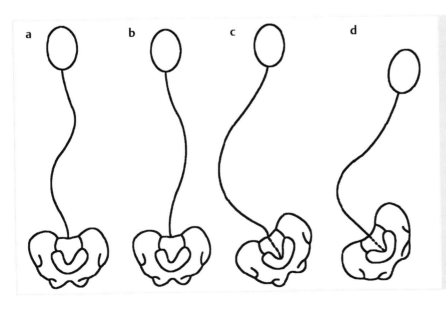

图 7.1 脑瘫继发神经肌肉侧弯的曲线类型。Ⅰ组为双曲线型侧弯，骨盆倾斜度小，可为平衡（a）或不平衡（b）。Ⅱ组曲线（c，d）为腰椎或胸腰椎较大曲度的侧弯，骨盆倾斜度明显

照护者满意度，并尽量减少并发症。对于功能较好的患者，目标可能不同。这些患者可能希望更好的脊柱平衡、保存功能和更大的活动潜力。对于没有行走潜力的患者，目标应该是使患者可以保持坐位和护理更便利。有严重学习障碍的患者，其护理负担可能发生显著变化。在这个群体中，外科手术是一种姑息性措施，以使在家里独立照顾孩子，并让孩子参与学校和社区活动。Larsson 等在一项前瞻性队列研究中发现，接受手术治疗的神经肌肉性脊柱侧弯患者的整体护理负担降低，坐姿和肺活量也得到改善。在另一项对 100 例接受脊柱融合术的痉挛性脑瘫患者的研究中，85% 的受访家长表示，他们对手术结果感到满意，愿意再次选择手术。护理人员认为患者的自我形象得到了改善。父母和护理人员认为，手术改善了孩子的坐姿、外貌、舒适度和护理的便利性。这些结果得到了其他研究的证实。

7.7　手术治疗

当脊柱侧弯幅度超过 50° 并伴有功能恶化时，应考虑手术治疗。即使生长发育停止了，也有充分的证据表明这些脊柱侧弯将会进展。对于 60°~90° 的脊柱侧弯，如果畸形是刚性的，即使仍在生长，仍需手术治疗。如果在生长过程中仍然畸形是柔性的，手术通常可以延迟到畸形达到 90° 时再做，并采用单纯的后入路术式进行。在弯曲度 > 90° 的患者中，维持坐姿很困难，并会因骨盆倾斜而进一步加剧。手术应考虑周详，包括固定阶段，早发性脊柱侧弯，矢状面畸形矫正，骨盆和骨盆下冠状面畸形，术中神经监测，前方松解的必要性，术中股骨牵引和脑脊膜内巴氯芬治疗。

7.7.1　固定节段的选择

需要手术治疗的神经肌肉性脊柱侧弯患者通常需要从 T1 或 T2 到骶骨和骨盆的长阶段融合。如果近端椎体内固定不延长至 T2 或更高节段，则会发生术后近端脊柱侧弯进展和近端邻近阶段后凸的发生率增加，因为这些儿童大多缺乏足够的控制头部运动的能力。有病理性胸椎后凸的患者可能更适合将该融合扩展到 C7。关于后路脊柱融合延伸至骨盆的问题一直存在争议。有研究发现当融合不延伸到骨

盆时容易发生骨盆倾斜的进展；此外，后期骨盆的翻修手术是一项充满挑战和并发症的手术。对于不能行走且合并骨盆倾斜的患者，建议将融合扩大到骨盆。而对于有行走能力的患者，由于担心固定至骨盆后会对行走功能产生负面影响，通常避免将融合扩大到骨盆。然而，我们单位的一项利用步态分析的研究表明，在用钉棒系统固定至骨盆后，患者仍然保留了行走功能。对于因腓肠肌无力而用臀大肌带动步态的患者，可以考虑固定到 L5。McCall 和 Hayes 研究了在腰骶关节稳定的患者中使用"U形棒"（没有骨盆螺钉的钉棒系统）和椎弓根螺钉固定至 L5 的结果。根据 L5 的倾角对 L5~S1 的间隙活动进行了评价。L5 倾角超过 15° 的患者应该用标准的钉棒结构代替。

7.7.2　脑瘫早发性脊柱侧弯

青春期（生长高峰期）前的严重脊柱侧弯的治疗较为困难。继续随访观察，或使用生长友好型的脊柱内植物矫正畸形，或早期矫正和融合都是选择。在一项研究中，纳入的 27 例患者平均年龄 7.6 岁，术前 Cobb's 角平均 85°，术后平均矫正了 47%，其中 19 例发生了并发症，其中深部伤口感染 8 例，连接杆相关并发症 11 例，固定点相关并发症 6 例。使用"埃菲尔铁塔"垂直可扩张式钛肋骨假体（VEPTR）也有类似的并发症发生率。一项研究报道了 33 例接受中早期脊柱融合的脑瘫合并脊柱侧弯患儿的手术效果，患者平均年龄 8.3 岁，平均 Cobb's 角为 85°，除 2 例外所有患者都是 GMFCS V 级，随访至少 5 年，最终死亡率为 28%，6 例死于术后 1~5 年，2 例死于术后 10~15 年，3 例发生了深部感染。虽然尚未见理想的治疗方案报道，磁控生长棒系统最近得到认可，它不需要重复手术就可以实现延长生长棒的目的，可以使用足够长的时间，以完成对患者进行短期到中期的随访。短期的研究结果表明磁控生长棒近端钉子拔出、翻修手术及门诊延长失败的概率较小。一般来说，与传统熟悉的钉棒系统相比，这些作者更喜欢使用磁性生长棒，以降低翻修手术的概率。然而，我们所知的随访时间最长的研究（最少 44 个月）有更明确的结果。Teoh 报道了 8 例患者（5 例双杆内植物和 3 例单杆内植物），其中 6 例需要 8 次翻修手术。这些翻修的主要是：4 例是由于棒的

问题，3 例是由于近端螺钉拔出，1 例是由于近端邻椎发生了后凸。这些作者建议谨慎使用磁控生长棒系统，尤其是单棒结构。

7.7.3　矢状面畸形

神经肌肉性疾病的患者可能发展为伴或不伴脊柱侧凸的前凸或后凸畸形。腘筋挛缩的年轻患者可以通过延长大腿后部肌肉组织解决相关的骨盆倾斜和后倾，或通过调整轮椅或肩带来治疗柔韧的畸形。然而，这些设备可能不适用于年龄较大的儿童。脊柱在腰椎前凸矫正术中会延长，而在脊柱后凸矫正术中会缩短。在手术矫正腰椎过度前凸之前，必须评估有无脊髓栓系。然而，这些适应能力在大一点的孩子身上可能没有那么好。脊柱在腰椎前凸矫正时变长，后凸矫正时变短。在手术矫正腰椎前必须评估脊髓栓系。先前因痉挛而接受过背根切断术的患者发生病理性脊柱前凸和相关脊椎滑脱的风险增加，这会影响后路手术暴露。在矫正过度脊柱前凸和腰椎相对延长后，因神经根紧张可能会发生术后神经根炎。腰椎前凸和相关的骨盆前倾和倾斜改变了骨盆固定内植物的轨迹，这是发生骨盆固定相关并发症的危险因素。已经有骨盆内固定物向内侧破坏髂骨后引起肠穿孔的报道。建议使用模块化螺钉系统来降低骨盆螺钉放置引起的并发症发生率，允许个性化定制，并能够矫正畸形。

7.7.4　骨盆及骨盆下冠状面畸形

代偿性脊柱侧弯源于骨盆和骨盆下病因引起的冠状面畸形。臀中肌和髋内收肌的力量不对称以及骨盆下病变，包括髋关节半脱位或脱位，都会导致骨盆倾斜。可以尝试松解内收肌和髂腰肌，以实现年轻患者的股骨头覆盖和骨盆水平。由于畸形变得僵硬，年龄较大时可能需要对股骨近端和骨盆进行截骨。这些病例，应在骨盆截骨之前进行脊柱畸形矫正以覆盖股骨头。

代偿性脊柱侧弯起源于骨盆冠状面畸形和骨盆下壁畸形。臀中肌和髋内收肌的不对称力以及盆下疾病，包括髋部半脱位或脱位导致骨盆倾斜。可以尝试在年轻患者中行内收肌和髂腰肌的松解以达到股骨头覆盖和骨盆平整。年龄增大后，由于畸形变得僵硬，可能还需要股骨近端和骨盆截骨。在这些

病例中，应先进行脊柱畸形矫正，再行骨盆截骨以覆盖股骨头。

7.7.5　术中神经监测

使用术中经颅运动诱发电位（MEP）和体感诱发电位（SEP）进行脊髓监测在这一人群中存在争议，因为有意义的监测很困难。30% 的重度脑瘫患者在基线时可能有微弱甚至无信号，尤其是受影响最严重的儿童几乎检测不到经颅运动诱发电位。即使术中神经监测出现了变化，接下来也很难干预。Stagnara 唤醒试验通常是不可能实现的。在对术中生理参数优化和手术矫正有反应的患者中，也可能出现神经源性膀胱需要导尿，或在神经系统最受累的患者中维持保护性感觉。对于尽管进行了优化但仍丢失信号的患者，分期手术与原位矫正都是方法，也是有争议的。家庭参与决策有助于确定最佳护理计划。

7.7.6　前方松解

对于僵硬的脊柱侧弯或 > 90° 的脊柱侧弯，用拉力或支点弯曲不能矫正，没有柔韧性，则应在凸侧水平进行前方松解。腰骶部前方松解包括腰大肌起始部松解、纤维环松解和椎间盘完全切除术。这些有助于纠正骨盆倾斜和骨盆后倾。前路手术会增加并发症的发病率。据报道，前路松解术的肺部和心血管（凝血病和低血压）并发症发生率较高。胸腔镜前路松解术可以从 T4~T5 到 T11~T12 的椎间盘进行，与开胸手术相比，可以减少手术时间和相关并发症的发病率。当需要前路和后路联合手术时，重要的是要考虑有无证据支持分期（间隔 1~2 周）或当天前后路手术。有些人更倾向对有多种内科合并症和严重脑瘫的患者采用分期手术方法。对于健康状况较好的患者可以计划当天前后路手术，但由于手术时间过长或前路松解后失血，可能需要重新考虑分期执行。当使用带有单元杆或椎弓根螺钉固定骨盆的刚性节段器械时，不需要前路融合以防止曲轴现象的发生。

7.7.7　术中 Halo 架 – 股骨牵引

脊柱后凸或骨盆明显倾斜的患者可以从术中牵引中获益。对于腰椎过度前凸的患者，应避免双

侧使用，以免加重前凸。牵引矫正前，单侧牵引可能有助于保持骨盆水平。近端牵引可以通过颅骨用Halo架或颅骨钳施加，远端用股骨针、下肢皮肤牵引，或将脚和脚踝固定在与手术台相连的靴子中。

7.7.8　鞘内巴氯芬泵

鞘内注射巴氯芬用于控制肌肉痉挛，同时维持肌肉功能。鞘内巴氯芬泵的患者必须在泵的位置有足够的填充物以方便俯卧。脊柱畸形手术中同时植入泵不会增加感染风险。在插入鞘内导管时不应出现明显的脑脊液漏。后路融合术后，鞘内的泵和连接管可以安全地在脊髓圆锥下插入或更换。

7.8　手术进展及结果

当没有其他可行的替代方案时，脊柱内固定和融合术适用于塌陷性畸形和坐位疼痛。Harrington棒的假关节发生率高得令人无法接受（18%~27%）。使用Luque杆和椎板下绑线比Harrington棒系统具有更好的结果，并且不需要长时间的术后佩戴支具。Comstock等将仅接受后路手术治疗的患者与前后联合手术治疗的患者进行了比较，发现两者的平均矫治率分别为51%和57%。

当融合不扩大到骨盆时，容易发生盆腔倾斜的进展。Galveston技术通过在骨盆之间放置Luque棒将融合扩展至骨盆，L5~S1节段的融合率较好，并能很好地控制骨盆倾斜。然而，它与骶髂关节微运动相关的松动高发生率有关，导致影像学上的"挡风玻璃－雨刷"效应的发生。使用椎板下捆线将两个Luque棒通过分段融合至骨盆，在矢状面上提供了一个强大的矫正力量，但是围绕这两个棒的旋转力臂使得棒平移、不能控制扭转，以及随后发生骨盆倾斜加重、假关节形成和内植物失败。Luque棒直径＜1/4 in（1 in ≈ 2.54 cm）可能与植入物失败率增加有关。然而，术中将直径为1/4 in的Luque棒弯曲到植入骨盆的理想几何形状具有挑战性。Lonstein等对93例使用双Luque-Galveston技术的患者进行了平均3.8年的随访，发现他们的主要脊柱侧弯矫正率为50%，平均术前脊柱侧弯度为72°，骨盆倾角矫正率为40%。Sanders等发现术后残余角度＞35°、术前角度＞60°、曲轴畸形和未融合至骨盆都是术后曲度进展的风险因素。

Bell等研发了单边杆，这解决了双边Luque棒器械的一些限制。主要的设计变化是一个近端连接的预成形杆，与双Luque杆之间的独立旋转自由度相比，它能够更好地控制旋转。Tsirikos等对241例患者进行了平均3.9年的随访，发现脊柱侧弯平均矫正度为76°，骨盆倾角平均矫正度为71%，平均矫正率为68%，这比双Luque杆器械更有效。Westerlund和Dias也发现了类似的结果。

使用Cotrel-Dubousset挂钩器械行节段固定仅限于具有S形侧弯的患者，无须延伸至骨盆。使用骶髂螺钉及钩子固定骨盆的混合内植物可以从后路矫正40%的骨盆倾斜，使用前后联合入路可以矫正47%。在冠状面矫正时有原位棒反转的趋势，这在降低骨盆倾斜方面与椎板下张力带捆绑相比没有显著的生物力学优势。

髂骨螺钉由光滑的Galveston棒和骶髂螺钉连接承载。与Galveston棒相比，它们需要更少的解剖显露，并且具有更好的抗拔出强度，因为它们向前延伸可超过腰骶运动的枢轴点。Galveston棒可能会拔出，并在后部突出。节段性椎弓根螺钉固定使得腰骶结合处的融合率显著改善，同时纠正了骨盆倾斜和解决了坐位问题。这些系统的模块化特性有助于治疗骨质疏松症、骨盆三维畸形（例如旋转骨盆）和腰椎前凸过度，这有助于避免早期内固定失败。通过连接器将髂螺钉连接到连杆上。需注意连接杆的两端，与连接点要有足够的长度，以避免脱离。在骨盆上使用4枚髂螺钉改善了骨把持力，但没有完全消除松动的因素。对于体格消瘦的患者，内植物在体表突出可能是个问题。将椎弓根螺钉固定在髂后上棘的自然隆起（PSIS）处，并去除部分骨质，可以避免这个问题。

Kebaish等推广了骶骨－髂骨（S2AI）固定术，该技术的优点是髂骨螺钉尾端不会突出，因为它放置在PSIS深层15 mm处。此外，软组织剥离更少，抗拔出强度类似于髂骨螺钉。螺钉向前延伸穿过骶髂关节，超过腰骶结合部的枢轴位置，并在屈曲运动时起到有效的抵抗腰骶结合部的运动。钉尾与连接棒排列对齐，无须偏置。

带复位片的腰椎椎弓根螺钉可有效地控制矢状位和冠状位，同时与髂骨螺钉或S2AI螺钉配合使用时可减小骨盆的倾斜。这对于放置髂骨螺钉具有挑战性的腰椎过度前凸和骨盆前倾畸形特别有用。Tsirikos 和 Mains 在一组接受了仅经后路行椎弓根螺钉固定矫形的青少年脑瘫患者，术前平均弯曲角度为 76°，术后发现大弯有 72% 的矫正，骨盆倾斜角术前平均为 22°，术后矫正率为 80%。基于椎弓根螺钉的模块化结构设计可实现出色的 Cobb's 角和骨盆倾斜矫正，但这些系统的初始成本远高于牵引棒。然而，多中心系列研究表明，从长远来看，椎弓根螺钉系统植入物相关并发症较少，感染率较低，这抵消了成本较高这一局限。除了肺部问题，植入物相关并发症和感染是神经肌肉性脊柱侧凸的手术治疗中最常见的两种并发症。

在我们单位，内植物混合使用和所有的椎弓根螺钉系统最终治疗结果类似。椎弓根螺钉大多置入下段胸椎和腰椎。骶骨盆固定采用 S2AI 螺钉。稳定的骨盆固定使近端连接的双棒具有强大的力量来维持骨盆于水平位。棒的复位从尾端腰椎螺钉开始，并向头侧进行。中间的胸椎可用椎板下张力带捆绑或交错放置椎弓根螺钉固定。当需要对胸椎进行大幅度矫正时，采用全椎弓根螺钉固定。

7.9　围手术期管理

患有神经肌肉性脊柱侧弯的儿童在医学上往往很复杂，并且术前都有许多风险。手术的风险和并发症与神经损伤的严重程度直接相关。需要通过留置胃管或空肠管补给营养的患者、严重智力障碍、缺乏语言交流和自主坐位的患者以及癫痫患者的并发症发生率最高。癫痫、呼吸问题、营养缺乏、胃食管反流和胃肠动力问题都应该在术前处理。麻醉师应该了解那些通过生酮饮食控制癫痫发作的儿童在术中发生低血糖的风险很高，应予注意。

术前实验室检查应包括完整的血细胞计数、完整的代谢情况、尿液分析、凝血情况、白蛋白和前白蛋白。出血量可能非常大，术前应准备好 1~1.5 倍于患者的血量，并做好血型检测和交叉配型。应注意凝血因子的补充和维持核心体温。尽管凝血酶原时间（PT）和部分凝血酶原时间（PTT）值是正常的，但在这一人群中，失血往往发生得更早、数量更多。细胞回收和抗纤溶药物是减少异体输血和

失血的有效辅助手段。氨甲环酸（TXA）已被证明比 Epsilon- 氨基己酸（AMICAR）更有效，负荷剂量为 100 mg/kg，滴注时间超过 30 min，然后保持 10 mg/kg 的输注剂量直至关闭伤口。这种药物的输注应限制在 8 小时以内。

术中，外科医生应努力与麻醉师不断沟通。术中体温过低是麻醉师最常遇到的问题，据报道高达 55%。这可能会导致凝血功能障碍，带监测功能的主动加温毯有助于防止体温过低，而不会将核心体温升高得太高。在麻醉诱导期间以及在备皮和铺巾之前开放静脉（IV）通路时，患者最有可能出现体温过低。15% 的患者会出现术中低血压，这通常与慢性脱水导致的容量补充不足、对麻醉药的敏感性增加以及失血量增加有关。脊柱后凸的矫正也会阻碍静脉血向心脏回流并导致低血压，但这可以通过在矫正前增加心脏前负荷来预防。当在曲度矫正过程中遇到低血压时，尝试释放脊柱上的压力，同时提高心率或静脉输液或输血速度。在血压稳定 5~10 min 后，在软组织松动后进行逐步矫正通常是安全的。如果出现伴有或不伴有心动过缓的突发低血压，应考虑过敏反应；未知的乳胶过敏在这些患者中很常见，对胶体或血浆替代品的反应也是可能的。

家长和看护人员往往没有为患者术后病程的复杂性或持续时间做好准备。针对家属和看护人员的术前咨询应强调延长重症监护病房（ICU）监护时间的可能性，以及术后发生并发症的可能性或结果预期。

7.10　手术技术

在插管和麻醉诱导、神经监测导线放置、导尿、大口径静脉通路的建立、中心静脉导管插入术（必要时）和动脉导管放置后，患者俯卧在可透过 X 线的手术台或四柱台子上。所有的骨性突起都被铺垫好以避免皮肤压疮。腹部应自由下垂，在膝盖和大腿的支持下可以让臀部轻轻弯曲，以纠正腰椎前凸。腹部悬空可降低下腔静脉压力来减少术中失血量。如有必要，可在矫正操作期间对高骨盆倾斜一侧进行单侧术中皮肤牵引。

在静脉注射抗生素和 TXA 后，从 T1 到骶骨进行标准的脊柱后路显露。骨膜下剥离可用 Cobb 剥离器向外行骨膜下剥离，电刀止血。应考虑使用双极

电刀，因为使用双极电刀可减少失血和输血。保留头侧棘上韧带和棘间韧带以防止近端交界性后凸的发生。通过切除关节突和黄韧带进行广泛的后方松解，可以在刚性侧弯的顶端部分实现松动。可以使用咬骨钳、骨凿、钻头或超声骨刀进行关节突切除术。这应该从 L5~S1 向尾侧方向进行，到上位固定椎体下方的水平。用凝血酶或其他止血剂浸泡的明胶海绵控制局部出血。如果需要额外的畸形矫正，可以用 Kerrison 咬骨钳和磨钻将小关节连同棘上韧带和棘间韧带以及黄韧带一起切除，来进行后柱截骨术（PCO）。有经验的作者使用超声波骨刀完成 PCO。可能需要在凸侧部分进行凹陷截骨术。对于严重、僵硬的骨盆倾斜，可能需要对凹侧 L5 横突尖端紧绷的髂腰韧带进行松解。

如果选择传统的髂骨螺钉固定，接下来要暴露 PSIS。为避免螺钉头突出，在 PSIS 最突出部分的尾端 1cm 切口使用骨凿切除部分骨质。骨盆之间的松质骨通过钻头或椎弓根植入装置进行置钉。在 X 线透视下，使用微创技术可以成功地固定髂骨螺钉，以避免对腰骶结合部和骨盆骶骨椎旁肌肉组织进行广泛的肌肉剥离。髂骨的"泪滴"是通过在髂骨翼平面内向头端倾斜 C 臂机显示的，使其平行于坐骨切迹的皮质骨。在该区域放置髂骨螺钉可确保在坚固的松质骨中获得良好的固定，要有足够的长度以超过腰骶结合部的枢轴点，并避免累及坐骨切迹和髋臼。然后将髂骨螺钉连接到胸腰椎以矫正骨盆倾斜。

如果选择 S2AI 固定，尾端切口处的暴露是最小的。起点在 S1 和 S2 椎间孔的中间，与 S1 椎弓根螺钉置钉方向一致。螺钉穿过骶髂关节并具有与髂骨螺钉相同的尾端，为获得最大的固定力量置钉应指向髂前下棘（AIIS）或大转子。峡部通常位于 60 mm 标记处。相对于髂骨平面指向头侧，在远离髋关节方向滑动，以便插入更长的螺钉。然后在钻孔和螺钉插入之前插入导丝，典型的螺钉尺寸直径为 8 mm 或以上，长度至少为 65~80 mm。在中位骨盆中，侧向角度预计有 30°，但针对旋转畸形这个角度需要进行调整。若有脊柱过度前凸，进针轨迹将需要更加水平。

用徒手技术置入胸腰椎椎弓根螺钉。显露好关节突、乳突和横突。显露关节突和横突处，寻找腰椎椎弓根螺钉进针点，位于横突中部和关节突外缘

的交叉点。使用高速磨钻标记进针点，并穿透骨皮层。用带有曲度的开路锥插入进针口，弯曲指向外侧。一旦达到 20 mm 的深度，就增加外展。再用椎弓根探针用于探测椎弓根上、下、内、外 4 个壁和底部，以确保没有突破骨质。多轴复位椎弓根螺钉可用于腰椎。对于胸椎椎弓根螺钉，应使用直型开路锥。胸椎椎弓根螺钉的进针点在横突中段与上关节突中线外侧缘。透视下辅助胸椎椎弓根螺钉置入是有帮助的。

如果要放置椎板下张力丝，则需要切除每个胸椎水平的棘突以暴露黄韧带。要把椎板保留下来，因为它们是坚强固定的基础。显露椎板下间隙，在每一个阶段的椎板下通过张力丝。从 T5~T12，每个阶段都有 16 号双侧 Luque 张力丝穿过。对它们进行预成型后，在用近似于薄板宽度的曲率半径后从下向上放置张力丝。避免撬开椎板和压迫脊髓。然后将钢丝在椎板上回折，并且钢丝的两端按照伤口的边缘进行塑型，这防止了钢丝在其他阶段脱离椎板的下面。图 7.2 显示椎弓根螺钉和棒/椎板张力丝的结构。

通常使用定制的 5.5 mm 钴铬合金或不锈钢预弯后使用。认识到矫正胸椎后凸畸形后脊柱会缩短，而矫正腰椎前凸畸形会延长脊柱。根据畸形的情况，预弯棒连接到 S2AI 螺钉或髂骨螺钉上。横联被放置在棒的头端，将两个棒连接起来，复位用腰椎椎弓根螺钉尾端有槽允许插入棒。脊柱会沿着棒被矫形。将棒推向脊柱会在骨盆固定的位置对钉棒产生相当大的力矩，应该避免以防止骨折的发生。沿头侧方向拧紧复位椎弓根螺钉上方的固定螺母，椎板下张力丝（如果适用）也是如此。如果使用椎板下钢丝，应将其切割剩余至 1 cm 长，并向下弯曲到椎板，以避免植入物突出。此时，可以去除任何额外的皮质骨，然后进行大量灌洗。将自体移植物和同种异体移植物粉碎放置在后外侧促进骨性融合。图 7.3 示椎弓根螺钉和钉棒置入后病例。在骨移植物中加入万古霉素等抗生素对于预防急性深部伤口感染是安全有效的。须进行细致的止血和闭合。如果不可能进行细致的止血，则可使用引流管。

7.11 术后护理

对于血流动力学稳定，且呼吸动力和肺参数

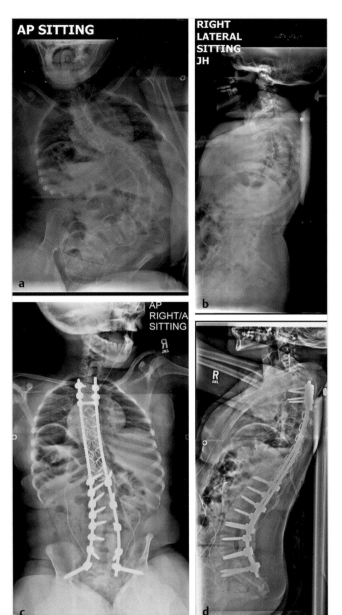

图 7.2 （a，b）四肢痉挛性脑瘫患者术前坐位 X 线片，患者有严重的胸腰椎侧弯和骨盆倾斜，伴随明显的坐立困难、疼痛和皮肤问题。（c，d）后路脊柱融合术后 2 年患者坐位 X 线片。注意骨盆倾斜的大幅度矫正，以及冠状面失代偿和矢状面坐位平衡的矫正

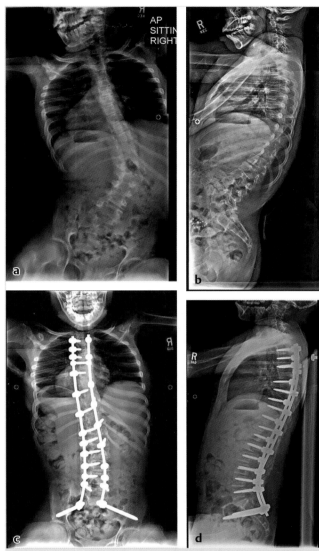

图 7.3 （a，b）四肢痉挛性脑瘫患者术前坐位 X 线片，患者有严重的胸腰椎侧弯和骨盆倾斜。患者有明显的坐立困难、疼痛和脊柱前凸过度。（c，d）患者术后坐位 X 线片，显示通过 S2AI 钉道置入髂骨螺钉，术后患者能维持站姿和坐姿

正常的患者，应尽量在手术室拔管。术后患者应在 ICU 中监护治疗 24~48 h，以密切监测血容量和血流动力学状态。对于没有心肺危险因素的患者，血红蛋白应维持在 7 g/dL 以上，对于有心肺危险因素的患者，血红蛋白应维持在 8 g/dL 以上，以维持足够的灌注。应根据需要监测和纠正凝血及血小板计数异常。预防性应用抗生素应在围手术期持续 24 h。对于营养状况不佳的患者，应在术后早期通过留置胃或空肠饲管开始肠内高营养。离开 ICU 后，理想情况下应与儿科医生共同管理。应在医学上适当的情况下尽快让患者下床并坐上轮椅。应重新调整患儿术前所用的轮椅。患儿通常可在能够长时间保持坐姿，且不使用术后限制或矫形器 4 周返回学校。

7.12　并发症

已报告的术后并发症发生率从 18%~68% 不等。

最大弯曲 70° 或更大、近期有严重的基础疾病或严重智力障碍的患者术后并发症的风险最高。肺不张和需要长时间通气支持的严重呼吸问题很常见。术后肠梗阻、胰腺炎、肠系膜上动脉综合征、肺损害和胆石症都可能发生并表现隐匿；因此，整形外科医生和其他咨询服务机构在评估任何临床异常时应保持警惕。脊柱手术后的术后伤口感染（SSI）往往在神经肌肉脊柱侧凸患者中最为常见。在 20 世纪 70 年代，感染的发生率高达 90%，但目前经过努力手术部位的感染率已降至 6%~11%，甚至更低。接受肠内营养的患者、使用单边棒器械、残留明显畸形、皮肤不完整和植入物突出的患者 SSI 风险最高。大多数急性深部感染对引流和灌洗反应良好，可留置引流管或真空负压装置覆盖伤口辅助闭合，闭合延迟并使用Ⅳ代抗生素，并可保留器械。神经肌肉性脊柱侧凸手术后的感染与预后差、假关节形成和随访疼痛相关。感染后假关节形成更常见，如果怀疑有感染，检查应包括标准 X 线片、全血细胞计数、炎症标志物（红细胞沉降率和 C- 反应蛋白）、25- 羟基维生素 D 和计算机断层扫描。

7.13　结果

使用椎弓根螺钉或混合内固定物进行神经肌肉性脊柱侧弯手术时，预计大约有 75%~80% 的矫正率，骨盆冠状位和矢状位力线良好。当使用正确的手术技术和刚性固定时，融合率非常好并且可以避免假关节形成。患者和看护人员的满意度都非常高，超过 85% 的看护者还注意到这些孩子除了能够坐着和方便看护之外的其他益处。虽然这个儿童患者群体病情差异较大，但即使是病情最严重的患儿，存活率也很高，手术后 11 年存活率预计为 70%。

参考文献

[1] Persson-Bunke M, Hägglund G, Lauge-Pedersen H, Wagner P, Westbom L. Scoliosis in a total population of children with cerebral palsy. Spine. 2012; 37(12):E708–E713.
[2] Weinstein SL, Flynn JM. Lovell and Winter's Pediatric Orthopaedics. Lippincott Williams & Wilkins; 2013.
[3] Thometz JG, Simon SR. Progression of scoliosis after skeletal maturity in institutionalized adults who have cerebral palsy. J Bone Joint Surg Am. 1988; 70(9):1290–1296.
[4] Saito N, Ebara S, Ohotsuka K, Kumeta H, Takaoka K. Natural history of scoliosis in spastic cerebral palsy. Lancet. 1998; 351(9117):1687–1692.
[5] Dubousset J, Charpak G, Dorion I, et al. [A new 2D and 3D imaging approach to musculoskeletal physiology and pathology with low-dose radiation and the standing position: the EOS system]. Bull Acad Natl Med. 2005; 189(2):287–297, discussion 297–300.
[6] Madigan RR, Wallace SL. Scoliosis in the institutionalized cerebral palsy population. Spine. 1981; 6(6):583–590.
[7] Lonstein JE, Akbarnia A. Operative treatment of spinal deformities in patients with cerebral palsy or mental retardation. An analysis of one hundred and seven cases. J Bone Joint Surg Am. 1983; 65(1):43–55.
[8] Miller A, Temple T, Miller F. Impact of orthoses on the rate of scoliosis progression in children with cerebral palsy. J Pediatr Orthop. 1996; 16(3):332–335.
[9] Terjesen T, Lange JE, Steen H. Treatment of scoliosis with spinal bracing in quadriplegic cerebral palsy. Dev Med Child Neurol. 2000; 42(7):448–454.
[10] Goldberg MJ. Measuring outcomes in cerebral palsy. J Pediatr Orthop. 1991; 11(5):682–685.
[11] Larsson ELC, Aaro SI, Normelli HCM, Oberg BE. Long-term follow-up of functioning after spinal surgery in patients with neuromuscular scoliosis. Spine. 2005; 30(19):2145–2152.
[12] Cassidy C, Craig CL, Perry A, Karlin LI, Goldberg MJ. A reassessment of spinal stabilization in severe cerebral palsy. J Pediatr Orthop. 1994; 14(6):731–739.
[13] Comstock CP, Leach J, Wenger DR. Scoliosis in total-body-involvement cerebral palsy. Analysis of surgical treatment and patient and caregiver satisfaction. Spine. 1998; 23(12):1412–1424, discussion 1424–1425.
[14] Bulman WA, Dormans JP, Ecker ML, Drummond DS. Posterior spinal fusion for scoliosis in patients with cerebral palsy: a comparison of Luque rod and Unit Rod instrumentation. J Pediatr Orthop. 1996; 16(3):314–323.
[15] Sussman MD, Little D, Alley RM, McCoig JA. Posterior instrumentation and fusion of the thoracolumbar spine for treatment of neuromuscular scoliosis. J Pediatr Orthop. 1996; 16(3):304–313.
[16] Watanabe K, Lenke LG, Daubs MD, et al. Is spine deformity surgery in patients with spastic cerebral palsy truly beneficial? A patient/parent evaluation. Spine. 2009; 34(20):2222–2232.
[17] Dias RC, Miller F, Dabney K, Lipton GE. Revision spine surgery in children with cerebral palsy. J Spinal Disord. 1997; 10(2):132–144.
[18] McElroy MJ, Sponseller PD, Dattilo JR, et al. Growing Spine Study Group. Growing rods for the treatment of scoliosis in children with cerebral palsy: a critical assessment. Spine. 2012; 37(24):E1504–E1510.
[19] Cheuk DKL, Wong V, Wraige E, et al. Surgery for scoliosis in Duchenne muscular dystrophy. Cochrane Database Syst Rev. 2015 Oct 1;(10).
[20] Sanders JO, Evert M, Stanley EA, Sanders AE. Mechanisms of curve progression following sublaminar (Luque) spinal instrumentation. Spine. 1992; 17(7):781–789.
[21] McCarthy RE. Management of neuromuscular scoliosis. Orthop Clin North Am. 1999; 30(3):435–449, viii.
[22] Tsirikos AI, Chang WN, Shah SA, Dabney KW, Miller F. Preserving ambulatory potential in pediatric patients with cerebral palsy who undergo spinal fusion using unit rod instrumentation. Spine. 2003; 28(5):480–483.
[23] McCall RE, Hayes B. Long-term outcome in neuromuscular scoliosis fused only to lumbar 5. Spine. 2005; 30(18):2056–2060.
[24] Abol Oyoun N, Stuecker R. Bilateral rib-to-pelvis Eiffel Tower

VEPTR construct for children with neuromuscular scoliosis: a preliminary report. Spine J. 2014; 14(7):1183–1191.

[25] Sitoula P, Holmes L, Jr, Sees J, Rogers K, Dabney K, Miller F. The long-term outcome of early spine fusion for scoliosis in children with cerebral palsy. Clin Spine Surg. 2016; 29(8):E406–E412.

[26] Thompson W, Thakar C, Rolton DJ, Wilson-MacDonald J, Nnadi C. The use of magnetically-controlled growing rods to treat children with early-onset scoliosis:early radiological results in 19 children. Bone Joint J. 2016; 98-; B(9):1240–1247.

[27] La Rosa G, Oggiano L, Ruzzini L. Magnetically controlled growing rods for the management of early-onset scoliosis: a preliminary report. J Pediatr Orthop. 2017; 37(2):79–85.

[28] Hickey BA, Towriss C, Baxter G, et al. Early experience of MAGEC magnetic growing rods in the treatment of early onset scoliosis. Eur Spine J. 2014; 23 Suppl 1:S61–S65.

[29] Teoh KH, Winson DMG, James SH, et al. Magnetic controlled growing rods for early-onset scoliosis: a 4-year follow-up. Spine J. 2016; 16(4) Suppl:S34–S39.

[30] Tsirikos AI, Lipton G, Chang WN, Dabney KW, Miller F. Surgical correction of scoliosis in pediatric patients with cerebral palsy using the unit rod instrumentation. Spine. 2008; 33(10):1133–1140.

[31] Tsirikos AI, Mains E. Surgical correction of spinal deformity in patients with cerebral palsy using pedicle screw instrumentation. J Spinal Disord Tech. 2012; 25(7):401–408.

[32] Miller F. Spinal deformity secondary to impaired neurologic control. J Bone Joint Surg Am. 2007; 89 Suppl 1:143–147.

[33] DiCindio S, Theroux M, Shah S, et al. Multimodality monitoring of transcranial electric motor and somatosensory-evoked potentials during surgical correction of spinal deformity in patients with cerebral palsy and other neuromuscular disorders. Spine. 2003; 28(16):1851–1855, discussion 1855–1856.

[34] Hammett TC, Boreham B, Quraishi NA, Mehdian SMH. Intraoperative spinal cord monitoring during the surgical correction of scoliosis due to cerebral palsy and other neuromuscular disorders. Eur Spine J. 2013; 22 Suppl 1:S38–S41.

[35] Vauzelle C, Stagnara P, Jouvinroux P. Functional monitoring of spinal cord activity during spinal surgery. Clin Orthop Relat Res. 1973(93):173–178.

[36] Moon ES, Nanda A, Park JO, et al. Pelvic obliquity in neuromuscular scoliosis:radiologic comparative results of single-stage posterior versus two-stage anterior and posterior approach. Spine. 2011; 36(2):146–152.

[37] Keeler KA, Lenke LG, Good CR, Bridwell KH, Sides B, Luhmann SJ. Spinal fusion for spastic neuromuscular scoliosis: is anterior releasing necessary when intraoperative halo-femoral traction is used? Spine. 2010; 35(10):E427–E433.

[38] Tsirikos AI, Chang WN, Dabney KW, Miller F. Comparison of one-stage versus two-stage anteroposterior spinal fusion in pediatric patients with cerebral palsy and neuromuscular scoliosis. Spine. 2003; 28(12):1300–1305.

[39] Dias RC, Miller F, Dabney K, Lipton G, Temple T. Surgical correction of spinal deformity using a unit rod in children with cerebral palsy. J Pediatr Orthop. 1996; 16(6):734–740.

[40] Dubousset J, Herring JA, Shufflebarger H. The crankshaft phenomenon. J Pediatr Orthop. 1989; 9(5):541–550.

[41] Westerlund LE, Gill SS, Jarosz TS, Abel MF, Blanco JS. Posterior-only unit rod instrumentation and fusion for neuromuscular scoliosis.

Spine. 2001; 26(18):1984–1989.

[42] Vialle R, Delecourt C, Morin C. Surgical treatment of scoliosis with pelvic obliquity in cerebral palsy: the influence of intraoperative traction. Spine. 2006; 31(13):1461–1466.

[43] Huang MJ, Lenke LG. Scoliosis and severe pelvic obliquity in a patient with cerebral palsy: surgical treatment utilizing halo-femoral traction. Spine. 2001; 26(19):2168–2170.

[44] Borowski A, Shah SA, Littleton AG, Dabney KW, Miller F. Baclofen pump implantation and spinal fusion in children: techniques and complications. Spine. 2008; 33(18):1995–2000.

[45] Dabney KW, Miller F, Lipton GE, Letonoff EJ, McCarthy HC. Correction of sagittal plane spinal deformities with unit rod instrumentation in children with cerebral palsy. J Bone Joint Surg Am. 2004; 86-A(Pt 2) Suppl 1:156–168.

[46] Bonnett C, Brown JC, Grow T. Thoracolumbar scoliosis in cerebral palsy. Results of surgical treatment. J Bone Joint Surg Am. 1976; 58(3):328–336.

[47] Stanitski CL, Micheli LJ, Hall JE, Rosenthal RK. Surgical correction of spinal deformity in cerebral palsy. Spine. 1982; 7(6):563–569.

[48] Broom MJ, Banta JV, Renshaw TS. Spinal fusion augmented by Luque-rod segmental instrumentation for neuromuscular scoliosis. J Bone Joint Surg Am. 1989; 71(1):32–44.

[49] Boachie-Adjei O, Lonstein JE, Winter RB, Koop S, vanden Brink K, Denis F. Management of neuromuscular spinal deformities with Luque segmental instrumentation. J Bone Joint Surg Am. 1989; 71(4):548–562.

[50] Gersoff WK, Renshaw TS. The treatment of scoliosis in cerebral palsy by posterior spinal fusion with Luque-rod segmental instrumentation. J Bone Joint Surg Am. 1988; 70(1):41–44.

[51] Sullivan JA, Conner SB. Comparison of Harrington instrumentation and segmental spinal instrumentation in the management of neuromuscular spinal deformity. Spine. 1982; 7(3):299–304.

[52] Allen BL, Jr, Ferguson RL. The Galveston technique for L rod instrumentation of the scoliotic spine. Spine. 1982; 7(3):276–284.

[53] Bell DF, Moseley CF, Koreska J. Unit rod segmental spinal instrumentation in the management of patients with progressive neuromuscular spinal deformity. Spine. 1989; 14(12):1301–1307.

[54] Herndon WA, Sullivan JA, Yngve DA, Gross RH, Dreher G. Segmental spinal instrumentation with sublaminar wires. A critical appraisal. J Bone Joint Surg Am. 1987; 69(6):851–859.

[55] Lonstein JE, Koop SE, Novachek TF, Perra JH. Results and complications after spinal fusion for neuromuscular scoliosis in cerebral palsy and static encephalopathy using Luque Galveston instrumentation: experience in 93 patients. Spine. 2012; 37(7):583–591.

[56] Piazzolla A, Solarino G, De Giorgi S, Mori CM, Moretti L, De Giorgi G. Cotrel-Dubousset instrumentation in neuromuscular scoliosis. Eur Spine J. 2011; 20 Suppl 1:S75–S84.

[57] Teli MGA, Cinnella P, Vincitorio F, Lovi A, Grava G, Brayda-Bruno M. Spinal fusion with Cotrel-Dubousset instrumentation for neuropathic scoliosis in patients with cerebral palsy. Spine. 2006; 31(14):E441–E447.

[58] Schwend RM, Sluyters R, Najdzionek J. The pylon concept of pelvic anchorage for spinal instrumentation in the human cadaver. Spine. 2003; 28(6):542–547.

[59] Ko PS, Jameson PG, II, Chang TL, Sponseller PD. Transverse-plane pelvic asymmetry in patients with cerebral palsy and scoliosis. J Pediatr Orthop. 2011; 31(3):277–283.

[60] Phillips JH, Gutheil JP, Knapp DR, Jr. Iliac screw fixation in neuromuscular scoliosis. Spine. 2007; 32(14):1566–1570.

[61] Chang TL, Sponseller PD, Kebaish KM, Fishman EK. Low profile pelvic fixation:anatomic parameters for sacral alar-iliac fixation versus traditional iliac fixation. Spine. 2009; 34(5):436–440.

[62] Kebaish KM. Sacropelvic fixation: techniques and complications. Spine. 2010; 35(25):2245–2251.

[63] Sponseller PD, Shah SA, Abel MF, et al. Harms Study Group. Scoliosis surgery in cerebral palsy: differences between unit rod and custom rods. Spine. 2009; 34(8):840–844.

[64] Sharma S, Wu C, Andersen T, Wang Y, Hansen ES, Bünger CE. Prevalence of complications in neuromuscular scoliosis surgery: a literature meta-analysis from the past 15 years. Eur Spine J. 2013; 22(6):1230–1249.

[65] Lipton GE, Miller F, Dabney KW, Altiok H, Bachrach SJ. Factors predicting postoperative complications following spinal fusions in children with cerebral palsy. J Spinal Disord. 1999; 12(3):197–205.

[66] Jain A, Njoku DB, Sponseller PD. Does patient diagnosis predict blood loss during posterior spinal fusion in children? Spine. 2012; 37(19):1683–1687.

[67] Brenn BR, Theroux MC, Dabney KW, Miller F. Clotting parameters and thromboelastography in children with neuromuscular and idiopathic scoliosis undergoing posterior spinal fusion. Spine. 2004; 29(15):E310–E314.

[68] Bowen RE, Gardner S, Scaduto AA, Eagan M, Beckstead J. Efficacy of intraoperative cell salvage systems in pediatric idiopathic scoliosis patients undergoing posterior spinal fusion with segmental spinal instrumentation. Spine. 2010; 35(2):246–251.

[69] Verma K, Errico T, Diefenbach C, et al. The relative efficacy of antifibrinolytics in adolescent idiopathic scoliosis: a prospective randomized trial. J Bone Joint Surg Am. 2014; 96(10):e80.

[70] Dhawale AA, Shah SA, Sponseller PD, et al. Are antifibrinolytics helpful in decreasing blood loss and transfusions during spinal fusion surgery in children with cerebral palsy scoliosis? Spine. 2012; 37(9):E549–E555.

[71] Theroux MC, DiCindio S. Major surgical procedures in children with cerebral palsy. Anesthesiol Clin. 2014; 32(1):63–81.

[72] Lee TC, Yang LC, Chen HJ. Effect of patient position and hypotensive anesthesia on inferior vena caval pressure. Spine. 1998; 23(8):941–947, discussion 947–948.

[73] Böstman O, Hyrkäs J, Hirvensalo E, Kallio E. Blood loss, operating time, and positioning of the patient in lumbar disc surgery. Spine. 1990; 15(5):360–363.

[74] Park CK. The effect of patient positioning on intraabdominal pressure and blood loss in spinal surgery. Anesth Analg. 2000; 91(3):552–557.

[75] Hardesty CK, Gordon ZL, Poe-Kochert C, Son-Hing JP, Thompson GH. Bipolar sealer devices used in posterior spinal fusion for neuromuscular scoliosis reduce blood loss and transfusion requirements. J Pediatr Orthop. 2018; 38(2):e78–e82.

[76] Ponte A, Orlando G, Siccardi GL. The true Ponte osteotomy: by the one who developed it. Spine Deform. 2018; 6(1):2–11.

[77] Berry JL, Stahurski T, Asher MA. Morphometry of the supra sciatic notch intrailiac implant anchor passage. Spine. 2001; 26(7):E143–E148

[78] Kim YJ, Lenke LG, Bridwell KH, Cho YS, Riew KD. Free hand pedicle screw placement in the thoracic spine: is it safe? Spine. 2004; 29(3):333–342, discussion 342.

[79] Gans I, Dormans JP, Spiegel DA, et al. Adjunctive vancomycin powder in pediatric spine surgery is safe. Spine. 2013; 38(19):1703–1707.

[80] Borkhuu B, Borowski A, Shah SA, Littleton AG, Dabney KW, Miller F. Antibiotic-loaded allograft decreases the rate of acute deep wound infection after spinal fusion in cerebral palsy. Spine. 2008; 33(21):2300–2304.

[81] Almenrader N, Patel D. Spinal fusion surgery in children with non-idiopathic scoliosis: is there a need for routine postoperative ventilation? Br J Anaesth. 2006; 97(6):851–857.

[82] Abu-Kishk I, Kozer E, Hod-Feins R, et al. Pediatric scoliosis surgery—is postoperative intensive care unit admission really necessary? Paediatr Anaesth. 2013; 23(3):271–277.

[83] Benson ER, Thomson JD, Smith BG, Banta JV. Results and morbidity in a consecutive series of patients undergoing spinal fusion for neuromuscular scoliosis. Spine. 1998; 23(21):2308–2317, discussion 2318.

[84] Korovessis PG, Stamatakis M, Baikousis A. Relapsing pancreatitis after combined anterior and posterior instrumentation for neuropathic scoliosis. J Spinal Disord. 1996; 9(4):347–350.

[85] Leichtner AM, Banta JV, Etienne N, et al. Pancreatitis following scoliosis surgery in children and young adults. J Pediatr Orthop. 1991; 11(5):594–598.

[86] Shapiro G, Green DW, Fatica NS, Boachie-Adjei O. Medical complications in scoliosis surgery. Curr Opin Pediatr. 2001; 13(1):36–41

[87] Borkhuu B, Nagaraju D, Miller F, et al. Prevalence and risk factors in postoperative pancreatitis after spine fusion in patients with cerebral palsy. J Pediatr Orthop. 2009; 29(3):256–262.

[88] Mackenzie WGS, Matsumoto H, Williams BA, et al. Surgical site infection following spinal instrumentation for scoliosis: a multicenter analysis of rates, risk factors, and pathogens. J Bone Joint Surg Am. 2013; 95(9):800–806, S1–S2.

[89] Sponseller PD, LaPorte DM, Hungerford MW, Eck K, Bridwell KH, Lenke LG. Deep wound infections after neuromuscular scoliosis surgery: a multicenter study of risk factors and treatment outcomes. Spine. 2000; 25(19):2461–2466.

[90] Szöke G, Lipton G, Miller F, Dabney K. Wound infection after spinal fusion in children with cerebral palsy. J Pediatr Orthop. 1998; 18(6):727–733.

[91] Cahill PJ, Warnick DE, Lee MJ, et al. Infection after spinal fusion for pediatric spinal deformity: thirty years of experience at a single institution. Spine. 2010; 35(12):1211–1217.

[92] Mohamed Ali MH, Koutharawu DN, Miller F, et al. Operative and clinical markers of deep wound infection after spine fusion in children with cerebral palsy. J Pediatr Orthop. 2010; 30(8):851–857.

[93] Sponseller PD, Jain A, Shah SA, et al. Deep wound infections after spinal fusion in children with cerebral palsy: a prospective cohort study. Spine. 2013; 38(23):2023–2027.

[94] Glotzbecker MP, Riedel MD, Vitale MG, et al. What's the evidence? Systematic literature review of risk factors and preventive strategies for surgical site infection following pediatric spine surgery. J Pediatr Orthop. 2013; 33(5):479–487.

[95] Sponseller PD, Shah SA, Abel MF, Newton PO, Letko L, Marks M. Infection rate after spine surgery in cerebral palsy is high and impairs results: multicenter analysis of risk factors and treatment. Clin Orthop Relat Res. 2010; 468(3):711–716.

[96] Tsirikos AI, Chang WN, Dabney KW, Miller F, Glutting J. Life expectancy in pediatric patients with cerebral palsy and neuromuscular scoliosis who underwent spinal fusion. Dev Med Child Neurol. 2003; 45(10):677–682.

第 8 章　青少年特发性脊柱侧弯

Michael A. Bohl, Randall J. Hlubek and U. Kumar Kakarla

摘要

本章对青少年特发性脊柱侧弯（AIS）的诊断、非手术治疗和手术治疗进行了详尽的回顾。为读者总结和概括了治疗 AIS 的最新基础研究。本章内容包括关于侧弯及进展角度的测量，现代治疗规范，随访、支具和手术矫正标准等内容。还包括畸形分类系统、手术决策和手术技术。

关键词：青少年特发性脊柱侧弯，Lenke 分型，非手术治疗，脊柱畸形，手术治疗，胸腰椎

> **临床精要**
> - 脊柱曲度和骨骼成熟情况是决定青少年特发性脊柱侧弯（AIS）患者治疗方案的主要因素。
> - 对于严重的脊柱侧弯，出现了临床症状或在骨骼成熟以后曲度进一步增加，需要手术治疗。
> - 对于需要对 AIS 畸形进行手术矫正的患者，在制订治疗策略时必须回答两个关键问题：近端固定到哪个节段，远端固定到哪个节段。

8.1　概述

脊柱侧弯是最常见的脊柱畸形，在站立位正位 X 线片上出现 10° 或 10° 以上的冠状面侧弯即可诊断为脊柱侧弯。已知的脊柱侧弯病因包括先天性、神经肌肉性、退行性和医源性，当病因不明时可诊断为特发性脊柱侧弯。特发性脊柱侧弯是最常见的脊柱侧弯类型，可进一步细分为婴幼儿（从出生到 3 岁）、少年（4~10 岁）、青少年（11~18 岁）或成人（> 18 岁）。青少年特发性脊柱侧弯（AIS）是最常见的类型，> 10° 的侧弯患病率为 2%~3%，> 40° 的侧弯患病率为 0.1%。在 AIS 患者中，女性与男性的总体比例为 3.6∶1，但这一比例在非常小的侧弯患者中为 1∶1，在侧弯 > 30° 的患者中为 10∶1。虽然"特发性"一词意味着病因不明，但大量研究发现 AIS 存在家族性聚集，强烈提示 AIS 有遗传易感性。

侧弯进展

侧弯的严重程度和骨骼的成熟度是决定 AIS 患者治疗的主要因素。侧弯的进展主要是由骨骼生长引起的，而侧弯的进展在那些已经骨骼发育成熟的人中是罕见的。青春期发育包括加速和减速两个阶段，侧弯进展最快的时间发生于生长加速阶段（关键期）。因此，准确测量骨龄对 AIS 患者的诊断和预后具有重要意义。

有许多方法可以确定 AIS 患者处于青春期的生长阶段。这些包括对坐立位（比站立位的脊柱高度更精确，因为它将躯干生长和下肢生长分开进行测量）的连续测量，以及对骨骼成熟度的放射学评估。已经提出许多评价骨骼成熟度的影像学系统，主要用以对青春期生长的不同阶段的骨骼成熟度进行分级。确定骨生长的关键时期（青春期生长高峰）最好的方法是测量尺骨鹰嘴。这种方法是基于肘关节骨骺闭合的各个阶段，特别是鹰嘴骨骺闭合的各个阶段与青春期生长加速阶段的相关性。患者处于青春期加速阶段时，鹰嘴从双骨化中心、半月形、四角形到部分融合和完全融合（图 8.1）。

另一种广为人知的骨骼成熟度分级方法是 Risser 分级。Risser 分级是基于髂骨由外侧向内侧逐渐发生骨性融合，0 级为无骨化，1~4 级为四分位骨化，5 级为完全骨化。Risser 分级也被证明与腕骨成熟的阶段密切相关，Risser 1 级与末节指骨骨骺闭合相关，Risser 2 级与掌骨骨骺闭合相关。值得注意的是，Risser 0 级包括青春生长高峰期的前 2/3，包括关键生长加速的全部阶段。Risser 1 级预示着青春期发育及身高增长开始进入减速期（图 8.1）。

另一个重要的衡量变量是每年侧弯的进展速度。当侧弯进展速度与骨骼成熟阶段相对应时，可以预测未来侧弯进展的潜力，并可以准确地预测患者发展成需要治疗的进展性侧弯的可能性。例如，在青春期阶段，每年侧弯进展 < 6° 的患者大约有 33% 的需要手术，而侧弯每年进展 6°~10° 的患者有

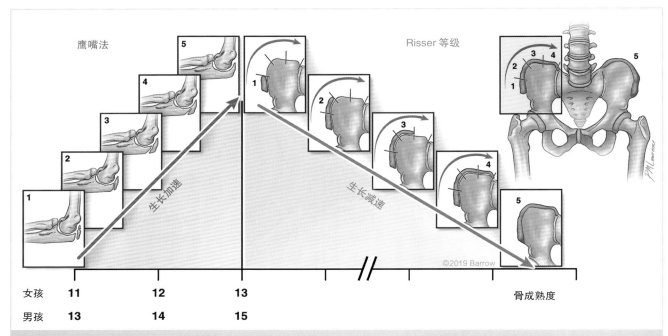

图 8.1 图示显示了根据鹰嘴法的青春期生长加速和根据 Risser 等级的减速。青春期生长加速的特征是：鹰嘴骨化从双鹰嘴到半月形鹰嘴，到四角形鹰嘴，再到部分和完全融合形态。Risser 等级基于髂骨隆突从外侧到内侧的逐渐融合，0 级代表无骨化，1~4 级代表骨化四分位数，5 级代表完全骨化

71% 的需要手术，每年侧弯进展＞10°的一定需要手术矫正。

8.2 治疗规范

AIS 通常在青春期仅有轻微或无症状。然而，畸形本身可能对青少年的心理健康产生非常负面的影响，影响生活质量，这种心理伤害会延续到成年。严重的侧弯（＞50°）在成年后随着年龄增长畸形有进一步加重的风险，并最终表现出疼痛和神经功能障碍的症状。非常严重的侧弯（＞90°）有肺功能受限的风险。因此，治疗指征包括：无法接受的畸形，有临床症状的，或在骨骼发育成熟之前畸形很有可能进一步进展的。治疗的目的是纠正畸形，防止侧弯进一步发展，恢复躯干的对称性和平衡性，尽量减少发病率和缓解疼痛。小儿与青少年特发性脊柱侧凸的治疗目标是控制侧弯，直到患者至少达到肺发育的成熟年龄（通常 10 岁），这样脊柱融合手术不会阻碍肺的发育，但这可能导致患者成年后肺功能不全。对 AIS 患者可用的治疗策略大致可分为随访观察、支具矫形或手术治疗。治疗策略的选择是基于侧弯的严重程度和骨骼成熟度，总结见表

8.1。手术干预的其他适应证包括尽管使用了支具矫形，但侧弯仍在进展，以及侧弯引起了不可接受的畸形（尤其是腰椎侧弯）。

支具治疗适用于有可能进展到需要手术治疗的中度侧弯。使用支具的目的是稳定侧弯进展，从而避免手术矫治。Weinstein 等于 2013 年完成的一个随机临床试验表明（使用支具治疗青少年特发性脊柱侧弯研究），在女性 AIS 患者中，使用支具治疗的患者中，72%（105/146）由于侧弯稳定避免了手术矫正，而没有采用支具治疗的只有 48%（46/96）最终没有手术。此外，佩戴支具的依从性和最终结果是直接相关的，每天佩戴支具超过 13 h 的患者，其中有超过 90% 的无须手术就能成功地达到骨骼成熟。这些数据为矫形支具的应用提供了很高质量的证据支持，并坚定地将支具作为一种有效的治疗方法用于中度 AIS 患者。

表 8.1 目前 AIS 的治疗模式

弯曲度	骨骼未成熟	骨骼成熟
10°~25°	观察	无须处理
25°~45°	支具治疗	观察到成年
＞45°	手术治疗	外科治疗

8.3　AIS 的分类

King 分型最初提出于 1983 年，用于对 AIS 进行分类，并帮助进行手术决策。然而，King 分型的实用性有限，因为它没有考虑矢状面脊柱力线，并且观察者内部和观察者之间的可靠性较差。Lenke 分型是在 2001 年提出的，旨在克服 King 分型那些重要的限制，并辅助制订一个基于客观标准的标准化治疗方案。Lenke 分型需要对冠状面和矢状面进行分析，根据三部分内容来描述侧弯：（1）侧弯类型，（2）腰椎修正，（3）胸椎修正。Lenke 分型，基于主弯和次弯的特点，分为 6 种类型（1~6）（表 8.2）。主弯定义为 Cobb's 角最大的侧弯，其本质上总是结构性弯。然而，对于侧弯而言，根据侧位屈曲位（Bending 相）X 线片的柔韧性，侧弯可能是结构性的，也可能是非结构性的。结构性弯为僵硬的，定义为侧方 Bending 相上 Cobb's 角 ≥ 25°。非结构性弯是在 Bending 相上 Cobb's 角 < 25° 的柔性侧弯。在 Lenke 1~4 型中，主弯位于主胸（MT）区（顶椎在 T6 和 T11~T12 的椎间盘之间）。主胸弯（1 型）可有非结构性的上胸弯（顶椎在 T3 和 T5 之间）和

胸腰弯（顶椎在 T12 和 L1 之间）。双胸弯（2 型）具有结构性的上胸弯和非结构性的胸腰弯。双主弯（3 型）具有非结构性的上胸弯和结构性的胸腰弯。三主弯（4 型）具有结构性的上胸弯和胸腰弯。在 Lenke 5 型和 6 型侧弯中，主弯位于胸腰段。胸腰弯 / 腰弯（5 型）具有非结构性上胸弯和主胸弯。胸腰弯 / 腰弯是结构性的主胸弯曲线（6 型），具有结构性主胸弯和非结构性上胸弯。

腰椎冠状面畸形的程度是通过腰椎修正来评估的，它是决定脊柱平衡和手术治疗成功与否的重要因素。腰椎修正（A~C 型）是描述腰椎侧弯顶椎与骶骨中垂线（CSVL）的关系。CSVL 平分骶骨的头侧，垂直于水平线。腰椎修正 A 只能用于主弯位于主胸区的侧弯（1~4 型），适用于 CSVL 在腰椎椎弓根（L1~L4）之间通过的腰椎侧弯。腰椎修正 B 也只能用于 1~4 型侧弯，定义为 CSVL 位于凹侧椎弓根外侧界至腰椎椎体或椎间盘外缘之间。腰椎修正 C 可用于 1~6 型侧弯，定义为 CSVL 位于腰椎椎体或椎间盘外缘以外。

矢状面胸椎矫形考虑矢状面力线，是 Lenke 分型的另一个组成部分，在手术计划中是必不可少的。从 T5 上终板到 T12 下终板，用站立侧位片测量胸椎

表 8.2　Lenke 侧弯分型

组成		标准			
侧弯类型	上胸椎侧凸	主胸椎侧凸	胸腰段侧凸	描述	
1	非结构性	结构性	非结构性	胸椎主侧凸	
2	结构性	结构性	非结构性	胸椎双侧凸	
3	非结构性	结构性	结构性	双主侧凸	
4	结构性	结构性	结构性	三主侧凸	
5	非结构性	非结构性	结构性	胸腰段 / 腰椎侧凸	
6	非结构性	结构性	结构性	胸腰段 / 腰椎侧凸 – 主胸椎侧凸	
腰椎修正参数	CSVL 线与腰椎关系				
A	两侧椎弓根之间				
B	腰椎椎体或椎弓根外缘以外				
C	腰椎椎体或椎弓根外缘以外				
胸椎修正参数	Cobb's 角				
负型（−）	< 10°				
正常型（N）	10°~40°				
正型（+）	> 40°				
缩写：CSVL，骶骨中垂线					

后凸。+10°~+40° 的胸椎后凸被定义为正常。后凸（－）是指后凸度 < +10°。后凸（+）是指后凸度 > +40°。

Lenke 分型有几个优点：包括观察者内和观察者间的可靠性很好，适用于所有 AIS 患者，且可以促进外科医生之间的沟通交流。然而，该分型系统的最大不足之一是未能纳入椎体旋转和三维特点。脊柱侧弯研究协会（SRS）意识到，需要一个三维的分类系统来进一步了解和指导这种复杂疾病的治疗。

8.4　手术决策

对于需要手术矫正的 AIS 患者，在制订治疗策略时必须回答两个关键问题：上端的固定阶段（UIV）和下端的固定阶段（LIV）。在选择 UIV 和 LIV 时必须考虑许多重要因素，包括侧弯类型、侧弯的方向、侧弯是结构性的还是代偿性的，以及是否存在矢状面畸形。因此，术前 AIS 的影像学检查应包括站立前后位、侧位以及仰卧侧屈正位 X 线片。这些影像学检查可以用来正确地识别结构性和代偿性弯（在仰卧侧屈正位片时侧弯角度变化 < 25° 时考虑为代偿性侧弯），以及重要的参考椎体包括端椎（EV）、中立椎（NV）和稳定椎（图 8.2）。

端椎（EV）是在 Cobb's 角测量中囊括的最后一个椎体，是从一个侧弯到另一个侧弯的过渡点。中立椎（NV）是椎体中第一个具有旋转中立的椎体（双侧椎弓根对称）。稳定椎体是 CSVL 距双侧椎弓根等距的第一个椎体。

8.4.1　胸椎侧弯的上端固定椎体（UIV）选择

对于结构性胸椎侧弯（Lenke 1~4 型）患者，UIV 的选择由 3 个变量决定：结构性上胸弯（Lenke 2~4 型）、上胸弯后凸（T2~T5 Cobb's 角 ≥ 20°）和肩高。对于结构性上胸弯的患者，UIV 需要向更高的水平延伸（经常在 T1 或 T2），因为在手术纠正主胸弯后，上胸弯不会自动纠正，可能会使患者出现严重的冠状面失衡。同样，上胸弯后凸角度 > 20° 的患者也应选择高位的 UIV（T1 或者 T2），以便使 UIV 超过胸椎后凸顶点。最后，肩高是 UIV 选择的重要因素。绝大多数 AIS 患者都是右胸弯（事实上，

左胸弯非常罕见，应该进一步开展脊柱侧弯的病因学研究），因此，下面的解释以右胸弯为例。左肩低于右肩的 AIS 患者可以采用较低的 UIV，因为纠正主胸弯能使左肩恢复到水平位置。然而，水平或位置升高的左肩患者应固定到较高的 UIV，以避免进一步抬高左肩或加剧肩高差异。值得注意的是，矢状面畸形（脊柱后凸）是 AIS 患者 UIV 的首要决定因素，因此在选择 UIV 时应首先考虑后凸畸形。

8.4.2　胸椎和腰椎侧弯的下方固定椎体（LIV）选择

在选择胸椎侧弯的下方固定椎（LIV）时，是选择性胸椎融合还是在固定阶段中同时包含主胸弯和胸腰段弯（非选择性融合）。这个决定是基于胸腰弯/腰弯是否为结构性弯，还有端椎和中立椎的位置（图 8.2）。

对于 Lenke 1~4 型腰椎修正 A~C 型侧弯的患者，可以通过类似的方法来确定下方固定椎体（LIV）。如 Suk 等所述，根据端椎与中立椎的距离，可以将

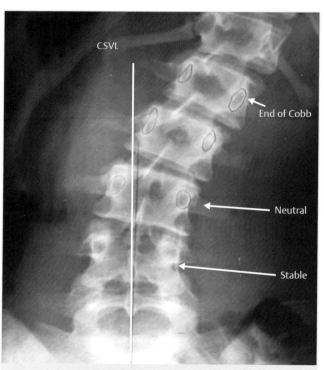

图 8.2　腰椎后前位 X 线片显示的 Cobb's 角端椎（测量 Cobb's 角所使用的最后一个椎体）、中立椎（椎弓根对称，旋转中立的最头侧椎体）和稳定椎［被骶骨中垂线（CSVL）平分的最头侧椎体］

Lenke 1~4 型（包括腰椎修正 A~C 型）进一步细分为两种类型，其中 1 型侧弯为中立椎等于端椎 +1（图 8.3），而 2 型侧弯是那些中立椎等于端椎 +2 或更多（图 8.4）。在第 1 类侧弯中，LIV 应该是中立椎，而在第 2 类侧弯中，LIV 应该是中立椎 −1。如果不遵循这个规则，LIV 和中立椎相距超过 2 个节段，患者远端固定失败的概率增加，持续性的脊椎不平衡的风险也增加，未来这可能需要进一步融合到邻近节段。

Lenke 1A 型侧弯是一种特殊情况，腰椎代偿性侧弯的方向决定了 LIV。Lenke 腰椎修正 A~C 型是由 CSVL 与腰椎侧弯顶椎的关系决定的。然而，这种关系没有考虑腰椎侧弯的方向。Lenke 1A 型中，腰椎代偿性侧弯如果为弯向右侧，要降低 LIV，如果仅固定右侧主胸弯会导致持续的矢状面失衡（图 8.5）。若 Lenke 1A 型腰椎代偿性侧弯向左，LIV 可以高一些，因为这些代偿性腰椎侧弯在主胸弯矫正后会自然矫正到中立位（图 8.6）。

最后，Lenke 5 型和 6 型侧弯（主弯在胸腰段或腰椎），患者的 LIV 选择主要由端椎的节段来（Cobb's 角测量两端的椎体）决定。这条规则也适用于 Lenke 5 型和 6 型的 UIV 选择。

综上所述，AIS 患者 UIV 和 LIV 的选择取决于 Lenke 分型、矢状位后凸角、腰椎修正分型和 Bending 相 X 线片的结果。Lenke 分型和 Suk 等的理论为确定 AIS 患者的 UIV 和 LIV 提供了全面、标准化的方法。这些方法为 AIS 的诊断、不同外科医生和机构之间治疗的标准化，以及为 AIS 患者制订手术治疗计划提供了可靠和可重复的方法。

8.5　手术技术

患者在手术台上的体位摆放是手术的重要步骤。身体受压部位下方应使用衬垫，防止发生压疮，腹部要悬空，降低静脉压，减少术中出血量。胸垫应在支撑胸部的同时尽可能地靠近头部，髋关节垫应

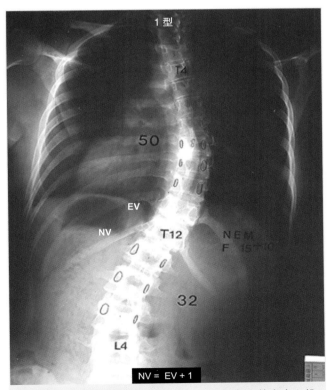

图 8.3　脊柱侧凸正位 X 线片显示 1 型侧弯，其中中立椎（NV）比端椎（EV）低 1 个节段。也就是说，NV=EV+1

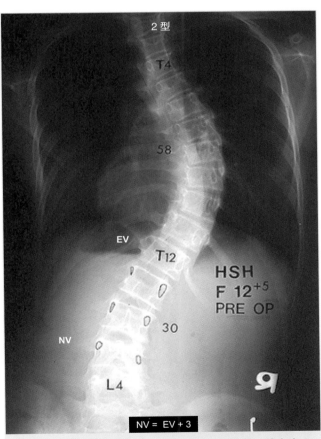

图 8.4　脊柱侧凸后前位 X 线片显示 2 型侧弯，其中中立椎（NV）比端椎（EV）低 1 节以上。在本例中，NV 比 EV 低 3 个节段（NV=EV+3）

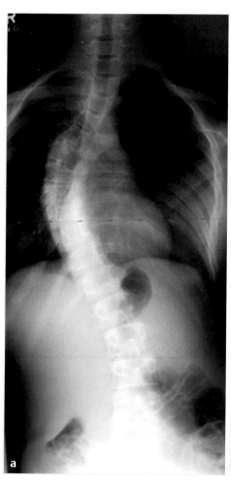
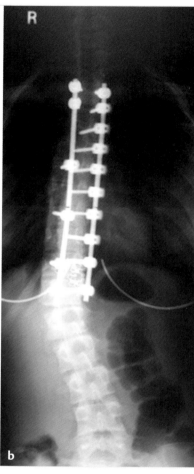

图 8.5 脊柱侧凸后前位 X 线片显示 Lenke 1A 型脊柱侧弯的（a）治疗前，（b）治疗后腰椎右侧弯的变化。值得注意的是，如图（b）所示，Lenke 1A 型脊柱侧弯右腰弯不适合进行选择性胸椎融合术（STF）

尽可能地放在髂嵴的尾部，尽量使脊柱前凸。

所有患者术中应监测躯体感觉诱发电位（SEP）和经颅电刺激 - 运动诱发电位（MEP），以预防医源性脊髓损伤的发生。Thirumala 等报道，特发性脊柱侧弯矫正后，出现神经功能障碍的患者发生 MEP 改变的可能性是没有出现新发神经功能障碍患者的 250 倍。如果体感或运动诱发电位明显减低时（排除麻醉剂或技术因素），手术团队应采取几个步骤来减少脊髓刺激。平均动脉压应保持在 80 mmHg 以上，以确保脊髓灌注充足。应该取消 MEP 下降之前的最后一次手术操作。如果在 MEP 变化前刚放置一枚螺钉，则应将其取出，外科医生应探查螺钉的路径，以确保没有损伤脊髓。如果 MEP 下降发生在矫正手术后，那么手术矫正应立即反转。应仔细探查脊髓，以确保没有压迫。

椎弓根螺钉固定大大促进了 AIS 的外科治疗，相比于最初由 Harrington 在 1962 年发明的棒和钩，

椎弓根螺钉的生物力学优势体现在可以提供 3 个平面的矫形，并且可能需要更少的融合节段来实现这种矫正。椎弓根螺钉的放置可以是徒手操作，也可以是在透视或计算机断层导航下置入。胸椎螺钉的置钉入路位于为横突上缘与上关节突交界处内侧 2 mm。腰椎椎弓根螺钉的入路位置在上关节突与横部中线的汇合点。矢状面上与脊柱矢状面垂直。一旦入钉点被钻头开口后，用椎弓根扩大器沿椎弓根内松质骨扩大通道。然后使用球头探针对骨道进行探查，以确保没有破口。攻丝，然后放置螺钉。术中刺激诱发肌电图是一种检测椎弓根螺钉是否破坏了椎弓根的完整性和有无椎管破坏的神经监测技术。螺钉刺激阈值低于 5 mA，应探查是否有螺钉定位不良。螺钉固定用以矫正旋转畸形。万向螺钉不能使畸形明显去旋转，但对于那些严重畸形且僵硬的侧弯患者，预期不能完全矫正的，万向螺钉可能是必要的。

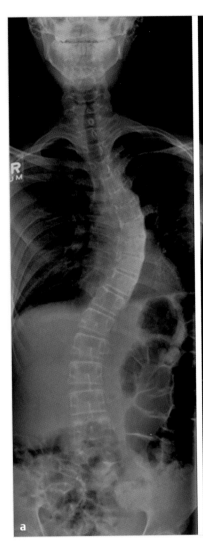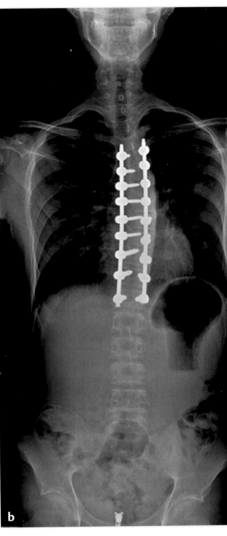

图 8.6 脊柱侧凸后前位 X 线片显示 Lenke 1A 型脊柱侧凸（a）治疗前和治疗后腰椎左侧弯的变化。值得注意的是，Lenke 1A 型脊柱侧凸左腰弯可进行选择性胸椎融合术（STF），如图（b）所示

通过截骨术使脊柱逐渐失去稳定，可增加脊柱畸形的活动度，故能够更有效地矫正。按照解剖分级，脊柱截骨术包括 6 个解剖级别的截骨（1~6 级），与截骨的范围和截骨的失稳效果有关。1 级包括切除下关节突和关节囊，每个节段平均能有 5°~10° 矢状面的矫正。2 级包括关节突关节的完全切除。3 级包括椎弓根和部分椎体的切除，单节段能有 25°~35° 的矫正。4 级截骨包括切除椎弓根、椎体的一部分和椎间盘。5 级包括完全切除椎体和椎间盘。6 级包括切除多个相邻椎体和椎间盘。选择几级截骨术有几个决定因素，最终的治疗在很大程度上取决于脊柱的柔韧性和预期的矫正角度。一般来说，高级别的截骨术应用于非常僵硬的畸形，因为这些截骨会带来大量失血和较高的致残率等相关的并发症。截骨术可采用标准骨刀和咬骨钳。超声骨刀是一种替代的截骨工具，可以减少与截骨相关的失血。

截骨术完成后，置入钉棒对矫正畸形至关重要。可采用多种不同的矫正手法，包括旋棒、整体椎体去旋转和椎体直接去旋转。对于任何一种置棒技术，重要的是要了解，首先放置凹侧棒将导致脊柱后凸，因为在短缩的凹侧撑开将使脊柱延长。因此，对于典型的后凸不足性胸椎侧弯的 AIS 患者，最好先放置凹侧棒以产生后凸。棒的轮廓应考虑到椎体的去旋转。侧弯的凸侧棒需要旋向腹侧，凹侧棒需要旋向背侧。凸侧棒和凹侧棒参照胸椎后凸弧度预弯并转棒，最后使椎体去旋转。这种技术被称为差别化弯棒技术。一旦棒置入到位，凸侧加压和凹侧撑开使畸形进一步矫正。

棒的去旋转技术包括将棒按照预期脊柱的后凸或前凸弧度相匹配塑形，将棒放置在侧弯上（通常是凹侧），螺帽松散地固定在螺钉尾部。然后将棒旋转至矢状面上，使棒的后凸或前凸最终成为矢状面曲度。然后将对侧棒固定在螺钉上，最后拧紧。然后将去旋转棒替换为最终棒，最后拧紧。

整体椎体去旋转是一种使脊柱旋转的力量分散在 3~4 个节段的椎弓根螺钉上的技术。将棒拧紧至中立位后，将去旋装置放置在凸侧的椎弓根螺钉上，并在凸侧松开固定螺钉，然后在头尾端及内外侧方向上连接这些装置。然后在所有节段上施加矫正力量，在凸侧施加向下的力，在凹侧施加向上的力。整体去旋转的优点是力分布在多个节段的螺钉上，这在理论上降低了螺钉拔出和松动的风险。缺点是每个节段的矫正力量都较小。

直接椎体去旋转的矫正效果优于转棒（分别为42% 和 2.4%）。与整体椎体去旋转技术相似，只是直接椎体去旋转的矫正力作用于一个节段。在棒就位后，将所有的螺帽拧紧（除了需要旋转的节段），将去旋转装置放置在两侧椎弓根螺钉上。然后将去旋转装置相对于棒旋转，并拧紧固定螺钉。这一过程是在每一节段逐一完成的，可以使三维的畸形矫正。该技术的缺点是对单个螺钉施加较大的力，可能导致螺钉拔出或椎弓根破坏。

AIS 治疗的外科目的之一是减少后方胸廓畸形，而胸廓畸形是导致矫形效果不满意和疼痛的重要原因。简单的转棒技术通常无法形成足够的轴向旋转以纠正胸廓畸形。然而，直接椎体去旋转技术由于轴向平面的矫正，使肋骨畸形减少了 50%。对于那些矫正手术后仍有肋骨突出畸形的患者，胸腔成形术是一种包括骨膜下切除突出肋骨的技术。Suk 等报道，在脊柱侧弯研究会（第 30 版）的问卷调查中，与非胸廓成形术组相比，胸廓成形术患者的肋骨突出和自我形象评分的矫正效果明显更好。然而，文献中对于胸廓成形术是否会导致肺功能下降仍存在争议，因此，在没有仔细考虑患者肺功能状态的情况下，不应该采用这种方法。

参考文献

[1] Wajchenberg M, Astur N, Kanas M, Martins DE. Adolescent idiopathic scoliosis:current concepts on neurological and muscular etiologies. Scoliosis Spinal Disord. 2016; 11:4.

[2] Charles YP, Daures JP, de Rosa V, Diméglio A. Progression risk of idiopathic juvenile scoliosis during pubertal growth. Spine. 2006; 31(17):1933–1942.

[3] Weinstein SL, Dolan LA, Wright JG, Dobbs MB. Effects of bracing in adolescents with idiopathic scoliosis. N Engl J Med. 2013; 369(16):1512–1521.

[4] King HA, Moe JH, Bradford DS, Winter RB. The selection of fusion levels in thoracic idiopathic scoliosis. J Bone Joint Surg Am. 1983; 65(9):1302–1313.

[5] Lenke LG, Betz RR, Haher TR, et al. Multisurgeon assessment of surgical decision-making in adolescent idiopathic scoliosis: curve classification, operative approach, and fusion levels. Spine. 2001; 26(21):2347–2353.

[6] Suk SI, Kim JH, Kim SS, Lee JJ, Han YT. Thoracoplasty in thoracic adolescent idiopathic scoliosis. Spine. 2008; 33(10):1061–1067.

[7] Miyanji F, Pawelek JB, Van Valin SE, Upasani VV, Newton PO. Is the lumbar modifier useful in surgical decision making?: defining two distinct Lenke 1A curve patterns. Spine. 2008; 33(23):2545–2551.

[8] Thirumala PD, Crammond DJ, Loke YK, Cheng HL, Huang J, Balzer JR. Diagnostic accuracy of motor evoked potentials to detect neurological deficit during idiopathic scoliosis correction: a systematic review. J Neurosurg Spine. 2017; 26(3):374–383.

[9] Harrington PR. Treatment of scoliosis. Correction and internal fixation by spine instrumentation. J Bone Joint Surg Am. 1962; 44-A:591–610.

[10] Parker SL, Amin AG, Farber SH, et al. Ability of electromyographic monitoring to determine the presence of malpositioned pedicle screws in the lumbosacral spine: analysis of 2450 consecutively placed screws. J Neurosurg Spine. 2011; 15(2):130–135.

[11] Schwab F, Blondel B, Chay E, et al. The comprehensive anatomical spinal osteotomy classification. Neurosurgery. 2015; 76 Suppl 1:S33–S41, discussion S41.

[12] Bartley CE, Bastrom TP, Newton PO. Blood loss reduction during surgical correction of adolescent idiopathic scoliosis utilizing an ultrasonic bone scalpel. Spine Deform. 2014; 2(4):285–290.

[13] Lee SM, Suk SI, Chung ER. Direct vertebral rotation: a new technique of three-dimensional deformity correction with segmental pedicle screw fixation in adolescent idiopathic scoliosis. Spine. 2004; 29(3):343–349.

[14] Hwang SW, Samdani AF, Lonner B, et al. Impact of direct vertebral body derotation on rib prominence: are preoperative factors predictive of changes in rib prominence? Spine. 2012; 37(2):E86–E89.

第9章 休门氏脊柱后凸

Francis Lovecchio, Michael E. Steinhaus, Han Jo Kim

摘要

休门氏（Scheuermann's）后凸症于1921年在欧洲首次发现，至今仍是许多脊柱和小儿骨科医生遇到的一种相对常见的疾病。典型临床表现为儿童青春期的背部疼痛和后凸畸形。其病因可能是多因素的，目前仍不清楚。非手术治疗包括外固定支具和物理治疗，对于轻度畸形的患者的症状足以控制，但对于严重疾病、成人和畸形急进性进展的患者通常需要手术矫形。手术的目的是将脊柱后凸畸形减少约50%，恢复矢状位椎体平衡及融合达到椎体稳定。达到上述手术目标可以避免后期可能出现的邻近节段后凸。前后路联合手术也可达到相同的手术效果，但单纯后路手术能获得足够的矫形效果，手术时间更短，并且没有前路手术入路相关的并发症。

关键词：休门氏后凸畸形，姿势性脊柱后凸，青少年脊柱后凸，楔形椎，休门氏病

临床精要

- 确定过伸位是否存在固定畸形、有利于区别 Scheuermann 后凸畸形与良性姿势性后凸畸形。
- 仰卧位影像学检查有助于外科医生评估脊柱曲度的柔韧性、拟定精确的手术方案并获得理想的复位度数和截骨范围，实现良好脊柱曲度。
- 为避免神经系统并发症，术前磁共振成像（MRI）有助于排除脊髓、硬脊膜和神经异常。术中必须使用神经电生理监测。
- 矫正脊柱畸形至50%左右、维持良好矢状平衡以及整体结构的对称性，以及融合至稳定的骶椎，是避免邻椎后凸畸形发生的最有效的手段。

9.1 概述

休门氏病，也被称为休门氏脊柱后凸，最早由丹麦外科医生 Holger Werfel Scheuermann 于1921年描述，当时称为"幼年性脊柱后凸"。他在丹麦残疾儿童之家工作的几年中，发现许多青少年，尤其是男孩，都有反复背痛的后凸畸形。与其他"圆背"畸形的儿童不同，这种患者的 X 线片显示椎体前部压缩。当时刚发现的 Perthes 病使他相信在脊柱中也发生了类似的过程，椎体受压继发于缺血性坏死。Sørensen 在1964年提出现代定义，连续3个相邻椎体楔形变及至少5°后凸，仍被视作椎体改变的关键病理特征。最终形成的胸椎后凸的经典外观。尽管先进的影像学和组织病理学研究显示，许多患者有椎体终板不规则（许莫氏结节）、椎间盘间隙变窄和椎间盘提前变性，但由于这些继发性的发现对诊断该疾病不是必需，所以最初的定义仍然沿用至今。

9.2 流行病学和病因学

休门氏后凸畸形患病率为2%~8%。Scoles 检查了超过1384例脊柱骨骼标本，发现大约7%患者有与疾病相一致椎体变化。Makurthou 等最近一项研究显示，荷兰的总体发病率为4%，4.5%的男性和3.6%的女性患有这种疾病，尽管这种差异并不显著，但大多数脊柱外科医生认同典型的休门氏病好发于青少年男性。人们普遍认为休门氏病的"典型"患者是胸椎后凸大的青春期男孩，可能会使临床医生忽略这种疾病在世界范围内的非典型表现。

虽然休门氏病的病因尚不清楚，但认为是多因素引起的，包括生物学和力学因素。可能的组织病理学改变包括缺血性坏死（后来被证明是不正确的），楔形椎体终板软骨成骨不良，这些退化的椎间盘中黏多糖增加。然而，我们并不知道这些发现在力学环境下是主要还是次要因素。事实上，在支具治疗下楔形椎体部分被逆转的事实表明，机械因素发挥了重要作用。从最初对这种疾病的描述开始，专家们就注意到了休门氏病患者的力学差异。Scheuermann 认为患者沉重的劳动工作会导致更容易患病，Sørensen 在1964年发表的文章描述儿童"不良姿势"，最终会发展为典型的影像学改变。Lambrinudi 的研究认为，直立的姿势加上致密的前纵韧带可能是导致畸形的原因。但最有可能的是生

物因素和机械因素相互作用，使一个生物学上易发病的青少年在力学因素的影响下最终发生了此病。想要弄清楚哪个因素在疾病发生过程中最主要的是非常困难的。

另一方面，遗传因素可能是目前最有证据支持的观点。一些患者家族史已经提示这种疾病的多因素遗传倾向。在一项对一个具有常染色体显性遗传的家族的研究中，McKenzie 和 Sillence 发现，与普通人群相比，未经检测的亲属中存在休门氏病的特征，这些家族成员中更有可能存在其他染色体异常。荷兰双胞胎登记处（Dutch Twin Registry）数据库，收录了过去 130 年来在丹麦出生的所有双胞胎，它在确定这种疾病的遗传成分发挥了至关重要的作用。Damborg 等发现，与异卵双胞胎相比，单卵双胞胎的发病率要高两到三倍。他们的结论支持多因子遗传模式，遗传率为 74%。因此，最有可能的情况是，天生具有遗传易感性的孩子在适当的力学因素下最终会患上这种疾病。

9.3 自然转归

休门氏病的自然转归相对来说是比较好的，但许多患者在病情稳定后仍会经常出现下腰痛。这一现象背后的理论是：为了维持矢状面平衡，胸椎后凸会使腰椎前凸加大，导致腰背部肌肉过度紧张，畸形顶点远端的关节面压力增加，加速了正常的退变，增加了腰部疼痛的可能。爱荷华大学（University of Iowa）的一项前瞻性研究对 67 例休门氏病患者进行了 32 年的跟踪随访，成年患者严重腰痛发生率更高，但是与对照组相比致残率无明显增高。在最近的一项研究中，Ristolainen 等调查了 80 例休门氏病患者，这些患者在经历了 37 年的随访后，将他们与全国人口普查中年龄相近的成年人进行了比较。他们的发现与爱荷华州的研究结果相似，在患病率相同的情况下持续背痛和坐骨神经痛的发生率却增加了。成年休门氏病的患者也发现他们负重上楼梯更困难。最令人担忧的是，患者总体生活质量较低［视觉模拟量表（VAS）6.4 比 7.6，$P < 0.001$］，总体健康状况较低（年龄调整后的 6.4 比 7.3，VAS 量表，$P < 0.001$）。值得注意的是，脊柱后凸的程度与患者自述的生活质量、背痛或整体健康状况无关。因为没有可信的随访数据，目前还不清楚这种疾病如果采取手术治疗，是否会影响这些研究数据的结果。

考虑到休门氏病可能表现为胸椎、胸腰椎或腰椎的后凸畸形，可以使用一个分类系统来区分这些畸形种类。典型的 I 型患者表现为：包含 3 个或 3

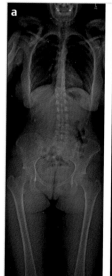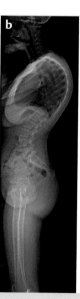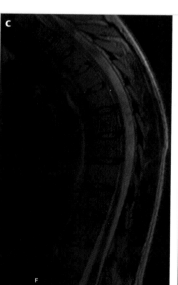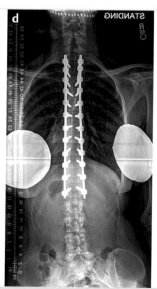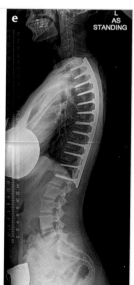

图 9.1　1 例 22 岁的健康女性，在过去 7 年中表现为严重的胸背痛。物理治疗未能减轻她的症状。术前影像学显示胸椎后凸为 92°，顶椎为 T7~T8，L1 椎体矢状位稳定（a，b）。术前 MRI 显示畸形区域无椎间盘突出或脊髓 / 硬脊膜异常（c）。注意仰卧位 MRI 显示患者胸椎曲度僵硬。她在 T6~T9 节段行 Smith-Peterson 截骨术，从 T2~L1 进行后路融合。患者于术后第 4 天出院。一个月后，她出现术后远期切口内血肿，经切开引流和短期口服抗生素治疗。8 个月后的术后影像（d，e）显示后凸矫正至 47°，矢状面平衡良好，背部疼痛消失

个以上连续的楔形椎的胸椎后凸畸形（图9.1）。Ⅱ型患者后凸发生在胸腰段、腰段，Ⅱ型非典型表现可能只有一个或两个楔形椎，并且在影像学上休门氏结节和椎间盘间隙狭窄的发生率更高（图9.2）。一些学者提出，与Ⅰ型患者相比，Ⅱ型患者有典型的自然病史，对非手术治疗的措施效果更好，但这种观点还没有相关研究支持。

虽然疾病进展的速度、局部解剖变异和后凸程度都认为是患者病情加重的高危因素，但是神经系统并发症很少见。例如，高度压缩的楔形椎造成的严重后凸畸形，会对脊髓产生压迫，可能是神经系统并发症的危险因素。另一方面，该区域的任何神经异常（如硬膜囊肿）将提高并发症的发生风险。最后，随着患者年龄的增长以及椎间盘退变（如胸椎间盘突出），患者出现并发症的风险变得更大。

9.4　临床评估

该疾病自近一个世纪首次被描述以来，休门氏脊柱后凸的典型表现都没有更改。虽然大多数患者出现在青少年时期（通常在青春期晚期，年龄13~17岁），但成人的该病临床表现也为人所知。这些患者一般是在疾病进展至成年才开始接受治疗，具体原因不明。通常寻求治疗的患者会出现两种症状——背痛和后凸畸形。通常典型的背部疼痛区域是畸形顶点周围。在老年患者中，他们还可能会出现腰椎疾病症状，因为代偿性腰椎前凸可能使他们更容易出现这种症状。其他更严重的症状包括患者不能平视等。神经症状一般不典型，应该及早检查。即使在严重的休门氏病患者中，心脏和肺的并发症状也同样极其罕见，其往往与其他疾病相关。既往史方面，休门氏病患者一般是健康的，休门氏病与其他异常无相关性。一些学者提出，在某些家族性疾病中，性染色体异常的发生率更高，但这一点尚未得到证实。

休门氏病的鉴别诊断比较复杂。需要排除椎体楔形变的任何继发性原因。例如：体位性后凸或"圆背综合征"，因为这种情况是良性的，可以用非手术方式治疗，如物理治疗，目的是加强核心肌群和椎旁肌肉组织的训练。鉴别诊断还需考虑：肿瘤、椎体骨折、神经肌肉状况和先天的椎体发育异常。通过正规的影像学检查和详细的病史询问，通常可以排除其他情况。

体格检查对鉴别姿势性后凸很有帮助。虽然两者在直立时脊柱都有后凸，但姿势性后凸在过伸时畸形会消失。而过伸时后凸依然存往往提示休门氏病，这对其诊断很重要，因为这说明固定的脊柱曲

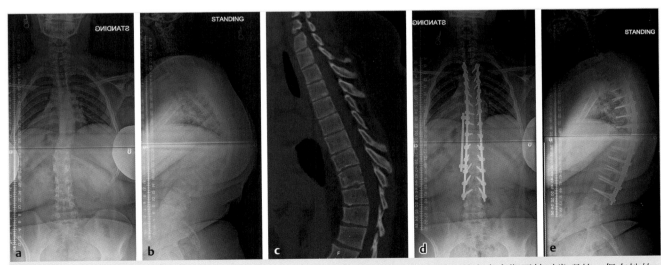

图9.2　1例15岁的肥胖、其他方面健康的少女，表现为进行性脊柱后凸畸形。后凸是在青春期开始时发现的，但在她的快速生长过程中迅速恶化。她否认有任何神经系统症状，术前影像学显示胸腰椎后凸100°，侧弯顶点位于T10~T11椎间盘（a，b）。CT图像显示患者仰卧时曲线的柔韧性好（c）。术前，考虑到患者的肥胖以及后凸畸形的严重程度和发病年龄，对她进行了肺功能测试。从T3~L3行后路脊柱融合术，在T9~L1行Smith-Peterson截骨术，因为良好的脊柱柔韧性，不需要经椎弓根截骨。考虑到固定节段的长度和术前畸形的尖锐角度，使用多米诺连接器连接第3根杆。术后一个月的影像学显示后凸矫正至50°，矢状面平衡良好，无内固定相关并发症（d，e）

度畸形如果不针对性治疗往往不太可能好转。医生应让患者进行 Adams 前屈试验，该试验可以确定脊柱胸段或胸腰段畸形的位置。此外，任何腰椎区域的脊柱侧弯都需关注，因为这将在以后进行术前计划时确定椎体固定节段和范围。最后，所有患者术前都应详细评估皮肤情况，以排除神经肌肉疾病，如神经纤维瘤病，它也可以出现明显的胸部畸形。

9.5　影像学研究

站立位脊柱全长正位（AP）片和侧位片是患者评估的必备检查，这对术前计划非常重要。特别是患者站立时需肩部和肘部完全屈曲，以便指尖放在锁骨上。这个位置可以使上胸椎得到最好的显露。患者应采取自然站立姿势，双膝完全伸直。骨盆和髋部必须包含在视图中，以便计算骨盆参数，如骨盆入射角、骨盆倾斜角和骶骨倾斜角，这些参数可能影响实现矢状面平衡所需的纠正参数。仰卧位正侧位、直立位过屈过伸位有助于评估曲度和椎间盘在近畸形端和远端的柔韧性。虽然没有直接的相关关系，但可以通过仰卧位磁共振成像（MRI）或计算机断层扫描（CT）来估计脊柱曲度的灵活性。在"科特雷尔牵引"下拍摄的 X 线片也被用作量化曲线柔韧性的标准方法。

胸椎后凸角度应采用 Cobb 法测量，测量最上端椎上终板与下端椎下终板之间的夹角。正常胸椎后凸角通常为 20°～50°，从 T2～T12 采用 Cobb法。休门氏病患者在站立位平片上会出现多种异常表现，尤其是矢状面。影像学上必须包含 3 个相邻椎体至少 5° 的楔形椎。2 个或 2 个椎体以下的患者不符合休门氏病的诊断标准，而是"圆背"畸形（注意，这不适用于胸腰椎后凸畸形患者）。圆背畸形患者的后凸通常在仰卧位平片上得到纠正。另一方面，休门氏病患者胸椎或胸腰椎区域有固有后凸畸形，范围从 55°～100° 以上，仰卧位平片仅有部分矫正或无矫正。部分患者也存在代偿性前凸。在稳定的矢状位脊柱中，这种前凸比胸椎后凸大约 10°～30°。代偿性前凸是造成矢状位负平衡的主要原因。

对于怀疑有其他诊断的患者或任何准备接受手术的患者，都应完善 MRI。颈椎、胸椎和腰椎核磁共振成像对于排除诸如硬膜外囊肿、椎间盘退变和胸椎管狭窄等异常很重要。术前必须明确脊髓周围的高风险部位，因为这些病理改变可能会导致矫形手术后神经系统损害。由于椎体畸形可能需要非常规椎弓根螺钉的钉道置入，大多数医生也会进行 CT检查。

9.6　非手术治疗

与大多数情况一样，治疗的目的是减轻患者主诉的不适感——通常是疼痛和 / 或外观方面。哪些患者会通过非手术治疗得到改善，学者们在这方面的意见各不相同。一般来说，后凸＜ 75°、无神经系统症状、外观改变不大的患者，通过非手术治疗好转的可能性最大。无症状的成年患者几乎不需要任何治疗。非手术治疗的目的是减少导致病情加重的力学因素。对于那些选择非手术治疗的患者，主要的治疗方式是外固定支具。Sachs 对 274 例年龄为12.5～16 岁接受密尔瓦基支具（Milwaukee Brace）治疗的患者进行了长期随访研究，并报告了停用支具后在 24 岁时的状况。持续佩戴支具的患者中 76/110出现好转，24 例出现病情恶化。在最初脊柱后凸74° 或以上时需要进行脊柱融合固定。支具治疗后，脊柱后凸的矫正率约为 50%，但随着时间的推移，可能会丢失一些矫形效果。总的来说，在 24 岁时，69% 的患者表现出好转。就像青少年特发性脊柱侧弯的情况一样，在这个年龄段持续佩戴支具是很难实现的。支具必须每天至少佩戴 16 h。最好是在学校和晚上佩戴护具，因为这样可以让患者在校外自由活动的同时，保持最少的佩戴时间。需要注意的是，在孩子的骨骼发育成熟之前必须开始佩戴支具，因为这可以使椎体在生长过程中纠正部分椎体的楔形变。在 Sachs 的研究中，使用支具治疗的未成熟骨骼的患者，椎体的成角平均从 7.8° 减少到 6.8°。支具的类型选择取决于临床实际情况。虽然密尔沃基支具在过去也曾使用过，但这种装置可能存在不实用性和不舒适性，使它不那么受欢迎。休门氏病的大部分畸形可以用胸腰骶矫形器（TLSO）支具，这是当今大多数医生的选择。

物理治疗是非手术治疗的第二个组成部分。腿部韧带拉伸可以缓解曲线远端部分增加的张力。

躯干伸肌加强也将有助于减轻与后凸过度相关的背部疼痛。Weiss 等对 351 例接受物理治疗的休门氏病患者进行的一系列研究表明，疼痛感下降了16%~32%。值得注意的是，这些患者每天接受数小时的物理治疗，采用多种治疗方法，包括整骨疗法、手法治疗和 McKenzie 运动治疗。虽然坚持这种物理治疗方案在某些临床环境中可能难以实现，但这些治疗原则也应该应用于非手术治疗过程中。

9.7 手术治疗

手术治疗的一般适应证包括：脊柱后凸＞75°、保守治疗无效的持续性背痛，以及不能接受的外观畸形。需注意的是，是否进行手术矫形的手术决定不仅只取决于畸形角度的大小。前瞻性群组研究表明手术决策是外科医生和患者共同决定，Polly 和他的同事报道，患者身体质量指数（BMI）和严重疼痛评分较高的患者更有可能同意接受手术治疗，而最大矢状 Cobb's 角没有组间的差异（后凸为 73°＋11° 的手术组与 70°＋12° 的非手术组，$P = 0.011$）。对脊柱后凸外表不满意的情况是否一定需要手术需要慎重考虑，因为许多年轻人对自己的外表不满意，但这并不是手术的明确指征。在手术组中发现较高的身体质量指数（BMI）说明了判断青少年对自我形象的负面影响是正常的还是造成了明显的痛苦差异很小。严重的畸形可能会对年轻人的自我和个人职业发展产生影响。调查与健康相关的生活质量表格，如脊柱侧弯研究会的问卷调查，对于确定脊柱侧弯是否会由于对外观的关注而导致继发残疾损伤很有帮助。最重要的是，那些准备进行手术的休门氏脊柱后凸青少年或年轻人，都必须了解手术的风险与收益。外科医生更应该强调患者可能将来有需要进行翻修手术的可能。与进行脊柱融合手术的青少年特发性脊柱侧弯相比，本病引起近端或远端邻近节段后凸的再手术率要高得多。最后，患者必须明白，虽然手术可以极大地矫形改善外表，但在很多研究中发现术后背痛仍会残留，手术难以改善。

脊柱畸形的减压和融合是手术的两大基本原则。复位是通过后路、有或无前部松解来实现的，这也是手术矫形的关键，因为如果不能得到满意的松解，畸形难以减轻，尤其是在单纯后路手术中。现今手术技术几乎普遍采用单纯后路手术就可以取得良好的手术效果。后柱截骨术是通过广泛切除椎板间组织和关节突而形成的，每一节段截骨可达到 5°~10°的矫形效果。这些是休门氏病矫形治疗的重点。大多数专家都能通过多节段后柱截骨术达到满意的矫治效果，而对于单纯诊断为休门氏病的患者，很少需要使用三柱截骨术。

一旦手术减压完成，椎体融合对复位的维持就更加重要。手术治疗休门氏脊柱后凸的脊柱融合技术与用于治疗青少年特发性侧弯的技术相关。Harrington 棒历史上是治疗这种疾病首先使用的工具，但假关节和断棒的高发生率较高。节段性器械是下一代取代 Harrington 棒的器械。随着 Luque 棒的出现，外科医生对椎体的位置有了更多的掌握，但是神经并发症和潜行穿棒困难，以及近端连接后凸的高发生率，使得这种形式的器械也变得不再流行。Cotrel-Dubousset 棒，最初是由钩子和螺钉的混合开发的，被许多外科医生使用，取得了良好的效果。然而，在椎弓根螺钉的普及下，后路手术可以获得良好的稳定而且与早期内植物相比手术并发症更少（表 9.1），使椎弓根内固定系统越来越多得到应用。

在 20 世纪 90 年代，休门氏病的患者采用前后联合手术治疗，其优点至今仍有不少争议。与开放前入路相比，胸腔镜下手术（VATS）的改进使前路手术成为可能。胸椎松解术没有明显增加手术时间，且发生胸腔入路并发症较少。尽管有这种技术，有几个与前路手术相关的严重并发症，而单纯后路手术并没有此类并发症。Lee 等将前后路联合与单纯后路固定手术相比较，发现联合入路手术会延长手术时间且并发症发生率较高。在 39 例患者中（21 例前后路联合），前后路联合组发生 8 例并发症，其中 1 例脊髓损伤导致截瘫。Shi 等发现，与单纯后路固定的患者相比，采用 VATS 前路松解后路固定的患者手术时间相近。然而，24 例接受 VATS 手术的患者中有 4 例发生胸腔并发症（分别为 2 例乳糜胸和 2 例血胸）。因此，作者首选单纯后路融合，因为这不仅可以避免发生与前路手术相关的并发症，还可以获得相近的矫正效果。

必须特别指出的是，在 1996 年首次采用的单纯前路短节段融合是一项具有挑战性的手术技术。全世界只有少数几位脊柱外科医生采用这种手术，主

表 9.1　当前和既往研究中脊柱融合术治疗休门氏病脊柱后凸的预后及并发症

作者	年份（年）	样本数（例）	手术方案	随访时间	结果	并发症	备注
Lonner 等	2015	97	单纯后路椎体融合	1 年	14.4% 患者需二次手术	16.5% 主要并发症发生率，2% 神经系统并发症，3% 因素固定失败	融合水平多少是并发症独立预测因素
Koller 等	2014	111	前入路松解及椎弓根螺钉固定后路融合	后路 2 年	术前平均 Cobb's 角为 68°，矫正后为 37°，86% 患者满意	12% 二次翻修，4.5% 骨与翻修手术相关骨不连	交界性后凸角增大
Lonner 等	2007	78	42 例采用前路/后路融合；36 例后路椎体融合	后路 2.9 年	脊柱后凸 78.8° 矫正后为 51.4°，尽管术前后凸畸形较大，前路/后路融合后矫正较少丢失	前路/后路融合组并发症发生率 23.7%，后路融合组并发症发生率 5.5%	术后 PJK 发生与胸椎后凸程度及骨盆入射角有关
Lee 等	2006	39	18 例后路融合，胸椎弓根螺钉固定；21 例前路/后路融合，前路椎间盘摘除术、非器械颗粒植骨融合加髓核摘除术，胸椎弓根螺钉固定	2 年	两组 SRS-30 评分相当	前路/后路融合组并发症发生率 38%	SRS-30 只适用于半数前路/后路融合患者，大多数患者没有并发症
Hosman 等	2002	33	16 例后路融合；17 例前路/后路融合，后路 H 型器械钩/棒杂交固定	前路/后路融合，4.5 年	术前后凸 78.7° 矫正至 51.7°，Oswestry 功能障碍评分由 21.3 分改善至 6.6 分	前路 3 例伤口清创，4 例由于棒出或刺激内固定物取出	平均 C7 垂线在骶岬后 −3.1 cm，术后无明显位移
Lowe 等	1994	32	前路松解 + 后路融合，Cotrel-Dubousset 棒内固定	3.5 年	96% 患者对外观满意，65% 患者有轻度下腰痛（腰区）	PJK 与后凸畸形矫正>50% 有关，DJK 与融合终止于第一腰椎间盘上方有关	超过 74% 疼痛性脊柱后凸是手术者手术指征
Bradford 等	1975	22	使用 Harrington 棒后路融合	5 - 92 月	尽管所有患者术前胸背疼痛都有所缓解，仍有 16 例患者有超过 5° 矫正丢失	5 例因钢断棒或脱钩再次手术	14 例患者术后采用仰卧位 2~9 个月

缩写：DJK，远端交界性后凸畸形；PJK，近端交界性后凸畸形；A/PSF，前路/后路融合

要针对以疼痛为主要症状的轻度至中度脊柱畸形患者。在该式式被率先采用的时期，利用先进的成像技术可以让研究人员首次观察到椎间盘和椎体终板的退化变化过程，从而产生了这样一种理论：这些退变结构是患者疼痛的主要来源。因此，这项技术的支持者认为，通过椎间盘切除和椎间融合消除疼痛来源可以缓解患者的主要痛苦。这一复杂的手术步骤包括广泛的肋骨头切除，以实现完整的椎间盘切除和有角度的放置椎间融合器，还可以部分纠正脊柱后凸。前路脊柱内固定用于稳定脊柱结构，必须用胸膜瓣或 Gore-Tex 膜保护结构，以防止术中纵隔损伤。因此，绝大多数脊柱医生都放弃了这种技术，而采用后路手术，但仍可取得良好的效果。

良好的矢状位平衡和畸形矫正是外科治疗的目标。一般来说，50% 的后凸矫正是合适的，因为已有研究证实，如果后凸矫形超过 50%，患者近端交界后凸的发生率就会增高。每个患者所需的矫正量需根据影响平衡的参数变化而变化，如骨盆入射角。为了实现矢状面平衡，应恢复 C7 垂直线，使其穿过 S1 的上后角。固定节段的选择对于确保良好的矫形结果同样重要。对于大多数胸椎后凸而言，与青少年特发性脊柱侧弯患者相似，固定上端一般为 T2~T3。最低固定的椎体应该是矢状面稳定椎（SSV），这可以通过在 S1 的后上角画一条垂直线来确定。SSV 定义为骶骨后上角垂线经过的最远端下终板所在的椎体。理想情况下，SSV 将是最低的固定水平（作者的首选技术）。然而，与青少年特发性脊柱侧弯融合节段存在的争议相似，一些作者更倾向于选择融合，并可取得良好的结果，融合至第一个前凸椎间盘（FLD）下方的椎体，这通常是 SSV 上一个椎体。短节段融合虽然可以获得满意的治疗效果，这可以用结构对称的概念来解释，顶椎的头侧和尾侧有相同数量的融合节段。与此相反，顶椎在胸腰段的患者融合可能需要跨过 SSV 以确保结构的对称性。Kim 等在一组包含 44 例患者单纯后路手术融合至 SSV 或 FLD 的研究中发现，患者融合至 FLD 有更高的远端邻近节段后凸畸形发生率。由于脊柱后凸常伴有腰椎前凸，外科医生认为前凸的椎间盘实际上是中立的，甚至轻度后凸。因此，融合到 SSV 通常是更安全的选择，以防止远端邻近节段后凸所致的翻修手术。最后，Lenke 认为，如果一个患者伴有

腰椎脊柱侧凸，外科医生可能需要向远端延长融合节段，以确保获得更加稳定的结构。其他的因素，如退变的间盘或活动度较小的节段，在确定融合节段时可能也需要考虑在内。由于这些原因，详细的术前计划是必须的。

为避免手术过程中出现神经并发症，可以通过使用术中神经电生理监测和维持良好的血流动力学来确保。监测体感觉诱发电位（SSEP）和运动诱发电位（MEP）是必须的。同样也可以使用椎弓根螺钉刺激，尽管作者并不常规使用这种神经电生理监测。同样，通过维持平均动脉压来维持血流动力学的稳定性也是必需的。胸椎由于其位于血管分水岭（Adamkiewicz 动脉）的位置，特别容易受到缺血性损伤。为了避免这种情况，作者宁愿在整个病例中保持平均动脉压在 90 mmHg 以上。与熟悉复杂脊柱手术的麻醉师合作对于确保最佳的血流动力学至关重要。如果没有这样的专家可用，一旦住院治疗开始，花时间与手术团队进行详细的术前计划是非常有利的。

9.8 手术技术

患者俯卧在杰克逊手术台上，然后在比通常位置稍后一点的位置放置颅骨牵引弓（大约与耳郭后缘平行），以便在必要时改变颈椎前凸或后凸。做一个脊柱中线切口，切开皮下组织，在预计节段水平显露胸椎和腰椎。术中透视以确保显露节段正确，并将术前影像学标志与术中图像相关联。先进行一侧椎弓根螺钉的徒手置钉，然后另一侧重复操作。螺钉的理想位置是通过多次前后位和侧位片确定的，如果需要，还可以调整螺钉的位置。接下来，Smith-Peterson 截骨术在计划的节段进行。去掉椎板，露出黄韧带，硬膜外脂肪。部分棘突被切除，截骨术一旦完成就可以闭合截骨端。Watson 剥离器用于扩大间隙。一个暴露良好的截骨面对手术是十分重要的，因为如果椎板减压不足，截骨面闭合可能会有神经受压的风险。利用 3 号椎板咬骨钳切除上关节突及相邻后方结构，完成截骨。

在预计的水平截骨完成后，脊柱就可以自由活动，脊柱后部各部分之间应该有 V 形的间隙，这些间隙可以通过沿内固定棒的加压来闭合。对手术部

位进行彻底冲洗，以清除椎管内的骨碎片。棒被切割到所需的长度和弯棒。在这时，需要监测 MEP，并在任何减压操作之前都应建立基线。近端固定点锁定，沿弯曲的棒顺序加压来压缩脊柱。最后进行锁定加压，并术中进行正位和侧位片对脊柱序列进行确认。上下关节突去除皮质骨，准备植骨床。完成后，将同种异体骨和自体骨粒状骨移植物分别植入各关节突。深部放置引流和万古霉素粉，放置前使用 0 号缝线关闭筋膜。使用 2-0 缝线缝合皮下组织，并用可吸收缝线缝合皮肤。术后第 1 天鼓励患者走动。引流通常在术后第 3 天拔除，大多数患者可以在术后第 4 天出院回家。

9.9　结论

休门氏病脊柱后凸症是许多脊柱外科医生经常会遇到的一种情况，通常出现在畸形和背部疼痛的青少年。然而，这种不适症状也可能出现于成人，并可能发生在胸椎或胸腰椎。该病的病因尚不清楚，但可能是多因素的。使用支具和物理治疗等非手术治疗在控制轻度骨骼发育不成熟患者症状的方面效果尚可，但在严重疾病、成人和快速进展性畸形患者中往往需要手术治疗。手术的目的是在保持矢状面平衡的同时减少后凸畸形。神经系统并发症虽然罕见，却是灾难性的，必须通过细致的术前计划来避免。尽管单纯后路手术可以达到足够的矫正效果，具有更短的手术时间，并且没有前胸入路相关的并发症。但根据外科医生的习惯，前路和后路联合手术也可能取得相近的疗效。Smith-Peterson 截骨术仍然是取得满意疗效的主要手段。

参考文献

[1] Scheuermann HW. The classic: kyphosis dorsalis juvenilis. Clin Orthop Relat Res. 1977(128):5–7.

[2] Sørensen K. Scheuermann's Juvenile Kyphosis: Clinical Appearances, Radiography, Aetiology, and Prognosis. Munksgaard; 1964.

[3] Scoles PV, Latimer BM, DiGiovanni BF, Vargo E, Bauza S, Jellema LM. Vertebral alterations in Scheuermann's kyphosis. Spine. 1991; 16(5):509–515.

[4] Damborg F, Engell V, Andersen M, Kyvik KO, Thomsen K. Prevalence, concordance, and heritability of Scheuermann kyphosis based on a study of twins. J Bone Joint Surg Am. 2006; 88(10):2133–2136.

[5] Makurthou AA, Oei L, El Saddy S, et al. Scheuermann disease: evaluation of radiological criteria and population prevalence. Spine. 2013; 38(19):1690–1694.

[6] Lings S, Mikkelsen L. Scheuermann's disease with low localization. A problem of under-diagnosis. Scand J Rehabil Med. 1982; 14(2):77–79.

[7] Ippolito E, Ponseti IV. Juvenile kyphosis: histological and histochemical studies. J Bone Joint Surg Am. 1981; 63(2):175–182.

[8] Sachs B, Bradford D, Winter R, Lonstein J, Moe J, Willson S. Scheuermann kyphosis. Follow-up of Milwaukee-brace treatment. J Bone Joint Surg Am. 1987; 69(1):50–57.

[9] Lambrinudi C. Adolescent and senile kyphosis. BMJ. 1934; 2(3852):800–804, 2.

[10] McKenzie L, Sillence D. Familial Scheuermann disease: a genetic and linkage study. J Med Genet. 1992; 29(1):41–45.

[11] Ristolainen L, Kettunen JA, Heliövaara M, Kujala UM, Heinonen A, Schlenzka D. Untreated Scheuermann's disease: a 37-year follow-up study. Eur Spine J. 2012; 21(5):819–824.

[12] Murray PM, Weinstein SL, Spratt KF. The natural history and long-term follow-up of Scheuermann kyphosis. J Bone Joint Surg Am. 1993; 75(2):236–248.

[13] Blumenthal SL, Roach J, Herring JA. Lumbar Scheuermann's. A clinical series and classification. Spine. 1987; 12(9):929–932.

[14] Yablon JS, Kasdon DL, Levine H. Thoracic cord compression in Scheuermann's disease. Spine. 1988; 13(8):896–898.

[15] Wood KB, Melikian R, Villamil F. Adult Scheuermann kyphosis: evaluation, management, and new developments. J Am Acad Orthop Surg. 2012; 20(2):113–121.

[16] Lonner BS, Newton P, Betz R, et al. Operative management of Scheuermann's kyphosis in 78 patients: radiographic outcomes, complications, and technique. Spine. 2007; 32(24):2644–2652.

[17] Koller H, Lenke LG, Meier O, et al. Comparison of anteroposterior to posterior-only correction of Scheuermann's kyphosis: a matched-pair radiographic analysis of 92 patients. Spine Deform. 2015; 3(2):192–198.

[18] Koller H, Juliane Z, Umstaetter M, Meier O, Schmidt R, Hitzl W. Surgical treatment of Scheuermann's kyphosis using a combined antero-posterior strategy and pedicle screw constructs: efficacy, radiographic and clinical outcomes in 111 cases. Eur Spine J. 2014; 23(1):180–191.

[19] Bernhardt M, Bridwell KH. Segmental analysis of the sagittal plane alignment of the normal thoracic and lumbar spines and thoracolumbar junction. Spine. 1989; 14(7):717–721.

[20] Lonner BS, Toombs CS, Guss M, et al. Complications in operative Scheuermann kyphosis: do the pitfalls differ from operative adolescent idiopathic scoliosis? Spine. 2015; 40(5):305–311.

[21] Weiss HR, Dieckmann J, Gerner HJ. Effect of intensive rehabilitation on pain in patients with Scheuermann's disease. Stud Health Technol Inform. 2002; 88:254–257.

[22] Polly DW, Jr, Ledonio CGT, Diamond B, et al. Spinal Deformity Study Group. What are the indications for spinal fusion surgery in Scheuermann Kyphosis? J Pediatr Orthop. 2017; 0(0):1–5.

[23] Lowe TG, Kasten MD. An analysis of sagittal curves and balance after Cotrel-Dubousset instrumentation for kyphosis secondary to Scheuermann's disease. A review of 32 patients. Spine. 1994; 19(15):1680–1685.

[24] Geck MJ, Macagno A, Ponte A, Shufflebarger HL. The Ponte procedure: posterior only treatment of Scheuermann's kyphosis using segmental posterior shortening and pedicle screw instrumentation. J Spinal Disord Tech. 2007; 20(8):586–593.

[25] Lee SS, Lenke LG, Kuklo TR, et al. Comparison of Scheuermann kyphosis correction by posterior-only thoracic pedicle screw fixation versus combined anterior/posterior fusion. Spine. 2006; 31(20):2316–2321.

[26] Hosman AJ, Langeloo DD, de Kleuver M, Anderson PG, Veth RP, Slot GH. Analysis of the sagittal plane after surgical management for Scheuermann's disease:a view on overcorrection and the use of an anterior release. Spine. 2002; 27(2):167–175.

[27] Bradford DS, Moe JH, Montalvo FJ, Winter RB. Scheuermann's kyphosis. Results of surgical treatment by posterior spine arthrodesis in twenty-two patients. J Bone Joint Surg Am. 1975; 57(4):439–448.

[28] Shi Z, Chen J, Wang C, et al. Comparison of thoracoscopic anterior release combined with posterior spinal fusion versus posterior-only approach with an all-pedicle screw construct in the treatment of rigid thoracic adolescent idiopathic scoliosis. J Spinal Disord Tech. 2015; 28(8):E454–E459.

[29] Herrera-Soto JA, Parikh SN, Al-Sayyad MJ, Crawford AH. Experience with combined video-assisted thoracoscopic surgery (VATS) anterior spinal release and posterior spinal fusion in

[30] Lim M, Green DW, Billinghurst JE, et al. Scheuermann kyphosis: safe and effective surgical treatment using multisegmental instrumentation. Spine. 2004; 29(16):1789–1794.

[31] Johnston CE, II, Elerson E, Dagher G. Correction of adolescent hyperkyphosis with posterior-only threaded rod compression instrumentation: is anterior spinal fusion still necessary? Spine. 2005; 30(13):1528–1534.

[32] Cho KJ, Lenke LG, Bridwell KH, Kamiya M, Sides B. Selection of the optimal distal fusion level in posterior instrumentation and fusion for thoracic hyperkyphosis:the sagittal stable vertebra concept. Spine. 2009; 34(8):765–770.

[33] Yanik HS, Ketenci IE, Coskun T, Ulusoy A, Erdem S. Selection of distal fusion level in posterior instrumentation and fusion of Scheuermann kyphosis: is fusion to sagittal stable vertebra necessary? Eur Spine J. 2016; 25(2):583–589.

[34] Kim HJ, Nemani V, Boachie-Adjei O, et al. Distal fusion level selection in Scheuermann's kyphosis: a comparison of lordotic disc segment versus the sagittal stable vertebrae. Global Spine J. 2017; 7(3):254–259.

[35] Lenke LG, Betz RR, Harms J, et al. Adolescent idiopathic scoliosis: a new classification to determine extent of spinal arthrodesis. J Bone Joint Surg Am. 2001; 83-A(8):1169–1181.

Scheuermann's kyphosis. Spine. 2005; 30(19):2176–2181.

第 10 章 近端交界性后凸畸形

Michael E. Steinhaus, Francis Lovecchio, Sravisht Iyer, Han Jo Kim

摘要

近端交界性后凸畸形（Proximal Junctional Kyphosis，PJK）是脊柱融合术后常见并发症，发生率约为 20%~40%。其发生与患者个人体质、影像学和手术等多因素相关，包括脊柱畸形的影像学表现、患者年龄、术前矢状面序列对线不良、脊柱后方稳定结构破坏、前后联合入路、较大的脊柱结构僵硬度、上端固定端椎选择，以及过度矫形等。PJK 常发生在术后前几个月，随着时间的推移，畸形往往会进展。虽然很多 PJK 患者可无明显临床症状，但也可能会出现比较严重的疼痛，分类方案的演变进一步反映了这一临床的真实情况。PJK 最初分类只考虑到患者的影像学表现，而近期的研究则重视将临床表现与影像学相结合。PJK 最严重表现是近端交界性失败（Proximal Junctional Failure，PJF），虽然只发生在 1%~5% 病例中，但会带来严重负面后果，预后不良并且费用大大增加。目前需要来进行更多的研究，识别出可能发展为具有临床症状的近端交界性脊柱后凸患者，并进行预防干预措施以阻止其进展。

关键词：融合区近端交界畸形，融合区近端交界性后凸畸形，融合区近端交界性失败，脊柱融合，手术，并发症，矢状位，危险因素，分类，结果，预防

> **临床精要**
> - 近端交界性后凸畸形（PJK）发病率为 20%~40%。
> - 上固定端椎（Uppermost Instrumented Vertebra，UIV）下终板与其上位 2 个椎体上终板所形成的 Cobb's 角 > 10°，且比术前测量值增大 10° 或以上。
> - 危险因素包括年龄、术前矢状面对线不良、脊柱后方稳定结构破坏、前后联合入路、脊柱结构僵硬度增加、上固定端椎选择，以及过度矫正等因素。
> - 近端交界失败（PJF）是最严重的并发症形式，发生在 1%~5% 病例中。
> - 预防策略包括降低脊柱僵硬度和进行预防性椎体增强术。

10.1 概述

近端交界性后凸畸形（PJK）是成人脊柱畸形脊柱融合术后最常见并发症之一。随着现代融合技术出现，脊柱外科医生开始注意到当融合节段和未融合节段之间存在着进行性不平衡时，PJK 随之而生。Lee 等首先对 PJK 病例进行了概述，参照 Bernhardt 和 Bridwell 的研究得出节段间"正常"角度，该病例最初被定义为从 T2 到融合近端脊柱后凸度比正常大 5° 患者。根据该定义，46% 的 AIS 患者在术后至少 2 年内出现 PJK。几年后 Glattes 等对 PJK 定义稍作修改：上固定端椎（UIV）下终板与其上位 2 个椎体上终板所形成 Cobb's 角 > 10°，并且比术前增大 10° 或以上（图 10.1）。在一项回顾性研究中，81 例成人患者因为脊柱侧弯或矢状面不平衡而进行脊柱后路长节段固定融合，作者发现平均随访 5.3 年后 26% 患者出现了 PJK 影像学表现。

自从这项工作开展以来，其他人提出了 PJK 各种定义，目前尚未就哪个定义最准确达成共识。例如 Helgeson 等定义 PJK 是测量 UIV 上位一个椎体角度（而不是 UIV 上位 2 个椎体），他们提出脊柱后方软组织和关节突关节破坏可能在 PJK 发生中起主要作用。不同报告 PJK 发病率差异巨大，依据 Kim 等定义，大多数研究报告 PJK 发病率为 20%~40%。考虑到这一并发症普遍存在性，学者们努力更好地认识并防止这一现象发生。尽管脊柱融合后在影像学上 PJK 发生率很高，但其临床意义和随后治疗仍存在争议。本章介绍了我们目前对 PJK 综合认识，包括病因学、危险因素、疾病自然史、临床结果及潜在预防策略。

10.2 病因及危险因素

虽然对 PJK 研究已经投入了大量的精力，但其潜在病因尚未完全了解。先前工作已经明确了 PJK 发生各种危险因素。为了更好地认识那些易使患者

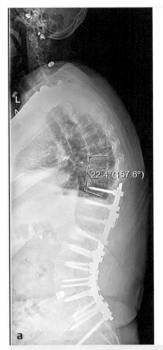
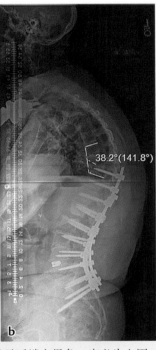

图 10.1　（a）侧位 X 线片显示近端交界角，定义为上固定端椎下终板与其以上 2 个节段椎体上终板之间的成角。（b）随访 2 周时侧位 X 线片显示患者发生了近端交界后凸，（如 Gllattes 等所定义的：近端交界成角 ≥ 10°，比术前测量值至少大 10°）

发生 PJK 的因素，我们将其分为个人体质、影像学和外科手术危险因素等几个类别。

10.2.1　个人体质的危险因素

　　年龄、身体质量指数（BMI）和骨密度都被认为是 PJK 发展的潜在危险因素，年龄可能是 PJK 最常见风险因素。Kim 等在一项关于成人脊柱畸形研究中发现，PJK 患者手术年龄明显偏大（$P=0.007$），其中 55 岁以上 PJK 患者占 69%（$P < 0.0001$）。在另一项包含 364 例成人脊柱侧凸患者回顾性研究中，Kim 等发现超过 60 岁患者患 PJK 风险更高（$P=0.021$）。另一项研究显示与没有 PJK 患者（49.9 岁）相比，PJK 需要再次治疗患者（60.1 岁）年龄明显更大（$P=0.03$）。最后 Bridwell 等同样发现 PJK 角度 ≥ 20° 患者年龄偏大（56 岁：46 岁；$P < 0.001$）。尽管机制尚不清楚，但已有学者推测认为年龄相关椎间盘和小关节退变，以及老年患者较弱脊柱背伸肌力、可能是造成这些差异的原因。然而其他通过多因素研究分析表明，PJK 发生随年龄增长没有显著

差异。在对脊柱侧弯 / 或脊柱后凸手术患者系统回顾中，Kim 等认为年龄是 PJK 潜在危险因素证据不足。

　　虽然年龄是一个已经深入研究的危险因素，但体重指数 BMI 与 PJK 之间关系并不清楚。与年龄一样，Bridwell 等还发现，PJK ≥ 20° 成人畸形患者 BMI 显著升高（$P=0.015$）。同样在他们对 AIS 研究中，Helgeson 等发现 PJK 值增加超过 2 个标准差患者 BMI（26.7）明显高于没有增加的患者（20.9）（20.9；$P=0.013$）。然而其他研究未能证实 BMI 和 PJK 之间这种联系。

　　同样，较低的骨密度（BMD）与 PJK 之间关系也被证明是不明确的。尽管没有达到统计学上显著性（$P=0.055$），但 Yagi 等发现 PJK 在合并骨质疏松成人脊柱侧凸患者有进一步发展趋势。在多项研究中，Kim 等得出了不同结果，其中一项研究表明 PJK 组与非 PJK 组骨质疏松症患者比例存在显著差异（20.4% : 9.8%；$P=0.016$）。

　　另一项研究在进行多变量分析后，表明低 BMD 与 PJK 之间没有显著相关性。虽然还没有完全证实 PJK 和低 BMD 之间联系是合乎逻辑的，但专家认为 PJK 发生可能与椎体压缩性骨折高发和上固定端椎椎弓根螺钉松动有关。事实上生物力学研究支持 BMD 可能在 PJK 中发挥重要作用的观点。

10.2.2　影像学方面风险因素

　　术前脊柱矢状面失衡可能与 PJK 发生相关最大。从整体矫正角度来看，术前脊柱矢状面轴向距离（Sagittal Vertebral Axis，SVA）增加与术后 PJK 发展有显著相关性，如 Thawrani 等发现术前 SVA > 5 cm 是融合区急性近端交界性失败（PJF）危险因素。同样，相关因素包括 PJK 和术前胸椎后凸畸形（Thoracic Kyphosis，TK）之间关系已在几项研究中得到证实。例如 Maruo 等发现 TK > 30° 是 PJK 一个重要预测因素。同样在一项对 AIS 患者研究中，Kim 等发现术前 TK 角度（T5~T12 > 40°）增加与 PJK 发展有着重要关联（$P=0.015$）。最后在对成人畸形研究中，Mendoza 和 Lattes 等发现与未患 PJK 患者相比，PJK 患者 TK 平均值明显大于腰椎前凸（Lumbar lordosis，LL）患者（37.3° ± 19.2° : 25.9° ± 12.4°，$P=0.044$）。术前与 PJK 组相比，PJK 组 LL 和

TK 差异显著性较小（分别为 –6.6°±14.2° 和 6.6°±23.2°；P=0.012），骨盆后倾以及骶骨倾斜度降低。

尽管结果不明确，研究显示在 AIS 患者中，近端交界角（Proximal Junctional Angle，PJA）也与 PJK 发展相关。Lee 等发现如果术前从 T2 到预定上固定端椎的近端脊柱后凸角＞5°，表明需要将脊柱融合范围融合扩大到更长节段，研究结果具有高度敏感性（78%）和特异性（84%）。然而其他报告显示相互矛盾的证据。Hollenbeck 等研究 AIS 患者发现在术后交界曲度增大患者中，术前近端交界曲度与其他患者并无显著差异，为上固定端椎后壁与相邻两个椎体后壁之间形成夹角。类似地 Kim 等未发现在 AIS 患者中，术前近端交界曲度与 PJK 风险增加有关，同样上固定端椎水平并不影响 PJK 发生率。

10.2.3　手术风险因素

PJK 手术危险因素是与手术方法相关危险因素，如软组织完整性、融合结构强度、上固定端椎水平和整体矫正程度大小等。

现在普遍认为术中后方软组织破坏是 PJK 发生重要危险因素，后方张力带及其他椎间稳定结构破坏是造成这一现象主要原因。这种观点来源于尸体和生物力学研究。Anderson 等在对尸体研究中证明后方结构对维持相邻节段屈曲稳定的重要性。在他们的研究中，他们发现邻近节段运动稳定与个别手术步骤相关（安装横联、椎板连接棒、椎弓根螺钉置入或椎弓根螺钉移除等）。另外横断棘上韧带和棘突间韧带造成 6.59% 屈曲稳定性丢失，其余后部结构（包括小关节和软组织）切除，对于损伤因素占比为 44.72%。他们进一步研究发现，如果脊柱所有后方结构都被破坏，会导致弯曲稳定性降低达 67.61%。同样在对各种成人脊柱侧凸模型生物力学模拟中，Cammarata 等发现双侧小关节完全切除、后方韧带复合体切除，以及两种均切除，除了增加近端屈曲力和力矩之外，在预测模型中近端交界节后凸角分别增加 10%、28% 和 53%。这些发现表明脊柱后方韧带复合体稳定结构非常重要，保存这些结构可降低 PJK 发生风险。

除了后方结构破坏的风险外，在一些研究中认为前后联合入路是一个重要风险因素。在一项回顾性研究中，Kim 等报告称前后联合入路是 PJK 发生最大的危险因素（图 10.2），其优势比为 3.04［95% 置信区间（CI）1.56~5.93］；在另一项回顾性研究中，与单纯后路融合相比、前后联合入路 PJK 发生率明显较高（P=0.041）。虽然对单纯前入路危险性知之甚少，但曾认为这是 PJF 独立危险因素。无论是前方软组织引起、还是被其他危险因素（如过大矫正或更大结构强度）所引起的危险因素尚未完全阐明。

除了手术入路相关的危险因素外，脊柱的结构僵硬度在 PJK 风险中也发挥了重要作用。在 AIS 和成人畸形患者中，采用长阶段椎弓根螺钉内固定患者 PJK 发生率更高，风险增加可能的原因是，脊椎内固定增加了脊柱结构僵硬度及破坏关节突关节的可能。已有研究证明，降低脊柱结构僵硬度可以减少 PJK 风险。在对成人脊柱侧凸生物力学模拟中，Cammarata 等发现与上固定端椎椎弓根螺钉相比，近端横联将所有生物力学指数（近端交界后凸角、近端屈曲力和力矩）降低约 26%，而使用较小直径近端连接杆（4~5.5 mm）也会减少这些指数。Thawrani 等同样发现，与椎弓根螺钉相比横突钩显示出更少刚度，并提供了向正常运动转换的方式。尽管这些发现表明上固定端椎内固定类型在 PJK 发展中起着

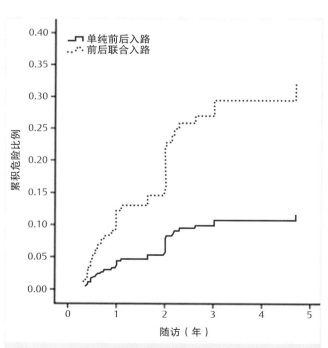

图 10.2　前后联合入路下近端交界性后凸（PJK）发生的危险 – 前后联合入路与单纯前后入路相比，PJK 发生的累积危险图

关键作用，但与临床研究结果并不一致。

正如 Yagi 和 Kim 等研究所证明的，融合范围扩大到骶骨会增加 PJK 发生风险。为进一步支持该观点，Bridwell 等研究报道显示，≥ 20° PJK 与髂螺钉及骶骨融合有关（$P=0.029$），而 Kim 等发现与不需要翻修的 PJK 患者（85%）和没有发生 PJK 患者（74%）相比，需要翻修 PJK 患者进行骨盆融合比例更高（91%）。

除了结构刚性外，上固定端椎选择水平也会增加 PJK 风险。研究表明，相比融合到下胸椎（LT）、比融合到上胸椎（UT）的 PJK 及 PJF 发生风险更高。Thawrani 等发现 T10 发生 PJF 风险明显高于相邻水平（T9，$P=0.03$；T11，$P=0.01$）。另一方面 Kim 等报道了相反结果，指出上固定端椎至 T1~T3 患者发生 PJK 可能性几乎是上固定端椎至 T4~T12 患者两倍（$P=0.034$）。最后，Fujimori 等在一项研究中得出了模棱两可的结果。在接受骶骨到 UT 或 LT 脊柱融合患者中，作者发现在术后 2 年或 2 年以上时，PJK UT 为 0.9°、LT 为 2.8°，$P=0.4$、无症状 PJK UT 为 32%，LT 为 41%；$P=0.4$ 以及需要翻修 PJK UT 为 6.4%，LT 为 10%；$P=0.6$ 之间无显著差异。这些作者提出，虽然周围存在肋骨和肩胛骨可以使 UT 段更稳定，但由于应力分布在为数较少近端运动节段上，PJK 可能在该区域中发生。但 LT 区域在生物力学上更易破坏。上固定端椎 UIV 在哪个区域更有可能导致 PJK，目前仍不清楚。

最后 PJK 发生与畸形矫正程度有关，较大手术畸形矫正率会导致较高 PJK 发生率。一些研究发现，较大脊柱矢状轴（SVA）矫正率导致较高 PJK 发生率，并认为这可能是由于过度矫正或骨盆后倾所致。事实上成人在一生中矢状面正平衡逐渐增加，因此矫正术后矢状面平衡（例如到 0cm）实际上可能代表矫正过度，随后 PJK 作为一种补偿机制发生。为了支持这种过度矫正理论，Mendoza-Lattes 等报告显示 SVA 是 PJK 一个重要预测因子，C7 铅垂线每增加 1 cm，PJK 就会减少 30%。在生物力学上增加畸形矫正导致脊柱受力增加。Cammarata 等研究显示，矢状轴曲度从 10° 增加到 20°、30° 和 40°，近端连接后凸角分别增加了 6°、13° 和 19°、近端弯曲力分别增加 3%、7% 和 10%，以及力矩分别增加了 9%、18% 和 27%。其他研究发现术后矢状面正平衡

与 PJK 发生之间缺乏相关性，则进一步支持了该观点。除了脊柱矢状轴（SVA）外，腰椎前凸角增加也是 PJK 一个风险因素。在多变量分析中，两项研究发现腰椎前凸角过度校正是 PJK（腰椎前凸角 > 30°）和 PJF 独立危险因素。Mendoza-Lattes 等发现，LL 和胸椎后凸畸形（TK）之间差异越大（即在 LL/胸椎后凸畸形（TK）不匹配情况下），发生 PJK 风险就越低，每 10° 差异，PJK 风险就降低 140%。Kim 等指出发生 PJK 需要翻修患者腰椎前倾角与骨盆入射角更为接近，而未发生 PJK 患者腰椎前倾角更小。这些结果进一步支持了过度矫正脊柱矢状轴风险，以及在解决矢状面不平衡时要考虑整体矫形的重要性。在对这些脊柱畸形病例的研究中，还需要进一步确定合适的脊柱骨盆参数。

可以采取许多策略来减少相关危险因素，以减少 PJK 的发生。正如 Lau 等所总结的，这些措施包括将融合节段需延伸到脊柱后凸超过 5° 水平、降低结构刚性（包括使用复合金属、更少植入物和横联/连接棒）、在上固定端椎保留更多软组织、并尝试实现最佳脊柱平衡和对线，以及要考虑过度矫正可能性等。虽然许多因素已被确定与 PJK 发生有关，但重要的是绝大多数 PJK 研究都是回顾性质的（不包括多变量分析），因此由于研究结果存在混淆之处，而被错误地认为是前面报道过的风险因素中一个或多个。

10.3 分类

由于 PJK 仅仅是一个影像学发现，它包含多种不同病理类型，从软组织损伤导致的轻度后凸、到骨或内植物失败导致的更严重 Cobb's 角改变。因此，为了更好地根据疾病严重程度对这些患者进行分类，Yagi 等在 2011 年首次提出了一个分类方案，该方案已更新，包括脊柱滑脱分类。在最初方案中，作者根据等级（脊柱后凸程度）和类型（失败潜在病因）对患者进行分类。具体如下：近端交界角增加 10°~14°（A 级）；近端交界角增加 15°~19°（B 级）；近端交界角增加 ≥ 20°（C 级）；近端交界后凸源于椎间盘/韧带因素（1 型）；骨性失败原因（2 型）；种植体/骨失败原因（3 型）。根据这一分类，大多数患者为 A 级（56%，18/32）和 1 型（81%，

26/32）。这种分类虽然更详细，但这种分类仍然只依赖于影像学检查结果而不考虑临床表现，而这些临床表现同样具有多样化。

从临床上看 PJK 患者中有相当数量人没有症状，这使仅考虑影像学表现分类方案的实用性有限。例如在 Yagi 等研究中，只有 6/32（19%）PJK 患者有症状。为了解决该问题，这些作者进一步完善了他们的方案，将需要手术治疗症状性 PJK 定义为 PJF，并将 PJF 患者分层。他们从最初方案修改了等级（近端交界增加 10°~19° 为 A 级；近端交界度增加 20°~29° 为 B 级；近端交界增加≥30° 为 C 级）。并根据上固定端椎以上存在 / 不存在脊柱滑脱（表10.1）添加了一个组成部分。他们发现最常见 PJF 形式是 2N 型（骨失败原因，在上固定端椎以上没有脊椎滑脱），而最具破坏性 PJF 表现在 2S 型（骨性失败原因，在上固定端椎以上存在脊椎滑脱）。虽然这个更新后使分类更简单，能更好地预测哪些患者可能会出现症状，但它既不能预测疾病进程及严重程度，也无助于指导治疗。

为了改进这些缺点，考虑到 PJK 病因学、放射学参数、症状和疾病严重性，国际脊柱研究小组（International Spine Study Group，ISSG）提出了一个新分类方案。正如 Lau 等报道的那样，这些作者

提出了一个数字量表，包括 6 个部分：神经功能损害、局灶性疼痛、仪器问题、脊柱后凸变化 / 后韧带复合体完整性、骨折部位和上固定端椎水平（表10.2）。据报道显示所提出的分类具有良好可靠性和可重复性，并且与推荐治疗密切相关，疼痛、脊柱后凸、神经系统状态和内固定失败是需要进行翻修手术最强的预测因素。需要进一步研究来验证这种分类方案。

表 10.1 PJK/PJF 分型（Yagi）

分类	描述
类型	
1	椎间盘 / 韧带原因失败
2	骨性原因失败
3	内植物 / 骨界面原因失败
等级	
A	PJA 增加 10°~19°
B	PJA 增加 20°~29°
C	PJA 增加≥30°
脊柱滑脱	
N	UIV 上方无滑脱
S	UIV 上方有滑脱

缩写：PJA，近端交界角；PJF，近端交界失败；PJK，近端交界性后凸畸形；UIV，上端固定椎。来源：改编自 Kim 及 Iyer

表 10.2 PJK 分级及严重程度量表

组成	分数（分）
神经损伤	
无	0
根性疼痛	2
脊髓病 / 运动障碍	4
局部疼痛	
无	0
VAS≤4	1
VAS≤5	3
器械问题	
无	0
部分固定丢失	1
突出	1
固定失败	2
脊柱后凸 Δ/PLC 完整	
0°~10°	0
10°~20°	1
>20°	2
PLC 失败	2
UIV/UIV+1 骨折	
无	0
压缩骨折	1
爆裂 /Chance 骨折	2
移位	3
UIV 水平	
胸腰椎交界区	0
上胸椎	1

缩写：PJK，近端交界性后凸畸形；PLC，后韧带复合体；UIV，上固体端椎；VAS，视觉模拟评分

10.4　自然病史和相关临床结果

PJK 通常发生在术后急性或亚急性期。在一项对成人脊柱畸形至少 5 年回顾性研究中，Kim 等发现大多数（59%）PJK 患者在术后 8 周内表现出后凸角显著增加。Yagi 等报告 PJK 患者大多数（75%）在术后 3 个月内确诊，而 Wang 等发现 80% 患者术后 18 个月内出现 PJK。

虽然 PJK 证据经常出现在术后急性 / 亚急性期，但它常会随时间推移而进展。Kim 等指出 35%PJK 患者从术后 2 年到最后随访期间 PJA 持续显著性增加。Yagi 等报告术后 3 个月平均 PJA 增加仅占总平均值约一半（53%），另一半在术后 2 年出现，平均值为 PJA 在 PJK 患者中从 1.2° 增加到 14.9°（2 年）到 18.5°（末次随访，至少 5 年）（图 10.3）。虽然这些患者在术后几年内有进展，但没有患者 5 年后再进展。

尽管 PJK 很常见且患者术后倾向于进展加重，但这些影像学表现与临床相关性仍存争议。许多研究都集中在与 PJK 相关临床结果和症状上，并且获得不同结果。大多数人认为 PJK 通常不会带来严重临床后果。在之前成人畸形研究中，Yagi 及其同事

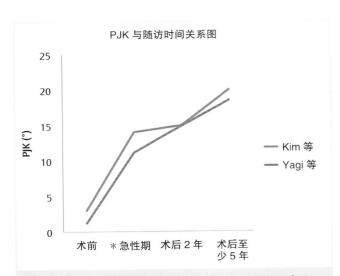

PJK 与随访时间关系图

图 10.3　PJK 随访结果图——从术前至术后至少 5 年 PJK 进展随访，数据来源于 Kim 等和 Yagi 等。大部分 PJK 发生在术后急性期（依据 Kim 等数据，* 急性期 = 术后 8 周之内；依据 Yagi 等则是术后即刻发病），但 PJK 在至少 5 年随访中继续进展。缩写：PJK，近端交界性脊柱后凸畸形

发现 PJK 发生率为 22%，而他们报告症状性 PJK 仅为 4%，且有症状 PJK 需要手术率仅为 1.4%。同样一些研究也表明 PJK 与术后患者自述结果没有相关性。Glattes 等在对 PJK 长节段后路融合患者进行至少 2 年随访，发现发生 PJK 患者与未发生 PJK 患者 SRS-24（Scoliosis Research Society-24，SRS-24）评分没有差异；Yagi 等研究成年畸形患者术后 SRS-22 和 ODI（Oswestry Disability Index，ODI），发现 PJK 组与非 PJK 组之间没有显著差异；Kim 等在他们对接受前后联合手术患者研究中也注意到了类似情况，SRS-22 评分在 PJK 组和非 PJK 没有差异。

其他研究注意到了结果存在差异。与没有 PJK 患者相比，发生 PJK 患者表现出更差功能结果。疼痛在 PJK 患者中尤其明显。Kim 等注意到症状性上胸椎疼痛发生率更高（29.4% : 0.9%；$P < 0.001$），经过平均 3.5 年随访发现，尽管在总体或 SRS-30 亚分数或 ODI 中没有观察到差异，但 PJK 患者 SRS-22 疼痛分数（0.8 : 1.2；$P=0.04$）改善较少。在另一项研究中，Kim 等报道不管是否需要进行翻修手术，与没有 PJK 患者相比、PJK 患者 SRS-22 疼痛分数显著降低。Hassanzadeh 等证实存在类似较差的结果，除满意度外，PJK 患者在所有 SRS-22 领域、其功能评分均显著降低。

虽然证据并不明确，但不是所有表现出 PJK 放射学证据患者都有症状或需要治疗。为了鉴别更具有临床意义 PJK 病例，Hart 等和国际脊柱研究小组（ISSG）对 PJF 进行了定义：UIV 和 UIV+2 之间的术后脊柱后凸角度增加 10°，同时具备以下情况中一项或多项：UIV 或 UIV+1 椎体骨折；后方骨性结构及韧带断裂；上固定端椎内固定拔出。在大宗病例报道中，PJF 发生在 1%~5% 病例中，也被称为"Topping-Off 综合征"或"近端交界性急性塌陷（Proximal Junctional Acute Collapse）"。这种并发症往往发生在术后急性期，可能是由于未融合节段代偿性改变，或是与融合节段邻近活动节段生物力学负荷和运动增加所致。在一系列成人患者中，Hart 等报告骨折是最常见失败原因（56%），其次软组织因素（35%）、外伤（11%）和螺钉拔出（9%）。前后联合入路（$P=0.001$）和更大融合区近端交界性脊柱后凸角度（$P=0.034$）被认为是翻修术重要危险因素。同样 Thawrani 等发现术后 PJK > 5°

和过度腰椎前凸角校正是急性 PJF 危险因素，而 Hostin 等和 Smith 等报告了 UIV 位于胸腰段 / 下胸椎是更大风险因素。骨折是胸腰段区域发生 PJF 更常见（62.2%：17.4%；P=0.00），软组织因素在上胸椎区域是更常见病因（65.2%：33.3%；P=0.02）。与 PJK 不同，PJF 常伴随严重症状：致残性疼痛、步态异常、无法平视、神经功能损害（包括感觉异常、轻瘫 / 麻痹、神经根病变或脊髓病变）和社会隔离。除严重临床症状之外，PJF 还造成很大经济负担，与 PJF 相关的翻修手术平均费用为 77 342 美元（1 美元 ≈ 6.78 人民币）。PJF 虽然在 PJK 患者中占比不高，但由于 PJF 常产生严重负面结果，所以 PJF 成为临床工作中一个重要组成部分。

10.5 预防和治疗

目前关于 PJK 预防证据有限。鉴于增加的 PJF 风险随着脊柱结构强度增加而增加，作为减少 PJK 发展的手段，一种策略是降低脊柱结构刚性。椎弓根螺钉已被证明可增加 PJK 风险，一种设想是它们不但增加脊柱结构刚性，并还可能通过破坏关节突关节影响脊柱近端交界区稳定性。此前有研究者尝试通过减少脊柱刚性防止 PJK 发生，并取得了成功。在 AIS 研究中，Helgeson 等探讨了不同内固定组合对 PJK 影响，发现单独使用椎弓根螺钉术后 2 年时，近端后凸角度最大（8.2°），明显高于混合型（5.7°，P=0.02）和单纯使用脊柱钩（Hook）（5°；P=0.014）；同时在两年时，单独使用椎弓根螺钉 PJK 发生率最高（8.1%），其次椎弓根螺钉联合脊柱钩（Hook）（5.6%）、混合装置（2.3%）、单纯钩（0），尽管差异无统计学意义（P=0.014）。Hassanzadeh 等研究了在 AIS 患者中，对比在上固定端椎置入脊柱钩与椎弓根螺钉的影响，发现置入椎弓根螺钉患者发生 PJK 率（29.6%）明显高置入脊柱钩患者（0）（P=0.01），正如上文所讨论的，除了满意度外，SRS–22 量表评分结果也同样较差。Kim 等在 AIS 患者中也发现了类似结果，椎弓根螺钉组 PJK 率（35.1%）最高，而混合型组（近端椎弓根螺钉 + 脊柱钩）为 29.1%，和单脊柱钩组为 24.1%。最后 Yanik 等在对休门氏病后凸畸形患者研究中发现，与对照组 PJK 率（17%）相比，在上固定端椎置入

椎弓根螺钉时少拧入两个螺纹，显著降低 PJK 率（0）（P=0.02）。尽管这些研究是在异质性患者群体和不同病理学家中进行的，但从生物力学角度来看，这些研究结果支持降低上固定端椎结构刚性、可能降低 PJK 发生风险观点。

鉴于椎体压缩性骨折普遍存在，而这种压缩骨折会导致 PJK 发生，另一种预防这种现象合理策略是进行预防性椎体增强，并已有多组报道。Kebaish 等进行了一项生物力学研究，在 T10~L5 融合之前，他们在 UIV（一组）和 UIV+1（另一组）进行了预防性椎体成型。然后通过增大偏心轴向压缩负荷，直至 PJF 发生。他们发现不同组骨折率有显著差异，对照组有 5/6 处骨折，UIV 组有 6/6 处骨折，UIV/ UIV+1 组有 1/6 处骨折。在一项临床研究中，Martin 等对成年畸形患者进行了两节段预防性椎体成形术，尽管没设对照组，但报道 PJK 率（总发生率 13%）明显低于文献报道。在另一项生物力学研究中，Kayanja 等研究了不同数量椎体增强效果，发现脊柱刚度和强度并不依赖于椎体增强数量增加，而是随着骨密度变化而显著变化，这表明应该特别针对骨折风险较高的脊柱薄弱节段进行椎体增强。

除了预防 PJK 发生的潜在临床作用外，预防性椎体增强也可具有节约成本效益。在对 L5~S1 融合至胸腰椎交界处的 60 岁以上女性研究中，Hart 等发现需要进行翻修手术的近端交界性急性塌陷，在接受双水平椎体成形术治疗患者的发生率（0）明显低于没有预防患者的发生率（15%），与椎体成形术相关费用估计为 46 240 美元，而翻修手术平均费用为 77 432 美元。然而与椎体增强本身相关风险仍然存在，包括加速椎间盘退变性疾病、负荷转移引发邻近节段骨折等，其对预防策略的影响目前尚不清楚。

尽管关于 PJK 预防策略研究有限，Lau 等在他们对 PJK 综述中，基于目前对这一现象理解，推荐了许多可能策略。这些策略包括融合范围达到或超过基线节段后凸 5° 水平、降低脊柱内固定刚性、使用复合材料、使用较少植入物、更多远端骨切除、减少上固定端椎处软组织破坏、尝试实现最佳脊柱平衡、使用过渡棒，以及良好术后脊柱对线。表 10.3 总结了我们对 PJK 风险因素和当前可能预防策略理解。

表10.3　PIK/PIF 危险因素 / 预防技术

危险因素	预防技术
外科	
后方软组织破坏	细致解剖，保护 UIV 处小关节
内固定刚性过大	使用椎板钩、过渡棒、保留近端螺纹
椎体节段的选择	下 / 上胸椎双 UIV 的风险；避免与骶骨 / 骨盆融合
手术入路选择	避免前后联合入路
SVA / LL 过度校正	考虑年龄标准，优化整体矢状面排列，避免 SVA 过度矫正
影像学	
术前 TK 增加	不可修改
术前 PJA 增加	涉及节段 PJA > 5°
人口	
高龄（> 55 岁）	不可修改
BMI	减肥，改变生活方式
骨密度低	预防性椎体增强术，优化医疗管理

缩写：BMI，身体质量指数；LL，腰椎前凸；PJA，近端交界角；PJF，近端交界失败；PJK，近端交界后凸；SVA，脊柱矢状轴；TK，胸廓后凸；UIV，上固定端椎

10.6　结论

　　PJK 常见于术后恢复早期阶段。PJK 包括一系列广泛临床症状，包括许多无症状患者，另外 1%~5% 患者经历了更严重 PJF（需要翻修手术 PJF）。预防策略包括限制暴露于已知的危险因素、降低脊柱结构刚度和进行预防性椎体增强，这些是已获得的成功经验。未来研究应该集中在更好地如何早期识别那些可能进展成为具有临床症状的 PJK 患者，以及如何预防 PJK 发生策略上。

参考文献

[1] Lee GA, Betz RR, Clements DH, III, Huss GK. Proximal kyphosis after posterior spinal fusion in patients with idiopathic scoliosis. Spine. 1999; 24(8):795–799.

[2] Bernhardt M, Bridwell KH. Segmental analysis of the sagittal plane alignment of the normal thoracic and lumbar spines and thoracolumbar junction. Spine. 1989; 14(7):717–721.

[3] Glattes RC, Bridwell KH, Lenke LG, Kim YJ, Rinella A, Edwards C, II. Proximal junctional kyphosis in adult spinal deformity following long instrumented posterior spinal fusion: incidence, outcomes, and risk factor analysis. Spine. 2005; 30(14):1643–1649.

[4] Hostin R, McCarthy I, O'Brien M, et al. International Spine Study Group. Incidence, mode, and location of acute proximal junctional failures after surgical treatment of adult spinal deformity. Spine. 2013; 38(12):1008–1015.

[5] O'Shaughnessy BA, Bridwell KH, Lenke LG, et al. Does a long-fusion "T3-sacrum" portend a worse outcome than a short-fusion "T10-sacrum" in primary surgery for adult scoliosis? Spine. 2012; 37(10):884–890.

[6] Helgeson MD, Shah SA, Newton PO, et al. Harms Study Group. Evaluation of proximal junctional kyphosis in adolescent idiopathic scoliosis following pedicle screw, hook, or hybrid instrumentation. Spine. 2010; 35(2):177–181.

[7] Kim HJ, Lenke LG, Shaffrey CI, Van Alstyne EM, Skelly AC. Proximal junctional kyphosis as a distinct form of adjacent segment pathology after spinal deformity surgery: a systematic review. Spine. 2012; 37(22) Suppl:S144–S164.

[8] Kim YJ, Bridwell KH, Lenke LG, Glattes CR, Rhim S, Cheh G. Proximal junctional kyphosis in adult spinal deformity after segmental posterior spinal instrumentation and fusion: minimum five-year follow-up. Spine. 2008; 33(20):2179–2184.

[9] Kim HJ, Bridwell KH, Lenke LG, et al. Proximal junctional kyphosis results in inferior SRS pain subscores in adult deformity patients. Spine. 2013; 38(11):896–901.

[10] Kim HJ, Bridwell KH, Lenke LG, et al. Patients with proximal junctional kyphosis requiring revision surgery have higher postoperative lumbar lordosis and larger sagittal balance corrections. Spine. 2014; 39(9):E576–E580.

[11] Bridwell KH, Lenke LG, Cho SK, et al. Proximal junctional kyphosis in primary adult deformity surgery: evaluation of 20 degrees as a critical angle. Neurosurgery. 2013; 72(6):899–906.

[12] Kim HJ, Yagi M, Nyugen J, Cunningham ME, Boachie-Adjei O. Combined anterior-posterior surgery is the most important risk factor for developing proximal junctional kyphosis in idiopathic scoliosis. Clin Orthop Relat Res. 2012; 470(6):1633–1639.

[13] Mendoza-Lattes S, Ries Z, Gao Y, Weinstein SL. Proximal junctional kyphosis in adult reconstructive spine surgery results from incomplete restoration of the lumbar lordosis relative to the magnitude of the thoracic kyphosis. Iowa Orthop J. 2011; 31:199–206.

[14] Yagi M, Akilah KB, Boachie-Adjei O. Incidence, risk factors and classification of proximal junctional kyphosis: surgical outcomes review of adult idiopathic scoliosis. Spine. 2011; 36(1):E60–E68.

[15] Maruo K, Ha Y, Inoue S, et al. Predictive factors for proximal junctional kyphosis in long fusions to the sacrum in adult spinal deformity. Spine. 2013; 38(23):E1469–E1476.

[16] Lee J, Park YS. Proximal junctional kyphosis: diagnosis, pathogenesis, and treatment. Asian Spine J. 2016; 10(3):593–600.

[17] Lau D, Clark AJ, Scheer JK, et al. SRS Adult Spinal Deformity Committee. Proximal junctional kyphosis and failure after spinal deformity surgery: a systematic review of the literature as a background to classification development. Spine. 2014; 39(25):2093–2102.

[18] Kayanja MM, Schlenk R, Togawa D, Ferrara L, Lieberman I. The biomechanics of 1, 2, and 3 levels of vertebral augmentation with polymethylmethacrylate in multilevel spinal segments. Spine. 2006; 31(7):769–774.

[19] Kebaish KM, Martin CT, O'Brien JR, LaMotta IE, Voros GD,

Belkoff SM. Use of vertebroplasty to prevent proximal junctional fractures in adult deformity surgery: a biomechanical cadaveric study. Spine J. 2013; 13(12):1897–1903.

[20]Annis P, Lawrence BD, Spiker WR, et al. Predictive factors for acute proximal junctional failure after adult deformity surgery with upper instrumented vertebrae in the thoracolumbar spine. Evid Based Spine Care J. 2014; 5(2):160–162.

[21]Smith MW, Annis P, Lawrence BD, Daubs MD, Brodke DS. Early proximal junctional failure in patients with preoperative sagittal imbalance. Evid Based Spine Care J. 2013; 4(2):163–164.

[22]Kim YJ, Bridwell KH, Lenke LG, Kim J, Cho SK. Proximal junctional kyphosis in adolescent idiopathic scoliosis following segmental posterior spinal instrumentation and fusion: minimum 5-year follow-up. Spine. 2005; 30(18):2045–2050.

[23]Hollenbeck SM, Glattes RC, Asher MA, Lai SM, Burton DC. The prevalence of increased proximal junctional flexion following posterior instrumentation and arthrodesis for adolescent idiopathic scoliosis. Spine. 2008; 33(15):1675–1681.

[24]Denis F, Sun EC, Winter RB. Incidence and risk factors for proximal and distal junctional kyphosis following surgical treatment for Scheuermann kyphosis:minimum five-year follow-up. Spine. 2009; 34(20):E729–E734.

[25]Kim YJ, Lenke LG, Bridwell KH, et al. Proximal junctional kyphosis in adolescent idiopathic scoliosis after 3 different types of posterior segmental spinal instrumentation and fusions: incidence and risk factor analysis of 410 cases. Spine. 2007; 32(24):2731–2738.

[26]Yagi M, Rahm M, Gaines R, et al. Complex Spine Study Group. Characterization and surgical outcomes of proximal junctional failure in surgically treated patients with adult spinal deformity. Spine. 2014; 39(10):E607–E614.

[27]Anderson AL, McIff TE, Asher MA, Burton DC, Glattes RC. The effect of posterior thoracic spine anatomical structures on motion segment flexion stiffness. Spine. 2009; 34(5):441–446.

[28]Cammarata M, Aubin CE, Wang X, Mac-Thiong JM. Biomechanical risk factors for proximal junctional kyphosis: a detailed numerical analysis of surgical instrumentation variables. Spine. 2014; 39(8):E500–E507.

[29]Hart R, McCarthy I, O'brien M, et al. International Spine Study Group. Identification of decision criteria for revision surgery among patients with proximal junctional failure after surgical treatment of spinal deformity. Spine. 2013; 38(19):E1223–E1227.

[30]Hassanzadeh H, Gupta S, Jain A, El Dafrawy MH, Skolasky RL, Kebaish KM. Type of anchor at the proximal fusion level has a significant effect on the incidence of proximal junctional kyphosis and outcome in adults after long posterior spinal fusion. Spine

Deform. 2013; 1(4):299–305.

[31]Thawrani DP, Glos DL, Coombs MT, Bylski-Austrow DI, Sturm PF. Transverse process hooks at upper instrumented vertebra provide more gradual motion transition than pedicle screws. Spine. 2014; 39(14):E826–E832.

[32]Fujimori T, Inoue S, Le H, et al. Long fusion from sacrum to thoracic spine for adult spinal deformity with sagittal imbalance: upper versus lower thoracic spine as site of upper instrumented vertebra. Neurosurg Focus. 2014; 36(5):E9.

[33]Vedantam R, Lenke LG, Keeney JA, Bridwell KH. Comparison of standing sagittal spinal alignment in asymptomatic adolescents and adults. Spine. 1998; 23(2):211–215.

[34]Gelb DE, Lenke LG, Bridwell KH, Blanke K, McEnery KW. An analysis of sagittal spinal alignment in 100 asymptomatic middle and older aged volunteers. Spine. 1995; 20(12):1351–1358.

[35]Yagi M, King AB, Boachie-Adjei O. Incidence, risk factors, and natural course of proximal junctional kyphosis: surgical outcomes review of adult idiopathic scoliosis. Minimum 5 years of follow-up. Spine. 2012; 37(17):1479–1489.

[36]Wang J, Zhao Y, Shen B, Wang C, Li M. Risk factor analysis of proximal junctional kyphosis after posterior fusion in patients with idiopathic scoliosis. Injury. 2010; 41(4):415–420.

[37]McClendon J, Jr, O'Shaughnessy BA, Sugrue PA, et al. Techniques for operative correction of proximal junctional kyphosis of the upper thoracic spine. Spine. 2012; 37(4):292–303.

[38]Hart RA, Prendergast MA, Roberts WG, Nesbit GM, Barnwell SL. Proximal junctional acute collapse cranial to multi-level lumbar fusion: a cost analysis of prophylactic vertebral augmentation. Spine J. 2008; 8(6):875–881.

[39]Yanik HS, Ketenci IE, Polat A, et al. Prevention of proximal junctional kyphosis after posterior surgery of Scheuermann kyphosis: an operative technique. J Spinal Disord Tech. 2015; 28(2):E101–E105.

[40]Martin CT, Skolasky RL, Mohamed AS, Kebaish KM. Preliminary results of the effect of prophylactic vertebroplasty on the incidence of proximal junctional complications after posterior spinal fusion to the low thoracic spine. Spine Deform. 2013; 1(2):132–138.

[41]Verlaan JJ, Oner FC, Slootweg PJ, Verbout AJ, Dhert WJ. Histologic changes after vertebroplasty. J Bone Joint Surg Am. 2004; 86-A(6):1230–1238.

[42]Watanabe K, Lenke LG, Bridwell KH, Kim YJ, Koester L, Hensley M. Proximal junctional vertebral fracture in adults after spinal deformity surgery using pedicle screw constructs: analysis of morphological features. Spine. 2010; 35(2):138–145.

[43]Kim HJ, Iyer S. Proximal junctional kyphosis. J Am Acad Orthop Surg. 2016; 24(5):318–326.

第11章 创伤后畸形

A. Karim Ahmed, Randall J. Hlubek, Nicholas Theodore

摘要

　　胸椎因其血管系统侧支循环较差和毗邻重要结构，尤其容易发生损伤后缺血和危及生命的并发症。胸椎创伤性损伤可分为屈曲、过伸或旋转损伤。胸椎创伤后畸形最常见症状是疼痛和神经功能障碍。对病灶局部和整体评估对这些患者至关重要。如果患者背痛加重、神经功能缺失加重、脊柱不稳、严重或进行性畸形，可采用外科手术治疗创伤后畸形。

　　关键词：畸形、缺血、脊柱后凸、椎板切除、神经功能缺损、胸椎、外伤

临床精要

- 创伤后畸形影像学检查方法多种，应全面评估包括椎体骨结构、椎间隙、软组织韧带结构、神经脊髓受压、脊柱不稳、整体稳定性和畸形活动。
- 手术指征是腰背疼痛加剧、神经功能症状增加、椎体不稳以及严重或进行性畸形。
- 创伤后畸形手术入路包括前路入路、后路入路或联合入路。
- 胸腰椎交界处是半刚性胸椎和活动性腰椎之间过渡区，需要特别注意以防止反常活动和医源性畸形。
- 对于僵硬性畸形患者，可能需要进行截骨术，包括 Smith‑Petersen 截骨术、椎弓根减法截骨或椎体切除术，进而增大矫正角度。

11.1 胸腰椎解剖

　　胸椎活动度较小，相对比较稳定。12 节胸椎于颈椎下方。胸椎有垂直方向关节面与相邻椎体相连。在椎体侧面后份上下缘有上下肋凹与肋头组成的肋椎关节。头侧小关节突与相应肋骨头部相连，尾侧小关节突与下面肋骨头部相连。在横突侧面另一个关节突与肋骨结节相连、第一肋与第二肋骨头关节与下关节面相连。T11 和 T12 在其横突上不包含横突肋凹，但在其椎弓根上包含肋凹，分别与 T11 和 T12 肋骨连接。

　　椎体和椎间盘前部和后部由前后纵韧带包围。

黄韧带形成中央管后部，连接相邻椎板。棘间韧带在棘突之间运动，表面被棘上韧带覆盖。

　　椎体之间椎间盘由外层纤维环和内部髓核组成。纤维环主要由 I 型胶原纤维组成，是纤维软骨一部分，限制运动并约束髓核。髓核作为主要减震结构，含有丰富亲水性蛋白聚糖。髓核高含水量产生静水压以抵抗作用于脊柱上的压力。与颈椎或腰椎椎间盘相比，胸椎椎间盘相对较薄、狭窄，以保持胸椎相对稳定。

　　脊髓血供由两个系统组成：中央系统和外周系统。由脊髓前动脉起源的中央系统供应脊髓前 2/3，其由前灰质、后灰质前部、后白柱前部、内前白柱和侧白柱一半，以及后白柱基部组成。外周系统由脊髓后动脉和软膜动脉丛构成，供应前、侧白柱外侧部分，以及后灰质和后白柱其余部分。起源于主动脉和锁骨下动脉的肋间后动脉形成胸髓节段性动脉。节段性脊柱动脉（前、后根动脉）分支供应前、后神经根。节段性脊髓动脉进一步分支至神经根髓动脉，形成脊髓前动脉和神经根动脉，后者形成脊髓后动脉和软脑膜血供网络。最大神经根髓动脉 –Adamkiewicz 动脉起源于 T9~T10。与颈脊髓或腰椎相比，胸脊髓血管侧支循环不太充分，尤其容易发生缺血。

　　在 T1 以下由胸神经支配胸部和腹部躯体肌肉。值得注意的是，在脊髓灰质侧角唯一节前交感神经元起源于 T1~L2。下丘脑突触中央（一级）神经元终止于 C8~T2 段 Budge 睫脊中枢（Ciliospinal Center）。节前（二级）神经元从脊髓分出并在颈上神经节处形成突触。

　　内脏神经起源于交感干，包含不同节前交感神经和内脏感觉神经纤维。胸内脏神经从 T1~T4、大内脏神经从 T5~T9、小内脏神经从 T9~T11、最小内脏神经是 T12；然而每个内脏神经都与脊神经有关。

　　胸椎与许多重要结构毗邻、其创伤可能造成毁灭性后果。胸骨角（即 Angle of Louis）在 T4 水平

分为上下纵隔。另外气管隆突和主动脉弓内凹位于 T4。下腔静脉、食道和主动脉分别在 T8、T10 和 T12 水平穿过横膈膜，每一处都代表一个潜在易损部位。

11.2 损伤机制

胸腰椎交界处在 T12~L1 转折点是脊柱骨折最常见部位，约占所有脊柱骨折的 64%。胸腰椎创伤性骨折主要是由于高能量撞击引起，最常见是机动车辆碰撞和从高处坠落。创伤后畸形是脊柱骨折晚期并发症。创伤性胸椎骨折最好使用 AO 脊柱分类系统进行描述，该系统基于脊柱 3 种受力方式（即屈曲、过伸和旋转），并取代了先前的 Denis 分类。

11.2.1 屈曲损伤（A 型）

屈曲骨折类型包括椎体轴向负荷所致损伤。压缩性骨折（A1 型）是最常见脊柱骨折。在 A1 型损伤中前柱首先受损，由此产生的骨折称为楔形骨折。如果后部附件受累，就会产生更大压缩力量。A1 型损伤亚组，其严重程度不断增加，包括终板压缩（A1.1）、楔形骨折（A1.2）和椎体塌陷（A1.3）。

A2 型损伤是椎体劈裂性骨折。这包括矢状劈裂（A2.1）、冠状劈裂（A2.2）和钳夹形骨折（Pincer fracture）（A2.3）。钳夹形骨折通常包含嵌压在椎体缺损内的椎间盘组织，可导致假关节形成。

最严重压缩性损伤是爆裂性骨折（A3 型），可包括碎片向后凸入椎管内。爆裂性骨折亚型按严重程度增加分为不完全性（A3.1）、完全性（A3.2）或爆裂劈裂性骨折（A3.3）。

11.2.2 过伸伤（B 型）

B 型伤害主要由后柱损伤引起。后纵韧带复合体通常被视作"张力带"，在脊柱稳定中起关键作用。后韧带复合体抵抗牵张，由棘上韧带、棘间韧带、关节小关节囊和黄韧带组成。

B1 型损伤由屈曲牵张所致，主要是后方韧带损伤。以骨性受累为主后部断裂被归为 B2 型损伤，也称为 Chance 骨折或安全带骨折（Chance or Seat Belt Fracture）。然而过伸 – 剪切损伤是 B3 型损伤，通过椎间盘导致前柱联合损伤。

11.2.3 扭转损伤（C 型）

C 型损伤可归因于轴向旋转，累及双柱和旋转位移引起。C 型损伤可与其他骨折类型同时出现，例如 A 型旋转骨折（C1）、B 型旋转骨折（C2）或旋转剪切损伤（C3）。C 型损伤可发生旋转脱位，与创伤后神经功能损伤关系最大。

根据 AO 脊柱分类，损伤严重程度由类型（即 A~C）和相应亚型（例如 A1.1~A1.3）逐渐增加。然而就严重程度而言，不能在不同组亚型之间进行比较（例如，B1.3 与 C1.1）。AO 分类系统表明骨性受累、韧带受累、神经功能缺损和机械不稳定严重程度。

大多数创伤后畸形是由创伤性损伤直接导致的，但它们也可能是治疗后遗留的结果。脊柱后凸是胸椎最常见创伤后畸形。但侧向压缩骨折或扭伤等损伤可能导致冠状畸形，应仔细评估。

前柱、中柱和后柱损伤更有可能导致不稳。因此仅局限于前柱的具有最低后凸角（< 20°）稳定压缩性骨折、进一步进展可能性较小，并可通过代偿维持矢状位对线。而应注意的是，相邻椎体代偿在生物力学上是不利的，有加速退变的风险。局灶性后凸度 > 20° 损伤、可能意味着通过牵张而损伤后方韧带，并且它们极可能发展为创伤后畸形。矢状面指数（The Sagittal Index）是指导创伤后畸形治疗有效工具，本章稍后将对此进行描述。累及三柱损伤进展可能性更大，如完全爆裂性骨折。此外由于胸腰段交界处缺乏胸廓支撑，下胸段损伤可加剧创伤后畸形。

术后创伤后畸形可能由假关节、内固定失败、短节段融合和医源性不稳引起。假关节或骨不连可由各种因素造成，如深部感染和骨矿化成骨不足，导致进行性畸形和邻近节段不稳。内固定失效是任何内固定术患者潜在的风险。杨氏模量（Young's Modulus，弹性模量）是受拉伸材料阻力或强度量度，是材料固定特性，其等于应力与应变比率。对于给定的应力或力，材料具有有限形变能力；这种能力被定义为"应变"。当施加在内植物或骨骼上的力超过材料应变能力时，就会发生内固定失败。该失败的发生包括内固定移位、棒和螺钉断裂，以及螺钉拔出，常需翻修。椎板切除术和短节段融合（少于 5 个节段）与进行性创伤后畸形有关（尤其是在胸腰段交界处），一般不建议在该处实施该技术。

创伤后很少出现神经性脊柱关节病（Charcot Spine）或椎体骨坏死（Kümmell's Disease）。Charcot 脊柱关节病可发生在脊髓损伤后，其特征是一系列的皮肤感觉丧失、反常关节活动、微创伤、骨吸收、关节破坏和邻近节段假关节形成。在 Kümmell 病中，缺血性骨坏死和不愈合会导致椎体塌陷和畸形进行性加重。

尽管大多数胸椎创伤性骨折是由高能量冲击造成，但骨质脆性增加的患者可能更容易遭受创伤性损伤，并发展为创伤后畸形或内固定失败。与骨质脆性增加的相关疾病包括骨质疏松症（Osteoporosis）、强直性脊柱炎（Ankylosing Spon Dylitis）、成骨不全和其他内分泌紊乱。OP 是指骨密度比年轻成人低 2.5 个标准差或更多（t 评分 ≤ −2.5）；OP 患者发生脊柱压缩性骨折风险很高。OP 患者发生单次压缩性骨折可显著增加此后发生压缩性骨折、脊柱后凸和矢状面不平衡风险

对 AS 患者创伤后需特别注意，因为这类患者脊柱生物力学发生了改变。桥接型骨化可造成僵硬的后凸畸形和不典型骨折。最常见原因是牵张损伤，这些骨折横穿椎间盘前柱或椎体。骨折导致两相邻节段之间严重不稳，并可导致移位和变形。

儿童创伤性胸椎损伤患者是一独特群体，其骨骼发育不成熟和具有生长发育潜力。儿童韧带松弛和较大的头部使颈椎损伤比胸椎损伤更常见。当儿童发生胸椎损伤时，可导致创伤后脊柱后凸和麻痹性脊柱侧弯，发生率分别高达 64% 和 96%。小儿外伤后脊柱畸形机制多种多样。脊髓损伤导致肌肉痉挛、关节面错位对合异常和非对称性椎体骺板闭合，都可促进儿童胸椎损伤后畸形进行性发展。

11.3　创伤后畸形临床特点

在急性情况下，正确识别和处理胸椎外伤至关重要。上胸髓（T6 以上）创伤性损伤可导致危及生命的自主反射障碍、神经源性休克或脊髓休克。侧枝循环障碍使胸髓更容易缺血。减压、稳定，以及升高平均动脉压是处理急性胸椎损伤的重要组成部分。

外伤后发生创伤后畸形患者，不论有无代偿都

可能发生明显后凸畸形。尽管后凸畸形是最常见创伤后畸形，但外侧压缩性或爆裂性骨折可引起局灶性脊柱侧弯和冠状面躯干移位。常见畸形症状包括背痛、身高下降、神经功能障碍和站立困难。疼痛是创伤后畸形患者最常见症状，≥ 30° 局部后凸畸形被证明会显著增加该区域慢性疼痛风险。

创伤后畸形患者也可出现新的或进行性神经功能损伤。在 Malcolm 等对 48 例创伤后畸形患者开展的一项研究中发现，27% 患者神经功能损伤加重。新发或恶化的神经功能损伤可能由于创伤后脊髓囊性变、脊髓栓系和畸形进展所致，但最常见是创伤后脊髓空洞症（Syringomyelia）。外伤后脊髓空洞症占所有确诊脊髓空洞症病例 25%，脊髓空洞症也可能与潜在畸形密切相关。在一项对 207 例骨折完全愈合的创伤性截瘫患者研究中，Abel 发现创伤后后凸 > 15°、椎管狭窄 > 25% 患者中发生脊髓空洞症可能性翻倍。且椎管狭窄程度和畸形程度之间存在显著相关性。

严重创伤后畸形也会影响这些患者整体健康。他们可能会经历（胃肠道）早饱性腹胀、呼吸困难或因腹部和胸腔压迫引起心脏异常。

11.4　矢状面和冠状面平衡

脊柱畸形是脊柱异常弯曲，其原因可是先天性、医源性、特发性、退变性或创伤性。然而在评估脊柱畸形时，有必要定义一些与冠状面和矢状面平衡参数相关的关键术语。每一种测量方法都最好使用 36 in（1 in ≈ 2.54 cm）大小的平片。

11.4.1　C7 铅垂线（C7 Plumb Line, C7PL）

侧位片上 C7 铅垂线是从 C7 椎体到骶骨尾部绘制一条线。在正常矢状位上，C7 垂直线应在骶椎终板上距椎体后壁 2.5 cm 以内，也称为矢状垂直轴（Sagittal Vertebral Axis, SVA）。SVA > 2.5 cm 时矢状面正平衡，SVA < 2.5 cm 时为矢状面负平衡。然而该值应与其他参数一起考虑，随着患者年龄变化，SVA 正值逐渐增大。

在站立正位片上，从 C7 椎体中心向尾部绘制线应与从骶骨岬中心向头部绘制线（骶正中线）重叠。

如果这两条线不重叠，就应怀疑可能发生躯干冠状面移位。

11.4.2 颈椎前凸角

颈椎前凸角度测量是指 C2 下终板与 C7 下终板之间夹角。颈椎前凸角度通常为 40°±9.7°，主要由 T1 椎体斜率决定。颈椎前凸角度大小差异很大，并随胸腰椎序列变化而变化。

11.4.3 胸椎后凸角

胸椎后凸角一般为 20°~50°，测量范围从 T5 椎体上终板到 T12 椎体下终板，胸椎后凸角程度受头侧 C7 位置，以及尾侧腰椎前凸度的影响。单节段骨折形成的局灶性后凸角是相邻的头端椎体上终板和尾端椎体下终板形成之夹角。

11.4.4 腰椎前凸角

腰椎前凸角是由 L1 上终板和 S1 上终板形成的夹角，一般为 30°~60°。腰椎前凸角大小由骨盆入射角决定，理想的腰椎前凸角应在骨盆入射角 10° 范围内。一般来说胸椎后凸和腰椎前凸是成比例的、以便保持矢状面平衡。故腰椎前凸与胸椎后凸增加呈正相关。

11.4.5 骨盆入射角

骨盆入射角（Pelvic Incidence，PI）是 S1 上缘中点至股骨头中心点连线与 S1 上缘中垂线夹角。脊柱骨盆参数决定脊柱与骨盆的关联程度，是脊柱生物力学和脊柱畸形整体评价的基本组成部分。

一般来说 PI 应在腰椎前凸角 10° 范围内。受多因素影响，如骶骨倾斜度、骨盆倾斜度（Pelvic tilt）和骨盆形状。骨盆倾斜或骨盆相对于股骨头旋转，是指在骨盆侧位片上以下两条线之间的夹角：线 1 是经过股骨头中心点的垂线，线 2 是骶骨终板中点和股骨头中心点连线。此外骶骨倾斜度是骶骨终板相对于水平面所成的角度。尽管骨盆倾斜度和骶骨倾斜度受体位影响，但这两个值总和等于骨盆入射角，这显示了众多脊柱测量参数在维持直立姿势和躯体平衡之间存在的关联性。此外由胸椎后凸引起的椎体负荷增加可通过增加腰椎前凸或骨盆倾斜度来补偿，前者在生物力学上更有利于椎体承重。

11.4.6 矢状面指数

矢状指数是衡量节段性脊柱后凸畸形的指标。计算方法是用受累水平的后凸角减去脊柱轮廓基线值。矢状面指数大于 15° 应行内固定融合手术。

11.4.7 侧弯顶点

在患者的冠状畸形中，侧弯顶点是偏离中线最远椎间盘或椎体。

11.4.8 中立椎

脊柱侧弯患者的椎体常旋转并伴有冠状畸形。中立椎是指那些在无旋转椎体。其特点是可以清晰地看到椎体两侧的椎弓根和椎体中央的棘突。

11.4.9 稳定椎

在冠状畸形患者中，稳定椎是指侧弯远端最先能被骶骨中垂线等分或近似等分的椎体。

11.4.10 端椎

在冠状面畸形患者中，端椎是指头端或尾端最倾斜椎体。

11.4.11 Cobb's 角

Cobb's 角是头 / 尾侧端椎所形成夹角。

11.5 影像学

影像学是诊断创伤后畸形主要手段，它可以指导医生进行临床决策。站立位全长平片对评估矢状面畸形、冠状面畸形和整体平衡至关重要。过伸过屈位片和 Bending 相可以对畸形的柔韧性进行评估。

CT 对于骨结构和骨间间隙的评估有着无以伦比的作用。许多患者在急性创伤后接受胸部、腹部和骨盆 CT 扫描。在 Hauser 等一项研究中，对 215 例高危胸腰椎损伤患者使用 CT（胸部、腹部和骨盆）和胸腰段 X 线进行评估，CT 和 X 线诊断急性胸腰椎骨折准确率分别为 99% 和 87%。McAfee 等证明 CT 是诊断后方结构缺损和不稳定爆裂骨折最敏感成像方式。

MRI 是评估软组织和神经结构最佳影像方式。

创伤后脊髓囊性变、脊髓栓系和脊髓空洞症在 MRI 上也能得到最好显示。系列 MRI 成像可用于监测创伤后畸形进展。

11.6 手术治疗

创伤后畸形的外科手术治疗适用于进行性加重的背痛以及神经功能损伤、不稳定和严重／进行性发展的畸形。创伤后畸形患者可能会经历逐渐减轻的疼痛，这可能与退变以及患者整体上对畸形的代偿有关。对固定性矢状面失衡和椎管压迫相关疼痛的研究取得了良好的进展。多数报告表明临床上患者的疼痛得到显著缓解。然而退行性矢状面失衡患者术后疼痛缓解较少、并发症较多。故术后患者疼痛的程度难以预测，应与患者其他症状、手术范围和可能并发症一起评估。

创伤后畸形导致新发或逐渐加重的神经功能损伤，例如脊髓、神经根的功能障碍是进行外科手术的指征。手术应以减压（通常是在前柱）和稳定为目标。前路手术和椎体切除术可用于治疗创伤后脊柱后凸畸形相关的神经功能障碍。与后外侧入路相比，前外侧入路在改善神经功能缺损方面具有更大优势，并可重建前柱稳定。虽然历史上前路手术在治疗胸腰椎爆裂性骨折方面是被证明有效的，但新的器械和后路手术的发展使前后路手术都能取得良好效果。一项比较前后路手术的荟萃分析（包括 7 项临床试验）发现，两种手术在患者神经功能恢复、复工、并发症和 Cobb's 角方面没有差异。而前路手术会增加手术时间、出血量和费用。应仔细考虑临床特点和手术目标、根据不同病例谨慎的决定手术入路。

创伤后畸形手术方法包括前路、后路或前后联合入路，医生可以根据患者的症状、畸形性质和程度做出不同选择。前路手术对需要广泛减压的患者（例如椎管内有反转骨折块）、需要保留脊柱运动功能、前路重建的患者可能更具优势。为了达到良好的稳定目的，必须考虑医源性不稳因素和脊柱后方不稳定因素，必要时进行后路器械固定。

严重刚性畸形患者可能要进行截骨手术，并且应根据畸形矫正数量和性质进行术前设计。Smith-Petersen 截骨术可以通过缩短后柱进行平均 10°~15° 矫正。椎弓根截骨术避免了前柱的损伤，可以在相应水平上进行 30°~35° 矢状面矫正。脊柱切除术则更为广泛，涉及一个或多个椎骨节段切除。Buchowski 等基于矢状面平衡与否、对外科手术（包括截骨术）治疗创伤后严重胸椎畸形进行了很好地概括。对正常矢状面平衡、平滑胸椎后凸患者最好采用 Smith-Petersen 截骨术，而尖角后凸最好使用椎弓根截骨术或脊柱切除术治疗。对于整体不平衡患者，根据不平衡程度，可分为平滑和锐角后凸；胸椎平滑后凸时，轻度矢状面不平衡（SVA < 2.5 cm）和较重矢状面不平衡（SVA > 5 cm）均可采用 Smith-Petersen 截骨术治疗；而对前柱融合或锐角后凸伴有矢状面畸形病例，可能需要更广泛椎弓根截骨或椎体切除术；在这种情况下，通过后入路行后路椎体切除和椎弓根截骨术，除椎管减压外，还可提供足够畸形矫正。而进行这些手术，需要将患者的手术获益与失血和医源性神经损伤风险进行权衡评估。

11.7 案例说明

1 例来自希腊的 30 岁妇女出现脊柱后凸、神经功能恶化，以及胸腰椎交界处出现有疼痛性症状的后凸畸形。患者有 14 年前摔倒致 T12 爆裂性骨折病史。患者曾经接受过矩形 Luque 棒后路手术治疗。入院查体后诊断为 Brown-Séquard 损伤。患者右下肢近端肌力 1~2 级，左下肢感觉良好。影像学证实胸腰段交界处有创伤后脊柱后凸畸形合并脊髓压迫（图 11.1）。为防止进一步脊髓损伤和稳定脊柱，手术分 3 步进行。

第 1 步取下 Luque 棒，在 T10、T11、L1 和 L2 置入椎弓根螺钉（图 11.2）。在骨折部行截骨以减少畸形。第 2 步进行左侧开胸和 T12 椎体次全切以减少后凸畸形。然后将可膨胀钛笼放置到 T11~L1 之间（图 11.3）。第 3 步椎弓根螺钉上安放内固定棒（图 11.4）。术后影像学显示创伤后畸形得到矫正（图 11.5），患者神经功能无变化，患者开始在神经康复团队指导下行功能锻炼。

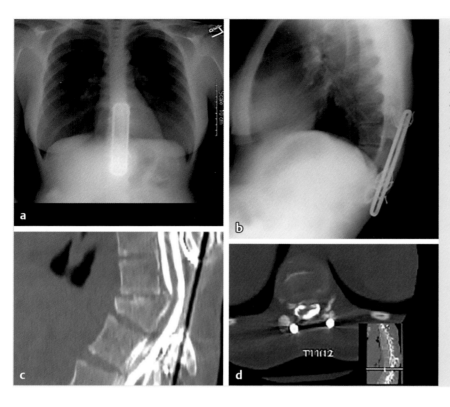

图 11.1　以前治疗的一个 T12 爆裂性骨折创伤后畸形影像，患者因神经功能恶化和胸腰椎后凸来我院就诊。（a）前后位 X 线片显示 Luque 矩形棒。（b）侧位 X 线片。（c）矢状位脊髓造影 CT 显示脊髓受压。（d）轴位脊髓造影 CT 显示脊髓成像

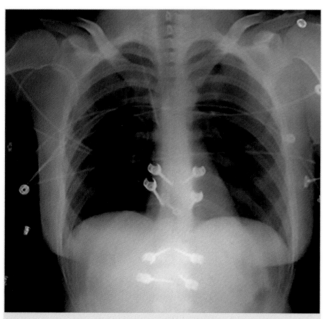

图 11.2　前后位 X 线片显示椎弓根螺钉置于 T10、T11、L1 和 L2，并在骨折端进行截骨

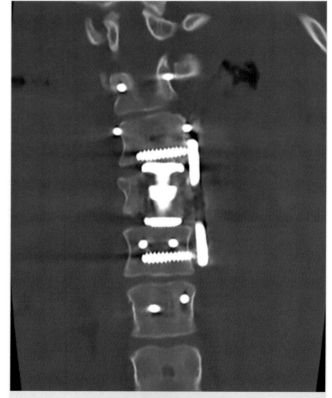

图 11.3　左侧开胸，T12 椎体切除，置入可膨胀钛笼，T11~L1 钢板内固定

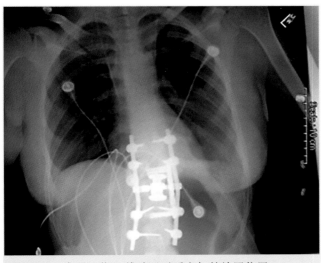

图 11.4 术后正位 X 线片显示后方杠的放置位置

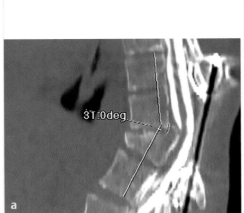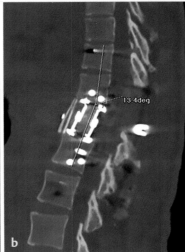

图 11.5 图 11.5 创伤后畸形矫正。（a）术前矢状位脊髓造影 CT 图像显示畸形程度。（b）术后矢状位 CT 图像显示最终脊柱畸形得到矫正

参考文献

[1] Drake RL, Vogl AW, Mitchell AWM. Gray's Anatomy for Students. 3rd ed. Philadelphia, PA: Elsevier Churchill Livingstone; 2013.

[2] Vanderah TW, Gould DJ. Nolte's the Human Brain. 7th ed. Philadelphia, PA:Elsevier; 2015.

[3] Akdemir G. Thoracic and lumbar intraforaminal ligaments. J Neurosurg Spine. 2010; 13(3):351–355.

[4] Martirosyan NL, Patel AA, Carotenuto A, et al. Genetic alterations in intervertebral disc disease. Front Surg. 2016; 3:59.

[5] Kalb S, Martirosyan NL, Kalani MY, Broc GG, Theodore N. Genetics of the degenerated intervertebral disc.World Neurosurg. 2012; 77(3–4):491–501.

[6] Turnbull IM. Chapter 5. Blood supply of the spinal cord: normal and pathological considerations. Clin Neurosurg. 1973; 20:56–84.

[7] Tveten L. Spinal cord vascularity. III. The spinal cord arteries in man. Acta Radiol Diagn (Stockh). 1976; 17(3):257–273.

[8] Martirosyan NL, Feuerstein JS, Theodore N, Cavalcanti DD, Spetzler RF, Preul MC. Blood supply and vascular reactivity of the spinal cord under normal and pathological conditions. J Neurosurg Spine. 2011; 15(3):238–251.

[9] Miyasaka K, Asano T, Ushikoshi S, Hida K, Koyanagi I. Vascular anatomy of the spinal cord and classification of spinal arteriovenous malformations. Interv Neuroradiol. 2000; 6 Suppl 1:195–198.

[10]Tator CH, Koyanagi I. Vascular mechanisms in the pathophysiology of human spinal cord injury. J Neurosurg. 1997; 86(3):483–492.

[11]Freidberg SR, Maggie SN. Trauma to the spine and spinal cord. In: Jones HR, Srinivasan J, Allam GJ, Baker RA, eds. Netter's Neurology. Philadelphia, PA:Saunders Elsevier; 2012:562–574.

[12]Khurana B, Sheehan SE, Sodickson A, Bono CM, Harris MB. Traumatic thoracolumbar spine injuries: what the spine surgeon wants to know. Radiographics. 2013; 33(7):2031–2046.

[13]Leucht P, Fischer K, Muhr G, Mueller EJ. Epidemiology of traumatic spine fractures. Injury. 2009; 40(2):166–172.

[14]Sekhon LH, Fehlings MG. Epidemiology, demographics, and

pathophysiology of acute spinal cord injury. Spine. 2001; 26(24) Suppl:S2–S12.

[15] Jackson AB, Dijkers M, Devivo MJ, Poczatek RB. A demographic profile of new traumatic spinal cord injuries: change and stability over 30 years. Arch Phys Med Rehabil. 2004; 85(11):1740–1748.

[16] Magerl F, Aebi M, Gertzbein SD, Harms J, Nazarian S. A comprehensive classification of thoracic and lumbar injuries. Eur Spine J. 1994; 3(4):184–201.

[17] Aebi M. Classification of thoracolumbar fractures and dislocations. Eur Spine J. 2010; 19 Suppl 1:S2–S7.

[18] Whitesides TE, Jr. Traumatic kyphosis of the thoracolumbar spine. Clin Orthop Relat Res. 1977(128):78–92.

[19] Denis F. The three column spine and its significance in the classification of acute thoracolumbar spinal injuries. Spine. 1983; 8(8):817–831.

[20] Marchesi DG. Classification of thoracic and lumbar fractures. In: Vaccaro AR, ed. Fractures of the cervical, thoracic, and lumbar spine. Boca Raton, FL: CRC Press Taylor & Francis Group; 2002:385–398.

[21] Barcelos AC, Joaquim AF, Botelho RV. Reliability of the evaluation of posterior ligamentous complex injury in thoracolumbar spine trauma with the use of computed tomography scan. Eur Spine J. 2016; 25(4):1135–1143.

[22] Wilson J, Buchowski JM. Post-traumatic deformity: prevention and management. Handb Clin Neurol. 2012; 109:369–384.

[23] Polly DW, Jr, Klemme WR, Shawen S. Management options for the treatment of posttraumatic thoracic kyphosis. Semin Spine Surg. 2000; 12:110–116.

[24] Vaccaro AR, Silber JS. Post-traumatic spinal deformity. Spine. 2001; 26(24) Suppl:S111–S118.

[25] Bohlman HH. Treatment of fractures and dislocations of the thoracic and lumbar spine. J Bone Joint Surg Am. 1985; 67(1):165–169.

[26] Bohlman HH, Freehafer A, Dejak J. The results of treatment of acute injuries of the upper thoracic spine with paralysis. J Bone Joint Surg Am. 1985; 67(3):360–369.

[27] Raizman NM, O'Brien JR, Poehling-Monaghan KL, Yu WD. Pseudarthrosis of the spine. J Am Acad Orthop Surg. 2009; 17(8):494–503.

[28] Amankulor NM, Xu R, Iorgulescu JB, et al. The incidence and patterns of hardware failure after separation surgery in patients with spinal metastatic tumors. Spine J. 2014; 14(9):1850–1859.

[29] Parmar V, Li Yiping L, Kutlauy U, Resnick DK. Posterior thoracic and lumbar universal spinal instrumentation. In: Steinmetz MP, Benzel EC, eds. Benzel's spine surgery: techniques, complications, avoidance, and management. Philadelphia, PA: Elsevier; 2016:729–741.

[30] Keene JS, Lash EG, Kling TF, Jr. Undetected posttraumatic instability of "stable" thoracolumbar fractures. J Orthop Trauma. 1988; 2(3):202–211.

[31] Sobel JW, Bohlman HH, Freehafer AA. Charcot's arthropathy of the spine following spinal cord injury. A report of five cases. J Bone Joint Surg Am. 1985; 67(5):771–776.

[32] Standaert C, Cardenas DD, Anderson P. Charcot spine as a late complication of traumatic spinal cord injury. Arch Phys Med Rehabil. 1997; 78(2):221–225.

[33] Goodwin CR, Ahmed AK, Abu-Bonsrah N, De la Garza-Ramos R, Petteys RJ, Sciubba DM. Charcot spinal arthropathy after spinal cord injury. Spine J. 2016; 16(8):e545–e546.

[34] Aebli N, Pötzel T, Krebs J. Characteristics and surgical management of neuropathic (Charcot) spinal arthropathy after spinal cord injury. Spine J. 2014; 14(6):884–891.

[35] Chou LH, Knight RQ. Idiopathic avascular necrosis of a vertebral body. Case report and literature review. Spine. 1997; 22(16):1928–1932.

[36] Young WF, Brown D, Kendler A, Clements D. Delayed post-traumatic osteonecrosis of a vertebral body (Kummell's disease). Acta Orthop Belg. 2002; 68(1):13–19.

[37] Wekre LL, Kjensli A, Aasand K, Falch JA, Eriksen EF. Spinal deformities and lung function in adults with osteogenesis imperfecta. Clin Respir J. 2014; 8(4):437–443.

[38] Cosman F, Krege JH, Looker AC, et al. Spine fracture prevalence in a nationally representative sample of US women and men aged ≥ 40 years: results from the National Health and Nutrition Examination Survey (NHANES) 2013–2014. Osteoporos Int. 2017; 28(6):1857–1866.

[39] Organization WH. Prevention and management of osteoporosis. World Health Organ Tech Rep Ser. 2003; 921:1–164.

[40] Roux C, Fechtenbaum J, Kolta S, Said-Nahal R, Briot K, Benhamou CL. Prospective assessment of thoracic kyphosis in postmenopausal women with osteoporosis. J Bone Miner Res. 2010; 25(2):362–368.

[41] Kubiak EN, Moskovich R, Errico TJ, Di Cesare PE. Orthopaedic management of ankylosing spondylitis. J Am Acad Orthop Surg. 2005; 13(4):267–278.

[42] Werner BC, Samartzis D, Shen FH. Spinal fractures in patients with ankylosing spondylitis: etiology, diagnosis, and management. J Am Acad Orthop Surg. 2016; 24(4):241–249.

[43] Mayfield JK, Erkkila JC, Winter RB. Spine deformity subsequent to acquired childhood spinal cord injury. J Bone Joint Surg Am. 1981; 63(9):1401–1411.

[44] Dearolf WW, III, Betz RR, Vogel LC, Levin J, Clancy M, Steel HH. Scoliosis in pediatric spinal cord-injured patients. J Pediatr Orthop. 1990; 10(2):214–218.

[45] Bedbrook GM. Correction of scoliosis due to paraplegia sustained in paediatric age-group [proceedings]. Paraplegia. 1977; 15(1):90–96.

[46] Been HD, Poolman RW, Ubags LH. Clinical outcome and radiographic results after surgical treatment of post-traumatic thoracolumbar kyphosis following simple type A fractures. Eur Spine J. 2004; 13(2):101–107.

[47] Lancourt JE, Dickson JH, Carter RE. Paralytic spinal deformity following traumatic spinal-cord injury in children and adolescents. J Bone Joint Surg Am. 1981; 63(1):47–53.

[48] Slotkin JR, Lu Y, Wood KB. Thoracolumbar spinal trauma in children. Neurosurg Clin N Am. 2007; 18(4):621–630.

[49] Hamilton MG, Myles ST. Pediatric spinal injury: review of 174 hospital admissions. J Neurosurg. 1992; 77(5):700–704.

[50] Cirak B, Ziegfeld S, Knight VM, Chang D, Avellino AM, Paidas CN. Spinal injuries in children. J Pediatr Surg. 2004; 39(4):607–612.

[51] Daniels AH, Sobel AD, Eberson CP. Pediatric thoracolumbar spine trauma. J Am Acad Orthop Surg. 2013; 21(12):707–716.

[52] Srinivasan V, Jea A. Pediatric thoracolumbar spine trauma. Neurosurg Clin N Am. 2017; 28(1):103–114.

[53] Hagen EM. Acute complications of spinal cord injuries. World J Orthop. 2015; 6(1):17–23.

[54] Sezer N, Akkuş S, Uğurlu FG. Chronic complications of spinal cord injury. World J Orthop. 2015; 6(1):24–33.

[55] Gertzbein SD. Scoliosis Research Society. Multicenter spine fracture study. Spine. 1992; 17(5):528–540.

[56] Malcolm BW, Bradford DS, Winter RB, Chou SN. Post-traumatic kyphosis. A review of forty-eight surgically treated patients. J Bone Joint Surg Am. 1981; 63(6):891–899.

[57] Roberson JR, Whitesides TE, Jr. Surgical reconstruction of late post-traumatic thoracolumbar kyphosis. Spine. 1985; 10(4):307–312.

[58] Lee TT, Alameda GJ, Gromelski EB, Green BA. Outcome after surgical treatment of progressive posttraumatic cystic myelopathy. J Neurosurg. 2000; 92(2) Suppl:149–154.

[59] Batzdorf U, Klekamp J, Johnson JP. A critical appraisal of syrinx cavity shunting procedures. J Neurosurg. 1998; 89(3):382–388.

[60] Brodbelt AR, Stoodley MA. Post-traumatic syringomyelia: a review. J Clin Neurosci. 2003; 10(4):401–408.

[61] Abel R, Gerner HJ, Smit C, Meiners T. Residual deformity of the spinal canal in patients with traumatic paraplegia and secondary changes of the spinal cord. Spinal Cord. 1999; 37(1):14–19.

[62] Roussouly P, Nnadi C. Sagittal plane deformity: an overview of interpretation and management. Eur Spine J. 2010; 19(11):1824–1836.

[63] Kim H, Kim HS, Moon ES, et al. Scoliosis imaging: what radiologists should know. Radiographics. 2010; 30(7):1823–1842.

[64] Vieira RLR, Arora R, Schweitzer ME. Radiologic imaging of spinal deformities. In: Errico TJ, Lonner BS, Moulton AW, eds. Surgical Management of Spinal Deformities. Philadelphia, PA: Saunders Elsevier; 2009:45–59.

[65] Djurasovic M, Glassman SD. Correlation of radiographic and clinical findings in spinal deformities. Neurosurg Clin N Am. 2007; 18(2):223–227.

[66] Bernhardt M, Bridwell KH. Segmental analysis of the sagittal plane alignment of the normal thoracic and lumbar spines and thoracolumbar junction. Spine. 1989; 14(7):717–721.

[67] Boseker EH, Moe JH, Winter RB, Koop SE. Determination of "normal" thoracic kyphosis: a roentgenographic study of 121 "normal" children. J Pediatr Orthop. 2000; 20(6):796–798.

[68] Bruno AG, Anderson DE, D'Agostino J, Bouxsein ML. The effect of thoracic kyphosis and sagittal plane alignment on vertebral compressive loading. J Bone Miner Res. 2012; 27(10):2144–2151.

[69] Qian J, Qiu Y, Qian BP, Zhu ZZ, Wang B, Yu Y. Compensatory modulation for severe global sagittal imbalance: significance of cervical compensation on quality of life in thoracolumbar kyphosis secondary to ankylosing spondylitis. Eur Spine J. 2016; 25(11):3715–3722.

[70] Van Royen BJ, Toussaint HM, Kingma I, et al. Accuracy of the sagittal vertical axis in a standing lateral radiograph as a measurement of balance in spinal deformities. Eur Spine J. 1998; 7(5):408–412.

[71] Berthonnaud E, Dimnet J, Roussouly P, Labelle H. Analysis of the sagittal balance of the spine and pelvis using shape and orientation parameters. J Spinal Disord Tech. 2005; 18(1):40–47.

[72] Lafage V, Schwab F, Patel A, Hawkinson N, Farcy JP. Pelvic tilt and truncal inclination:two key radiographic parameters in the setting of adults with spinal deformity. Spine. 2009; 34(17):E599–E606.

[73] Roussouly P, Pinheiro-Franco JL. Sagittal parameters of the spine: biomechanical approach. Eur Spine J. 2011; 20 Suppl 5:578–585.

[74] Savage JW, Patel AA. Fixed sagittal plane imbalance. Global Spine J. 2014; 4(4):287–296.

[75] Glassman SD, Bridwell K, Dimar JR, Horton W, Berven S, Schwab F. The impact of positive sagittal balance in adult spinal deformity. Spine. 2005; 30(18):2024–2029.

[76] Farcy JP, Weidenbaum M, Glassman SD. Sagittal index in management of thoracolumbar burst fractures. Spine. 1990; 15(9):958–965.

[77] Kang SK, Lee CW, Park NK, et al. Predictive risk factors for refracture after percutaneous vertebroplasty. Ann Rehabil Med. 2011; 35(6):844–851.

[78] Parizel PM, van der Zijden T, Gaudino S, et al. Trauma of the spine and spinal cord: imaging strategies. Eur Spine J. 2010; 19 Suppl 1:S8–S17.

[79] Tsou PM, Wang J, Khoo L, Shamie AN, Holly L. A thoracic and lumbar spine injury severity classification based on neurologic function grade, spinal canal deformity, and spinal biomechanical stability. Spine J. 2006; 6(6):636–647.

[80] Bagley LJ. Imaging of spinal trauma. Radiol Clin North Am. 2006; 44(1):1–12, vii.

[81] Hauser CJ, Visvikis G, Hinrichs C, et al. Prospective validation of computed tomographic screening of the thoracolumbar spine in trauma. J Trauma. 2003; 55(2):228–234, discussion 234–235.

[82] McAfee PC, Yuan HA, Fredrickson BE, Lubicky JP. The value of computed tomography in thoracolumbar fractures. An analysis of one hundred consecutive cases and a new classification. J Bone Joint Surg Am. 1983; 65(4):461–473.

[83] Van Goethem JW, Maes M, Ozsarlak O, van den Hauwe L, Parizel PM. Imaging in spinal trauma. Eur Radiol. 2005; 15(3):582–590.

[84] Connolly PJ, Abitbol JJ, Martin RJ. Spine: trauma. In: Garfin SR, Vaccaro AR, eds. Orthopaedic Knowledge Update: Spine. Rosemont, IL: American Academy of Orthopaedic Surgeons; 1997:197–217.

[85] Shen H, Tang Y, Huang L, et al. Applications of diffusion-weighted MRI in thoracic spinal cord injury without radiographic abnormality. Int Orthop. 2007; 31(3):375–383.

[86] Curati WL, Kingsley DP, Kendall BE, Moseley IF. MRI in chronic spinal cord trauma. Neuroradiology. 1992; 35(1):30–35.

[87] Bohlman HH, Kirkpatrick JS, Delamarter RB, Leventhal M. Anterior decompression for late pain and paralysis after fractures of the thoracolumbar spine. Clin Orthop Relat Res. 1994(300):24–29.

[88] Kostuik JP, Matsusaki H. Anterior stabilization, instrumentation, and decompression for post-traumatic kyphosis. Spine. 1989; 14(4):379–386.

[89] Ahn UM, Ahn NU, Buchowski JM, et al. Functional outcome and radiographic correction after spinal osteotomy. Spine. 2002; 27(12):1303–1311.

[90] Bridwell KH, Lewis SJ, Edwards C, et al. Complications and outcomes of pedicle subtraction osteotomies for fixed sagittal imbalance. Spine. 2003; 28(18):2093–2101.

[91] Bridwell KH, Lewis SJ, Lenke LG, Baldus C, Blanke K. Pedicle subtraction osteotomy for the treatment of fixed sagittal imbalance. J Bone Joint Surg Am. 2003; 85-A(3):454–463.

[92] Transfeldt EE, White D, Bradford DS, Roche B. Delayed anterior decompression in patients with spinal cord and cauda equina injuries of the thoracolumbar spine. Spine. 1990; 15(9):953–957.

[93] Anderson PA, Bohlman HH. Late anterior decompression of thoracolumbar spine fractures. Semin Spine Surg. 1990; 2:54–62.

[94] Bradford DS, McBride GG. Surgical management of thoracolumbar spine fractures with incomplete neurologic deficits. Clin Orthop Relat Res. 1987(218):201–216.

[95] Danisa OA, Shaffrey CI, Jane JA, et al. Surgical approaches for the correction of unstable thoracolumbar burst fractures: a retrospective analysis of treatment outcomes. J Neurosurg. 1995; 83(6):977–983.

[96] Hitchon PW, Torner J, Eichholz KM, Beeler SN. Comparison of anterolateral and posterior approaches in the management of thoracolumbar burst fractures. J Neurosurg Spine. 2006; 5(2):117–125.

[97] Wood KB, Bohn D, Mehbod A. Anterior versus posterior treatment of stable thoracolumbar burst fractures without neurologic deficit: a prospective, randomized study. J Spinal Disord Tech. 2005; 18 Suppl:S15–S23.

[98] Hitchon PW, Torner J, Eichholz KM, Beeler SN. Comparison of anterolateral and posterior approaches in the management of thoracolumbar burst fractures. J Neurosurg Spine. 2006; 5(2):117–125.

[99] Xu GJ, Li ZJ, Ma JX, Zhang T, Fu X, Ma XL. Anterior versus posterior approach for treatment of thoracolumbar burst fractures: a meta-analysis. Eur Spine J. 2013; 22(10):2176–2183.

[100] McLain RF, Burkus JK, Benson DR. Segmental instrumentation for thoracic and thoracolumbar fractures: prospective analysis of construct survival and five-year follow-up. Spine J. 2001; 1(5):310–323.

[101] Shen WJ, Liu TJ, Shen YS. Nonoperative treatment versus posterior fixation for thoracolumbar junction burst fractures without neurologic deficit. Spine. 2001; 26(9):1038–1045.

[102] Smith-Petersen MN, Larson CB, Aufranc OE. Osteotomy of the spine for correction of flexion deformity in rheumatoid arthritis. Clin Orthop Relat Res. 1969; 66(66):6–9.

[103] Buchowski JM, Kuhns CA, Bridwell KH, Lenke LG. Surgical management of posttraumatic thoracolumbar kyphosis. Spine J. 2008; 8(4):666–677.

[104] Wang Y, Lenke LG. Vertebral column decancellation for the management of sharp angular spinal deformity. Eur Spine J. 2011; 20(10):1703–1710.

[105] Brayda-Bruno M, Luca A, Lovi A, Zambotti M, Sinigaglia A, Lamartina C. Posttraumatic high thoracic angular kyphosis: posterior approach with correction and fusion in two steps. Eur Spine J. 2012; 21(12):2724–2726.

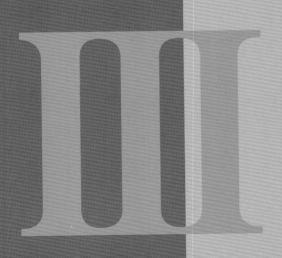

第三部分

退行性疾病

第 12 章　胸椎管狭窄症　　　　　　　　　106
第 13 章　旁中央型胸椎间盘突出症　　　　115
第 14 章　中央型胸椎间盘突出症　　　　　121
第 15 章　脊柱关节炎　　　　　　　　　　127

III

第 12 章　胸椎管狭窄症

Ian A. Buchanan, Jeffrey C. Wang, Patrick C. Hsieh

摘要

胸椎管狭窄症（Thoracic Spinal Stenosis，TSS）与颈椎和腰椎椎管狭窄相比并不常见。可能由于该疾病导致神经系统后果未被充分认识，且其临床表现较模糊，与颈椎和腰椎疾病症状相似而常被误诊。TSS 尚无标准化诊断标准，也没正式治疗指南。一旦症状进展或加重，手术减压是进一步处理和治疗的主要选择。现有治疗 TSS 的外科手术方式多种多样，手术的入路并不重要，关键是在防止出现脊柱医源性不稳的情况下做到神经结构的充分减压。有几个因素影响治疗结果，最明显是从症状发作到确诊时间，进行手术越及时手术疗效越好。因此，及时减压是确保最佳神经恢复的必要条件。随着全球人口年龄增长和预期寿命延长，TSS 和其他退行性脊柱病变发病率也将不断提高。详细了解 TSS 临床表现和治疗原则，将为未来几年 TSS 外科手术打下很好的基础。

关键词：胸椎病，胸椎管狭窄，胸椎，小关节肥厚，脊椎病，退行性脊柱疾病，黄韧带骨化，后纵韧带骨化

临床精要

- 胸椎管狭窄在脊柱外科医生日常工作中很少遇见。
- 症状可能模糊不清，很容易归因于颈椎和腰椎病变，因此诊治常发生延误。
- 由于多节段狭窄发生率很高，因此确定胸椎管狭窄时，应注意其他区域的椎管狭窄同时存在。
- 从症状发作到手术间隔越短，获得最佳神经功能恢复可能性越大。
- 手术减压是胸椎管狭窄有效疗法。
- 建议长期随访，因为可能由于狭窄复发或新狭窄区域出现而导致迟发性神经功能下降。

12.1　概述

与颈椎和腰椎退行性病变相比，胸椎管狭窄症（TSS）是一种少见临床疾病。估计 TSS 患者比例低于全部病例 1%。由于其发病率低且与颈椎和腰椎椎管狭窄症患者部分变异病例临床表现相似，TSS 常被漏诊或误诊，导致治疗延迟及预后不良。

然而随着美国人口年龄增长，预计到 2050 年 65 岁以上人数将翻一番。这种人口结构变化预示着随着时间推移、老龄化社会的到来，脊柱疾病发病率会增高，从而增加社会负担。脊柱的手术领域随着人口结构的变化而变化，因此对于外科医生来说，深入了解 TSS 患者手术和围手术期管理将越来越重要。

12.2　胸椎管狭窄症定义

如果不考虑患者是否存在神经症状，广义"椎管狭窄"可用于解剖学上任何节段的椎管狭窄。但它更通常被定义为因椎管尺寸减小导致脊髓或者神经根受压、进而导致神经功能恶化，损害患者的日常功能和造成整体生活质量下降。文献报道 TSS 多种狭窄参数，其中包括有椎管矢状径 ≤ 10 mm。在一项对 700 例成人尸体标本的研究中，详细测定了整个胸椎矢状径和两侧椎弓根间距离，其数值比胸椎狭窄的平均值低了两个或两个以上的标准差。研究发现矢状径为 15 mm、椎弓根间距为 18.5 mm 可预测整个胸椎各个层面的先天性狭窄，其敏感性和特异性分别为 80% 和 100%。尽管进行了这种标准化尝试，迄今为止尚无可普遍接受定量标准或放射学标准。故 TSS 诊断需要同时满足临床表现与影像学证据。

根据定义，TSS 排除了胸椎恶性肿瘤（原发或转移性）、感染、脊柱后凸、脊柱侧凸和创伤。TSS 可分为原发或继发性。原发性狭窄机制是先天性椎管狭窄，随着时间推移、一种或多种致病因素导致压迫神经组织。致病因素包括椎间盘突出、黄韧带骨化（Ossification of Ligamentum Flavum，OLF）、后纵韧带骨化（Ossification of Posterior Longitudinal Ligament，OPLL）、小关节肥大和椎体终板后方骨赘。与原发性椎管狭窄相反，在全球范围内继发性椎管

狭窄继发于风湿性疾病、代谢性疾病及骨病。通常涉及病症包括 Paget's 病、指端肥大症、软骨发育不全、类风湿性关节炎、肾性骨质疏松症、弥漫性特发性骨肌肥厚症（Diffuse Idiopathic Skeletal Hyperostosis，DISH）、强直性脊柱炎，氟骨症，骨软骨营养不良，退行性疾病，家族性低磷血症，维生素 D 抵抗性佝偻病和休门氏病。

12.3 病理生理学

反复受力、高强度磨损和撕裂、累积效应导致脊柱退变。导致脊柱退变病理生理被称作退化"级联反应"，最初由 Kirkaldy-Willis 等在 20 世纪 70 年代提出。据推测脊柱轴向运动部件（即小关节和椎间盘）反复微损伤，导致椎间盘撕裂、反应性滑膜炎、骨赘形成和其他椎间隙改变，最终造成器质性退变和椎管狭窄。这种理论最初是针对腰椎提出的，对胸椎意义较小，因为与腰椎相比，胸椎周围存在肋骨而使活动度相对有限且更稳定。而随着胸腰段活动度增加，TSS 发生率也有所上升。该理论强调了反复运动和微创伤对于胸椎狭窄发病即使不是因果关系，至少也是有贡献的。

TSS 可存在于胸椎任何部位，但有相当数量的病例发生在尾段胸椎（即 T10~T12），黄韧带骨化时尤其如此。胸腰段交界处脊柱退变发生率较高，可能与此处活动度增加有关。两个因素可以解释这一点：首先 T10~T12 附近椎管逐渐扩大且缺乏腹侧胸肋关节形成浮肋，其次由于关节突关节的方向而轴向旋转增加。对于后者，Maigne 等证明尾段胸椎在某种程度上构成了一个过渡区，椎骨可以呈现腰椎或胸椎结构形态。在解剖结构上更接近胸椎，从而允许更大的旋转自由度，导致 OLF 可能性增加，从而 TSS 发生率增加。相反那些形状更接近腰椎的旋转度受限，OLF 和 TSS 发生率降低。其他类似报告也详细描述了尾段胸椎中存在不同的结构形态，但是研究结果有所不同。Punjabi 等对尸体的胸椎的三维研究表明：T10~T12 椎体显示为腰椎表型的患者比胸椎表型更易罹患脊椎病。

OPLL 和 OLF 是 TSS 最常见两个原因。OPLL 主要发生在中上胸椎，而黄韧带骨化和椎间盘突出主要发生在下胸椎。尽管导致脊柱退变和脊柱韧带异常骨化遗传因素和细胞学进程仍然不清，但已有进展。最近有研究已经确定 BMP-2 和组织谷氨酰胺转移酶 -2 是韧带异位骨化的关键调节因子，成软骨、成骨和骨矿化其他关键因素也参与其中。此外各种促炎细胞因子如 TGF-β、IL-6、IL-12、IL-18、TNF 和 VEGF 作用也已被公认。多种基因（维生素 D 受体、透明质酸和蛋白多糖连接蛋白 1/HAPLN1）多态性与椎间盘退变和脊柱退变有关。

研究表明，在培养的人类黄韧带细胞中，拉伸训练可以调节骨化信号因子（β- 连环蛋白、Runx2、Sox9 和骨桥蛋白）表达，该观点强调了脊柱内生物力学变化本身可导致细胞水平分子表达的修饰。可以想象，重复微创伤、椎间盘退化或一些其他渗出物可在小关节和椎管内韧带应变中产生扰动，最终促进其肥大、骨化和整体脊柱退化。

12.4 临床表现

胸椎管狭窄症患者平均年龄为 50 岁，且患病率随年龄增长而升高。TSS 在男性（男性：女性为 2：1）和日本或东亚血统人群中更为常见，其症状随神经受压水平和损伤程度的不同而不同。有些患者出现急性截瘫，而另一些表现为脊髓病，则起病隐蔽、症状持续数月至数年，临床表现方式多样，加上其神经系统表现与颈椎或腰椎疾病症状并非完全不同，这使得 TSS 确诊具有难度，更易延迟诊断或误诊。上胸椎病变可出现上运动神经元症状，从神经根病到脊髓病，可出现受损平面以下运动和感觉功能丧失症状。相反，由于脊髓圆锥和马尾神经起始部受损，下胸椎受累可产生上下运动神经元混合体征表现。

TSS 一般主诉包括背痛（但不局限于背部）、神经源性跛行、躯干和腹部神经根病、下肢感觉异常和运动障碍、步态异常、消化道与膀胱和性功能障碍。其中下肢运动和感觉障碍是最常报道的初始症状。在一项较大 TSS 队列回顾性研究中，81% 患者表现出运动功能障碍、紧随其后的是 64% 的感觉障碍。括约肌功能障碍仅在一小部分患者中很明显，并不是这种疾病的典型特征。然而，当脊髓圆锥受累时，更容易出现括约肌功能障碍和鞍区麻木。

在体格检查中，患者下肢可出现上运动神经元体征，包括出现阵挛、膝腱反射和跟腱反射活跃，以及病理反射（例如 Babinski 征及 Chaddock 征）。事实上大多数这类患者（70%~85%）可观察到膝腱反射和跟腱反射改变。如果狭窄累及 T10~T12 节段，体格检查表现复杂，因该节段可能同时存在上、下运动神经元体征，患者可能表现出膝腱反射亢进和跟腱反射减退。

如果受压节段存在动态不稳，TSS 症状可是间歇性的。已提出几种理论解释该症状：神经源性压迫理论和血管源性压迫理论。前者是指症状为神经元受机械压迫的直接后果，而后者认为在狭窄水平血供障碍是根本原因。文献中报道，严重运动障碍远较感觉障碍发生率更高，这为血管假说提供了证据。与脊髓前动脉和外侧动脉穿支的脆弱血供网络相比，为后柱供血的发达的血管系统更容易抵抗外来压迫，从而在前灰质附近形成一个分水岭。虽然没有客观数据支持其中一种理论，但两种理论都可能导致 TSS 患者的神经功能下降。

12.5　诊断方法

磁共振成像（MRI）和计算机断层扫描（CT）等广泛应用的成像方法提高了椎管狭窄的检出率。因此，只要临床怀疑就应进一步完善影像学检查，可较易完成 TSS 诊断。在整个胸椎中，狭窄类型分单节段与多节段、连续与间断等不同情况。虽然 TSS 可单独发生，但通常伴有其他区域狭窄（图 12.1）。在最近对 427 例 TSS 患者进行回顾性分析中，发现 15% 患者在颈椎区域合并狭窄、11% 患者在腰椎区域合并狭窄。因此，对于多阶段椎管狭窄病例，尤其当 TSS 症状不能通过现有影像学证据完全得到解释时，应高度怀疑其他部位同时合并狭窄。

通常临床上胸椎正侧位摄片简单易行，且成本低，可筛选时应用。由于肩部和上位肋骨遮挡，椎管的观察有些受限，但侧位片可以显示潜在的退变和狭窄，包括椎间盘高度降低、椎弓根缩短、骨质增生或异常骨化（图 12.2）。如果临床症状足够明确，临床医生可弃用平片，进而采用更全面的影像学检查。

CT 是描述骨解剖和钙化改变的首选技术。因此，OPLL、黄韧带骨化和钙化椎间盘很容易被识别（图 12.1，图 12.3a，b）。图像采集速度快、多平面成像可极大协助手术计划制订。CT 有助于区分韧带肥大与骨化。如果胸椎管狭窄阻碍硬膜外静脉丛内血流，静脉增强造影也有利于椎间盘突出症诊断。因为神经压迫是依据椎管直径或神经根孔横截面区域减少而推断出来、而非直视发现的，故 CT 检查神经受压并不可靠，且有辐射暴露风险。因此其对诊断 TSS 并非理想方法，只适用于 MRI 禁忌或因金属植入造

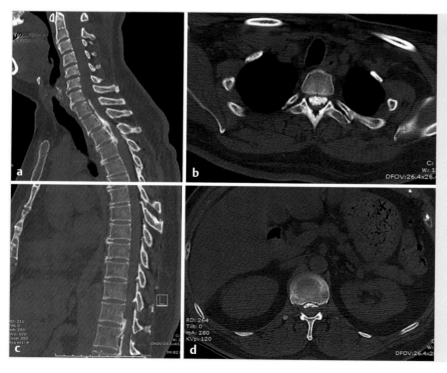

图 12.1　胸腰椎双节段 OPLL 患者 CT 扫描图像。（a）T1~T4 OPLL 矢状面重建。（b）横断位切面显示严重胸椎管狭窄。（c，d）在胸段 T12~L2 有明显 OPLL 并伴有腰椎管狭窄

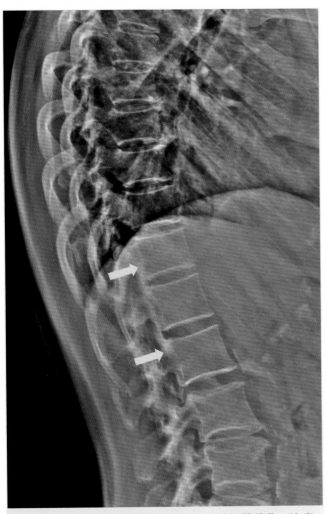

图 12.2 侧位片证实胸腰椎交界处后纵韧带骨化。注意沿椎体后侧从 T12~L2 骨化节段（黄色箭头）

成图像伪影情况。MRI 仍是诊断椎管狭窄的金标准，它高灵敏度、无创、可清晰描绘椎管内容物与椎间盘病变和脊髓异常。另外可以评估对压迫的后果，如脊髓水肿或变细，可作为预测椎管狭窄以及决定手术干预时间的重要依据。最好逐个节段分析 MRI 轴位和矢状位 T2 加权像来评估胸椎管狭窄。放射学检查结果可随疾病进程和脊髓受压程度而变化，脊髓受压程度从硬膜囊轻度变形到严重的脑脊液消失、脊髓信号改变和脊髓软化。骨骼肌、钙化椎间盘和钙化韧带在 T1 和 T2 加权像上可表现为低信号（图 12.3c，d，图 12.4）。小关节在胸椎呈冠状位，所以小关节肥大会造成硬膜囊后外侧受压、导致三叶形椎管。钆增强 MRI T1 序列在感染和肿瘤检测中特别有用。

对于 MRI 无法确诊或无法进行检查的病例，CT 脊髓造影是一种可替代方案。尽管这是一种侵入性检查技术，患者需承担硬脑膜穿刺及鞘内造影的不适和风险，尽管存在这些风险，但在检测椎管狭窄方面，它似乎与 MR 具有相当的疗效。尽管脊髓造影剂阻滞在狭窄部位可诊断为"脊髓压迫"，但它并不能像 MRI 那样提示狭窄的原因。

另一辅助诊断手段是神经电生理学。肌电图和神经传导检测被广泛用于颈椎和腰椎疾病术前评估，但较少用于胸椎管狭窄，因为大部分胸椎平面没有容易测试的运动肌群。然而术中监测躯体感觉和运

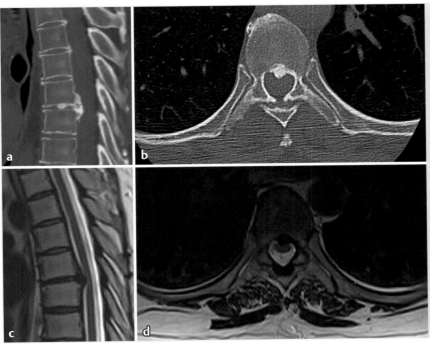

图 12.3 椎间盘钙化致 T6~T7 节段椎管狭窄。（a，b）矢状位和轴位 CT 图像显示椎间盘间隙致密钙化伴椎管侵犯硬膜囊腹侧受压。（c，d）矢状位和轴位 MRI 图像显示狭窄水平髓内 T2 高信号，提示脊髓水肿

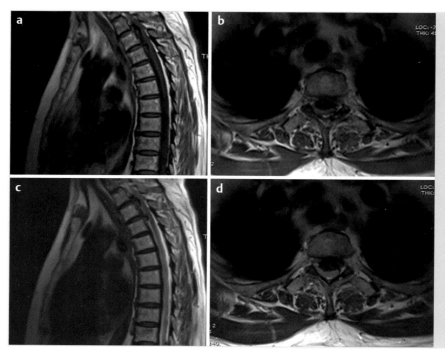

图 12.4　后纵韧带骨化典型 MRI 表现。（a，b）后纵韧带骨化在矢状位和轴位 T1 加权序列上显示为低信号，（c，d）T2 加权序列也呈低信号

动诱发电位（SSEP，MEP）有临床意义，已被证明是早期识别神经损伤并提高手术疗效的有效手段。鉴于术中神经功能恶化可能，SSEP 和 MEP 多模态神经生理学监测可提供高灵敏度和特异性检测，被用于监测脊髓传导束受损并防止术中不可逆神经损伤发生。

12.6　手术管理

胸段椎管的直径及胸段的脊髓直径都是最小的，如不及时解决病理性压迫、可导致严重神经系统症状和不良结果，胸椎脆弱的血液供应加剧了该问题。TSS 手术风险高于颈椎或腰椎。在患者有轻微临床表现的早期阶段，可应用非甾体类抗炎药、物理治疗和密切随访。一旦神经系统症状进展或加重，就需行外科手术治疗。

症状性 TSS 保守治疗常以失败告终而受到医生的广泛反对，手术减压是治疗主要手段。最佳手术方法取决于多种因素，即患者一般情况、潜在合并症、狭窄节段数量，以及在椎管内位置。与脊柱手术基本原则一致，存在不稳或疑似不稳时，可以辅助使用后路内固定。根据经验，以背侧压迫为主最好采用椎板切除和椎间小关节内侧部分切除术来解决。以腹侧压迫为主时，应采用可处理椎管前方和椎间

盘的手术入路，包括（但不限于）前外侧（经胸）、外侧（经胸膜外）、后外侧（肋横突关节）以及后入路（经椎弓根）。如有环形压迫证据，则有必要采用前后联合入路（图 12.5，图 12.6）。

虽然已知腹侧病变也可通过后路手术行减压治疗，但在胸椎中下部，因为生理性脊柱后凸存在，脊髓不能向后避让，故会限制减压程度。此外脊柱不稳会进行性加重并使脊柱后凸加剧，进一步加重对脊髓的压迫、并增加预后不良的可能性。

手术需要考虑另一个重要问题是多节段狭窄情况。在涉及多个连续节段时，从 T4 到胸腰椎交界处，经前胸入路可便捷地进入椎体及其椎间隙。此外，它非常适合处理中线病变和修复腹侧撕裂硬脊膜。然而 TSS 好发于老年人，经胸入路可导致严重胸部和心肺并发症，有时令人难以接受。此时，在手术高风险患者中优选后路减压以规避这些风险。如果狭窄涉及多个不连续节段，比如同时合并颈椎或腰椎狭窄，要权衡临床症状严重程度，以便决定首要解决部位。如果颈椎或腰椎狭窄与胸椎同样严重，则首先需要进行颈椎减压以减轻四肢瘫痪和截瘫风险。

12.7　治疗转归

由于 TSS 比较少见、已发表的文献较少，以及

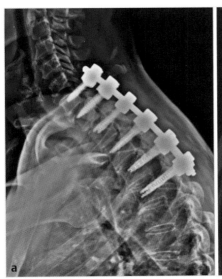
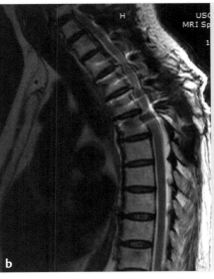

图 12.5　如图 12.1 中所示胸椎后纵韧带骨化患者术后图像。（a）图 12.4 患者行 C7~T5 椎板切除 + 融合术。（b）术后 MRI 证实胸椎管减压术后脊髓背侧和腹侧脑脊液均有通畅

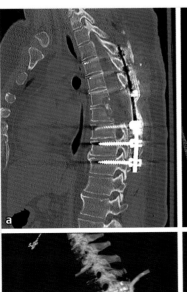
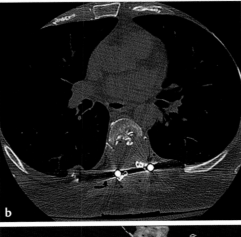
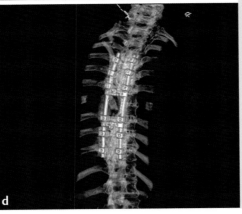

图 12.6　（a~d）如图 12.3 中所示患者术后 CT 扫描，该患者行 T7 肋横突切术、T6~T7 椎体次全切除，同时行 T4~T10 脊柱后侧融合

患者相关因素（即临床表现、狭窄位置和潜在病因）差异性大，因此很难从文献中得出确定性结论。此外，手术治疗差异巨大和随访长度限制了研究间的统计学比较，所以制定指南还为时尚早。一些系列病例和文献报道了 TSS 治疗后随访结果，但这些干预措施长期效果仍然未知。根据少数长期随访研究提供

的证据，手术疗效持久。然而，由于狭窄复发或交界处新的不稳节段出现，可出现迟发性神经功能下降。这些数据具有指导意义，它们强调了长期随访重要性，并提倡彻底减压、存在不稳风险的患者需要行融合。

Aizawa 等对 132 例患者治疗预后的研究发现，

症状出现到减压时间与预后改善可能相关，症状较轻、受压持续时间短是良好预后重要预测因素。其他人也有类似研究结果，强调早期诊断和及时减压是该疾病外科治疗核心原则。其它值得注意的结果预测因素包括术中出血量、术中低平均动脉压和多节段狭窄。

胸椎管狭窄手术并发症包括术后血肿和手术部位感染。神经根损伤很少发生故意义不大，常出现在后入路解决腹侧压迫时过度牵拉神经根所致。硬脊膜受累引起的脑脊液（CSF）漏较常见，在OPLL和OLF中更常见。最严重并发症是急性神经功能恶化（Acute Neurological Deterioration，AND），甚至出现截瘫。尽管手术顺利，发表的报告中发病率高达33%。有时急性神经功能恶化是可预防的（例如术后血肿），有时病因仍难以捉摸。建议采取积极措施预防AND，但这些措施与我们常规坚持采用的措施一样：充分止血、维持平均动脉压等于或高于正常水平、使用高速钻头来削薄肥厚或骨化组织，限制使用椎板咬骨钳类器械以减少对胸脊髓的压迫。

12.8 结论

在脊柱外科医生日常诊疗中，腰椎和颈椎狭窄相对常见，胸椎管狭窄症则少见。随着人口老龄化和预期寿命提高，包括TSS在内的脊柱疾病预期医疗花费也在升高。由于TSS与其他脊柱病变之间临床表现非常相似，因此常造成诊断延迟而临床预后不良。目前尚无TSS诊断或治疗指南，因此手术和术后管理差异巨大，然而公认的是一旦出现脊髓病或症状进展就需行外科手术。只要解除神经组织的受压情况并且不造成医源性不稳，无论后路、前路或其他入路，减压都是有效的治疗方法。神经功能损伤可通过手术逆转，但结果受初始症状持续时间、减压的充分性和多节段狭窄影响。有必要及时采取干预措施，防止临床症状恶化从而增加神经功能恢复的可能性。即使术后症状改善迅速，但远期神经功能有仍下降的可能，建议进行长期随访。

参考文献

[1] Bajwa NS, Toy JO, Ahn NU. Establishment of parameters for congenital thoracic stenosis: a study of 700 postmortem specimens. Clin Orthop Relat Res. 2012; 470(11):3195–3201.

[2] Ortman JM, Velkoff VA, Hogan H. An Aging Nation: The Older Population in the United States. Available at: https://www.census.gov/prod/2014pubs/p25-1140.pdf. 2014 Accessed July 9, 2017.

[3] Melancia JL, Francisco AF, Antunes JL. Spinal stenosis. Handb Clin Neurol. 2014; 119:541–549.

[4] Epstein NE, Schwall G. Thoracic spinal stenosis: diagnostic and treatment challenges. J Spinal Disord. 1994; 7(3):259–269.

[5] Chen ZQ, Sun CG, Spine Surgery Group of Chinese Orthopedic Association. Clinical guideline for treatment of symptomatic thoracic spinal stenosis. Orthop Surg. 2015; 7(3):208–212.

[6] Fortuna A, Ferrante L, Acqui M, Santoro A, Mastronardi L. Narrowing of thoraco-lumbar spinal canal in achondroplasia. J Neurosurg Sci. 1989; 33(2):185–196.

[7] Wagle VG, Rossi AJ, Roberts MP, Goldman R, Ziter F, Clark WE. Thoracic spinal stenosis associated with renal osteodystrophy. Diagnosis based on magnetic resonance imaging and computed tomography. Spine. 1993; 18(10):1373–1375.

[8] Wilson FM, Jaspan T. Thoracic spinal cord compression caused by diffuse idiopathic skeletal hyperostosis (DISH). Clin Radiol. 1990; 42(2):133–135.

[9] Barnett GH, Hardy RW, Jr, Little JR, Bay JW, Sypert GW. Thoracic spinal canal stenosis. J Neurosurg. 1987; 66(3):338–344.

[10] Ha SB, Corriveau M, Strayer A, Trost GR. Geriatric spine. In: Steinmetz MP, Benzel EC, eds. Benzel's Spine Surgery. Techniques, Complication, Avoidance and Management. 4th ed. Philadelphia, PA: Elsevier; 2017.

[11] Kirkaldy-Willis WH, Wedge JH, Yong-Hing K, Reilly J. Pathology and pathogenesis of lumbar spondylosis and stenosis. Spine. 1978; 3(4):319–328.

[12] Panjabi MM, Takata K, Goel V, et al. Thoracic human vertebrae. Quantitative three-dimensional anatomy. Spine. 1991; 16(8):888–901.

[13] Maigne JY, Ayral X, Guérin-Surville H. Frequency and size of ossifications in the caudal attachments of the ligamentum flavum of the thoracic spine. Role of rotatory strains in their development. An anatomic study of 121 spines. Surg Radiol Anat. 1992; 14(2):119–124.

[14] Okada K, Oka S, Tohge K, Ono K, Yonenobu K, Hosoya T. Thoracic myelopathy caused by ossification of the ligamentum flavum. Clinicopathologic study and surgical treatment. Spine. 1991; 16(3):280–287.

[15] Palumbo MA, Hilibrand AS, Hart RA, Bohlman HH. Surgical treatment of thoracic spinal stenosis: a 2- to 9-year follow-up. Spine. 2001; 26(5):558–566.

[16] Guo JJ, Luk KD, Karppinen J, Yang H, Cheung KM. Prevalence, distribution, and morphology of ossification of the ligamentum flavum: a population study of one thousand seven hundred thirty-six magnetic resonance imaging scans. Spine. 2010; 35(1):51–56.

[17] Lang N, Yuan HS, Wang HL, et al. Epidemiological survey of ossification of the ligamentum flavum in thoracic spine: CT imaging observation of 993 cases. Eur Spine J. 2013; 22(4):857–862.

[18] Hou X, Sun C, Liu X, et al. Clinical features of thoracic spinal stenosis-associated myelopathy: a retrospective analysis of 427 cases. Clin Spine Surg. 2016; 29(2):86–89.

[19] Matsumoto M, Toyama Y, Chikuda H, et al. Outcomes of fusion surgery for ossification of the posterior longitudinal ligament of the

thoracic spine: a multicenter retrospective survey: clinical article. J Neurosurg Spine. 2011; 15(4):380–385.

[20] Yin X, Chen Z, Guo Z, Liu X, Yu H. Tissue transglutaminase expression and activity in human ligamentum flavum cells derived from thoracic ossification of ligamentum flavum. Spine. 2010; 35(20):E1018–E1024.

[21] Stapleton CJ, Pham MH, Attenello FJ, Hsieh PC. Ossification of the posterior longitudinal ligament: genetics and pathophysiology. Neurosurg Focus. 2011; 30(3):E6.

[22] Ren L, Hu H, Sun X, Li F, Zhou JJ, Wang YM. The roles of inflammatory cytokines in the pathogenesis of ossification of ligamentum flavum. Am J Transl Res. 2013; 5(6):582–585.

[23] Videman T, Leppävuori J, Kaprio J, et al. Intragenic polymorphisms of the vitamin D receptor gene associated with intervertebral disc degeneration. Spine. 1998; 23(23):2477–2485.

[24] Urano T, Narusawa K, Shiraki M, et al. Single-nucleotide polymorphism in the hyaluronan and proteoglycan link protein 1 (HAPLN1) gene is associated with spinal osteophyte formation and disc degeneration in Japanese women. Eur Spine J. 2011; 20(4):572–577.

[25] Cai HX, Yayama T, Uchida K, et al. Cyclic tensile strain facilitates the ossification of ligamentum flavum through β-catenin signaling pathway: in vitro analysis. Spine. 2012; 37(11):E639–E646.

[26] Hitchon PW, Abode-Iyamah K, Dahdaleh NS, et al. Risk factors and outcomes in thoracic stenosis with myelopathy: a single center experience. Clin Neurol Neurosurg. 2016; 147:84–89.

[27] Aizawa T, Sato T, Sasaki H, Kusakabe T, Morozumi N, Kokubun S. Thoracic myelopathy caused by ossification of the ligamentum flavum: clinical features and surgical results in the Japanese population. J Neurosurg Spine. 2006; 5(6):514–519.

[28] Kang KC, Lee CS, Shin SK, Park SJ, Chung CH, Chung SS. Ossification of the ligamentum flavum of the thoracic spine in the Korean population. J Neurosurg Spine. 2011; 14(4):513–519.

[29] Fehlings MG, Tetreault L, Nater A, et al. The aging of the global population:the changing epidemiology of disease and spinal disorders. Neurosurgery. 2015; 77 Suppl 4:S1–S5.

[30] Yang Z, Xue Y, Dai Q, et al. Upper facet joint en bloc resection for the treatment of thoracic myelopathy caused by ossification of the ligamentum flavum. J Neurosurg Spine. 2013; 19(1):81–89.

[31] Toribatake Y, Baba H, Kawahara N, Mizuno K, Tomita K. The epiconus syndrome presenting with radicular-type neurological features. Spinal Cord. 1997; 35(3):163–170.

[32] Chang UK, Choe WJ, Chung CK, Kim HJ. Surgical treatment for thoracic spinal stenosis. Spinal Cord. 2001; 39(7):362–369.

[33] Takenaka S, Kaito T, Hosono N, et al. Neurological manifestations of thoracic myelopathy. Arch Orthop Trauma Surg. 2014; 134(7):903–912.

[34] Marzluff JM, Hungerford GD, Kempe LG, Rawe SE, Trevor R, Perot PL, Jr. Thoracic myelopathy caused by osteophytes of the articular processes: thoracic spondylosis. J Neurosurg. 1979; 50(6):779–783.

[35] Yamamoto I, Matsumae M, Ikeda A, Shibuya N, Sato O, Nakamura K. Thoracic spinal stenosis: experience with seven cases. J Neurosurg. 1988; 68(1):37–40.

[36] Feng FB, Sun CG, Chen ZQ. Progress on clinical characteristics and identification of location of thoracic ossification of the ligamentum flavum. Orthop Surg. 2015; 7(2):87–96.

[37] Kikuchi S, Watanabe E, Hasue M. Spinal intermittent claudication due to cervical and thoracic degenerative spine disease. Spine. 1996;

21(3):313–318.

[38] Rosenbloom SA. Thoracic disc disease and stenosis. Radiol Clin North Am. 1991; 29(4):765–775.

[39] Kreiner DS, Shaffer WO, Baisden JL, et al. North American Spine Society. An evidence-based clinical guideline for the diagnosis and treatment of degenerative lumbar spinal stenosis (update). Spine J. 2013; 13(7):734–743.

[40] Eggspuehler A, Sutter MA, Grob D, Porchet F, Jeszenszky D, Dvorak J. Multimodal intraoperative monitoring (MIOM) during surgical decompression of thoracic spinal stenosis in 36 patients. Eur Spine J. 2007; 16 Suppl 2:S216–S220.

[41] Kuh SU, Kim YS, Cho YE, et al. Contributing factors affecting the prognosis surgical outcome for thoracic OLF. Eur Spine J. 2006; 15(4):485–491.

[42] Hirabayashi H, Ebara S, Takahashi J, et al. Surgery for thoracic myelopathy caused by ossification of the ligamentum flavum. Surg Neurol. 2008; 69(2):114–116, discussion 116.

[43] Ando K, Imagama S, Ito Z, et al. Predictive factors for a poor surgical outcome with thoracic ossification of the ligamentum flavum by multivariate analysis:a multicenter study. Spine. 2013; 38(12):E748–E754.

[44] Park BC, Min WK, Oh CW, et al. Surgical outcome of thoracic myelopathy secondary to ossification of ligamentum flavum. Joint Bone Spine. 2007; 74(6):600–605.

[45] Kojima T, Waga S, Kubo Y, Matsubara T. Surgical treatment of ossification of the posterior longitudinal ligament in the thoracic spine. Neurosurgery. 1994; 34(5):854–858, discussion 858.

[46] Aizawa T, Sato T, Sasaki H, et al. Results of surgical treatment for thoracic myelopathy: minimum 2-year follow-up study in 132 patients. J Neurosurg Spine. 2007; 7(1):13–20.

[47] Fujimura Y, Nishi Y, Nakamura M, Toyama Y, Suzuki N. Long-term follow-up study of anterior decompression and fusion for thoracic myelopathy resulting from ossification of the posterior longitudinal ligament. Spine. 1997; 22(3):305–311.

[48] Matsumoto Y, Harimaya K, Doi T, et al. Clinical characteristics and surgical outcome of the symptomatic ossification of ligamentum flavum at the thoracic level with combined lumbar spinal stenosis. Arch Orthop Trauma Surg. 2012; 132(4):465–470.

[49] Smith DE, Godersky JC. Thoracic spondylosis: an unusual cause of myelopathy. Neurosurgery. 1987; 20(4):589–593.

[50] Inamasu J, Guiot BH. A review of factors predictive of surgical outcome for ossification of the ligamentum flavum of the thoracic spine. J Neurosurg Spine. 2006; 5(2):133–139.

[51] Wang H, Ma L, Xue R, et al. The incidence and risk factors of postoperative neurological deterioration after posterior decompression with or without instrumented fusion for thoracic myelopathy. Medicine (Baltimore). 2016; 95(49):e5519.

[52] Onishi E, Yasuda T, Yamamoto H, Iwaki K, Ota S. Outcomes of surgical treatment for thoracic myelopathy: a single-institutional study of 73 patients. Spine. 2016; 41(22):E1356–E1363.

[53] Fushimi K, Miyamoto K, Hioki A, Hosoe H, Takeuchi A, Shimizu K. Neurological deterioration due to missed thoracic spinal stenosis after decompressive lumbar surgery: A report of six cases of tandem thoracic and lumbar spinal stenosis. Bone Joint J. 2013; 95-B(10):1388–1391.

[54] He B, Yan L, Xu Z, Guo H, Liu T, Hao D. Treatment strategies for the surgical complications of thoracic spinal stenosis: a retrospective

analysis of two hundred and eighty three cases. Int Orthop. 2014; 38(1):117–122.

[55] Young WF, Baron E. Acute neurologic deterioration after surgical treatment for thoracic spinal stenosis. J Clin Neurosci. 2001; 8(2):129–132.

[56] Takahata M, Ito M, Abumi K, Kotani Y, Sudo H, Minami A. Clinical results and complications of circumferential spinal cord decompression through a single posterior approach for thoracic myelopathy caused by ossification of posterior longitudinal ligament. Spine. 2008; 33(11):1199–1208.

[57] Li M, Meng H, Du J, Tao H, Luo Z, Wang Z. Management of thoracic myelopathy caused by ossification of the posterior longitudinal ligament combined with ossification of the ligamentum flavum—a retrospective study. Spine J. 2012; 12(12):1093–1102.

[58] Yamazaki M, Mochizuki M, Ikeda Y, et al. Clinical results of surgery for thoracic myelopathy caused by ossification of the posterior longitudinal ligament:operative indication of posterior decompression with instrumented fusion. Spine. 2006; 31(13):1452–1460.

第 13 章　旁中央型胸椎间盘突出症

David S. Xu and Laura A. Snyder

摘要

旁中央型胸椎间盘突出症发病率低。患者临床表现多样，出现运动障碍或感觉异常等神经损害时常需要手术治疗。虽然前路常用于中央和旁中央胸椎间盘突出症，但对于后者，后路术式更为常用。该病治疗方法多样，需要结合椎间盘突出的分型、患者的体型、手术的舒适度来制订最佳治疗策略。

关键词：背痛，椎间盘切除术，脊髓病，神经根病，胸椎间盘突出症

临床精要

- 胸椎间盘突出症发病率低，患者可以表现出常见的症状，如神经根放射痛和髓性症状，以及非典型症状如胸痛和腹痛。
- 术前检查应包括磁共振成像（MRI）和计算机断层扫描（CT），以确定椎间盘钙化程度。
- 术前充分的影像学检查对于确定胸椎解剖标志非常关键，可以为脊柱外科医生置入内固定装置提供准确定位。
- 胸椎间盘切除术可采用前路和多种后路入路，入路选择应侧重考虑进入椎间盘间隙和突出髓核所需要的倾斜度。
- 经硬膜囊入路可以减少手术视野的倾斜角度，以便更容易切除椎间盘。
- 在大多数情况下，应使用椎弓根螺钉等内固定器械，这样可以允许术后早期活动，并能在术中充分减压。

13.1　概述

胸椎间盘突出症发病率低，占所有症状性椎间盘突出症的不到1%，发病率约为百万分之一。根据有限的文献报道，胸椎间盘突出的病理生理尚不清楚。大约75%的轻度椎间盘突出症患者或无症状患者在随访时可保持临床稳定，不需要进一步治疗，有症状或影像学上有脊髓压迫的人需要手术干预。本章重点介绍旁中央型胸椎间盘突出症的手术策略，重点是后路手术。无论是通过开放的经胸骨入路还是采用胸腔镜技术的前路手术，都适用于中央型胸椎间盘突出症，但更常用于治疗中线或巨大椎间盘突出症；这些方法将在本书的其他地方讨论。

13.2　术前注意事项

13.2.1　临床表现

胸椎间盘突出症的症状多种多样，包括感觉异常和运动障碍，临床表现取决于椎间盘突出的分型。旁中央型胸椎间盘突出可能会压迫神经根，导致背部、胸壁、腹部或内脏出现神经痛。较大的椎间盘突出导致脊髓受压，可出现髓性症状。

13.2.2　术前检查

胸椎间盘突出患者如果需要手术干预，首先应进行磁共振成像（MRI），然后进行计算机断层扫描（CT）。通过CT图像可以看到椎间盘是否钙化，这对于手术方法的选择有指导意义。在一项研究中发现，椎间盘钙化较为常见，发生率大约65%（82个椎间盘中的53个）。广基底钙化的椎间盘在术中取出难度更大，而且可能与硬脊膜界限不清，因此需要更大的手术视野，甚至可能需要前路切除并修复硬脊膜。

另外，还应进行术前透视，以确认正确的手术节段。手术节段的错误是胸椎间盘切除手术的一个灾难性并发症，是需要再次手术的常见原因。必须在术前准确定位解剖标志，例如肋骨头。对于肥胖患者或具有变异解剖结构的患者，术中透视图像质量可能较差，因此术前CT骨性基准点可以定位在邻近突出椎间盘的椎弓根或横突。基准点可以在手术过程中轻松确认正确的节段，但这个方法经常未被充分利用。

13.3　手术技术

13.3.1　入路的选择

最早开展的椎间盘切除术是椎板切除术式，其并发症发生率为18%~75%。文献解释单纯椎板切除术效果差，大家最认可的观点是椎板切除术自身

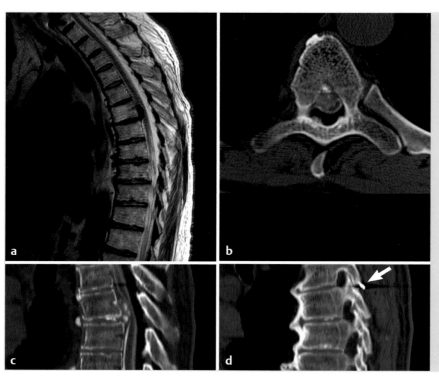

图 13.1　（a）矢状位 T2 加权 MRI 图像显示 T6~T7 椎间盘大块脱出，并沿椎体后缘向头端游离。（b，c）轴位和矢状位 CT 图像显示旁中央型胸椎间盘突出伴钙化。（d）矢状位 CT 图像显示骨内定位参照标记（箭头所示），位于椎弓根水平的左侧 T6 横突内

并不能为下面的椎间隙提供足够的侧方显露，需要牵开硬膜囊，而这一操作可能会导致机械性脊髓损伤。因此，各种各样的手术方法应运而生，文献中还提到了安全切除椎间盘突出的一些方法。目前文献提到的方法包括经关节突保留椎弓根术式、经椎弓根入路、肋横关节切除术式、经胸膜外侧方入路，以及近期采用的经硬膜囊入路。

选择合适的手术入路需要考虑突出的分型、术者的习惯和手术的舒适程度。为了简化决策过程，我们制订了一个框架流程，该框架的重点是必须切除多少骨骼才能够充分地显露突出的椎间盘。图 13.2a 显示了必须切除的骨组织的横断面示意图，以显示硬脊膜和前方椎间盘突出。如图 13.2b 所示，从中线到侧面需要逐步去除遮挡的骨质（即椎板、小关节、椎弓根、横突和肋骨头），以便更倾斜的入路进入椎间隙。少量切除骨组织的术式（椎板切除和小关节切除）适合于这几种情况，旁侧型的椎间盘突出、小的椎间盘钙化和体型偏瘦者，因为这些情况下到达椎间盘距离更短，显露椎间盘需要的倾斜角度更小。对于需要更长的手术路径的肥胖患者和更严重的椎间盘钙化者，需要更广泛的切除骨质，包括椎弓根、横突、肋骨头和肋骨体，以便更好地显露位于中央部位的椎间盘突出。

13.3.2　内固定

关于胸椎间盘切除术是否应该进行内固定的争论很多。除了对仅表现背痛而没有动态不稳患者进行有限的单侧小关节切除外，基于以下几个原因，我们建议行椎间盘切除术同时椎弓根螺钉内固定和关节融合。首先，椎弓根螺钉的置入允许更充分地去除骨组织而不用担心脊柱不稳定，特别是对于经验不足的外科医生而言，在术中需要更大的手术视野显露。其次，椎弓根螺钉固定可以安全地进行椎间隙撑开，利于恢复椎间盘的高度和椎间活动度。最后，节段性关节融合能确保胸椎生理性曲度，可以通过减少手术节段来增加术后活动度。

13.3.3　硬膜外椎间盘切除术

选择适当的入路后，手术步骤如下。患者俯卧在 Jackson 床上（Mizuho OSI，联合城，加利福尼亚），并且使用正侧位透视设计切口位置。对于大多数患者来说，中线切口和显露是足够的，但是如果计划极其倾斜的手术入路，则可以使用椎间盘突出同侧的中线旁开 2 cm 处切口，应充分显露包括内侧小关节突边缘或者沿着肋骨头显露更多的骨组织。

计划通过双侧全椎板切除术的患者，如果术前

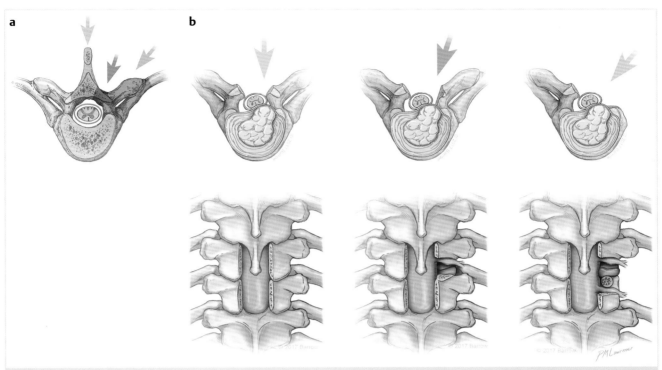

图 13.2　胸椎彩绘插图。（a）轴位图显示可去除的骨性区域，不同颜色对应相应倾角进行手术显露时去除的骨性区域。（b）轴位（上排）和冠状位（下排）示意图进一步显示随着骨性区域的去除而获得的椎管和椎间隙显露程度。绿色区域对应的是椎板，手术入路角度直，难以获得硬膜囊侧方的术野，需要挪动硬膜囊到达椎间盘。蓝色区域对应的是关节突，去除后可以获得硬膜囊侧方和外侧椎间盘的术野。红色区域对应的是侧方的骨性结构，包括椎弓根、横突、肋骨头、肋骨体。当侧方的骨性结构去除后，术者的手术入路能处于更倾斜的角度，适用于突出的椎间盘组织靠近中间位置和体型较胖的患者

计划不使用内固定，可以进行椎板开窗而不是椎板切除术，从而保留背侧棘间和棘上韧带。小关节切除后，然后用 Kerrison 咬骨钳扩大神经根孔，严重椎管狭窄患者可用专用的超声磨钻进行骨组织的切除，以便最大限度地减少手术器械对硬膜囊的影响。接下来切除椎弓根，使用骨刀从椎弓根内侧边缘切除，或者通过高速磨钻去除松质骨，然后用咬骨钳去除皮质骨。如果需要额外切除肋骨头和肋骨体，可以借助于肋骨骨膜拉钩或 Cobb 拉钩松解肋骨腹侧的壁层胸膜，然后用咬骨钳切除肋骨来实现。

在实现充分暴露后，在高倍放大镜或手术显微镜放大下进行椎间盘切除术。下一个也是最重要的步骤是在椎间盘间隙形成一个空腔，以便手术顺利进行。这需要首先切开后纵韧带和椎间盘纤维环，然后通过刮匙清除椎间盘，并通过钻孔清除软骨板。在制造充分的操作空间之后，利用平的解剖器（例如牙科工具）将突出的硬膜囊的腹侧表面与突出的椎间盘分开，并且将腹侧椎间盘推入椎间隙。如果

椎间盘突出很大，位于中间位置，或其与硬膜囊的界面不清，则神经根可以在对侧紧密粘连，松解神经根并轻轻缩回，以允许突出的椎间盘在内侧可视化。不能在前根动脉区域损伤神经根，70% 的患者可在 T9~T12 的左侧发现神经根。

病例：硬膜外经椎弓根入路

1 例 70 岁男性因下肢无力、髓性症状和左胸疼痛而出现进行性活动障碍的症状。MRI 显示在 T6~T7 处有大的椎间盘突出，导致硬膜囊明显受压并向左移位（图 13.1a，b）。另外，CT 成像显示存在小的钙化，定位基准点位于 T6 椎弓根上方（图 13.1c，d）。患者接受右侧经椎弓根入路，切除 T6 右侧椎弓根，从 T6~T9 进行椎弓根螺钉固定，并对 T6 椎体进行部分椎体切除术以形成工作腔（图 13.3a）。在术中，将多个大的椎间盘髓核推入工作腔并移除（图 13.3b）。患者术后神经功能完好，1 年后的随访髓性症状消失并且可以行动。1 年后随访的 MRI 显示

脊髓完全减压伴有轻度脊髓软化（图 13.3d）。

13.3.4　经硬膜椎间盘切除术

　　该术式最初于 2010 年被报道，可以采用经硬膜入路进行旁中央型胸椎间盘突出的切除，这具有两个优点。首先，通过松解稳定脊髓的齿状韧带并将用它们作为牵拉点，外科医生可以轻柔地横向移动脊髓。脊髓的移位使得我们可以更好地显露中央偏

向一侧突出的椎间盘，减少手术视线的倾斜，这适合于肥胖患者，并减少体瘦患者侧方骨组织的过多切除（图 13.4）。其次，齿状韧带的松解减少了脊髓的牵拉。而且，从理论上讲，可以降低椎间盘切除术中对脊髓的过度牵拉力。

　　在椎间盘突出同侧采用长约 1 cm 的纵向切口打开硬膜。缝合固定硬脊膜，识别并分离齿状韧带。可将缝合线牵拉齿状韧带或神经根，将脊髓向对侧

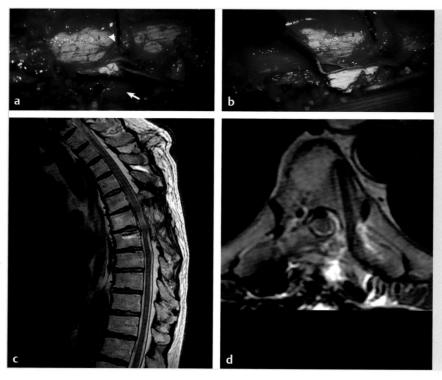

图 13.3　（a）经右侧椎弓根切除 T6~T7 椎间盘的术中照片显示，去除 T6 椎弓根和部分椎体后，获得一个较大的操作空间（箭头所示）。缝合并结扎 T6 右侧神经根，小心将神经根残端牵开拉向内侧，显露和分离位于神经组织深面的突出椎间盘组织。（b）术中照片显示使用牙科器械游离突出的椎间盘组织，并将其向腹侧及外侧推至硬膜囊侧方的操作空间。（c）术后 1 年矢状位 T2 加权 MRI 显示硬膜囊充分减压，脊髓轻度软化。（d）T6 椎弓根下缘水平轴位 T2 加权 MRI 显示椎管充分减压，右侧 T6 椎弓根缺失

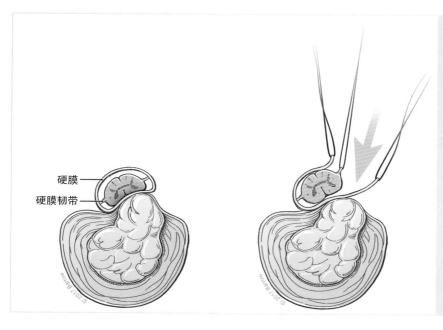

图 13.4　轴位彩绘示意图显示经硬膜入路处理旁中央型椎间盘突出（左图：脊髓牵开前；右图：脊髓牵开后）。切开硬膜后，松解脊髓的齿状韧带并用它们作为牵拉点，轻柔地横向翻移脊髓，使脊髓与突出的椎间盘组织分开。这种方法可以安全地使用倾斜度较小的手术入路进行突出椎间盘切除手术

硬膜

硬膜韧带

移动，然后切开腹侧硬脊膜，并进行椎间盘切除术。用人工硬膜闭合腹侧硬膜，用直接修复或生物密封剂闭合背侧硬膜切口。

病例：采用椎弓根保留法进行硬膜内关节突切除术

1 例 68 岁的女性因严重的非典型性右侧胸痛（偶尔放射到背部）而逐渐失去了行走功能。胸部

MRI 显示 T6~T7 处的椎间盘突出，压迫硬膜囊，以及 T7~T8 处紧贴硬脊膜的较小椎间盘突出（图 13.5a）。CT 图像进一步证明 T6~T7 椎间盘偏右型突出并部分钙化（图 13.5b，c）。因突出的椎间盘更靠近内侧，因此需要经硬膜关节突入路，并保留椎弓根（图 13.5d~g）。术后，患者主诉胸痛缓解并能够独立行走。术后复查 MRI 显示椎间盘切除，硬膜囊充分减压（图 13.5h）。

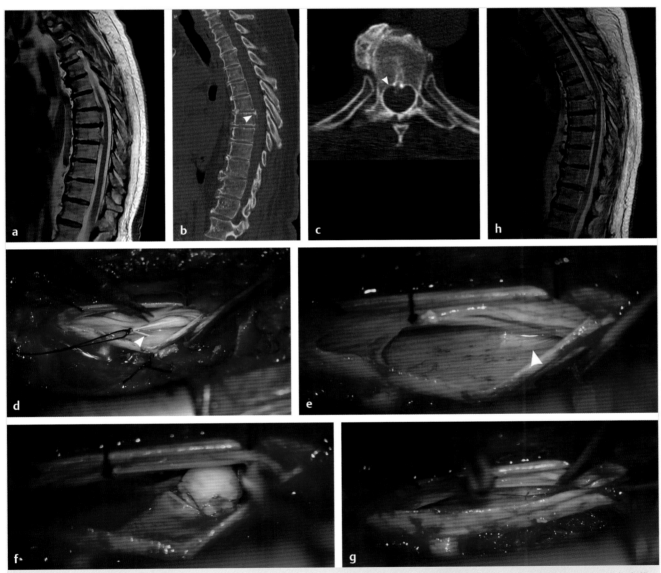

图 13.5 （a）矢状位 T2 加权 MRI 显示 T6~T7 椎间盘突出并压迫脊髓，T7~T8 椎间盘膨出。（b）矢状位 CT 显示突出椎间盘内的钙化（箭头所示）。（c）轴位 CT 显示钙化位于中央旁偏右。（d~g）术中照片显示右侧经硬膜经关节突入路处理突出椎间盘组织。（d）切开硬膜，留置缝线标识硬膜切缘。松解并结扎齿状韧带（箭头所示），便于牵拉脊髓向对侧移动。（e）将齿状韧带作为牵拉点，向外侧牵开脊髓以显露脊髓腹侧靠中线的硬膜内区域，膨隆的区域对应突出椎间盘所在的位置（箭头所示）。（f）一并切开腹侧硬脊膜与后纵韧带，可见钙化的突出椎间盘组织，游离并取出。（g）完成椎间盘切除后，使用显微缝线间断缝合腹侧硬脊膜。（h）术后复查矢状位 T2 加权 MRI 显示突出椎间盘切除充分，T6~T7 水平脊髓得到充分减压

13.3.5 并发症和结果

文献综述报道后路胸椎间盘切除术的发病率和死亡率较低，神经功能损害的发生率为1.4%~5.5%。据报道，经胸腔外入路术后因肺栓塞而死亡的患者仅有1例，该研究因为公布的数据较少而存在一定的局限性。每种手术入路都有其自身的优点和缺点，根据规范流程制订胸椎间盘切除方案时，可以选择对患者风险相对较低的手术方式。

13.4 术后护理

术后前24 h，应在重症监护室稳定病情。术后不常规使用抗生素预防感染；然而，如若使用抗生素预防感染，应限制在24 h之内使用。无论是采用何种入路，早期活动对于预防肺部并发症至关重要。在影像辅助方面，可以进行CT检查以验证手术节段是否正确，如果患者出现并发症或神经功能损害，应进行MRI或CT脊髓造影检查。

13.5 结论

旁中央型胸椎间盘突出症不常见，通常不需要手术治疗。只有患者出现运动功能障碍或感觉异常时需要进行椎间盘切除术，手术入路包括前路和后路。当选择后入路时，应该重点关注椎间盘突出的类型，尽可能在直视下（较小的视线倾斜角度）切除椎间盘，以减轻对硬膜囊和脊髓的刺激。

参考文献

[1] McCormick WE, Will SF, Benzel EC. Surgery for thoracic disc disease. Complication avoidance: overview and management. Neurosurg Focus. 2000; 9(4):e13.

[2] Dietze DD, Jr, Fessler RG. Thoracic disc herniations. Neurosurg Clin N Am. 1993; 4(1):75–90.

[3] Brown CW, Deffer PA, Jr, Akmakjian J, Donaldson DH, Brugman JL. The natural history of thoracic disc herniation. Spine. 1992; 17(6) Suppl:S97–S102.

[4] Wood KB, Blair JM, Aepple DM, et al. The natural history of asymptomatic thoracic disc herniations. Spine. 1997; 22(5):525–529, discussion 529–530.

[5] Lara FJP, Berges AF, Quesada JQ, Ramiro JAM, Toledo RB, Muñoz HO. Thoracic disk herniation, a not infrequent cause of chronic abdominal pain. Int Surg. 2012; 97(1):27–33.

[6] Shirzadi A, Drazin D, Jeswani S, Lovely L, Liu J. Atypical presentation of thoracic disc herniation: case series and review of the literature. Case Rep Orthop. 2013; 2013:621476.

[7] Stillerman CB, Chen TC, Couldwell WT, Zhang W, Weiss MH. Experience in the surgical management of 82 symptomatic herniated thoracic discs and review of the literature. J Neurosurg. 1998; 88(4):623–633.

[8] Dickman CA, Rosenthal D, Regan JJ. Reoperation for herniated thoracic discs. J Neurosurg. 1999; 91(2) Suppl:157–162.

[9] Fessler RG, Sturgill M. Review: complications of surgery for thoracic disc disease. Surg Neurol. 1998; 49(6):609–618.

[10] Bransford R, Zhang F, Bellabarba C, Konodi M, Chapman JR. Early experience treating thoracic disc herniations using a modified transfacet pedicle-sparing decompression and fusion. J Neurosurg Spine. 2010; 12(2):221–231.

[11] Le Roux PD, Haglund MM, Harris AB. Thoracic disc disease: experience with the transpedicular approach in twenty consecutive patients. Neurosurgery. 1993; 33(1):58–66.

[12] Simpson JM, Silveri CP, Simeone FA, Balderston RA, An HS. Thoracic disc herniation. Re-evaluation of the posterior approach using a modified costotransversectomy. Spine. 1993; 18(13):1872–1877.

[13] Maiman DJ, Larson SJ, Luck E, El-Ghatit A. Lateral extracavitary approach to the spine for thoracic disc herniation: report of 23 cases. Neurosurgery. 1984; 14(2):178–182.

[14] Moon SJ, Lee JK, Jang JW, Hur H, Lee JH, Kim SH. The transdural approach for thoracic disc herniations: a technical note. Eur Spine J. 2010; 19(7):1206–1211.

[15] Coppes MH, Bakker NA, Metzemaekers JD, Groen RJ. Posterior transdural discectomy:a new approach for the removal of a central thoracic disc herniation. Eur Spine J. 2012; 21(4):623–628.

[16] Wakefield AE, Steinmetz MP, Benzel EC. Biomechanics of thoracic discectomy. Neurosurg Focus. 2001; 11(3):E6.

[17] Yoshioka K, Niinuma H, Ehara S, Nakajima T, Nakamura M, Kawazoe K. MR angiography and CT angiography of the artery of Adamkiewicz: state of the art. Radiographics. 2006; 26 Suppl 1:S63–S73.

[18] Tubbs RS, Salter G, Grabb PA, Oakes WJ. The denticulate ligament: anatomy and functional significance. J Neurosurg. 2001; 94(2) Suppl:271–275.

[19] Ridenour TR, Haddad SF, Hitchon PW, Piper J, Traynelis VC, Van Gilder JC. Herniated thoracic disks: treatment and outcome. J Spinal Disord. 1993; 6(3):218–224.

[20] Bratzler DW, Dellinger EP, Olsen KM, et al. American Society of Health-System Pharmacists, Infectious Disease Society of America, Surgical Infection Society, Society for Healthcare Epidemiology of America. Clinical practice guidelines for antimicrobial prophylaxis in surgery. Am J Health Syst Pharm. 2013; 70(3):195–283.

第 14 章　中央型胸椎间盘突出症

Shashank V. Gandhi, Jacob Januszewski, Juan S. Uribe

摘要

有症状的中央型胸椎间盘突出症（Thoracic Disc Herniations，TDH）并不常见。通常认为，胸椎间盘突出是一种退行性疾病，初始表现为背部疼痛，并逐渐出现脊髓损害的症状。完善的体格检查和合适的影像学检查至关重要，因为其临床症状最初可能难与其他胸椎疾病相鉴别。大多数病例可以保守治疗，但出现持续疼痛或神经受压症状时，应早期手术治疗。术前必须精确定位并评估钙化情况以制订手术方案。后路椎板切除减压术具有很高的神经损伤风险，因此并不推荐，理想的手术入路应能直接显露突出部位，并尽量减少对脊髓的刺激。多数患者可通过早期精准的手术干预来改善临床症状，但神经损伤风险确实存在。

关键词：中央型，胸椎，椎间盘突出，钙化，经椎弓根，肋横关节切除术，胸膜外入路，脊髓病

临床精要

- 多数中央型胸椎间盘突出症（TDH）无症状，在有症状的病例中，约63%可保守治疗。
- 中央型 TDH 比外侧型 TDH 更易引起脊髓病变。
- 脊髓病变患者建议早期手术治疗，以免症状迅速加重。
- 约70% TDH 合并钙化，需要合适的术前计划以获得中央及腹侧最佳的视野显露。
- 术中通过透视证实术前影像学的病变部位，这对于确定脊柱手术节段非常重要。
- 由于神经损伤风险很高，中央型胸椎间盘突出不建议行后路椎板切除减压术。
- 微创下的胸椎侧入路和前入路可降低神经损害加重的可能性，最适合合并钙化的中央型 TDH。
- 骨切除范围较广或怀疑不稳定时，应考虑器械融合。

14.1　流行病学

胸椎间盘突出（TDH）的发病率难以确定，因为许多患者往往无症状，据估计，每年有症状的

TDH 发病率约为 1/1000000[1]。在有症状的椎间盘突出患者中，胸椎发病率仅占 0.25%~0.75%，占所有椎间盘手术的 0.15%~4%，这与颈椎和腰椎形成了鲜明对比。TDH 发生率较低可能与胸椎受肋骨保护其稳定性更好有关。因此，75% 发生在 T8 以下，更多发生于活动度更大的 T11~T12。TDH 最常见的类型是中央型（94%）。

14.2　发病机制

约 80% 的椎间盘突出发生于 30~50 岁，往往是由胸腰段脊柱退行性病变所导致。高达 70% TDH 的突出间盘容易钙化，钙化约 44% 与腹侧硬膜粘连，并有 17% 与硬膜内成分粘连。年轻患者则通常有外伤史，突出间盘往往为软性。此病常引起急性症状。

TDH 出现神经症状的机制有两种学说：脊髓直接受压学说和血管损伤学说。相较于颈段和腰段，胸段脊髓更易受到直接压迫。胸椎椎管直径较小，椎弓根较短，脊髓占据椎管的 40%，而颈髓仅占椎管的 25%。同时，胸椎后凸将脊髓压向椎管前方，更靠近后纵韧带与椎间盘。在脊髓两侧，齿状韧带将脊髓固定于硬膜，发生中央型 TDH 时脊髓的后移受到齿状韧带的限制，也加重脊髓压迫的程度。

脊髓血运由单支的脊髓前动脉和成对的脊髓后动脉供给，脊髓前动脉为脊髓提供了除背侧之外的大部分血供。中央型胸椎间盘突出可能导致脊髓前动脉受压，导致血流不畅甚至血栓形成，血流不畅可能解释症状定位比突出节段更高的原因。神经功能的突然减退也可用血流不畅来解释，尤其对于慢性椎间盘突出。

14.3　临床表现

胸椎间盘突出可以出现多种临床表现，多数患者常以胸背部轴向疼痛（57%）发病，随后进展为

运动障碍和感觉障碍（61%）。疼痛一般呈带状分布，沿胸椎腹侧皮节放射，可通过体格检查时的感觉和神经根疼痛区域来定位突出节段。由于可引起前方胸腹部疼痛，临床表现可与心脏、肺或腹部疾病混淆。脊髓的病理体征包括下肢腱反射活跃或亢进、踝阵挛和巴宾斯基征阳性，还有30%的患者会出现膀胱功能障碍。与引起神经根症状的外侧椎间盘突出相比，中央型胸椎间盘突出更容易造成脊髓受压和神经受损的症状。

14.4　诊断评估

与其他脊柱疾病一样，TDH需要全面的体格检查，磁共振成像（MRI）、计算机断层扫描（CT）和脊髓造影是评估脊柱疾病的主要检查方法。影像学检查结果应与症状和体格检查结果相结合，尤其是对于多节段的TDH。

MRI可以提供软性组织尤其是椎间盘和脊髓的信息。通过评估周围脑脊液（CSF）和脊髓压迫程度可判断脊髓腹侧受压的程度，但需注意，在T2序列上看到的椎间盘突出可能会被夸大。可通过观察T2序列上脊髓水肿的信号来判断压迫的严重性。硬膜内椎间盘突出也可在MRI上显示，而椎间盘钙化往往较难确定，多数情况在T1和T2序列呈低信号。

胸椎CT对评估骨性结构和椎间盘钙化非常重要，有助于制订手术方案。当无法获得磁共振影像时，CT脊髓造影也是一种选择。通过观察脑脊液区域内对比剂中断的情况可判断椎间盘突出情况，通常仅有10%~15%的病例出现完全阻塞。脊髓造影可了解神经根、骨性结构和椎间盘钙化的信息，但不能评估脊髓损伤的情况。

脊柱X线可能有助于识别和定位钙化椎间盘，但对于TDH的诊断作用有限。但X线可以提供有关脊柱整体力线、脊柱后凸或前凸、动态稳定性等信息，这些均可影响融合和内固定等手术方案的选择。

14.5　非手术管理

当患者仅有疼痛症状时，非手术治疗是TDH治疗的首选。Brown等发现63%的患者可通过保守治疗改善疼痛，方案包括非甾体类抗炎药、口服止痛药、口服类固醇激素、硬膜外类固醇注射、物理治疗和支具固定。若患者出现感觉变化或沿皮节分布的神经根症状，在尝试任何手术方式前，应尽可能保守治疗。射频消融术、小关节注射或阻滞、神经根切断术和硬膜外类固醇注射都是无神经症状患者首选的治疗方案，也可将患者转至疼痛科进一步治疗。

14.6　外科治疗

14.6.1　手术指征和术前计划

少数胸椎间盘突出需要手术干预，其适应证包括：（1）疼痛通过保守治疗难以缓解；（2）出现脊髓损伤症状，包括膝腱和跟腱反射亢进、Babinski征、踝阵挛、共济失调步态、下肢无力、肠梗阻和膀胱功能障碍。

每个中央型TDH患者均需制订详细的术前计划。正确的椎间隙定位非常重要，必须通过术前影像学检查来确定，简单地用最末端肋骨来定位T12，可能会因患者的解剖变异而定位到错误的椎间隙水平。应通过术前影像检查详细了解患者脊柱独特的形态学特征，进而确定正确的手术平面，对于定位困难的病例，可通过术前放射学检查来标记特定的胸椎水平。术前应确定椎间盘是否钙化，并评估其是否进入硬膜，这些椎间盘更易与硬膜腹侧粘连，硬膜切开的可能性更大。对于椎间盘钙化，通常需要切除周围更大范围的骨性结构，来安全取出椎间盘而不牵拉脊髓。为避免硬膜切开和神经损伤，若钙化间盘紧密附着于腹侧硬膜，可留下薄薄一层钙化壳不予切除（图14.1）。

14.6.2　外科方法

以前采用后路椎板切除减压术来治疗TDH，但由于该手术在切除中央间盘时需要牵拉脊髓，会增加损伤脊髓风险，该术式已被淘汰。如图14.2所示，通过恰当的手术方式，从双侧充分地显露椎间盘中央和硬膜囊，操作时应避免过度牵拉和对脊髓刺激，而椎板切除术或经椎弓根入路无法达到这个目的。表14.1总结了中央型TDH各种入路的优缺点。

经胸膜外肋横关节切除术

胸膜外入路包括1894年由Menard提出的肋骨

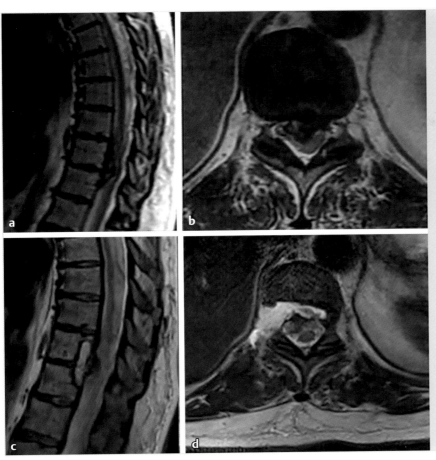

图14.1 采用经胸膜后切除部分椎体行 T7~T8 节段巨大钙化突出的椎间盘切除术患者术前矢状位（a）和轴位（b）MRI 图像。本例患者，部分钙化椎间盘位于硬膜囊内，为了避免脑脊液漏，将硬膜囊内的钙化椎间盘组织与基底和后纵韧带之间离断并保留，使之成为"飘浮"部分。术后矢状位（c）和轴位（d）MRI 图像显示"飘浮"的硬膜囊内椎间盘组织与周围分离，脊髓得到充分减压

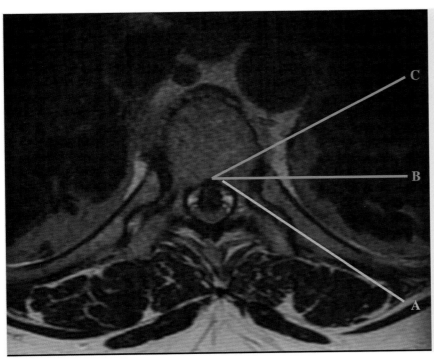

图14.2 胸椎间盘突出的不同手术入路。轴位 MRI 图像上椎管内中央低信号区域提示巨大的胸椎间盘突出伴钙化。A 线示意经肋横突切除入路，该入路难以到达中央和对侧部分。B 线示意小切口或微创下外侧经胸/胸膜外入路。C 线示意经胸前入路。外侧入路（B）和前入路（C）均不需要牵拉脊髓，可到达中线、硬膜囊腹侧和对侧椎间盘

表 14.1　不同手术入路的优缺点

手术入路	优点	缺点
椎板切除入路	病变位于脊髓背侧	无法显露中央间盘 无法显露腹侧硬膜 损伤神经的风险高
肋骨横突切除入路	中央区域椎间盘显露良好 适合外侧或旁中央型椎间盘突出 胸膜保持完整	无法到达对侧椎间盘 硬膜腹侧显露有限 需要行神经根切断术
外侧经胸膜外入路	显露更多中央区域 保持胸膜完整的情况下可到达多个节段	无法到达对侧椎间盘 硬膜腹侧显露有限 需要行肋间神经切断 需要去除更多的骨性结构
微创外侧经胸/胸膜外入路	能很好的显露中线区域 能很好的显露硬膜腹侧 能保持胸膜大体完好无须置管 能到达对侧椎间盘 能处理多个节段病变	牵开器下工作视野有限 学习曲线陡峭
前路经胸入路和腔镜手术	最佳的中央区域椎间隙显露 最佳的硬膜腹侧显露 能到达对侧椎间盘	需要心胸外科医生协助 学习曲线陡峭 需要胸腔置管 肺部并发症

横突切除术和 1976 年由 Larson 修订的胸膜外入路。二者都需要切除同侧横突、肋骨头和椎弓根以暴露椎间隙。入路在胸膜外建立，不需要插管，避免了肺部并发症。肋骨横突切除术手术视野有限，但这种方法仍是中央型 TDH 的最佳手术入路。通过向侧方切除肋骨，可建立一个通路显露椎间盘中央部。神经根切断术可以很好地显露中央部。然而，用这两种方法显露硬膜囊均受到一定程度的限制，这使得钙化的中央型 TDH 切除较为困难。若切开腹侧硬膜，通常不可能修复。节段动脉通常在暴露侧方椎体时给予结扎。如果脊髓的滋养动脉前根动脉受损，就有发生脊髓血管并发症的风险。

侧方微创入路

随着技术的进步，微创手术（MIS）方法越来越流行。患者取侧卧位，利用肋骨间的通道微创扩张以建立侧方入路。这种方法可经胸膜或经胸膜外，牵开胸膜和肺来显露侧方脊柱，其可避免术后需要插管或单肺通气。肋骨切除也有必要，以便于显露胸椎间隙。除同侧肋骨头、同侧椎弓根和椎体后缘外，此入路不涉及额外的骨切除（图 14.3）。无须牵拉脊髓即可沿横向、中央、对侧延伸切除椎间盘，硬膜腹侧即可显露（图 14.4）。此入路手术切口小，刺激时间短，术后疼痛轻，住院时间短，肺部并发症少。在多中心研究中，Uribe 等报道约 80% 患者

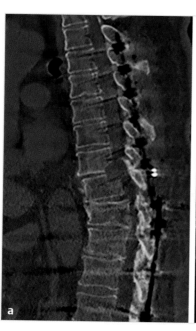
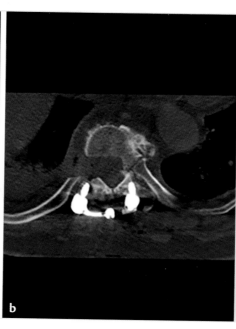

图 14.3　胸椎矢状位（a）和轴位（b）CT 显示经胸膜外入路 T8~T9 椎间盘切除手术去除的骨性区域，包括同侧肋骨头、椎弓根和椎体后缘

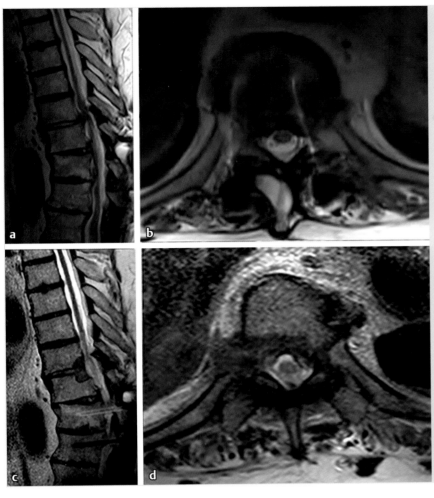

图14.4 术前胸椎矢状位(a)和轴位(b)MRI 图像显示 T8~T9 中央型椎间盘突出伴脊髓受压。术后胸椎矢状位（c）和轴位（d）MRI 图像显示，通过侧方入路，可以在不牵拉脊髓的情况下到达中央、对侧椎间盘和硬膜囊腹侧

症状改善，约 5% 预后不良，无并发症或死亡病例。

前入路

经胸前入路广泛应用于中央型 TDH，无须任何脊髓牵拉即可直接暴露中央突出间盘和腹侧硬膜。后方组织保持完整，可减少脊柱不稳的风险。在广泛暴露的情况下，必要时可以放置内植物。然而，心胸外科医生的备台和熟练的胸部解剖知识不可或缺。术后并发症发生率（除了神经损伤）在前入路中最高，因为开窗更大，脊髓刺激也更大。该术式术后需要插管，肺炎风险增加，且 30% 患者术后4~5 年内出现长期胸壁神经痛。研究报道视频辅助胸腔镜手术（VATS）可以减少许多此类并发症，Regan 等将 VATS 与开放式经胸入路进行了比较，认为 VATS 缩减了重症监护病房住院时间、减少了胸管留置天数，患者恢复工作也更快。然而，VATS 技术学习曲线陡峭，且手术过程中很难进行切开硬膜的修复。

14.6.3 融合的必要性

胸椎间盘切除术融合的必要性仍有争议。融合的明确指征包括脊柱后凸、脊柱侧凸、严重的机械性背痛、椎体或后方组织广泛骨切除术、广泛椎间盘切除术、多节段胸椎椎间盘切除术或合并休门氏病。许多研究表明，胸腔镜或经胸椎间盘切除术无须融合，但因手术切除了同侧肋骨头、同侧椎弓根和椎体后柱，约 1.8%~10.1% 的患者术后发生脊柱不稳。对于需要大量骨切除才能安全显露的巨大或钙化间盘的手术可能需要融合，但如果切除的椎体少于 50%，通常可以不需要融合。总而言之，融合与否取决于外科医生综合考虑术后脊柱不稳定的程度并加以权衡。

参考文献

[1] Carson J, Gumpert J, Jefferson A. Diagnosis and treatment of thoracic intervertebral disc protrusions. J Neurol Neurosurg Psychiatry. 1971; 34(1):68–77.

[2] el-Kalliny M, Tew JMJ, Jr, van Loveren H, Dunsker S. Surgical approaches to thoracic disc herniations. Acta Neurochir (Wien). 1991; 111(1–2):22–32.

[3] Stillerman CB, Chen TC, Couldwell WT, Zhang W, Weiss MH. Experience in the surgical management of 82 symptomatic herniated thoracic discs and review of the literature. J Neurosurg. 1998; 88(4):623–633.

[4] Arce CA, Dohrmann GJ. Herniated thoracic disks. Neurol Clin. 1985; 3(2):383–392.

[5] Videman T, Battié MC, Gill K, Manninen H, Gibbons LE, Fisher LD. Magnetic resonance imaging findings and their relationships in the thoracic and lumbar spine. Insights into the etiopathogenesis of spinal degeneration. Spine. 1995; 20(8):928–935.

[6] Awwad EE, Martin DS, Smith KRJ, Jr, Baker BK. Asymptomatic versus symptomatic herniated thoracic discs: their frequency and characteristics as detected by computed tomography after myelography. Neurosurgery. 1991; 28(2):180–186.

[7] Logue V. Thoracic intervertebral disc prolapse with spinal cord compression. J Neurol Neurosurg Psychiatry. 1952; 15(4):227–241.

[8] Gille O, Soderlund C, Razafimahandri HJC, Mangione P, Vital JM. Analysis of hard thoracic herniated discs: review of 18 cases operated by thoracoscopy. Eur Spine J. 2006; 15(5):537–542.

[9] Arseni C, Nash F. Thoracic intervertebral disc protrusion: a clinical study. J Neurosurg. 1960; 17(3):418–430.

[10] Newton TH, Potts DG, Rizzoli HV. Modern Neuroradiology, Volume I: Computed Tomography of the Spine and Spinal Cord. 1984.

[11] Tovi D, Strang RR. Thoracic intervertebral disk protrusions. Acta Chir Scand Suppl. 1960 Suppl 267:1–41.

[12] Brown CW, Deffer PAJ, Jr, Akmakjian J, Donaldson DH, Brugman JL. The natural history of thoracic disc herniation. Spine. 1992; 17(6) Suppl:S97–S102.

[13] Lifshutz J, Lidar Z, Maiman D. Evolution of the lateral extracavitary approach to the spine. Neurosurg Focus. 2004; 16(1):E12.

[14] Larson SJ, Holst RA, Hemmy DC, Sances A, Jr. Lateral extracavitary approach to traumatic lesions of the thoracic and lumbar spine. J Neurosurg. 1976; 45(6):628–637.

[15] Angevin PD, McCormick PC. Retropleural thoracotomy. Technical note. Neurosurg Focus. 2001; 10(1):ecp1.

[16] Uribe JS, Smith WD, Pimenta L, et al. Minimally invasive lateral approach for symptomatic thoracic disc herniation: initial multicenter clinical experience. J Neurosurg Spine. 2012; 16(3):264–279.

[17] Karmakar MK, Ho AMH. Postthoracotomy pain syndrome. Thorac Surg Clin. 2004; 14(3):345–352.

[18] Regan JJ. Percutaneous endoscopic thoracic discectomy. Neurosurg Clin N Am. 1996; 7(1):87–98.

[19] Krauss WE, Edwards DA, Cohen-Gadol AA. Transthoracic discectomy without interbody fusion. Surg Neurol. 2005; 63(5):403–408, discussion 408–409.

[20] Broc GG, Crawford NR, Sonntag VK, Dickman CA. Biomechanical effects of transthoracic microdiscectomy. Spine. 1997; 22(6):605–612

[21] Anand N, Regan JJ. Video-assisted thoracoscopic surgery for thoracic disc disease:Classification and outcome study of 100 consecutive cases with a 2-year minimum follow-up period. Spine. 2002; 27(8):871–879.

[22] Feiertag MA, Horton WC, Norman JT, Proctor FC, Hutton WC. The effect of different surgical releases on thoracic spinal motion. A cadaveric study. Spine. 1995; 20(14):1604–1611.

[23] Quint U, Bordon G, Preissl I, Sanner C, Rosenthal D. Thoracoscopic treatment for single level symptomatic thoracic disc herniation: a prospective followed cohort study in a group of 167 consecutive cases. Eur Spine J. 2012; 21(4):637–645.

[24] Wait SD, Fox DJ, Kenny KJ, Dickman CA. Thoracoscopic resection of symptomatic herniated thoracic discs: clinical results in 121 patients. Spine. 2012; 37(1):35–40.

第15章 脊柱关节炎

Navika Shukla, Allen Ho, Arjun V. Pendharkar, Eric S. Sussman, Atman Desai

摘要

强直性脊柱炎是一种包括脊柱退行性改变和炎性改变的脊柱关节炎,常引起颈椎后凸与骨质改变,进而导致脊髓损害。强直性脊柱炎的外科干预具有一定挑战性,相比于一般创伤,预后往往较差。其术前影像学检查、术中麻醉插管和精准定位均存在困难。同时,术中可能引起大出血,出现医源性损害。微创内固定技术、椎弓根螺钉内固定技术和器械的改进,解决了强直性脊柱炎手术中的一些难题。

关键词:脊柱关节炎,强直性脊柱炎,微创内固定技术,椎弓根螺钉内固定技术,脊柱内固定技术

临床精要

- 仅当非手术保守治疗效果不佳、脊柱存在严重的不稳定或脊柱畸形导致神经功能损伤时,才应手术干预。
- 如需手术,术中必须持续神经电生理监测。
- 强直性脊柱炎患者手术期间大量失血和医源性骨折的风险很高。
- 术中建议使用计算机断层扫描,而非常规X线透视。
- 微创内固定技术、椎弓根螺钉内固定技术和其他脊柱内固定技术的应用有助于解决强直性脊柱炎手术的部分困难。

15.1 概述

脊柱关节炎(SPA)是一个慢性炎症性风湿相关且侵犯脊髓或外周的关节炎。SPA通常与附着点炎、肌炎以及关节外症状(如葡萄膜炎和皮疹)有关,可通过骶髂关节炎的放射学表现来诊断。SPA包括强直性脊柱炎(AS)、银屑病性关节炎、幼年性脊柱炎、反应性关节炎、炎症性肠病相关的SPA和未分化SPA。本章将详述侵犯外周和脊髓的SPA,其中,AS最为常见。

15.2 背景

15.2.1 强直性脊柱炎

强直性脊柱炎是一种进展缓慢的炎性疾病,主要侵犯脊柱和骶髂关节。随着脊柱炎症的进展,患者常出现周围关节炎、附着点炎和前葡萄膜炎。患者通常在30岁以前即出现慢性炎症性背痛,男性发病率是女性的2倍,患病率为0.1%~1.4%。白种人的发病率最高。

强直性脊柱炎的遗传易感性与主要组织相容性复合体(MHC)特别是HLA-B27等位基因有关,超过90%的AS患者HLA-B27(+),但只有5%HLA-B27(+)的个体会发展为AS。原因尚不完全明确,可能与HLA-B27亚型的多样性有关,某些亚型如最常见的B*2705亚型与AS联系更为紧密,也有人认为AS的易感性差异在于表达水平的不同,与无临床表现的HLA-B27(+)患者相比,AS患者的抗原呈递细胞更倾向于表达HLA-B27。

HLA-B27等位基因导致疾病易感性的确切机制尚不清楚,可能因为等位基因单独结合和表达关节炎性蛋白,导致CD8+T细胞对自身抗原起反应。同时,HLA-B27的异常折叠可能会导致Kir3dl2+NK和CD4+T细胞不必要的结合和识别增加,从而触发NK和CD4+T细胞介导的自身免疫反应。另一方面,蛋白质的折叠异常,如果折叠错误或不正确聚集,反而可能引发蛋白质聚集相关的非特异性炎症通路。

虽然目前还不完全了解AS的机制,但广泛的炎症是该病的一个标志。在诊断AS时,炎症过程引起的疼痛可以区分AS和机械性慢性背痛。这种广泛的炎症常伴随着新骨形成增加,从而出现典型的脊柱重塑,炎性信号的上调可促进全身骨骼沿韧带附着点形成异位新骨,附着点病变可导致韧带、椎间盘、终板和椎体整体的骨化,异位骨的形成还可导致椎间盘内髓核退变形成复合体,进而引起椎体间以及椎间关节的强直,患者的脊柱活动能力将会永久丧失。随着炎症的发展,椎体本身的皮质骨和松质骨

反复破坏和重建，最终形成方形椎。随着时间推移，最终椎体的重塑和强直使脊柱呈现特征性的"竹节样"后凸畸形。

尽管新骨生成加快，由于骨吸收和骨生成过程不同步，AS 早期也可能导致骨质疏松。由于破骨细胞活性增加、韧带骨化形成，逐渐出现骨密度降低、脊柱功能下降。从生物力学角度看，脊柱融合以及骨质变脆会导致脊柱容易发生骨折。由于活动受限，当合并周围关节炎时，常导致步态不稳，增加跌倒风险，因此 AS 患者脊髓损伤和骨折的发生率大大增加。需要外科干预的情况多见于脊柱畸形和创伤相关损伤，椎管狭窄、马尾综合征和退行性脊柱轴性疼痛则较为少见。

15.2.2　患者表现

AS 首诊通常在社区医院，多表现为骶髂关节炎、脊柱炎和附着点炎，表现为慢性进行性炎性的轴性疼痛，常发生在青春期或成年早期，外周表现包括外周关节炎（25%~50%）、炎性肠病（26%）和银屑病（10%）。AS 的临床治疗主要目标包括症状缓解、功能和生活质量改善、延缓或避免疾病进展。物理治疗和非甾体类抗炎药物是治疗慢性 AS 的首选药物，抗风湿药物如柳氮磺胺吡啶和甲氨蝶呤可改善病情，肿瘤坏死因子和白细胞介素抑制剂在几项随机对照试验中疗效尚可，但有显著的免疫抑制风险。总之，慢性 AS 通常是通过非手术治疗来控制，旨在减轻症状和减缓疾病进展。

神经损伤多见于脊柱创伤后的急性期。最常见的骨折位于颈椎中部或颈胸交界处，常因脊柱内自体骨性融合形成较大力臂而移位，因此非常不稳定。AS 患者的脊柱骨折常出现严重神经损伤，数据显示伴有神经损伤的骨折高达 75%。考虑到骨性杠杆力臂较长，即便使用 halo 胸石膏或夹板固定骨折也较难愈合，并且骨折移位也可能导致更严重的神经损伤，因此手术固定虽然相对复杂，但大多数 AS 骨折仍需要手术。

15.3　外科手术注意事项

AS 患者手术难度较高，并发症发生风险也较高。同时，影像学检查可能较难完成。骨量减少和颈椎后凸很难通过 X 线检查明确，通常推荐计算机断层扫描（CT）和磁共振成像（MRI）来明确病情。检查时由于疼痛和畸形，患者多不耐受仰卧位，可以更换体位取侧卧位，也可以用枕头抬高臀部及头颈部。

AS 患者插管难度较大，如果存在较大的颈前方骨赘阻碍喉部，或颈椎曲度畸形限制口腔与颈部移动，则可能会阻碍气管插管。插管前应进行影像学评估，检测是否存在骨赘。如果气管内插管失败，可使用鼻内纤支镜插管。插管过程中，头部操作应格外小心。鉴于 AS 患者脊柱骨质脆性增加，插管期间对颈部和胸部的操作可能导致医源性颈胸椎骨折。同时，由于医源性损伤风险较高，准确定位也比较困难。如果对颈椎后凸和整体矢状面力线的评估不恰当，可能造成 AS 患者完全性脊髓损伤甚至死亡。为降低损伤风险，术前 Halo 架、增加牵引力、使用胸部支具均可提高患者颈椎和胸椎骨折的稳定性，术中应用圆形电动手术床。使用 Mayfield 头架稳定头部可减少不恰当的头部移动，还可通过应用反屈氏位来减轻术中眼内和眼静脉压力，以降低术后失明风险。此外，神经监测可有效帮助脊柱潜在不稳定患者定位，通过体位变换前后体感诱发电位和运动诱发电位的实时监测，可帮助外科医生在定位过程特别是仰卧位换到俯卧位时，了解神经系统受损伤情况。

除了定位所带来的挑战，AS 患者术中失血和硬膜外血肿的风险也会增加。脊柱畸形会影响腹部悬空的体位摆放，胸部压力增加也会增加吸气峰值压力和肺通气量，因此有时术中会使用衬垫。此外，腹压升高会影响中心静脉压力并导致硬膜外静脉丛扩张。

考虑到患者术中失血和医源性骨折的风险增加，神经监测在整个手术过程中尤为重要。矫正截骨术术后神经功能受损风险较高，理想情况下，可应用局部麻醉以便于术中患者持续提供神经功能反馈。但在某些情况下清醒手术不可行，如需要广泛暴露软组织或长时间保持俯卧姿势时。此时，可将唤醒测试和持续神经生理监测方法等技术与全身麻醉配合使用。鉴于神经生理监测方法敏感性存在差异，建议将多种方法如脊髓诱发电位、体感皮层诱发电位、脊髓体感诱发电位和肌肉运动诱发电位结合应用。

15.4　手术工具和技术

治疗 AS 急性损伤的手术目的是稳定骨折和矫正畸形。改善 AS 患者预后的标准外科应用技术包括：Halo 架固定、外固定支具、脊柱内固定系统和前方松解。对于仅使用 Halo 架固定的患者，延迟半脱位的风险大大增加，而内固定可显著降低这种风险。因此，AS 的外科治疗应包括固定颈部后部的侧块钉和椎弓根钉棒系统、固定胸椎后部的椎弓根螺钉棒系统，同时使用同种异体骨或自体骨行长节段椎间融合，可应用如 PEEK 或钛网。这种内固定系统可以完全避免颈椎骨折术后对 Halo 架固定的需求。但由于骨质差，可能难以确定螺钉入钉点的骨性标志和钉道轨迹，建议使用较短螺钉并应用术中 CT 指导。根据骨折和畸形的严重程度，可能需要采用截骨技术来实现最佳力线的对位和骨折的复位，如 Smith Petterson 截骨术（SPO）、椎弓根减除截骨术（PSO）或椎体切除术等。术中预防急性半脱位的技术还包括钛缆和穿过颈后和胸后螺钉的临时固定杆，以防止在伸展过程中发生急性移位。这些后方固定技术可与前路 ACDF 相结合，以达到畸形矫正和改善融合的目的。除了脊柱器械的应用，一些学者还建议在后伸截骨或融合前，尽可能给予一个前路松解，外科医生预先行前方的楔形截骨，以帮助患者颈部延伸矫正，减少意外发生骨折的风险。但如果前路松解术存在困难，例如严重的颈椎后凸，手术风险将可能超过其收益。

对患有 AS 的患者进行手术有许多独特的挑战，一些特定的手术工具和技巧已经用来改善其手术效果。Kanter 等开发了一种解决临床问题的算法，该算法旨在帮助制订有关损伤和畸形的手术管理决策，考虑了骨折部位和模式、脱位程度、关节突病变、脊髓受压、神经功能缺损、畸形和手术紧迫性，还包括了平片、CT 和 MRI。使用这种计算方法，92% 的患者获得了术后稳定性或症状改善，并发症发生率为 38%。同样，Pigge 等研究了胸腰椎后凸畸形患者的生物力学并制订了术前手术计划，利用 ASKyphoplan 计算机软件计算手术方案，旨在预测术后平衡和视角，计算软件设计提高了对腰椎矫正截骨术的临床效果，并与所有患者平衡和视角的临床

改善相关。然而，该方法无法准确预测临床结果，实现的校正角度在计划校正角度的 –8°~7°。

虽然算法和建模方法已被证明对手术前阶段有用，MIS 技术已被证明可改善 AS 患者脊柱骨折手术的结果。MIS 技术的使用被认为可以减少失血、生理压力和围手术期并发症发病率。如 Nayak 等所述，MIS 技术涉及骨折 3 个节段以上的手术和 3 个节段以下的经皮后路手术。螺钉放置和定位可通过 CT 成像进行指导。由于骨质疏松症和关节融合术使 X 线显示更复杂，因此术中 CT 图像引导优于术中 X 线。对于 AS 患者，CT 图像引导可用于提高螺钉轨迹的准确性，以抵消骨质量差对螺钉松脱和固定装置移位的影响。为确保良好的钉棒界面，建议将棒预弯至合适的角度，与长尾螺钉相连。

对于 AS 相关的骨折手术和严重的畸形矫正，我们坚持几项手术原则。首先，考虑到 AS 骨折高度不稳定的性质（图 15.1），患者定位困难，在摆体位时要非常小心和慎重。术前和术中的神经监测电位至关重要。其次，骨折的复位对线很重要，要求固定融合之后，脊柱、脊髓处于轻度松弛状态。最后，即使对于经验最丰富的脊柱外科医生，由于骨皮质表面通常会严重受损，常难以识别正常的入路点并确定螺钉轨迹（图 15.1）。利用术中 CT 引导定位螺钉和确定截骨边界非常有用。术中对解剖结构的确认也有助于在闭合前正确放置螺钉。

15.5　手术结果

与正常人群相比，患有 AS 的患者即使是轻微创伤导致的骨折，也会大大增加神经损伤和脊柱畸形的风险。考虑到患者常体质较差以及 AS 患者手术风险较高，与一般创伤患者相比，该患者群体的手术预后往往更差。由于与 AS 相关的慢性疼痛和炎症，骨折和需要手术的损伤症状最初通常被误认为是疾病自然进展的一部分，造成诊断被延误。此外，考虑到手术前疾病，手术稳定后的改善往往作用有限。Westerveld 等的一项 mata 分析显示，67.2% 的 AS 患者术前已经出现了一些神经功能缺陷，继发性神经功能恶化也是经常发生的。即使手术后，59.4% 的患者在术后 3 个月内神经功能状态也没有变化，术后并发症发生率为 51.1%，3 个月的总死亡率为

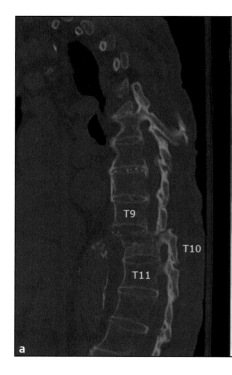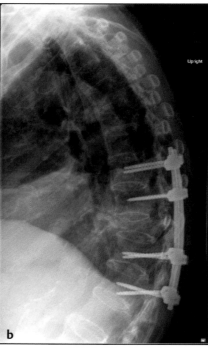

图15.1 强直性脊柱炎患者，摔伤导致 T10水平极度不稳定的Chance骨折。（a）术前CT扫描显示患者脊柱前方和后方结构自发融合造成类似长骨骨折的不稳定杠杆臂。解剖结构的变形造成置钉困难。（b）后路内固定融合术后X线片，恢复骨折部位的稳定性

17.7%。AS患者更有可能遭受不常见的外科并发症包括主动脉夹层、主动脉假性动脉瘤和气管破裂。更常见的并发症包括深静脉血栓、呼吸功能不全、肺炎。AS患者术后伤口感染也较高。

参考文献

[1] Khalessi AA, Oh BC, Wang MY. Medical management of ankylosing spondylitis. Neurosurg Focus. 2008; 24(1):E4.

[2] Jacobs WB, Fehlings MG. Ankylosing spondylitis and spinal cord injury: origin, incidence, management, and avoidance. Neurosurg Focus. 2008; 24(1):E12.

[3] Dakwar E, Reddy J, Vale FL, Uribe JS. A review of the pathogenesis of ankylosing spondylitis. Neurosurg Focus. 2008; 24(1):E2.

[4] Reveille JD. Epidemiology of spondyloarthritis in North America. Am J Med Sci. 2011; 341(4):284–286.

[5] Shamji MF, Bafaquh M, Tsai E. The pathogenesis of ankylosing spondylitis. Neurosurg Focus. 2008; 24(1):E3.

[6] Mundwiler ML, Siddique K, Dym JM, Perri B, Johnson JP, Weisman MH. Complications of the spine in ankylosing spondylitis with a focus on deformity correction. Neurosurg Focus. 2008; 24(1):E6.

[7] Cha TD, An HS. Cervical spine manifestations in patients with inflammatory arthritides. Nat Rev Rheumatol. 2013; 9(7):423–432.

[8] Maxwell LJ, Zochling J, Boonen A, et al. TNF-alpha inhibitors for ankylosing spondylitis. Cochrane Database Syst Rev. 2015; 3(4):CD005468.

[9] Zochling J, van der Heijde D, Burgos-Vargas R, et al. 'ASsessment in AS' International Working Group, European League Against Rheumatism. ASAS/EULAR recommendations for the management of ankylosing spondylitis. Ann Rheum Dis. 2006; 65(4):442–452.

[10] Lim HJ, Moon YI, Lee MS. Effects of home-based daily exercise therapy on joint mobility, daily activity, pain, and depression in patients with ankylosing spondylitis. Rheumatol Int. 2005; 25(3):225–229.

[11] Sciubba DM, Nelson C, Hsieh P, Gokaslan ZL, Ondra S, Bydon A. Perioperative challenges in the surgical management of ankylosing spondylitis. Neurosurg Focus. 2008; 24(1):E10.

[12] Hunter T, Dubo H. Spinal fractures complicating ankylosing spondylitis. Ann Intern Med. 1978; 88(4):546–549.

[13] Mason C, Cozen L, Adelstein L. Surgical correction of flexion deformity of the cervical spine. Calif Med. 1953; 79(3):244–246.

[14] Graham B, Van Peteghem PK. Fractures of the spine in ankylosing spondylitis. Diagnosis, treatment, and complications. Spine. 1989; 14(8):803–807.

[15] Graham GP, Evans PD. Spinal fractures in patients with ankylosing spondylitis. Injury. 1991; 22(5):426–427.

[16] Schröder J, Liljenqvist U, Greiner C, Wassmann H. Complications of halo treatment for cervical spine injuries in patients with ankylosing spondylitis—report of three cases. Arch Orthop Trauma Surg. 2003; 123(2–3):112–114.

[17] Etame AB, Than KD, Wang AC, La Marca F, Park P. Surgical management of symptomatic cervical or cervicothoracic kyphosis due to ankylosing spondylitis. Spine. 2008; 33(16):E559–E564.

[18] Hoh DJ, Khoueir P, Wang MY. Management of cervical deformity in ankylosing spondylitis. Neurosurg Focus. 2008; 24(1):E9.

[19] Nayak NR, Pisapia JM, Abdullah KG, Schuster JM. Minimally invasive surgery for traumatic fractures in ankylosing spinal diseases. Global Spine J. 2015; 5(4):266–273.

[20] Bron JL, de Vries MK, Snieders MN, van der Horst-Bruinsma IE, van Royen BJ. Discovertebral (Andersson) lesions of the spine in ankylosing spondylitis revisited. Clin Rheumatol. 2009; 28(8):883–892.

[21] Mummaneni PV, Mummaneni VP, Haid RW, Jr, Rodts GE, Jr, Sasso

RC. Cervical osteotomy for the correction of chin-on-chest deformity in ankylosing spondylitis. Technical note. Neurosurg Focus. 2003; 14(1):e9.

[22] Kanter AS, Wang MY, Mummaneni PV. A treatment algorithm for the management of cervical spine fractures and deformity in patients with ankylosing spondylitis. Neurosurg Focus. 2008; 24(1):E11.

[23] Pigge RR, Scheerder FJ, Smit TH, Mullender MG, van Royen BJ. Effectiveness of preoperative planning in the restoration of balance and view in ankylosing spondylitis. Neurosurg Focus. 2008; 24(1):E7.

[24] Westerveld LA, Verlaan JJ, Oner FC. Spinal fractures in patients with ankylosing spinal disorders: a systematic review of the literature on treatment, neurological status and complications. Eur Spine J. 2009; 18(2):145–156.

[25] Caron T, Bransford R, Nguyen Q, Agel J, Chapman J, Bellabarba C. Spine fractures in patients with ankylosing spinal disorders. Spine. 2010; 35(11):E458–E464.

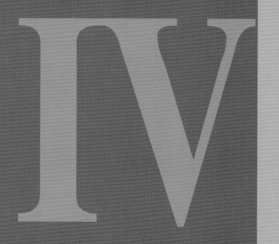

第四部分

感染

第 16 章　椎管内硬膜外脓肿　　　　133
第 17 章　化脓性脊柱炎　　　　143
第 18 章　真菌性和结核性胸椎感染　　　　153

IV

第 16 章 椎管内硬膜外脓肿

Mohammed Ali Alvi, Panagiotis Kerezoudis, Sandy Goncalves, Patrick R. Maloney, Brett A. Freedman, Ahmad Nassr, Elie F. Berbari, Mohamad Bydon

摘要

脊柱感染发病率低，但临床表现多样，诊断和治疗较为困难。脊柱感染通常起源于椎间盘内，并可扩散蔓延至椎体导致脊柱骨髓炎、脊柱炎、椎间盘炎及脊柱椎间盘炎。感染也可累及邻近椎旁软组织，形成硬膜外脓肿或其他软组织脓肿。硬膜外脓肿可伴或不伴椎间隙感染。椎管内硬膜外脓肿（SEA）和椎间隙感染通常由远处感染灶的血行播散或引起的急性菌血症所导致。直接或医源性播散于脆弱的硬膜也可导致 SEA，但非常罕见。脓肿往往继发于脊柱骨髓炎，在胸椎发病率高于颈椎和腰椎，且通常发生于脊柱前部。SEA 最常见的危险因素包括糖尿病和静脉滥用成瘾类药物，主要症状表现为背痛、发热和脊柱压痛，磁共振成像（MRI）可辅助诊断。已出现神经损害的患者需要进行手术干预，减压的同时可行细菌培养以明确病原学诊断。

关键词：脊柱感染，椎管内硬膜外脓肿，脊柱手术，软组织感染，胸椎，脊柱骨髓炎、脊柱椎间盘炎、脊柱炎

临床精要

- 椎管内硬膜外脓肿（SEA）诊疗较为困难，发病率为 0.2~2/10 000。
- SEA 发病机制可包括血源性传播，即通过血管向其他部位传播；非血源性传播，即通过污染的针头或直接向包括椎间盘在内的邻近部位传播；以及医源性传播，如脊柱手术中的污染。
- SEA 的危险因素包括静脉滥用成瘾类药物和糖尿病。
- SEA 最常累及胸椎，触诊及叩诊相应脊柱区域时可见明显压痛与叩击痛。脊柱后凸畸形及脊髓损伤（神经查体时可见感觉运动功能丧失与大小便功能障碍）通常提示神经骨质病变严重。
- 磁共振成像是 SEA 诊断的金标准。若无血源性感染时可能需要穿刺活检行病原学培养，以明确致病菌。
- 一旦怀疑 SEA，应首先考虑经验性应用抗生素。长期应用抗生素是治疗的基础，对于已出现神经损害的患者，需要手术干预，减压的同时可行细菌培养以明确病原学诊断。

- 通过目前治疗方案的应用，SEA 死亡率已降至 5%~20%，但如何避免神经系统后遗症，仍是一个难题。

16.1 概述

脊柱感染包括椎体感染、椎间盘炎和硬膜外脓肿。其中，硬膜外脓肿通常来源于硬膜外间隙、椎旁软组织或椎管内的感染，并进一步形成有囊壁的脓性包块。随着包括 MRI 在内的影像学技术的发展，可以清晰看到不同解剖结构之间的差异。MRI 研究表明，脊柱感染多累及该区域的多个组织平面。本章将主要讨论椎管内硬膜外脓肿（SEA），后序章节将详细讨论骨髓炎的发病机制和病原学特征。

脊柱感染最早可追溯到公元前 3400 年的史前时代，在埃及的木乃伊中就曾发现结核性脊柱炎。影像学技术的发展可帮助我们早期发现脊柱感染。现代脊柱内固定装置的多样化、人类预期寿命的增长使得 SEA 发病率增加。

16.2 流行病学

脊柱感染占所有肌肉骨骼疾病的 2%~7%。据文献报道，脊柱感染发病率为 0.2~6/100 000，20 岁以下的年轻人和老人发病率较高。SEA 发病率为 0.2~2/100 000，主要患者群年龄为 30~70 岁，有研究表明，男性多于女性，男女比例从 2∶1 到 5∶1 不等。研究提示，静脉滥用成瘾性药物和艾滋患者群发病率较高，为 2.7/10 000，其他危险因素包括使用血管留置针、终末期肾病、免疫功能低下、移植受体、化疗、长期留置尿管、脾切除术后、泌尿生殖系统内植物和肝硬化。

16.3 发病机制

致病菌导致骨髓炎的详细情况将在后面的章节

中讨论。感染的起源通常分为血源性与非血源性。非血源性感染可能由手术或邻近直接感染。

16.3.1 血源性传播

血源性传播被认为是椎间盘或硬膜外间隙感染最常见的发病机制。致病菌通常通过动脉途径在脊柱上定植，也有少部分可通过椎静脉丛传播。感染的病灶形成于骨膜动脉的一个分支，即干骺端动脉，感染形成的菌栓会导致干骺端部分缺血性坏死，并通过吻合动脉到达椎体对侧，引起椎体感染。缺血还可引起椎间盘无菌性坏死，导致间盘高度逐渐丢失并形成脓液，脓液会在回流静脉内形成脓毒性血栓，并沿回流静脉到达硬膜外静脉丛，从而导致硬膜外脓肿。

除了动脉途径外，椎间盘间隙的感染也可通过静脉的方式传播，最常经无静脉瓣的 Batson 静脉丛，这就解释了为何感染累及左肾实质时会增加脊柱感染的风险，因为左肾与静脉丛相毗邻。脊柱感染也可能起源于其他盆腔器官，如膀胱、肠道和女性生殖道。此外，病原菌也可不累及骨质、椎体或椎间盘间隙，直接通过硬膜外静脉传播，导致硬膜外脓肿。

16.3.2 非血源性感染（局部蔓延）

椎间盘或硬膜外的非血源性感染可能由于介入性操作或诊断性手术（如椎间盘造影、化学髓核溶解术、硬膜外麻醉或手术）中使用被污染的针头或其他手术器械所致。不同于血源性传播，起源于椎间盘间隙的感染可直接通过终板扩散到邻近椎体。

16.3.3 医源性感染

多达 1/3 脊柱感染的病例被认为是由脊柱手术过程中的污染而引起。尽管外科在预防感染方面有了长足的进步，但仍无法避免手术部位的感染，这会严重影响愈后，同时，内固定的广泛应用也增加了脊柱术后感染的风险。最近有研究表明，脊柱术后手术区域感染的发生率为 0.7%~16%。术后感染的危险因素包括可控因素和不可控因素，不可控因素包括患者年龄（＞70 岁）、美国麻醉医师协会（ASA）评分、糖尿病（DM）、心血管疾病、肥胖、吸烟、恶性肿瘤、使用类固醇激素、腰椎手术史、营养不良、慢性阻塞性肺疾病和免疫功能低下，可控因素包括

金黄色葡萄球菌定植、手术时间过长、失血、输血、使用内固定、多期手术、多节段融合、住院时间的延长。

16.4 脊柱硬膜外脓肿

16.4.1 危险因素

除了上述脊柱炎的危险因素外，某些因素可使患者易患 SEA。一项纳入 915 例 SEA 患者的 Meta 分析显示，糖尿病和静脉滥用成瘾类药物是最常见的危险因素，分别占 15% 和 8.5%。糖尿病患者的中性粒细胞趋化、吞噬能力和杀灭细菌能力的降低，加速了脓肿的进展。静脉滥用成瘾类药物与一过性菌血症风险的增加有关，这可能导致 SEA 加重，并损害细胞免疫和体液免疫。

16.4.2 传染源

血源性传播

与脊柱骨髓炎类似，硬膜外间隙感染的主要途径是血源性传播，疖、痈和皮肤脓肿通常是 SEA 的主要来源。在 SEA 患者中，感染来源于皮肤者占 33%~44%，其他常见来源包括呼吸道（中耳炎、鼻窦炎或肺炎）、泌尿生殖系统、内脏器官、口腔和心内膜炎。

邻近部位直接蔓延

直接蔓延或经淋巴扩散也可导致骨髓炎或腰椎间隙感染扩散至硬膜外间隙。一项 meta 分析发现，骨髓炎患者发生 SEA 的概率高达 2/3。硬膜外间隙感染还可能出现腰大肌或咽后脓肿、压疮、咽部感染、纵隔感染、皮肤窦道形成、肾盂肾炎伴肾周脓肿等，与此类损伤相关的创伤和脊髓血肿也是发病的重要危险因素，此类病例的发病率为 10%~34.7%。

医源性因素

SEA 也可由于脊柱或周围血管的有创性操作导致的医源性种植而引起。围手术期有感染高危因素的患者在术后发生 SEA 的风险更大，在开放性手术中，腰椎间盘切除术发生 SEA 的风险最高（0.67%）。

介入性、诊断性和封闭治疗等操作也可能增加 SEA 发生的风险。硬膜外穿刺及置管通常被用于

镇痛或椎管内麻醉，可增加高危患者皮肤菌群（如表皮葡萄球菌或金黄色葡萄球菌）入侵的机会，置管时间是最重要的危险因素，小于 2 天时发生率为 0.2/1000 导管日，每根导管放置时间延长 1 天，其发生率将增加 0.77/1000。数据显示，3.9% 的 SEA 与硬膜外麻醉有关，整体发生率为 1/100 000。

16.4.3 临床表现

临床表现取决于 SEA 的部位、范围和严重程度，询问病史时应记录近期的感染史。Heusner 在 1948 年描述了 SEA 的各个阶段。最早的症状是背痛和发热，常伴局部压痛；继而出现脊髓刺激症状，可出现直腿抬高试验、Kernig 征（膝关节和髋关节屈曲后的膝关节伸展痛）、Lhermitte 征（从颈部向下延伸的爆发性休克样疼痛）、Brudzinski 征阳性等脑膜刺激表现，甚至出现四肢症状（如放射痛），具体取决于脓肿的节段；下个阶段患者会出现神经功能损害，如大小便失禁、肢体无力和感觉障碍；最终结局是由于严重肌无力导致的完全性瘫痪。约 13% 的患者表现出典型的背痛、发热和神经功能损伤三联征，非典型症状如腹痛、头痛、肠功能障碍和急性瘫痪也见于报道。SEA 导致的神经功能损害在颈椎与胸椎相较于腰椎更为常见。

一项纳入 915 例 SEA 患者的 Meta 分析显示，胸椎发生率最高（50%），其次是腰椎（34%）和颈椎（19%），多数 SEA 病变位于脊髓后方（80%）。但需注意，邻近脊柱骨髓炎导致的 SEA 通常局限于脊髓的前方，脓肿沿囊壁向周围扩散并不常见（图 16.1a，b）。

体格检查时，触诊及叩诊相应脊柱区域时可见明显压痛与叩击痛。脊柱后凸畸形及脊髓损伤（神经查体时可见感觉运动功能障碍与大小便功能障碍）通常提示神经骨质病变严重。在极少数情况下，由于长时间感染引起脊髓慢性压迫，可出现脊髓传导束功能障碍。

16.4.4 神经功能障碍的发病机制

与 SEA 有关的神经症状通常由机械压迫或微血管损伤所引起。在一项 SEA 动物模型研究中，研究人员并未发现明显血管压迫或组织病理学上血栓形成的证据，这提示神经根的机械性压迫可能是出现

神经症状的主要原因。但人们普遍认为神经损害往往由以上两方面原因所导致。

16.4.5 诊断

当高度怀疑 SEA 时，需要通过临床或实验室检查来诊断。在鉴别腰背疼痛和神经刺激症状时必须考虑 SEA，当出现腰痛、神经系统症状和全身炎症指标升高时应高度怀疑 SEA，需要及时进一步行放射学或病原学检查，诊断延误可能会导致瘫痪等不可逆转的神经后遗症，影像学检查首选脊柱的增强和平扫 MRI。

16.4.6 实验室检查

多数 SEA 患者存在红细胞沉降率（ESR）和 C-反应蛋白（CRP）等全身炎症指标的升高，但白细胞通常不升高。有顽固性背痛、全身性感染症状和渐进性神经系统症状的患者应检查 ESR 和 CRP。

16.4.7 放射学检查

根据临床表现和实验室检查，应对可疑患者行放射学检查。脊柱 X 线可以排除骨折、骨质缺损，并对脊柱稳定性进行粗略评估。慢性 SEA 在 X 线上的典型表现为椎间盘高度丢失、骨小梁侵蚀、椎前和椎旁软组织减少、终板破坏、椎体塌陷伴骨质疏松，以及在病变节段出现驼背或后凸畸形。

与 X 线片相比，脊柱 CT 具有更高的灵敏度，可观察到病变软组织边缘模糊及骨质缺损，从而有利于判断椎前及椎旁软组织炎症的程度。在 CT 上区分脊髓和硬膜外间隙有时比较困难。当 MRI 检查受限（如存在心脏植入装置、磁性动脉瘤夹或弹片）时，通常会进行 CT 检查。在评估 SEA 时，与 MRI 相比，CT 能更好地显示出伴有终板硬化改变的腰椎间盘感染。脊柱内固定术常需进行 CT 检查，目的是评估骨结构的情况及骨破坏的程度（图 16.2b）。

直到 20 世纪 90 年代末，脊髓造影一直是首选的诊断方法。它能准确地显示硬膜外脓肿的范围，因为造影剂可以显示周围的脓肿。脊髓造影结合 CT 检查可以更好地显示椎旁间隙，一些较早的出版书籍中认为两种检查相结合是唯一能确诊的方法。

MRI 被认为是诊断 SEA 的金标准，其敏感性和特异性均 > 90%，平扫与增强成像均应检查（图

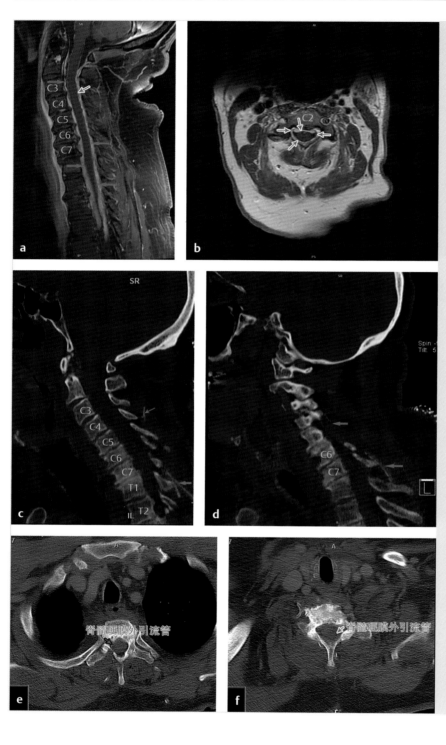

图 16.1 （a）术前 T1 矢状位 MRI 显示硬膜外脓肿由腹侧和后方自 C1 延伸到 T4（红色箭头）。（b）术前 T1 轴位 MRI 显示 C2 平面硬膜外脓肿向周围扩散（红色箭头）。术后矢状位（c，d）和轴位（e，f）CT 显示已放置硬膜外引流管（红色箭头）引流脓肿。患者为 68 岁男性，因间歇性胸背痛伴发热 1 周余，右耳疼痛合并右耳脓性引流 3 天，伴呼吸短促入院。入院后即开始使用广谱抗生素。检查 CTA 显示肺栓塞阴性，胸部 X 线片未见明显异常，头部 CT 显示右乳突及外耳、中耳液体混浊，继发于急性中耳炎和乳突炎，院外血液培养提示肺炎链球菌阳性，脊柱 MRI 示上述（a，b）。手术方式为包括左侧 C3 下部至 C5 上部、C7~T1 及右侧 C5~C6、T2~T3 在内的多节段减压半椎板切除术和椎间孔减压术（"跳跃式椎板切除术"），随后放置 3 根硬膜外引流管。"跳跃式椎板切除术"通过尽可能少减压范围，从而免于对固定的需要，术中需要清除椎管内脓肿，减压椎管。术后，患者手臂和颈部疼痛消失，神经功能恢复良好。术后 CT 及 MRI 显示，相较于术前影像，硬膜外的长节段脓肿消失，椎管内未见明显提示脓肿残留或复发的肿块效应强化灶

16.3a~c）。T1 成像有助于显示椎体内的低信号，特别是在终板处，这提示了正常高信号脂肪的丢失，T2 成像有助于显示椎间盘间隙、骨骼和椎旁的软组织水肿（图 16.4a，b），增强 T1 成像对终板、椎体、椎前及椎旁软组织以及硬膜外间隙的显示效果更好，可看到硬膜的环状或线状强化，一些学者认为这是手术的适应证。有学者建议，当脓肿的症状持续超过一周、脊柱外同时存在感染、ESR > 95 mm/h 时，需要扫描整个脊柱以排除非连续 SEA。

其他研究，如铟白细胞（WBC）扫描，在检测感染时具有较高的敏感性和特异性。且铟扫描由于对脊柱感染特异性较高，优于骨扫描（镓扫描），方便与创伤或肿瘤相鉴别。

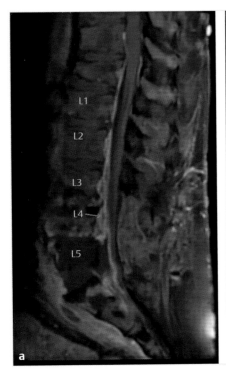
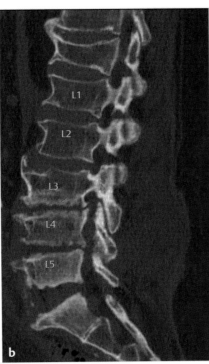

图 16.2　（a）腰椎 T1 矢状位增强 MRI 成像显示腹侧 SEA 伴脊柱椎间盘炎（红色箭头）。（b）腰椎 CT 矢状位显示与硬化症类似的终板改变和与椎间盘炎类似的椎间盘高度丢失（红色箭头）。患者为 65 岁男性，有传染性草绿色链球菌感染史及左踝感染史，既往曾行多次脊柱手术，远期曾有腰椎手术史，近期曾行胸椎减压手术。术中取病理提示炎症肉芽组织增生，无明显脓性物质和多次培养均为阴性。患者术后临床症状显著改善，双下肢根性疼痛得到缓解

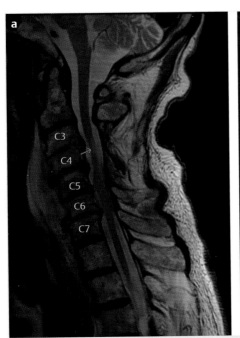
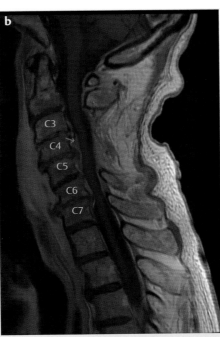
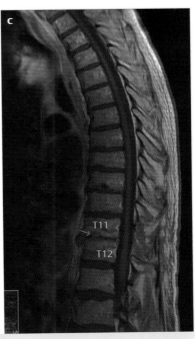

图 16.3　（a）T2 矢状位 MRI 显示 C3~C4 水平的脊髓软化和萎缩（红色箭头）。（b）T1 矢状位 MRI 显示 C3~C7 的硬膜外脓肿（红色箭头），以及整个颈椎的退行性改变和 C3~C5 的椎间盘炎。（c）T1 矢状位 MRI 显示 T11~T12 水平的椎间盘炎伴前方楔形变和椎间盘高度丢失（红色箭头）。患者 84 岁男性，3 年前曾行 C3~C5 颈椎后路减压术，1 年前曾行 T11~T12 硬膜外囊肿切除减压术。患者 30 年前曾因年龄大和淋巴瘤病史，行剖腹探查、脾切除术和淋巴结切除术后，怀疑有免疫抑制状态。临床表现为颈部疼痛和上肢无力，以及两个术区均发现继发于败血症的迟发性椎间盘炎。9 h 内的两次血液培养（7/7 瓶）均提示败血症，药物敏感性不高。对于此类致病菌以明确且存在敏感抗生素的情况，不再行 CT 引导下活检

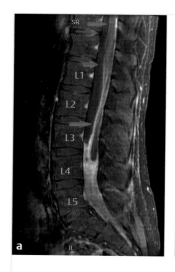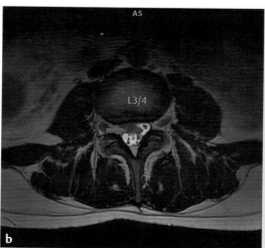

图 16.4　（a）T1 矢状位增强 MRI 显示 L4 水平以上的硬膜内强化信号（红色箭头）。（b）T2 轴位 MRI 显示 L3~L4 水平硬膜内的感染范围（红色箭头），显示肉芽肿改变。患者 25 岁男性，有静脉吸毒史。术中发现硬膜外间隙干燥，未见明显感染迹象，随后沿中线用 15 号刀片打开硬膜，到达蛛网膜之前未见脑脊液流出。可看到变白的蛛网膜瘢痕，与腰椎神经根相混杂，沿神经根剥离瘢痕组织送培养。对于既往有硬脊膜炎史的患者，这是一个经典的硬膜内病理改变，通常可导致蛛网膜炎和脑脊液位置的改变，进而出现瘢痕和血流阻塞。此类过程也可发生于有蛛网膜下腔出血（SAH）病史的患者中，SAH 可能导致血液产物刺激软脑膜从而形成瘢痕

16.4.8　病原学

明确 SEA 的病原学诊断是确诊的关键步骤，且有助于指导敏感抗生素的使用。对于没有神经症状、无血流动力学不稳定等症状的严重系统性败血症患者，在病原学诊断明确之前，应避免经验性应用抗生素。所有经放射学检查证实为椎间盘感染或 SEA 的患者均应进行血培养，约 62% 的 SEA 患者血培养为阳性，而培养阴性的患者则通常需要从椎间盘间隙或椎旁非硬膜处进行放射引导穿刺活检，如果致病菌仍未明确，则可能有必要通过开放手术采集标本。腰椎穿刺临床意义不大，并且有感染中枢神经系统（CNS）的风险，应避免使用，感染时脑脊液（CSF）检查结果通常显示非特异性蛋白和细胞增多，但培养很少呈阳性（19%）。用以上方法培养出来的细菌最常见的是金黄色葡萄球菌（60%~90%），其中甲氧西林耐药菌（MRSA）占大多数，其次是革兰阴性杆菌（大肠埃希菌等）（16%）和铜绿假单胞菌，这两种细菌多见于静脉滥用成瘾类药物的病例报道。约一半患者一次放射辅助活检并不能确定病原学诊断，这种情况下建议重复检测。

16.4.9　鉴别诊断

在急性背痛的病因中，SEA 并不常见，但对于特定群体上述情况仍应考虑到。其他重要的需要鉴别的疾病包括脑膜炎、急性横断性脊髓炎、脊髓肿瘤、转移性病变、带状疱疹、椎间盘病变、退行性骨病以及假性脊膜膨出（特别是术后患者）。

16.4.10　患者管理
治疗原则

硬膜外脓肿一旦确诊，就必须开始抗菌治疗并评估手术干预的必要性，延迟治疗可能会导致不可逆的神经损伤。传染病专家、脊柱外科医生和介入放射科医生之间的多学科配合将利于 SEA 的诊断和治疗。手术减压后进行一个疗程的抗生素治疗可能很有必要，一项 Meta 分析发现 89% 的 SEA 患者均采用这种方案进行治疗。近期研究表明，大多数患者可单独应用抗生素治疗，也可通过介入放射引导引流。对于进行性神经功能障碍、有证据显示即将出现脊髓压迫，以及内科治疗或微创引流失败的病例，应考虑紧急手术减压。前方 SEA 通常是由邻近的骨髓炎所引起，前路减压可能是一种可选方案。

药物治疗

出现神经损害、血流动力学不稳定或其他严重感染迹象时，应开始经验性广谱抗菌药物治疗，而多数其他情况下，则应暂停抗菌治疗，直到病原菌诊断明确。通常首选静脉给药，至少初始阶段应静脉给药。根据美国传染病学会（IDSA）的指南，对

于多数椎间盘感染病例，应使用6周的抗生素治疗，而对于广泛硬膜外脓肿、引流不畅或MRSA感染的患者，治疗时间可能更长。

建议的经验性抗菌方案是联用抗葡萄球菌（包括MRSA）和抗革兰阴性杆菌的药物，如万古霉素联合头孢噻肟、头孢曲松、头孢吡肟或头孢他啶。对于可疑铜绿假单胞菌感染（如静脉滥用成瘾类药物）时，首选头孢吡肟或头孢他啶。一些专家认为，在上述方案中加入抗葡萄球菌青霉素制剂，如苯唑西林或萘夫西林，可增强抗葡萄球菌效果。针对性的治疗通常应根据培养结果和体外药敏结果作为指导，对β-内酰胺类药物有I型过敏反应时应使用氟喹诺酮类药物（如左氧氟沙星）或单环类药物（如氨曲南）。

手术治疗

手术的主要目的是神经系统减压、引流脓肿，以及明确病原菌。可通过前路行脓肿减压手术，有必要时也可部分或完全切除前方或前外侧的椎体。前方脓肿常损害脊柱的稳定性，建议同时使用自体骨移植和同种异体骨移植，以达到更好的疗效。前路椎体切除术应联合后路内固定以稳定脊柱，尤其对于多节段受累的患者。当椎体破坏导致脊柱不稳时，需要手术稳定脊柱并矫正畸形，以防止神经系统进一步受压。当脊柱稳定性尚可时，是否需要融合尚有争议，一些专家建议通过二次手术行后路融合，因为对于合并活动性感染的患者，初次手术放入植骨块可能会植骨失败。对于后方脓肿，由于很少出现骨质破坏，椎板切除术通常已满足减压需求，无须内固定。对于一些神经症状不太严重或没有神经症状的后方脓肿患者，经皮脓肿引流也有报道，但是这虽然减少了围手术期的并发症，往往由于脓肿引流不充分，因此不推荐常规应用。

随着以降低围手术期并发症为目标的微创技术的发展，有必要对于应用MIS手术治疗SEA的报道进行讨论。Safavi-Abbasi等介绍了应用通道扩张器治疗3例硬膜外脓肿的经验，对于多处脓肿，作者做了两个独立的旁侧切口，通过插入两个或多个通道扩张器，以实现充分的冲洗和引流，在半椎板切除后，将扩张器放入脓肿中央，3例患者均获得满意的脓肿清除和症状缓解。Tan等报道了一例胸椎前方SEA合并椎间盘炎和骨髓炎的病例，采用经椎弓根的微创入路，患者手术效果良好，术后第1天即开始活动。

16.5 总结

虽然SEA诊治仍较困难，但通过早期诊断并及时应用抗生素，使得疾病得到良好控制，近年来死亡率已大大降低（约为5%~20%），大多数病例死亡的主要原因是感染的播散，这可进一步导致败血症和多器官衰竭。此外，永久性神经功能障碍是常见的后遗症，这取决于多种因素。因素之一是脓肿的区域，相较于颈椎和腰椎，胸椎SEA出现永久性神经功能障碍的概率更高（胸椎36%、颈椎12.5%、腰椎7.7%）。因素之二是发病时神经症状的严重程度，这与预后成反比，一项研究发现，出现严重神经功能障碍的患者死亡率为21%，永久性截瘫发生率为34%。是否及时干预也是影响预后的另一个关键因素，一项较早的研究发现，相较于症状出现36 h后才接受治疗的患者，接受早期干预（36 h内）者能够恢复部分神经功能，近期更多的研究建议在72 h内进行手术减压。此外，与疗效不佳相关的其他因素包括MRSA感染、多种合并症、白细胞增多、CRP升高、高龄（>50岁）、硬膜囊受压更重、术中外观（仅有肉芽组织，而非脓肿）、败血症、脊柱手术史、糖尿病和类风湿性关节炎。

16.6 结论

SEA是一种疑难疾病，需要及时诊治以及多学科相互配合。及时的诊断和抗生素的长期应用是治疗的主要手段，特定患者可能需要手术干预，以解除脊髓的压迫并明确病原学诊断。

参考文献

[1] Cheung WY, Luk KDK. Pyogenic spondylitis. Int Orthop. 2012; 36(2):397–404.

[2] Tyrrell PN, Cassar-Pullicino VN, McCall IW. Spinal infection. Eur Radiol. 1999; 9(6):1066–1077.

[3] Vollmer DG, Tandon N. Infections of the Spine. Youmans Neurologic Surg 2011:2831–2847.

[4] Taylor GM, Murphy E, Hopkins R, Rutland P, Chistov Y. First report

of Mycobacterium bovis DNA in human remains from the Iron Age. Microbiology. 2007; 153(Pt 4):1243–1249.

[5] Stäbler A, Reiser MF. Imaging of spinal infection. Radiol Clin North Am. 2001; 39(1):115–135.

[6] Danner RL, Hartman BJ. Update on spinal epidural abscess: 35 cases and review of the literature. Rev Infect Dis. 1987; 9(2):265–274.

[7] Sapico FL, Montgomerie JZ. Pyogenic vertebral osteomyelitis: report of nine cases and review of the literature. Rev Infect Dis. 1979; 1(5):754–776.

[8] Kapeller P, Fazekas F, Krametter D, et al. Pyogenic infectious spondylitis: clinical, laboratory and MRI features. Eur Neurol. 1997; 38(2):94–98.

[9] Hopkinson N, Stevenson J, Benjamin S. A case ascertainment study of septic discitis: clinical, microbiological and radiological features. QJM. 2001; 94(9):465–470.

[10] Grammatico L, Baron S, Rusch E, et al. Epidemiology of vertebral osteomyelitis (VO) in France: analysis of hospital-discharge data 2002–2003. Epidemiol Infect. 2008; 136(5):653–660.

[11] Gahr-Traumazentrum RH. GMS Interdisciplinary Plastic and Reconstructive Surgery DGPW. Available at: http://www.egms.de/static/de/journals/iprs/2013–2/iprs000038.shtml.

[12] Krogsgaard MR, Wagn P, Bengtsson J. Epidemiology of acute vertebral osteomyelitis in Denmark: 137 cases in Denmark 1978–1982, compared to cases reported to the National Patient Register 1991–1993. Acta Orthop Scand. 1998; 69(5):513–517.

[13] Grewal S, Hocking G, Wildsmith JAW. Epidural abscesses. Br J Anaesth. 2006; 96(3):292–302.

[14] Hlavin ML, Kaminski HJ, Ross JS, Ganz E. Spinal epidural abscess: a ten-year perspective. Neurosurgery. 1990; 27(2):177–184.

[15] Kindler C, Seeberger M, Siegemund M, Schneider M. Extradural abscess complicating lumbar extradural anaesthesia and analgesia in an obstetric patient. Acta Anaesthesiol Scand. 1996; 40(7):858–861.

[16] Prendergast H, Jerrard D, O' Connell J. Atypical presentations of epidural abscess in intravenous drug abusers. Am J Emerg Med. 1997; 15(2):158–160.

[17] Belzunegui J, Intxausti JJ, De Dios JR, et al. Haematogenous vertebral osteomyelitis in the elderly. Clin Rheumatol. 2000; 19(5):344–347.

[18] Reihsaus E, Waldbaur H, Seeling W. Spinal epidural abscess: a meta-analysis of 915 patients. Neurosurg Rev. 2000; 23(4):175–204, discussion 205.

[19] Mylona E, Samarkos M, Kakalou E, Fanourgiakis P, Skoutelis A. Pyogenic vertebral osteomyelitis: a systematic review of clinical characteristics. Semin Arthritis Rheum. 2009; 39(1):10–17.

[20] Berbari EF, Kanj SS, Kowalski TJ, et al. Infectious Diseases Society of America. 2015 Infectious Diseases Society of America (IDSA) Clinical Practice Guidelines for the Diagnosis and Treatment of Native Vertebral Osteomyelitis in Adults. Clin Infect Dis. 2015; 61(6):e26–e46.

[21] Resnick D, Niwayama G. Osteomyelitis, septic arthritis, and soft tissue infection:organisms. In: Resnick D, ed. Diagnosis of Bone and Joint Disorders. 3rd ed. Philadelphia, PA: WB Saunders; 1995:2448–2558.

[22] Tali ET. Spinal infections. Eur J Radiol. 2004; 50(2):120–133.

[23] Fraser RD, Osti OL, Vernon-Roberts B. Discitis following chemonucleolysis. An experimental study. Spine. 1986; 11(7):679–687.

[24] Guyer RD, Collier R, Stith WJ, et al. Discitis after discography. Spine. 1988; 13(12):1352–1354.

[25] Gupta A, Kowalski TJ, Osmon DR, et al. Long-term outcome of pyogenic vertebral osteomyelitis: a cohort study of 260 patients. Open Forum Infect Dis. 2014; 1(3):ofu107.

[26] Pigrau C, Rodríguez-Pardo D, Fernández-Hidalgo N, et al. Health care associated hematogenous pyogenic vertebral osteomyelitis: a severe and potentially preventable infectious disease. Medicine (Baltimore). 2015; 94(3):e365.

[27] Weinstein MA, McCabe JP, Cammisa FP, Jr. Postoperative spinal wound infection:a review of 2,391 consecutive index procedures. J Spinal Disord. 2000; 13(5):422–426.

[28] Veeravagu A, Patil CG, Lad SP, Boakye M. Risk factors for postoperative spinal wound infections after spinal decompression and fusion surgeries. Spine. 2009; 34(17):1869–1872.

[29] Thalgott JS, Cotler HB, Sasso RC, Gardner V. Postoperative infections in spinal implants. Classification and analysis—a multicenter study. Spine. 1991; 16(8):981–984.

[30] Horan TC, Culver DH, Gaynes RP. Nosocomial infections in surgical patients in the United States, January 1986-June 1992. Infect Control Urol Care. 1993. Available at: http://journals.cambridge.org/abstract_S0899823X00089923.

[31] Pull ter Gunne AF, Cohen DB. Incidence, prevalence, and analysis of risk factors for surgical site infection following adult spinal surgery. Spine. 2009; 34(13):1422–1428.

[32] Fang A, Hu SS, Endres N, Bradford DS. Risk factors for infection after spinal surgery. Spine. 2005; 30(12):1460–1465.

[33] Smith JS, Shaffrey CI, Sansur CA, et al. Scoliosis Research Society Morbidity and Mortality Committee. Rates of infection after spine surgery based on 108,419 procedures: a report from the Scoliosis Research Society Morbidity and Mortality Committee. Spine. 2011; 36(7):556–563.

[34] Olsen MA, Nepple JJ, Riew KD, et al. Risk factors for surgical site infection following orthopaedic spinal operations. J Bone Joint Surg Am. 2008; 90(1):62–69.

[35] Koutsoumbelis S, Hughes AP, Girardi FP, et al. Risk factors for postoperative infection following posterior lumbar instrumented arthrodesis. J Bone Joint Surg Am. 2011; 93(17):1627–1633.

[36] Christodoulou AG, Givissis P, Symeonidis PD, Karataglis D, Pournaras J. Reduction of postoperative spinal infections based on an etiologic protocol. Clin Orthop Relat Res. 2006; 444(444):107–113.

[37] Cunningham ME, Girardi F, Papadopoulos EC, Cammisa FP. Spinal infections in patients with compromised immune systems. Clin Orthop Relat Res. 2006; 444(444):73–82.

[38] Gelalis ID, Arnaoutoglou CM, Politis AN, Batzaleksis NA, Katonis PG, Xenakis TA. Bacterial wound contamination during simple and complex spinal procedures. A prospective clinical study. Spine J. 2011; 11(11):1042–1048.

[39] Klein JD, Hey LA, Yu CS, et al. Perioperative nutrition and postoperative complications in patients undergoing spinal surgery. Spine. 1996; 21(22):2676–2682.

[40] Dick J, Boachie-Adjei O, Wilson M. One-stage versus two-stage anterior and posterior spinal reconstruction in adults. Comparison of outcomes including nutritional status, complications rates, hospital costs, and other factors. Spine. 1992; 17(8) Suppl:S310–S316.

[41] Brown SM, Stimmel B, Taub RN, Kochwa S, Rosenfield RE. Immunologic dysfunction in heroin addicts. Arch Intern Med. 1974;

134(6):1001–1006.

[42] Redekop GJ, Del Maestro RF. Vertebral hemangioma causing spinal cord compression during pregnancy. Surg Neurol. 1992; 38(3):210–215.

[43] Khanna RK, Malik GM, Rock JP, Rosenblum ML. Spinal epidural abscess: evaluation of factors influencing outcome. Neurosurgery. 1996; 39(5):958–964.

[44] Maslen DR, Jones SR, Crislip MA, Bracis R, Dworkin RJ, Flemming JE. Spinal epidural abscess. Optimizing patient care. Arch Intern Med. 1993; 153(14):1713–1721.

[45] Greenberg MS. Handbook of Neurosurgery. Thieme; 2010.

[46] Bluman EM, Palumbo MA, Lucas PR. Spinal epidural abscess in adults. J Am Acad Orthop Surg. 2004; 12(3):155–163.

[47] Hulme A, Dott NM. Spinal epidural abscess. BMJ. 1954; 1(4853):64–68.

[48] Rigamonti D, Liem L, Wolf AL, et al. Epidural abscess in the cervical spine. Mt Sinai J Med. 1994; 61(4):357–362.

[49] Spiegelmann R, Findler G, Faibel M, Ram Z, Shacked I, Sahar A. Postoperative spinal epidural empyema. Clinical and computed tomography features. Spine. 1991; 16(10):1146–1149.

[50] Ready LB, Loper KA, Nessly M, Wild L. Postoperative epidural morphine is safe on surgical wards. Anesthesiology. 1991; 75(3):452–456.

[51] Schug SA, Torrie JJ. Safety assessment of postoperative pain management by an acute pain service. Pain. 1993; 55(3):387–391.

[52] Holt HM, Andersen SS, Andersen O, Gahrn-Hansen B, Siboni K. Infections following epidural catheterization. J Hosp Infect. 1995; 30(4):253–260.

[53] Nyström B, Larsen SO, Dankert J, et al. The European Working Party on Control of Hospital Infections. Bacteraemia in surgical patients with intravenous devices: a European multicentre incidence study. J Hosp Infect. 1983; 4(4):338–349.

[54] Phillips JMG, Stedeford JC, Hartsilver E, Roberts C. Epidural abscess complicating insertion of epidural catheters. Br J Anaesth. 2002; 89(5):778–782.

[55] Heusner AP. Nontuberculous spinal epidural infections. N Engl J Med. 1948; 239(23):845–854.

[56] Bremer AA, Darouiche RO. Spinal epidural abscess presenting as intra-abdominal pathology: a case report and literature review. J Emerg Med. 2004; 26(1):51–56.

[57] Darouiche RO, Hamill RJ, Greenberg SB, Weathers SW, Musher DM. Bacterial spinal epidural abscess. Review of 43 cases and literature survey. Medicine (Baltimore). 1992; 71(6):369–385.

[58] Davis DP, Wold RM, Patel RJ, et al. The clinical presentation and impact of diagnostic delays on emergency department patients with spinal epidural abscess. J Emerg Med. 2004; 26(3):285–291.

[59] Noy ML, George S. Unusual presentation of a spinal epidural abscess. BMJ Case Rep. 2012; 2012. DOI: 10.1136/bcr-03–2012–5956.

[60] Prakash A, Kubba S, Singh NP, et al. Tuberculous epidural abscess-an unusual presentation. 2004. http://imsear.li.mahidol.ac.th/handle/123456789/148243.

[61] Chao D, Nanda A. Spinal epidural abscess: a diagnostic challenge. Am Fam Physician. 2002; 65(7):1341–1346.

[62] Martin RJ, Yuan HA. Neurosurgical care of spinal epidural, subdural, and intramedullary abscesses and arachnoiditis. Orthop Clin North Am. 1996; 27(1):125–136.

[63] Feldenzer JA, McKeever PE, Schaberg DR, Campbell JA, Hoff JT. The pathogenesis of spinal epidural abscess: microangiographic studies in an experimental model. J Neurosurg. 1988; 69(1):110–114.

[64] Baker AS, Ojemann RG, Swartz MN, Richardson EP, Jr. Spinal epidural abscess. N Engl J Med. 1975; 293(10):463–468.

[65] Baker CJ. Primary spinal epidural abscess. Am J Dis Child. 1971; 121(4):337–339.

[66] Browder J, Meyers R. Pyogenic infections of the spinal epidural space: a consideration of the anatomic and physiologic pathology. Surgery. 1941; 10:296–308.

[67] Feldenzer JA, McKeever PE, Schaberg DR, Campbell JA, Hoff JT. Experimental spinal epidural abscess: a pathophysiological model in the rabbit. Neurosurgery. 1987; 20(6):859–867.

[68] Schlossberg D, Shulman JA. Spinal epidural abscess. South Med J. 1977; 70(6):669–673.

[69] Sendi P, Bregenzer T, Zimmerli W. Spinal epidural abscess in clinical practice. QJM. 2008; 101(1):1–12.

[70] Goodman RR. Book Review The Practice of Neurosurgery Edited by George T. Tindall, Paul R. Cooper, and Daniel L. Barrow. 3496 pp. in three volumes, illustrated. Baltimore, Williams & Wilkins, 1996. 595. 0–683–08266–3 Neurosurgery Second edition. Edited by Robert H. Wilkins and Setti S. Rengachary. 4271 pp. in three volumes, illustrated. New York, McGraw-Hill, 1996. 550. 0–07–079991–1. N Engl J Med. 1997;336(2):142–143.

[71] Gilden DH. Clinical topics in infectious diseases. In: Schlossberg D, ed. Infections of the Nervous System. New York, NY: Springer-Verlag; 1990:396.

[72] Ingham HR, Sisson PR, Mendelow AD, Kalbag RM, McAllister VL. Pyogenic neurosurgical infections. London: Edward Arnold; 1991:103–134.

[73] McGahan JP, Dublin AB. Evaluation of spinal infections by plain radiographs, computed tomography, intrathecal metrizamide, and CT-guided biopsy. Diagn Imaging Clin Med. 1985; 54(1):11–20.

[74] Olcott EW, Dillon WP. Plain film clues to the diagnosis of spinal epidural neoplasm and infection. Neuroradiology. 1993; 35(4):288–292.

[75] Ruiz A, Post JD, Ganz WI. Inflammatory and infectious processes of the cervical spine. Neuroimaging Clin N Am. 1995; 5(3):401–425.

[76] Smith AS, Blaser SI. Infectious and inflammatory processes of the spine. Radiol Clin North Am. 1991; 29(4):809–827.

[77] Rengachary SS, Kennedy JD. Intracranial arachnoid and ependymal cysts. Neurosurgery. 1985; 3:2160–2172.

[78] Verner EF, Musher DM. Spinal epidural abscess. Med Clin North Am. 1985; 69(2):375–384.

[79] O'Sullivan R, McKenzie A, Hennessy O. Value of CT scanning in assessing location and extent of epidural and paraspinal inflammatory conditions. Australas Radiol. 1988; 32(2):203–206.

[80] Nussbaum ES, Rigamonti D, Standiford H, Numaguchi Y, Wolf AL, Robinson WL. Spinal epidural abscess: a report of 40 cases and review. Surg Neurol. 1992; 38(3):225–231.

[81] Tuchman A, Pham M, Hsieh PC. The indications and timing for operative management of spinal epidural abscess: literature review and treatment algorithm. Neurosurg Focus. 2014; 37(2):E8.

[82] Uchida K, Nakajima H, Yayama T, et al. Epidural abscess associated with pyogenic spondylodiscitis of the lumbar spine; evaluation of a new MRI staging classification and imaging findings as indicators of surgical management: a retrospective study of 37 patients. Arch Orthop Trauma Surg. 2010; 130(1):111–118.

[83] Ju KL, Kim SD, Melikian R, Bono CM, Harris MB. Predicting

patients with concurrent noncontiguous spinal epidural abscess lesions. Spine J. 2015; 15(1):95–101.

[84] Darouiche RO. Spinal epidural abscess. N Engl J Med. 2006; 355(19):2012–2020.

[85] Ghobrial GM, Beygi S, Viereck MJ, et al. Timing in the surgical evacuation of spinal epidural abscesses. Neurosurg Focus. 2014; 37(2):E1.

[86] Ziai WC, Lewin JJ, III. Update in the diagnosis and management of central nervous system infections. Neurol Clin. 2008; 26(2):427–468, viii.

[87] Connor DE, Jr, Chittiboina P, Caldito G, Nanda A. Comparison of operative and nonoperative management of spinal epidural abscess: a retrospective review of clinical and laboratory predictors of neurological outcome. J Neurosurg Spine. 2013; 19(1):119–127.

[88] Bond A, Manian FA. Spinal epidural abscess: a review with special emphasis on earlier diagnosis. BioMed Res Int. 2016; 2016:1614328.

[89] Kaufman DM, Kaplan JG, Litman N. Infectious agents in spinal epidural abscesses. Neurology. 1980; 30(8):844–850.

[90] Pradilla G, Nagahama Y, Spivak AM, Bydon A, Rigamonti D. Spinal epidural abscess: current diagnosis and management. Curr Infect Dis Rep. 2010; 12(6):484–491.

[91] Grieve JP, Ashwood N, O' Neill KS, Moore AJ. A retrospective study of surgical and conservative treatment for spinal extradural abscess. Eur Spine J. 2000; 9(1):67–71.

[92] Karikari IO, Powers CJ, Reynolds RM, Mehta AI, Isaacs RE. Management of a spontaneous spinal epidural abscess: a single-center 10-year experience. Neurosurgery. 2009; 65(5):919–923, discussion 923–924.

[93] Curry WT, Jr, Hoh BL, Amin-Hanjani S, Eskandar EN. Spinal epidural abscess:clinical presentation, management, and outcome. Surg Neurol. 2005; 63(4):364–371, discussion 371.

[94] Rigamonti D, Liem L, Sampath P, et al. Spinal epidural abscess: contemporary trends in etiology, evaluation, and management. Surg Neurol. 1999; 52(2):189–196, discussion 197.

[95] Sampath P, Rigamonti D. Spinal epidural abscess: a review of epidemiology, diagnosis, and treatment. J Spinal Disord. 1999; 12(2):89–93.

[96] Soehle M, Wallenfang T. Spinal epidural abscesses: clinical manifestations, prognostic factors, and outcomes. Neurosurgery. 2002; 51(1):79–85, discussion 86–87.

[97] McConeghy KW, Bleasdale SC, Rodvold KA. The empirical combination of vancomycin and a β-lactam for Staphylococcal bacteremia. Clin Infect Dis. 2013; 57(12):1760–1765.

[98] Khatib R, Saeed S, Sharma M, Riederer K, Fakih MG, Johnson LB. Impact of initial antibiotic choice and delayed appropriate treatment on the outcome of Staphylococcus aureus bacteremia. Eur J Clin Microbiol Infect Dis. 2006; 25(3):181–185.

[99] Lodise TP, Jr, McKinnon PS, Levine DP, Rybak MJ. Impact of empirical-therapy selection on outcomes of intravenous drug users with infective endocarditis caused by methicillin-susceptible Staphylococcus aureus. Antimicrob Agents Chemother. 2007; 51(10):3731–3733.

[100] Eismont FJ, Bohlman HH, Soni PL, Goldberg VM, Freehafer AA. Pyogenic and fungal vertebral osteomyelitis with paralysis. J Bone Joint Surg Am. 1983; 65(1):19–29.

[101] Emery SE, Chan DP, Woodward HR. Treatment of hematogenous pyogenic vertebral osteomyelitis with anterior debridement and primary bone grafting. Spine. 1989; 14(3):284–291.

[102] Yilmaz C, Selek HY, Gürkan I, Erdemli B, Korkusuz Z. Anterior instrumentation for the treatment of spinal tuberculosis. J Bone Joint Surg Am. 1999; 81(9):1261–1267.

[103] Safavi-Abbasi S, Maurer AJ, Rabb CH. Minimally invasive treatment of multilevel spinal epidural abscess. J Neurosurg Spine. 2013; 18(1):32–35.

[104] Tan LA, Takagi I, Deutsch H. Minimally invasive transpedicular approach for evacuation of epidural abscess and debridement of disc space in a patient with discitis in the thoracic spine. Neurosurg Focus. 2013; 35(2) Suppl:Video 6.

[105] Redekop GJ, Del Maestro RF. Diagnosis and management of spinal epidural abscess. Can J Neurol Sci. 1992; 19(2):180–187.

[106] Pradilla G, Ardila GP, Hsu W, Rigamonti D. Epidural abscesses of the CNS. Lancet Neurol. 2009; 8(3):292–300.

[107] Tompkins M, Panuncialman I, Lucas P, Palumbo M. Spinal epidural abscess. J Emerg Med. 2010; 39(3):384–390.

第 17 章　化脓性脊柱炎

Venita M. Simpson, Terence Verla, Alexander E. Ropper

摘要

化脓性脊柱炎可导致严重的脊髓压迫和脊柱畸形，通常表现为非特异性背痛，随病情的进展可导致截瘫。临床医生应熟悉胸椎骨髓炎和椎间盘炎的流行病学、症状体征及影像学检查，以便在患者神经功能损伤前尽早诊断和治疗。治疗方案包括抗菌药物应用和手术干预，可根据患者个体情况和病原菌的差异来调整。

关键词：骨髓炎，椎间盘炎，细菌感染，感染后畸形，败血症

> **临床精要**
> - 化脓性脊柱炎（PVO）是成人最常见的脊柱感染，由于起病隐匿，临床诊断常被延误。
> - 通过 CT 或 MRI 获得影像学诊断后，还应行活检明确病原菌，以指导抗生素的应用。
> - 对于神经损伤、脊柱不稳和脊柱畸形的患者，应考虑手术治疗，对广泛的骨破坏进行清创，同时减压硬膜囊。
> - 内固定可改善脊柱不稳患者的神经功能预后，但其应用仍有争议。对于活动性感染（如 PVO）的患者，目前尚无临床证据证明使用内固定会增加慢性感染的发生率。

17.1　概述

17.1.1　流行病学

化脓性脊柱炎（PVO）是成人最常见的脊柱感染，感染可从椎体外蔓延至椎体内，也可由椎间隙蔓延至相邻椎体。据估计，在过去 10 年中，PVO 的年发病率为 0.059/100 000，其中平均年龄 66 岁，60% 为男性。根据日本和丹麦的两项全国性研究，化脓性脊柱炎的发病率正在增加，特别是在免疫功能低下和老龄化的人群中。病原菌耐药性的增加也是一个易感因素。

诱发化脓性脊柱炎的危险因素较多，包括糖尿病、风湿性疾病、免疫抑制性疾病、既往侵入性手术史（咽部手术、扁桃体切除术、脊柱手术等）以及败血症或全身感染（肺炎、尿路感染等）。越来越多学者认为化脓性脊柱炎是静脉滥用成瘾类药物的并发症，很可能由菌血症所导致。

近年该病发病率的升高由多因素造成，包括放射成像水平的提高（增加了该疾病的诊断率）、人口老龄化、免疫功能低下（包括癌症和 HIV 感染）患者生存率提高。此外，美国非法药物滥用的比例不断升高，这可能是造成耐甲氧西林金黄色葡萄球菌（MRSA）感染的原因之一。尽管有先进的影像学技术和实验室检查，但脊柱骨髓炎和硬膜外脓肿的误诊率仍然很高，平均约为 50%。

脊柱骨髓炎因起病隐匿、临床病程较长而难以早期诊断。典型症状（包括背痛、压痛或体重减轻）可能病程早期并不明显，需要数月之后才能明确。这些感染的常见影像学表现，如椎间隙狭窄和终板破坏，可能并不会在感染后的几周内出现，但及时的影像学检查对于感染的确诊和定位很有必要。

Mylona 等对 1008 例 PVO 患者（排除结核病和布鲁氏菌病患者）进行了系统回顾，发现 PVO 的临床表现通常是非特异性的，背痛是目前为止最常见的症状。值得注意的是，患者在就诊时常无发热，从而使临床医生忽视了感染的可能性，并导致诊断延误（平均诊断时间为 11~59 天）。在这些回顾性研究中，胸椎受累占 30%，腰椎受累占 58%，颈椎受累占 11%。有静脉滥用成瘾类药物史的患者发生多灶性受累的概率最高。

PVO 中的细菌传播主要通过两种途径：血行传播和直接蔓延。Batson 等全面地描述了与脊柱骨髓炎相关的涉及静脉和动脉系统的理论。Batson 椎旁静脉丛是一种无瓣膜的静脉系统，在胸腔或腹腔内压力增加时导致血液逆行流动，感染可通过血管丛扩散至椎体中央，或出现跳跃性的椎体病变，甚至远处传播（如细菌性心内膜炎）。

细菌通过椎间盘或终板的动脉或静脉进入血流较慢的区域，在 50% 的病例中能蔓延到脊柱。细

菌进入血液，均匀地扩散到邻近椎间盘的软骨下区域。脊柱的节段动脉供应相邻两个椎体和其间的椎间盘，因此感染通常也涉及该区域。感染向周围扩散，进一步破坏骨质，并最终侵及脊髓。侵犯至脊髓的细菌通常通过动脉到达个别椎体的干骺端，较少由Batson静脉丛或盆腔深静脉系统传播。这种细菌的播散或脓液的血行扩散会造成骨内压力增加，从而阻碍椎体和椎间盘内的血液流动，常见的病因之一是细菌性心内膜炎，近30%的血源性脊柱感染与伴随的细菌性心内膜炎有关。

金黄色葡萄球菌不仅可以引起典型的感染症状，还通过释放诸如透明质酸酶等破坏性酶引起生物力学上的不稳定和畸形。这种蛋白水解酶可以增强细菌入侵结缔组织的能力，比如可侵袭破坏椎间盘纤维环的结构，从而导致棘突旁椎间盘突出。这些细菌入侵组织后可能造成骨质破坏、韧带松弛、神经根或脊髓受压，从而导致脊柱不稳与畸形、严重的神经功能损伤，甚至死亡。感染引起的局部炎症反应可导致硬膜下和蛛网膜下腔的血栓性静脉炎或静脉充血，这被认为是神经损伤的机制之一。许多人提倡手术清创，因为直接减压并清除脓肿可减少可能出现的肿块效应和感染消耗，同时降低了血管相关神经并发症的风险。

常规脊柱侵入性操作（如腰椎穿刺和椎间盘造影）和手术（如椎板切除术、椎间盘切除术和椎间融合术）可导致细菌直接接种，并定植于脊柱。据估计，15%~40%的病例中，细菌直接接种是导致感染的原因。手术后PVO的风险随手术时间的延长、内植物的置入、后路手术、广泛的软组织剥离或失活、无效腔的形成、重复手术、放疗区域的手术、过多的失血、输血而升高。少数情况下（3%），细菌通过邻近区域局部蔓延而感染，如咽后脓肿或主动脉移植物导致的感染。

17.1.2 临床表现

背痛是PVO最常见的症状，大型研究（≥ 10 000病例）和汇总数据显示，67%~100%的患者首要症状是背痛，85%的患者出现隐匿发作的颈部或背部疼痛，约30%的患者同时出现神经功能损害。其他常见的非特异性表现包括发热（35%~60%）、体重减轻、恶心、呕吐、厌食、嗜睡或昏迷。在PVO患者中，20%的患者在触诊时出现脊椎压痛。Mylona等系统地回顾了PVO的临床特征，报道最常见的症状是背痛（86%），34%的患者表现为神经功能损害。病原学培养阳性的PVO患者中85%出现发热，而阴性病例中有32%出现发热。PVO伴随感染（尿路感染、脓肿、皮肤感染、肺炎等）也相对常见，其中，47%血培养阳性，4%血培养阴性。在无发热和非特异性隐匿性起病时，也应该高度怀疑PVO，由于大多数PVO由血源性感染引起，原发感染部位（如泌尿道或皮肤软组织）可首先表现出相应的症状和体征。

17.1.3 实验室检查

标准实验室检查可显示白细胞（WBC）、红细胞沉降率（ESR）、C-反应蛋白（CRP）升高，血培养和尿液培养阳性。血沉升高是最可靠的指标，90%的患者出现血沉升高，仅55%的PVO患者出现白细胞增多。CRP水平也是炎症的非特异性指标，但因其比ESR更早降至正常，对于监测疗效作用更大。PVO患者CRP和ESR的敏感性分别为98%和100%。

通过血液细菌培养明确致病菌是指导抗菌治疗的关键。由于血液培养阳性率低，有30%的病例需要活检以确定病原学诊断和抗菌药物药敏结果。

Mylona等回顾性研究了14例PVO病例，其中仅58%通过血液培养出了病原体。当血培养阴性、抗生素治疗无效或怀疑有多种细菌感染时，需要进行活检（CT引导或开放活检），79%的病例可通过活检找到致病菌。

术中组织病理学及细菌培养是诊断PVO的理想参考指标。然而，这些指标并非所有临床和影像学怀疑PVO的患者都能完成这些检查。因此，综合多种检查方法，并结合临床病史，对于PVO的诊断很有帮助。超声引导下经皮穿刺活检对骨髓炎诊断具有较高的阳性预测价值，但在排除骨髓炎方面，准确性一般。计算机断层扫描（CT）引导下经皮穿刺活检对于椎体疾病的组织诊断最有价值。上述两种方法的成功率相当，其操作的简单性和低成本高收益使其成为诊断PVO的常规方法。据报道，影像引导下的经皮穿刺组织活检的病原学诊断率在36%~91%之间。诊断成功率很大程度上取决于机体自身和其他多种因素，例如以前是否使用过抗菌药物治疗、活检技术和影像学技术的成熟度。Pupaibool 等进行了一项回顾性研究，对 482 例临床或影像学怀疑 PVO 的患者进行了影像引导下脊柱活检，检查了诊断优势比（DOR）、阳性试验的似然比（LRP）、阴性试验的似然比（LRN），以及引导活检方法的敏感性和特异性。DOR 为 45.50［95% 可信区间（CI），13.66-151.56］，LRP 为 16.76（95%CI，5.51-50.95），LRN 为 0.39（95%CI，0.24-0.64），活检敏感性为 52.2%（95%CI，45.8-58.5），特异性为 99.9%（95%CI，94.5-100）。该研究进一步证实了影像引导活检的重要性，在诊断和指导抗生素应用方面非常有价值。

17.1.4 鉴别诊断

PVO 的鉴别诊断主要通过影像学表现，需要鉴别的疾病包括骨软骨病、椎间盘突出症、椎体骨折、转移性疾病、浆细胞瘤、退行性 Modic 改变、Charcot 关节病等。这些疾病过程通常与炎症标志物（ESR、CRP 和 WBC 计数）的升高无关。然而，对于癌症或严重骨质疏松患者，应该在检查中考虑到病理性骨折的可能。Dunbar 等报道椎间盘髓核突出和椎间盘囊肿可在 T2 成像上表现为高信号，并在增强成像上可显示后方环状撕裂，其影像学表现与 PVO 相似，这可能导致误诊。侵蚀性骨软骨病可累及椎间盘间隙，引起椎体终板破坏、骨赘形成和 Modic 改变，其影像学特征也与 PVO 类似，但区别在于，PVO 的 T2 成像上的高信号通常从受累终板蔓延至椎间盘间隙。除了与年龄相关的脊柱退行性改变外，Charcot 关节病引起的关节破坏也会影响椎间盘和椎体终板，产生相应临床症状和影像学改变，其 MRI 特征也与 PVO 相似。

17.1.5 影像学表现

相较于 CT 成像，X 线具有较低的敏感性和特异性，但可以提供脊柱大体形态和力学稳定性的重要信息。大多数骨髓炎直到疾病后期才在 X 线上出现包括骨质破坏、终板破坏和最终椎体塌陷在内的影像学表现。

对于 PVO，应考虑评估脊柱的整体情况，因为 6% 的患者可表现为跨多个节段的连续性病变，3%

的患者可有不连续或跳跃性的病变。虽然近 90% 晚期 PVO 患者可在 X 线上显示异常，但通常因早期呈非特异性，很难被发现。早期（2~3 周）表现可能包括终板模糊、终板边缘侵蚀、椎间盘高度丢失和椎旁软组织肿胀，当椎体骨质破坏超过 30% 后，X 线片可显示出椎体的破坏。PVO 晚期可出现骨形成的影像学表现，包括周围硬化、骨赘形成和溶骨性病变。

CT 扫描是评价脊柱稳定性、骨质破坏、脓肿内是否存在气体和椎管受累情况最佳的影像学方法，可显示出脓肿内的钙化或骨质碎片。对于脊柱感染，可应用 CT 引导下组织活检。椎旁钙化和椎弓根破坏通常伴随感染肉芽组织的形成，尽管 CT 上可显示出硬膜外的肉芽组织，清晰程度不如 MRI 成像，可能需要进行 MRI 进一步诊断。

虽然 CT 扫描可早期提供骨质完整性的相关信息，但相较于 MRI，CT 扫描在确定脓肿范围和脊髓受压方面作用有限。当怀疑脊柱感染时，MRI 仍是首选的影像学检查方法。MRI 有助于确定感染的范围及位置，可观察到硬膜外和椎旁间隙的脓肿，MRI 也是判断是否存在神经受压和了解神经受压程度最准确的方法，其诊断脊柱感染的敏感性为 96%，特异性为 94%，另一项近期研究显示，MRI 诊断感染的敏感性为 97.7%。

MRI 有助于了解 PVO 感染后出现的慢性改变，最常见的情况是椎间盘以及相邻两个椎体的感染（图 17.1）。极早期脊柱感染的 MRI 表现在文献中很少被描述，须根据患者的临床表现和影像学检测来诊断。

病变椎间盘及邻近椎体在病变早期可表现为 T2 加权成像的高信号和 T1 加权成像的低信号。STIR（短时间反转恢复）序列可显示出椎管旁软组织的高 T2 信号改变，提示可能存在炎症和水肿。造影剂可用于显示软骨下骨和椎间盘的弥散成像，早期 MRI 椎间盘表现为 T2 成像的高信号，同时伴随高度丢失和椎间盘内造影剂摄取，敏感性较高（70%~100%），因此可用于早期诊断 PVO。CarraGee 和 Iezza 对 103 例最终诊断为 PVO 的患者进行了回顾性研究，发现在患者出现症状的 2 周内 MRI 的漏诊率为 9.1%，而 2 周后的 MRI 漏诊率为 3.4%。对于病理性脊柱骨折，应先排除肿瘤性疾病，当患者存在发热、实验室检查提示炎症标志物增高、MRI 表现为椎间盘间隙变

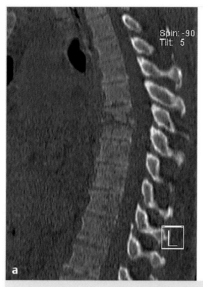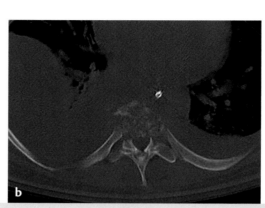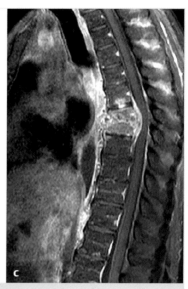

图 17.1　56 岁男性胸椎骨髓炎影像学表现。（a）CT 矢状位图像显示 T7~T8 水平的骨髓炎骨质破坏。（b）T7 椎体轴位 CT 图像显示不均匀的、外观呈溶解样的浸润性骨髓炎。（c）T1 矢状位增强 MRI 显示 T7~T8 椎体信号弥漫性增强以及椎前软组织信号增强。受累椎体后方、硬膜腹侧存在一个较大硬膜外脓肿，压迫胸髓

窄与终板破坏时应考虑 PVO，因为相较于 PVO，肿瘤疾病椎间盘间隙常正常。随着 PVO 的进展，会出现显著的骨质破坏，甚至可压迫脊髓。感染的椎间盘以及邻近椎体在 T1 加权成像上显示为低信号，同一区域在 T2 加权成像上则显示为高信号，二者之间的边界模糊。增强 MRI 可清晰显示出脓肿，通常呈低信号，且伴有典型的边缘强化。

Dunbar 等提供了几个病例，提示 MRI 图像在早期感染可能并不典型。如果病史支持 PVO，特别是在血培养阳性的情况下，继续静脉应用抗生素治疗和重复 MRI 检查很有必要。

一些感染早期的终板改变类似于 I 型 Modic 退行性终板炎，可出现与椎间盘退变相关的细微的终板水肿，在 MRI 的 T2 加权成像上均显示为高信号。这一病理改变在近期一项研究中 36% 的 I 型 Modic 病例里被证实。当然，终板水肿也与 Schmorl 结节有关。临床医生需要认识到这些可能是 PVO 最早期的表现，当临床上怀疑有脊柱感染时，需要重复检查 MRI 来观察其变化。

18F- 脱氧葡萄糖正电子发射断层显像（18F-FDG-PET）是一种应用放射性药物 18F-FDG 的三维成像技术，其可在代谢活跃的组织（如感染）中摄取增加。一项以 18F-FDG-PET 作为 PVO 诊断工具的 Meta 分析发现，在 12 项共涉及 224 例合格

患者的研究显示，18F-FDG-PET 诊断 PVO 的敏感性为 97%，特异性为 88%，阳性预测值为 0.96，阴性预测值为 0.859。一项对比 18F-FDG-PET 和 MRI 诊断 PVO 的研究表明，两者诊断的准确率接近，分别为 75% 和 81%。因此，当进行 MRI 检查后仍存疑或 MRI 无法进行时，可应用 18F-FDG-PET9。

骨扫描是利用标记示踪剂进行的核医学研究，示踪剂可以是 99mTc、67Ga 或自体放射标记白细胞，通过三相骨显像的二维成像来检测感染。对于感染，骨扫描目前在临床很少使用，因为每种可应用的示踪剂都有其缺点：自体白细胞经过生理吸收可进入活跃的骨髓，67Ga 在肝脏、肠道、骨髓和手术部位均被显著吸收，而 99mTc 则受到骨重建的影响，但 99mTc 的高灵敏度意味着阴性扫描可有效排除 PVO，据报道，骨显像检测 PVO 的灵敏度为 86%。这些扫描也可以区分感染和转移病变，转移病灶往往表现为多个部位的放射性摄取，而感染通常表现为局部的放射性摄取。当不能进行 MRI 检查时（例如植入式心脏装置、耳蜗植入物、幽闭恐惧症），也可应用镓 -Tc99 骨扫描、CT 扫描或 PET 扫描。其他可应用的新型扫描技术包括应用与感染细菌生长相关的镨 -99mTc 泛醌衍生多肽放射性位点示踪剂，以及可帮助区分真菌和细菌脊柱感染的放射性抗真菌位点示踪剂。

17.2 病原学

PVO 的病原学研究数据主要基于血液培养、活检或术中培养。金黄色葡萄球菌是最常见的致病菌，大肠埃希菌是革兰阴性杆菌的主要致病菌。其他致病菌包括表皮葡萄球菌、链球菌、肺炎链球菌、肠球菌和克雷伯杆菌、奇异变形杆菌、厌氧菌、念珠菌和曲霉菌。对于药物滥用患者 PVO 的致病菌培养存在困难，但多数研究报道培养结果为铜绿假单胞菌和金黄色葡萄球菌。此外，表皮葡萄球菌常是有脊柱手术史、高龄人群和免疫功能低下患者罹患 PVO 的常见致病菌，因此不能仅仅把表皮葡萄球菌视为病原学检查的污染物，应考虑其作为真实致病菌的可能性。与表皮葡萄球菌不同，MRSA 的流行病学研究显示其主要通过院内感染，社区获得的 MRSA 暂未见报道。

结核杆菌和布鲁菌引起的 PVO 最容易被延误。任何有食用新鲜奶酪史、畜牧接触史、盗汗、关节痛、肝大、丙氨酸转氨酶升高的患者都应考虑结核杆菌和布鲁菌。二者的区别在于，布鲁氏菌通常累及腰椎，结核杆菌则更多与胸椎相关。

结核分枝杆菌、金黄色葡萄球菌和表皮葡萄球菌的生物学特性也应被考虑，结核分枝杆菌很少附着在金属表面，很少形成生物膜，因此，金属植入物往往适用于脊柱结核患者。一些生物学数据表明，尽管脊柱内固定在治疗 PVO 方面已经取得了良好的临床效果，相较于结核，在活动性的化脓感染部位植入内植物更易导致慢性感染或感染复发。

多细菌感染的化脓性脊柱炎更易导致感染范围更大、ESR 更高、感染清除率更低、住院时间更长、脊柱更不稳定和死亡率更高，其发生与抗生素产生耐药性以及清除率较低有关，这可能导致病程及治疗时间更长。其感染机制尚未阐明，但可能与多种致病菌的毒性累积、免疫功能低下有关，这使细菌更容易侵犯健康组织。

17.3 治疗方法

17.3.1 内科治疗

如果无神经功能损害，有明确的病原体，椎体

损伤轻度、无不稳定或轻度不稳定，保守治疗是首选，确定的最终治疗应以病原学培养和药敏结果为指导。对于神经系统检查无明显异常、血流动力学稳定的患者，通常在明确病原学诊断前，不应行经验性抗菌治疗。然而，如果出现败血症、休克，或神经系统检查提示疾病进行性加重，应在明确病原学诊断的同时开始经验性应用抗生素。影像引导下穿刺、术中引流、活检间盘间隙组织、椎体终板组织都能提供病原学和病理学检查，通常可明确病原学或病理学诊断。近期研究显示，疑似 PVO 患者 CT 引导下活检阳性培养率为 19%~60%，CT 活检前应用抗生素会显著影响培养结果，DeLucas 等在 60% 未经抗生素治疗的患者中发现了致病病原学，而只有 23% 在活检前接受过抗生素治疗的患者培养出了阳性菌。

对于怀疑 PVO，但在初次影像引导下的穿刺活检标本中培养出皮肤种植菌落［凝固酶阴性葡萄球菌（除金葡菌外）、丙酸杆菌或白喉类细菌］的患者，如果不伴血流感染，一些学者建议行二次穿刺活检。对于初次影像引导下穿刺活检阴性，但怀疑为椎体骨髓炎的患者，应进行进一步检测排除较难培养的病原体（如需氧菌、真菌、布鲁氏菌或分枝杆菌）。Berbari 等建议对怀疑 PVO 但影像引导穿刺活检和实验室检查均为阴性的患者，可以再次行影像引导穿刺活检，也可经皮行内镜下清创和引流术，或行开放切除活检手术。

保守治疗加抗菌药物治疗 6 周对多数患者有效，但最佳治疗疗程尚不明确。一些患者在抗菌治疗期间或治疗之后可能需要手术清创，有些则还需要脊柱内固定支持。Bernard 等回顾了 PVO 的抗生素治疗周期，在一项随机对照试验中比较了静脉或口服抗生素的差异（持续时间 6 周和 12 周），发现相似的治愈率（治愈率分别为 90.9% 和 90.8%）和相等比例的不良事件（各为 29%），并进一步指出，对于静脉使用抗生素治疗超过 1 周和低于 1 周的患者，疗效没有显著差异。脊柱感染治疗的总时间取决于多种因素，包括致病菌的诊断时间、外科手术的效果、脊柱内固定或其他部位置入器械是否存在、临床症状的改善程度、炎症标志物（如 ESR、CRP）的下降水平，以及通过影像检查观察脓肿减少的时间。有几项研究建议行 6~8 周的静脉注射治疗，根

据报道，少于 4 周的治疗复发率为 25%，治疗失败的危险因素包括抗生素治疗 4 周后 ESR > 55 mm/h 和 CRP > 2.75（OR 值为 5.15）。利福平被广泛用于植入内固定的患者，其对于致病菌的根除率很高，但需要了解的是，没有某一种特定的抗生素方案能一定根除感染。总之，抗生素的治疗策略必须根据每个患者的具体情况，以及致病菌的药敏实验来决定。

17.3.2 内科治疗失败

对于那些不能单靠内科治疗来根除感染的患者，可能会导致更多并发症。因此，根据临床表现预测内科治疗是否有效非常关键，可能有助于改善预后。

治疗前的 MRI 影像学特征已经被用来预测患者是否面临内科治疗失败的风险。Hodges 等回顾了 22 例初次接受内科治疗的 PVO 病例，根据患者的影像学、流行病学和临床特点进行了分组，并评估了各组患者受累节段在 MRI 矢状位 T1 加权成像上信号的变化，以预测哪些患者最终需要手术治疗。药物治疗成功的患者治疗前平均椎体受累程度约为 57% ± 19%，保守治疗失败的患者的治疗前椎体受累程度约为 89% ± 18%。以 90% 椎体运动节段受累作为手术指征，其敏感性为 78%，特异性为 93%。因此，对于胸腰段 PVO，如果感染累及 90% 以上的椎体运动节段，应考虑早期手术治疗。

Hodges 等发现，所有椎体运动节段受累程度低于 60% 的患者，内科治疗均有效。根据其研究，60% 的椎体运动节段受累用于预测内科治疗失败和最终需手术治疗的敏感性为 100%，特异性为 57%，而 90% 的椎体运动节段受累用于预测药物治疗失败和最终手术需求的敏感性为 78%，特异性为 93%。

虽然感染导致畸形已有很多的文献报道，但少有关注畸形进展相关危险因素的研究。

17.3.3 外科治疗

外科手术存在风险且花费高，然而，放弃手术在某些情况下可能导致永久性神经功能损害甚至死亡。由于 PVO 多见于免疫力低的患者群体，且通常合并脊柱畸形和严重的局部炎症反应，这使得手术难度大大增加。

手术治疗的适应证存在争议，但普遍认为应通过培养来辅助诊断，对广泛骨质破坏患者进行清创，

并对神经受损、脊柱失稳和畸形的患者进行脊髓减压。经过足疗程（6 周）抗生素治疗后，仍存在持续性疼痛或疼痛加重也是手术指证之一。但部分学者建议在患者的临床症状、体征和炎症标记物都有所改善的情况下，对于 4~6 周内骨影像学上显示骨骼病变有所进展的患者不需要手术清创和内固定。单纯的椎板切除术可能会加重神经功能损害，因为随着感染的进展可破坏脊柱的稳定性，进而导致后凸畸形。因此，大多数学者通常不推荐行单纯的胸椎椎板切除术，PVO 患者椎板切除术后出现的后凸畸形可能同时需要前柱重建和后路固定。

对于出现脊柱不稳或后凸畸形的 PVO 患者是否需要手术治疗并没有一个明确的标准，但 Dinh 等推荐使用以下参数来评价脊柱失稳：椎体塌陷 > 50%，成角超过 20°，椎体移位 > 5°。在感染的情况下，Bydon 等建议将脊柱不稳定义为：椎体高度降低 50% 以上，成角超过 20°，椎体的矢状面位移 > 3 mm，或相对矢状面成角 > 11°。椎板切除术后不稳多发生于脊柱后凸、多节段减压或小关节切除超过 30% 的患者中。归根结底，手术干预必须根据患者的具体情况而决定。

原发性脊柱感染的治疗目标应是尽可能通过手术清除感染组织。PVO 的感染群体通常为免疫功能低下的老年人，且伴有多种合并症。这使得外科手术无论是采用前路还是通过后路扩大都具有挑战性。据报道，手术治疗后的死亡率为 8%~14%。

脊柱感染术式的选择随着脊柱结核的治疗有了长足的发展。20 世纪 20 年代，Hibbs 和 Albee 开始使用经后入路脊柱融合手术来治疗 Pott 病。但对于典型的结核性腰椎间盘感染，病变位于前柱，前路手术是切除、清创和减压的合理途径，同时可保留脊柱后柱的稳定性。Menard 发展了前外侧入路，并在 Griffiths、Roaf 和 Seddon 的基础上进一步改进，用于脊柱前路清创、减压，并通过植骨或不植骨的方式达到前方融合。手术方式的选择取决于多种因素，包括外科医生的经验、脊柱受累节段、神经损害情况和脊柱的稳定性。

在伴或不伴硬膜外脓肿的 PVO 病例中，病变位于脊髓腹侧，通过前方入路、外侧入路或后外侧入路可直接处理压迫并清除病灶。前方入路可以更彻底的清创，对于感染组织、失活椎体和椎间盘可完

整清除，后路清创则并发症发病率较低，但显露受限和清创不彻底的风险更大。直接前方入路存在与开胸手术类似的并发症，随着脊柱内固定技术的进步，如今通过后外侧入路（如经椎弓根入路、肋横关节切除入路和外侧胸腔外入路）即可清创并重建前柱，几项研究报道了经胸腔外侧入路治疗化脓性脊柱炎的成功案例。然而，多数学者更倾向于采用经胸腔或胸腹入路，前入路的优点是可直接显露病灶并放置椎间融合器。外侧胸腔外入路的优点是避免胸膜或腹膜污染，同时可通过一个切口放置内固定并融合，后方的固定能让患者在骨融合之前进行早期活动。

然而，后路手术可能更受欢迎，患者可以更早地活动、早期康复，且脊柱融合成功率更高。后路手术存在手术入路困难和清创不彻底的可能。Mohamed 等提出仅通过后方减压和内固定来治疗原发性脊柱感染，而不进行前方组织的彻底清创。通过这种治疗的 15 例患者中，10 例至少随访 2 年，14 例至少随访 1 年，均无再发脊柱感染，其中有 3 例非计划再次手术（1 例因内固定失效，1 例因早期浅层切口感染，1 例因硬膜外血肿）。在疾病早期，15 例患者中有 9 例（60%）不能行走，而在最后随访时，有 8 例可独立行走，6 例需要设备辅助行走，1 例仍不能行走。通过未彻底清创的长节段固定，所有病例的感染均得到有效控制，几乎所有病例的神经系统均有显著恢复。

1 例上胸椎（T1~T2）PVO 合并硬膜外脓肿采用了前正中经胸骨入路手术。通过这种方法，可以安全有效地到达下颈椎和上胸椎的病变。与其他改良的胸骨外入路相比，前正中经胸骨入路在技术上更简单，显露更好，且允许手术范围向下延长。

17.3.4 内固定

除了清创手术，在内固定置入的安全性方面也存在很大争议：一期与二期手术，前路与后路内固定，以及自体移植与异体骨的使用。胸椎内固定的具体技术和使用方法在本书其他章节有详细介绍。然而，考虑到骨髓炎患者的骨质质量差，在计划使用内固定时，应特别考虑其适用范围，当出现病理性骨折、椎旁或硬膜外脓肿或脊柱不稳时，应考虑使用内固定。通过清创和内固定应用可有效减轻疼痛、矫正

畸形、改善神经功能，利于患者早期下床活动。对于感染患者，器械固定（放置异物）和矫正畸形存在持续感染或感染复发的风险。因此，一些学者建议在患者行脊柱内固定治疗前，应至少应用 6~8 周抗生素治疗，但这一方案缺少更多临床证据的支持。部分外科医生建议分两期手术，一期行手术清创，二期行脊柱内固定，以减少细菌残留的风险。

以往学者对于脊柱感染患者放置内植物是否会导致再感染存疑。Bydon 等回顾性报告了 118 例患者，提出放置内固定与否的再感染率相近（清创 8.3%，清创联合内固定 9.8%），需要再次手术的比率也相近（清创 19.4%，清创联合内固定 17.1%）。

Hee 等报道了 21 例采用后路内固定或放置钛网来治疗 PVO 的病例，证明后方稳定对于改善矢状面稳定非常重要。Liljenqvist 等则报道了 20 例前路放置钛网，并联合后路内固定融合手术的成功病例。此类手术另一个优点是术后运动功能恢复更快，因为使用内固定后可以立即提供脊柱的稳定。Korovessis 等的研究表明，前路置入钛网联合后路内固定的患者术后疼痛较术前明显减轻，从而可使病情严重的患者能够更快恢复行动能力。

Park 等对使用内固定和不使用内固定手术治疗的复发率和失败率进行了对比。在 153 例因感染而接受手术治疗的 PVO 患者中，94 例（61.4%）行单纯手术清创（非内固定手术），59 例（38.6%）行手术清创和内固定（内固定手术），非内固定组和内固定组抗生素治疗的中位时间分别为 66 天和 80 天（$P=0.22$）。两组的预后类似，包括与感染相关的死亡率（2.1% 和 0；$P=0.52$）、初次手术失败率（1.1% 和 5.1%；$P=0.30$）和复发率（4.8% 和 6.8%；$P=0.72$）。内固定组的复发率随抗菌药物治疗总时间的延长而明显下降，分别为 22.2%（4~6 周）、9.1%（6~8 周）和 2.6%（≥ 8 周；$P=0.04$）。

CarraGee 和 Iezza 比较了包括清创联合内固定或不联合内固定治疗 PVO 的预后，评估了 32 例免疫功能低下 PVO 患者采用各种前路、后路内固定手术的治疗结果，22 例健在的患者在 10 年内未见临床复发，仅 1 例在随访期间出现感染复发。因此，这些学者认为，免疫低下的 PVO 患者使用内固定是安全的。

在回顾性研究中，尽管 PVO 治疗存在许多成功

的案例，但出现并发症，甚至治疗失败的案例也存在。Arnold 等回顾了 94 例行内固定手术治疗的 PVO 病例，发现 23%（22 例）的治疗失败由无法控制的感染或感染复发所引起，91% 的治疗失败发生于治疗后 1 年内。其中，19 例进行了二次清创，平均接受了 2.2 次手术，最终 15 例需要取出内固定装置。

17.3.5 融合材料

不使用金属内植物的前路清创并结构性植骨（如髂骨、腓骨或自体肋骨植骨）手术曾经是 PVO 的金标准术式。然而，该手术可能会导致移植骨移位，导致假关节形成，同时造成较大的椎体骨质缺损，可累及多个椎体，导致脊柱畸形。如果脊柱感染手术术中需要植骨融合，有许多移植物可供选择。同种异体骨置入可减少并发症发生的概率，但通常认为理论上自体骨移植融合率更高。虽然许多学者对于在感染部位置入同种异体骨的效果存疑，但研究表明，同种异体骨置入后感染的复发率和临床疗效与自体骨植入类似。以自体骨作为基础植骨成分，椎体前方存在骨缺损需要长节段支撑的患者，可以用结构性同种异体骨或钛网来填充。研究支持同时使用钛网、同种异体骨和重组人骨形态发生蛋白（RhBMP）以行脊柱感染清创后的融合。文献报道多种植入物可供选择，包括自体移植、同种异体骨移植和带血管蒂肋间皮瓣和游离皮瓣移植，虽然效果普遍良好，但目前的移植技术仍与假关节形成、移植部位的发病率升高、脊柱感染复发、死亡率攀升等不良预后有关。

由于钛不易形成导致生物膜生成的孔隙，因此与聚甲基丙烯酸甲酯、PEEK 和不锈钢等其他人工材料相比，钛的感染率较低。为了解决植入物产生生物膜的问题，Demura 等使用了聚维酮碘涂层钛材料的脊柱内固定。聚维酮碘是一种杀菌剂，碘的抗菌谱很广，不仅对普通细菌有作用，对某些病毒、结核杆菌和真菌也有作用，且碘不会像抗生素一样引起耐药性。14 例 PVO 患者接受了使用含碘涂层脊柱内固定的手术治疗，感染均被根除，末次随访时，WBC 和 CRP 均恢复到正常范围。虽然 1 例显示螺钉周围有透明区域，2 例显示 Cage 周围有透明区域，但并没有 Cage 脱出、Cage 移位或螺钉退钉，证明了这些碘涂层钛植入物的有效性。

rhBMP-2 是脊柱骨髓炎较有价值的移植材料之一。BMP 的发现及其临床应用对现代脊柱外科产生了重要影响。BMP 通过间充质干细胞的去分化促进骨细胞生产，并促进骨愈合。动物和人类的研究数据均表明，BMP 可能是感染患者理想的移植物，因为它可以加速骨折和伤口的愈合。在这些研究中，rhBMP-2 改善了骨的血管分布，更快地实现了骨折的稳定性，同时也显著降低了感染率。在 Ondra 等的回顾性研究中，20 例 PVO 患者接受了前柱清创和 rhBMP-2 的内固定重建，并进行了平均 40 个月（24~53 个月）的随访，在末次随访中，所有患者均达到了临床和影像学的融合，无患者因持续感染或感染复发而需要进一步手术。

此外，也有学者应用包含抗生素和碘浸染的内固定新技术来治疗脊柱感染。庆大霉素与可注射硫酸钙/羟基磷灰石的复合材料联合应用于后路清创内固定手术以治疗椎间盘炎，外科清创联合高剂量的庆大霉素释放可改善术后疼痛，CT 扫描证实术后 11 个月时完全融合。

17.4 预后

PVO 患者住院期间死亡的主要原因是败血症、心内膜炎和并发症，后遗症主要包括疼痛和神经系统损伤。由于疾病起病不典型，诊断常常被延迟，死亡率约为 2%~20%，幸存者的致残率很高。Akiyama 等回顾了 7118 例 PVO 患者，患者中男性占58.9%，平均年龄为 69.2 岁，报道院内死亡率为 6%，死亡与高危因素如高龄、血液透析、糖尿病、肝硬化、恶性肿瘤、感染性心内膜炎等呈线性关系。Bhavan 等回顾性调查了 70 例 PVO 患者，平均年龄为 59.7岁（±15 岁），其中 38 例（54%）为男性，常见的合并症包括糖尿病（43%）和肾功能不全（24%），其中，院内死亡率为 4%。

与死亡率增加的相关因素包括入院时 CRP 升高、高龄和 Charlson 合并症指数（CCI）大于。CCI 是一种通过对合并症进行分类、加权并预测死亡率的方法，为了衡量疾病进展情况，Charlson 等根据 1 年死亡率的相对风险为每种并发症进行加权评分。在 Marjan 等的一项研究中，发现约 1/3 的 PVO 患者 CCI 评分较高，且相较于低评分患者，高评分患者

MRI 提示感染进展的可能性更高，且常出现复杂的 PVO，这可能与糖尿病或慢性肾功能衰竭引起的免疫受损，或炎性风湿患者长期服用药物导致的部分免疫抑制所致。免疫功能的改变对这些患者的病程影响较大，由于免疫系统受损，CCI 评分高的患者常出现菌血症，血培养阳性率较高。

Aagaard 等发表了一项以丹麦全国性人群为样本的队列研究，评估了 1994—2009 年被诊断为非手术后（自发性）化脓性脊柱炎患者的长期预后不良和死亡原因，并使用了 Kaplan-Meier 生存曲线和回归分析来估计死亡率比（MRR）。研究显示导致死亡率升高的因素包括感染（MRR=2.57）、肿瘤（MRR=1.40）、内分泌系统疾病（MRR=3.72）、心血管系统疾病（MRR=1.62）、呼吸系统疾病、（MRR=1.71）、胃肠系统疾病（MRR=3.35）、肌肉骨骼系统疾病（MRR=5.39）、生殖泌尿系统疾病（MRR=3.37），还包括创伤中毒及外部因素（MRR=2.78）、酗酒相关疾病（MRR=5.59）和药物滥用相关疾病（死亡人数分别为 6 和 0，MRR 无法计算）。

尽管先进的外科技术和抗生素被广泛应用，PVO 术后仍有很高的死亡率和复发率。感染相关的死亡和复发似乎与金黄色葡萄球菌败血症有关，复发性菌血症、慢性窦道形成和椎旁脓肿是复发的独立危险因素。Rayes 等近期对 1998~2006 年发表的 30 项研究进行了系统回顾，结果显示，在接受内固定手术的患者中，仅有 1.7%（12/689）的患者感染复发；Park 等近期报道手术内固定组感染率为 6.8%，与未内固定组 4.8% 的感染率相当。Arnold 等报道 PVO 治疗失败率为 23.4%（22/94），其中，接受脊柱内固定的复发率为 15.3%（13/85），高于 Rayes 报道的 1.7%，也高于 Park 报道的 6.8%。值得注意的是，其研究发现 40.5% 患者通过病原学检查提示感染由 MRSA 引起。以前 MSSA 是引起脊柱骨髓炎的主要原因，但近年来 MRSA 成为主要致病菌，同时 PVO 的复发率升高。

在过去，椎体骨髓炎的治疗常伴随高致残率及高复发率。但目前在临床上，由于放射诊断技术的进步、手术和麻醉技术安全性的提高，以及脊柱内固定系统的应用，临床治疗效果显著提高。Miller 等对 50 例需要手术治疗的 PVO 患者进行了回顾性研究，以观察 PVO 术后的神经并发症、需二次手术和疼痛缓解的情况。其研究发现，术后 12 个月和 24 个月的改良 McCormick 评分（MMS）有统计学意义上的显著改善，尽管如此，24 个月的总不良事件发生率仍为 60%。相较而言，疼痛评分（VAS）改善程度更明显，临床意义更显著（3.40），VAS 在术后 3 个月开始出现统计学意义上的改善，且评分持续下降，约 64% 的患者 VAS 有所改善。总体而言，这些研究表面手术干预在神经功能恢复和疼痛减轻方面效果较好。

17.5 结论

PVO 患者的治疗须根据患者的具体情况而定，并综合考虑影像学和病原学检查结果。对于多数无神经功能损害、无脊柱畸形或不稳定的患者，首选单纯抗生素治疗。但更多情况下，可能需要手术来诊断及治疗 PVO。对于清创和减压后需要立即进行脊柱重建的患者，内固定脊柱融合术是安全的。

参考文献

[1] Boody BS, Jenkins TJ, Maslak J, Hsu WK, Patel AA. Vertebral osteomyelitis and spinal epidural abscess: an evidence-based review. J Spinal Disord Tech. 2015; 28(6):E316–E327.

[2] Miller JA, Achey RL, Derakhshan A, Lubelski D, Benzel EC, Mroz TE. Neurologic complications, reoperation, and clinical outcomes following surgery for vertebral osteomyelitis. Spine. 2015; 41(4):1.

[3] Hahn BS, Kim KH, Kuh SU, et al. Surgical treatment in patients with cervical osteomyelitis: single institute's experiences. Korean J Spine. 2014; 11(3):162–168.

[4] Hsieh PC, Liu JC, Wang MY. Introduction: vertebral osteomyelitis and spinal epidural abscess. Neurosurg Focus. 2014; 37(2):1–2, E1.

[5] Arnold PM, Baek PN, Bernardi RJ, Luck EA, Larson SJ. Surgical management of nontuberculous thoracic and lumbar vertebral osteomyelitis: report of 33 cases. Surg Neurol. 1997; 47(6):551–561.

[6] Mylona E, Samarkos M, Kakalou E, Fanourgiakis P, Skoutelis A. Pyogenic vertebral osteomyelitis: a systematic review of clinical characteristics. Semin Arthritis Rheum. 2009; 39(1):10–17.

[7] Cornett CA, Vincent SA, Crow J, Hewlett A. Bacterial spine infections in adults:evaluation and management. J Am Acad Orthop Surg. 2016; 24(1):11–18.

[8] Srinivasan D, Terman SW, Himedan M, Dugo D, La Marca F, Park P. Risk factors for the development of deformity in patients with spinal infection. Neurosurg Focus. 2014; 37(2):E2.

[9] Nickerson EK, Sinha R. Vertebral osteomyelitis in adults: an update. Br Med Bull. 2016; 117(1):121–138.

[10] Pupaibool J, Vasoo S, Erwin PJ, Murad MH, Berbari EF. The

utility of imageguided percutaneous needle aspiration biopsy for the diagnosis of spontaneous vertebral osteomyelitis: a systematic review and meta-analysis. Spine J. 2015; 15(1):122–131.

[11]Saifuddin A, Mitchell R, Taylor BA. Extradural inflammation associated with annular tears: demonstration with gadolinium-enhanced lumbar spine MRI. Eur Spine J. 1999; 8(1):34–39.

[12]Vialle R, Mary P, Tassin JL, Parker F, Guillaumat M. Charcot's disease of the spine: diagnosis and treatment. Spine. 2005; 30(11):E315–E322.

[13]Dunbar JAT, Sandoe JAT, Rao AS, Crimmins DW, Baig W, Rankine JJ. The MRI appearances of early vertebral osteomyelitis and discitis. Clin Radiol. 2010; 65(12):974–981.

[14]Carragee E, Iezza A. Does acute placement of instrumentation in the treatment of vertebral osteomyelitis predispose to recurrent infection: long-term follow-up in immune-suppressed patients. Spine. 2008; 33(19):2089–2093.

[15]Berbari EF, Kanj SS, Kowalski TJ, et al. Infectious Diseases Society of America. 2015 Infectious Diseases Society of America (IDSA) clinical practice guidelines for the diagnosis and treatment of native vertebral osteomyelitis in adults. Clin Infect Dis. 2015; 61(6):e26–e46.

[16]Eren Gök S, Kaptanoğlu E, Celikbaş A, et al. Vertebral osteomyelitis: clinical features and diagnosis. Clin Microbiol Infect. 2014; 20(10):1055–1060.

[17]Demura S, Murakami H, Shirai T, et al. Surgical treatment for pyogenic vertebral osteomyelitis using iodine-supported spinal instruments: initial case series of 14 patients. Eur J Clin Microbiol Infect Dis. 2015; 34(2):261–266.

[18]Issa K, Pourtaheri S, Stewart T, et al. Clinical differences between monomicrobial and polymicrobial vertebral osteomyelitis. Orthopedics. 2017; 40(2):e370–e373.

[19]de Lucas EM, González Mandly A, Gutiérrez A, et al. CT-guided fine-needle aspiration in vertebral osteomyelitis: true usefulness of a common practice. Clin Rheumatol. 2009; 28(3):315–320.

[20]Dinh A, Jean M, Bouchand F, et al. Impact of anti-inflammatory drugs on pyogenic vertebral osteomyelitis: a prospective cohort study. Int J Rheumatol. 2016; 2016(2):9345467.

[21]Hodges FS, McAtee S, Kirkpatrick JS, Theiss SM. The ability of MRI to predict failure of nonoperative treatment of pyogenic vertebral osteomyelitis. J Spinal Disord Tech. 2006; 19(8):566–570.

[22]O'Shaughnessy BA, Kuklo TR, Ondra SL. Surgical treatment of vertebral osteomyelitis with recombinant human bone morphogenetic protein-2. Spine. 2008; 33(5):E132–E139.

[23]Bydon M, De la Garza-Ramos R, Macki M, et al. Spinal instrumentation in patients with primary spinal infections does not lead to greater recurrent infection rates: an analysis of 118 cases. World Neurosurg. 2014; 82(6):e807–e814.

[24]Mohamed AS, Yoo J, Hart R, et al. Posterior fixation without debridement for vertebral body osteomyelitis and discitis. Neurosurg Focus. 2014; 37(2):E6.

[25]Tuli SM. Historical aspects of Pott's disease (spinal tuberculosis) management. Eur Spine J. 2013; 22 Suppl 4:529–538.

[26]Talia AJ, Wong ML, Lau HC, Kaye AH. Safety of instrumentation and fusion at the time of surgical debridement for spinal infection. J Clin Neurosci. 2015; 22(7):1111–1116.

[27]Le HV,Wadhwa R, Mummaneni P, Theodore P. Anterior transsternal approach for treatment of upper thoracic vertebral osteomyelitis: case report and review of the literature. Cureus. 2015; 7(9):e324.

[28]Park KH, Cho OH, Lee YM, et al. Therapeutic outcomes of hematogenous vertebral osteomyelitis with instrumented surgery. Clin Infect Dis. 2015; 60(9):1330–1338.

[29]Hee HT, Majd ME, Holt RT, Pienkowski D. Better treatment of vertebral osteomyelitis using posterior stabilization and titanium mesh cages. J Spinal Disord Tech. 2002; 15(2):149–156.

[30]Liljenqvist U, Lerner T, Bullmann V, Hackenberg L, Halm H, Winkelmann W. Titanium cages in the surgical treatment of severe vertebral osteomyelitis. Eur Spine J. 2003; 12(6):606–612.

[31]Korovessis P, Petsinis G, Koureas G. Anterior surgery with insertion of titanium mesh cage and posterior instrumented fusion performed sequentially on the same day under one anesthesia for septic spondylitis of thoracolumbar spine: is the use of titanium mesh cages safe? Spine (Phila Pa 1976). 2006; 31(9):1014–1019.

[32]Bostelmann R, Steiger HJ, Scholz AO. First report on treating spontaneous infectious spondylodiscitis of lumbar spine with posterior debridement, posterior instrumentation and an injectable calcium sulfate/hydroxyapatite composite eluting gentamicin: a case report. J Med Case Reports. 2016; 10(1):349.

[33]Akiyama T, Chikuda H, Yasunaga H, Horiguchi H, Fushimi K, Saita K. Incidence and risk factors for mortality of vertebral osteomyelitis: a retrospective analysis using the Japanese diagnosis procedure combination database. BMJ Open. 2013; 3(3):1–6.

[34]Bhavan KP, Marschall J, Olsen MA, Fraser VJ, Wright NM, Warren DK. The epidemiology of hematogenous vertebral osteomyelitis: a cohort study in a tertiary care hospital. BMC Infect Dis. 2010; 10:158.

[35]Marjan D, Zadravec D, Begovac J, Radiology I, Katarina S, Hospital S. Vertebral Osteomyelitis in Adult Patients. 2016; 55(1):9–15.

[36]Aagaard T, Roed C, Dahl B, Obel N. Long-term prognosis and causes of death after spondylodiscitis: a Danish nationwide cohort study. Journal Infectious Diseases. 2016; 48(3):201–208.

[37]Rayes M, Colen CB, Bahgat DA, Higashida T, Guthikonda M, Rengachary S, Eltahawy HA. Safety of instrumentation in patients with spinal infection. J Neurosurg Spine. 2010; 12(6):647–659.

第 18 章　真菌性和结核性胸椎感染

Kevin T. Huang, Dustin J. Donnelly, Kyle Wu, Ziev B. Moses, John H. Chi

摘要

真菌性和结核性胸椎感染相对少见，由于起病较慢，同时临床表现缺乏特异性，其诊断常被延误。对于免疫功能低下或来自流行病区的患者，以及出现发热、体重减轻和局部压痛等非典型症状的患者，临床医生应高度警惕。一旦诊断明确，治疗的关键应在于抗真菌或抗结核药物的应用，以及免疫功能的改善，对于已出现明显神经压迫、背痛、脊柱不稳或畸形的患者，常需配合外科手术清创。

关键词：脊柱结核、真菌性脊柱炎、结核性脊柱炎、Pott 病、球孢子菌性脊柱炎、皮炎芽生菌性脊柱炎、念珠菌性脊柱炎、曲霉菌性脊柱炎

临床精要

- 对于出现数月非特异性背痛的有免疫功能低下病史的患者或高危人群，应高度怀疑真菌性或结核性脊柱感染。
- 磁共振成像通常显示脊柱前柱广泛受累，但椎间盘侵犯相对少见，沿前纵韧带与椎体之间间隙的播散非常常见。
- 脊柱结核可以仅应用药物内科治疗，但多数真菌感染、出现明显神经系统损害或脊柱畸形的患者，需手术减压并固定。

18.1　概述

真菌性和结核性胸椎感染相对少见，但临床上诊断和治疗都较为困难。本病多表现为低毒性感染，症状一般呈渐进性和非特异性，早期诊断存在困难，临床医生应高度警惕。免疫功能低下患者更易罹患，由于免疫系统的缺陷，其临床症状可更加复杂且严重。本病的治疗通常需要长疗程抗生素的应用，必要时还需要神经减压、清创、畸形矫正、椎体融合等外科干预。本章讨论了真菌性和结核性胸椎感染的流行病学、病理生理学、临床表现、诊断和治疗，介绍了此类疾病的基本特点，以及常见致病菌各自的特点。

18.2　流行病学和病理生理学

全身性真菌感染非常罕见，在美国发病率约为306/1 000 000。但近几十年来，随着免疫功能低下患者数量的增加，患病率也逐年上升。发生侵袭性真菌病的危险因素包括干细胞或实体器官移植、大手术、严重多发创伤、严重烧伤、人类免疫缺陷病毒（HIV）感染、免疫功能低下、转移性恶性肿瘤和高龄。脊柱真菌感染也较为罕见，仅见于个案病例报道。

真菌感染可进一步细分为机会性感染（如念珠菌、曲霉菌、新隐球菌和耶氏肺孢子虫）和地方性感染（如球孢子菌和皮炎芽生菌）。不同途径之间存在差异，机会性感染多见于免疫屏障破坏的患者，与近期全身应用抗生素、糖皮质激素、肿瘤坏死因子（TNF-α）抑制剂、化疗药物等有关，地方性感染则多通过暴露在自然环境中而获得。另外，荚膜组织胞浆菌病虽然是一种具有侵袭性的地方性感染真菌，但很少侵犯脊柱，暂不做讨论。

结核病是一种全球性疾病，在不同发达程度的地区之间有明显的差异性，全世界发病率据估计超过 1300 万，而已确诊的病例近 90% 发生于亚洲和非洲。脊柱是最常见的骨骼受累区域，但整体发病率很低，只发生于约 1% 的结核病患者中。在美国，结核病很少见，发病率约为 3/100 000，其高危因素包括居民来自高流行率国家、免疫功能低下、被监禁或无家可归，这些人群的感染率不成比例地增高，其中，来自中国（24.9/100 000）、菲律宾（46.9/100 000）和越南（47.8/100 000）的居民结核发病率最高。

脊柱胸段和胸腰段发生真菌性和结核性感染的概率较高。病菌通过孢子吸入而传播，一旦在肺部定植形成感染病灶，就会通过血行或淋巴播散到脊柱。静脉和淋巴播散主要通过支气管静脉、奇静脉或淋巴引流自肺部进入胸导管，扩散至椎旁区域，再通过内外静脉丛将致病菌播散至脊柱的松质骨，

并通过邻近感染或椎旁静脉丛直接扩散至椎间隙。动脉播散尚未被证实，通常认为可沿根动脉和软骨下动脉蔓延。

感染定植后，通过破坏骨小梁的结构而出现临床症状，包括脊柱不稳、脓肿形成并进而压迫神经，以及血管内血栓形成导致骨坏死。由于脊柱前柱最先受累，延迟性或进行性的后凸畸形并不少见，这在儿童患者中尤其值得关注，儿童椎骨正处于发育阶段，其前柱的正常生长可能会受感染所影响，因此许多儿科病例需要复杂的脊柱重建。直接侵犯硬膜内或脊髓实质区域的病例非常罕见，但致残率较高。

对于免疫功能低下的患者，关键的发病机制包括 T 细胞的免疫缺陷和 TNF–α 的激活缺乏。CD4+T 细胞在肺部侵袭性真菌的初始识别中起关键作用，遇到病原体抗原决定簇后，CD4+ 细胞被激活，并通过 Toll 样受体信号通路激活巨噬细胞的吞噬活性。TNF–α 在激活后具有广泛的免疫调节能力，可有效抑制肿瘤和病毒，并同样适用于结核分枝杆菌感染，在刺激免疫细胞聚集到感染区域和促进肉芽肿形成的过程起着特殊作用。TNF–α 在小鼠实验中已被证明当其功能受到抑制时可干扰肉芽肿的形成，并导致已形成的肉芽肿裂解。TNF–α 抑制剂的使用与肺外结核的发生有关，应用 TNF–α 抑制剂的肺结核患者约有 57% 出现肺外结核。

18.3　临床表现及评估

与大多数其他类型的脊柱感染类似，真菌和结核性脊柱感染常由于起病缓慢和症状非特异性而难以及时诊断。背部疼痛经常出现，但往往被误认为是良性疾病。对于高危人群应高度警惕，出现非典型症状或相关症状的患者应进一步检查（表18.1）。

准确的病史收集和体格检查对患者病情的评估至关重要。病史收集应包括症状出现的时间、病情变化、相关的神经系统病变，以及可疑的感染迹象和危险因素，包括相关的旅行史和社会史。癌症患者则应了解他们目前的治疗细节，积极接受化疗或骨髓移植的患者比病情稳定者发病风险要高得多。已感染 HIV 的患者应了解其感染状况（包括 CD4+T

表 18.1　真菌性和结核性脊柱感染患者的高危因素及可能临床表现

高危人群	可能的临床表现
● 被监禁	● 发热
● 无家可归	● 全身不适
● 免疫功能低下	● 近期体重减轻
○ 感染人类免疫缺陷病毒	● 盗汗
○ 正在进行骨髓抑制化疗	● 进行性神经功能损害
○ 先天性免疫缺陷	● 年轻患者出现脊柱不稳
○ 器官移植后	● 重度后突畸形
○ 长期使用皮质类固醇或 TNF–α 抑制剂的医源性免疫抑制	● 背痛正规治疗无效
● 出身于流行发病区的外籍人员	
● 近期有临床表现 + 去过流行发病区	
● 既往有真菌或结核感染病史	
● 糖尿病	
● 静脉药物滥用	
缩写：TNF，肿瘤坏死因子	

细胞计数和病毒载量），必要时进行复查。用药清单也具有参考价值，特别是对于长期服用皮质类固醇或 TNF–α 抑制剂的患者。

体格检查不仅要确定潜在病变的部位，还要记录神经功能损害的严重程度。肺部检查可能会有所发现，例如肺部的局部空洞。脊柱触诊到的局灶性压痛可帮助诊断受累程度，也可提示感染扩散至脊柱后缘或椎旁组织。

对于怀疑患有感染性脊柱炎的患者，需要影像学的检查来进行下一个阶段的评估。磁共振成像（MRI）和计算机断层扫描（CT）可精确显示骨与神经受累的程度以及骨结构的完整性，站立位平片也可用于评估感染相关畸形和矢状面不平衡的程度。

在 MRI 上，真菌性和结核性脓肿具有相似的特征，且很难与更常见的化脓性感染区分开来。结核性和真菌性脊柱炎均最先累及前柱，形成大的椎旁脓肿（图 18.1），炎症反应同时可导致骨水肿，椎体 MRI 表现为 T1 加权成像上的低信号和 T2 加权成像上的高信号（图 18.2），非常典型，但缺乏特异性。感染常向下方流注扩散，但局限于前纵韧带之内。椎间盘和韧带较少被侵犯是结核性脊柱炎的典型特征，通常认为这是由于这些结构相对缺乏蛋白酶，

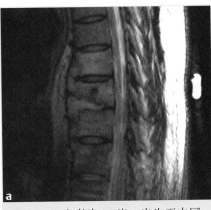
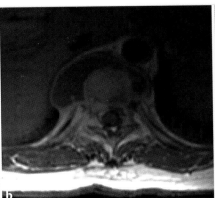
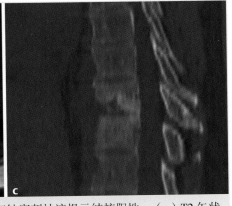

图 18.1　患者为 30 岁，出生于中国，表现为近几个月明显的背部疼痛。椎旁细针穿刺抽液提示结核阳性。（a）T2 矢状位 MRI 显示 T8、T9 和 T10 水平受累，其中，T9/T10 椎间盘感染，T8/T9 椎间盘间隙相对完整，沿前纵韧带下方蔓延。（b）T1 轴位 MRI 显示有特征性的较大的椎旁脓肿。（c）矢状位 CT 图像显示椎体前部首先出现溶骨性破坏

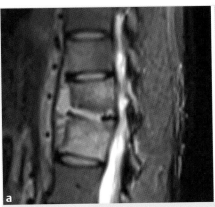
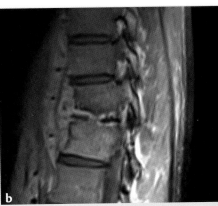
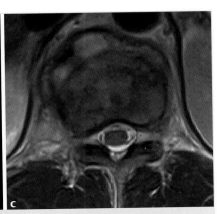

图 18.2　患者为 30 岁男性，有丙型肝炎、静脉药物滥用和 I 型糖尿病病史。最初表现为连续数周剧烈的下背部疼痛，并放射至睾丸。（a）T2 矢状位 MRI 显示 T11 和 T12 椎体高信号改变，伴韧带下方扩散。（b）T2 矢状位增强 MRI 显示受累椎间盘受累相对较轻，提示真菌性或结核性病变。（c）轴位影像显示病变向椎前蔓延。通过细针抽吸最终诊断为白色念珠菌脊柱炎

从而阻止了病原体穿过韧带结构直接入侵。感染常累及脊柱多节段，并由此与成像相似的骨肿瘤相鉴别（图 18.3），通常从外部压迫硬膜，脓肿壁薄而光滑，直接侵犯硬膜或导致硬膜内脓肿则较少见（图 18.4）。

　　CT 常表现为广泛的溶骨性破坏，伴有死骨形成，以及相邻骨皮质的丢失。结核患者脊柱旁脓肿常伴有钙化，可与其他疾病相鉴别。

　　除上述检查外，还必须对可疑病例进行其他检查。胸部 X 线片通常是最快速确定感染原发病灶的方法；由于血行传播较为常见，也可通过血液培养来寻找真菌或结核杆菌；身体其他部位的 CT 成像也可以识别肺外病变，以帮助指导系统的治疗方案；

炎性标志物虽然特异性不强，但可以帮助判断疗效。然而通常情况下，上述检查或者特异性不强或者检查周期过长，因此在必要时，影像引导下的穿刺活检可帮助明确诊断，并进一步制订合适的治疗方案。

18.4　致病因素

18.4.1　结核病

　　结核分枝杆菌在世界许多地区仍然广泛流行，是脊柱感染的主要原因之一。在所有结核病患者中，约有 15%~20% 侵犯肺外区域。中枢神经系统受累通常表现为慢性脑膜炎或脊柱炎（如 Pott 病），也有部分可表现为脑和脊髓的局灶性髓内和硬膜内髓外

病变。脊柱炎的病例约占骨骼受累中的 50%，占所有结核感染的 1%。Pott 病最常累及胸椎。

艾滋病与结核病的发病关系非常密切。在 2016 年，罹患结核的艾滋病病毒感染者占新增结核病例的 11%。在美国，也存在地区差异，多数病例发生在南部（40%），其次是西部地区（27.4%），可能是由于这些地区的人口统计更精确。

结核病成了一个日益严重的公共卫生问题，尤其对于多重耐药性结核病。最近的研究强调了早期诊断的重要性，以便能够选择合适的治疗方案。与结核性脊柱炎的一般流行病学相似，耐药性结核病也多发生于胸椎（61.2%），其发病的危险因素包括既往治疗史、未坚持治疗和治疗时间短。

Pott 病与背部疼痛、病理性骨折导致严重的后凸畸形（包括驼背）以及神经功能损害（包括蛛网膜炎、神经根性症状、脊髓病损和截瘫）有关，且伴或不伴肺部症状，典型表现是椎体前部骨质受累，终板形态不规则。在病程早期，尽管相邻椎骨均被侵犯，但通常不累及椎间盘。相邻节段椎骨的受累最为常见，但病灶呈节段跳跃性也不少见。椎体是最常见的受累部位，但在 5%~10% 的病例中后方附件可被侵犯。

髓内结核瘤不常见，病例报告提示其表现通常为实性或环状强化病灶，并可能与脊髓水肿和空洞形成有关。硬膜内髓外结核瘤以硬膜侵犯为基础病理改变，与脊膜瘤类似。髓内和髓外病变均可能与蛛网膜炎有关。

儿童 Pott 病较为特殊，因为儿童脊柱特别容易失稳。由于前柱塌陷，小儿平均出现约 25° 的后凸畸形，即使治疗成功，这种畸形也有进展趋势，在治疗结束 15 年后，畸形角度平均增加约 11°，其中，胸腰段畸形往往比其他部位更严重。这些严重的后

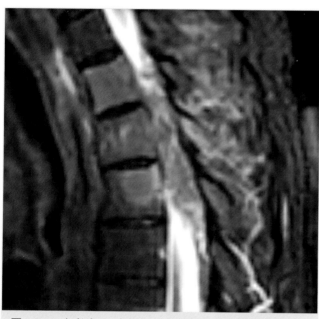

图 18.3 患者为 31 岁男性，有酗酒和静脉药物滥用史，表现为近几个月的背部疼痛。T2 矢状位 MRI 显示 T2 和 T3 椎体高信号改变，病变侵犯椎体，椎间盘受累相对较轻，同时伴硬膜外肿物。患者行椎板切除及肿物切除术，根据其表现高度怀疑为结核感染，但最终病理证实为 B 细胞淋巴瘤

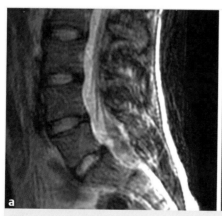
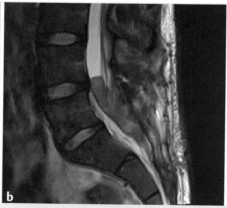
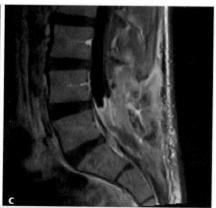

图 18.4 患者为 22 岁男性，近几个月出现间断性严重背部和双大腿后方疼痛。（a）术前 T2 矢状位 MRI 显示 L5~S1 区域存在硬膜内肿物。患者接受 L4~S1 椎板切除手术，行硬膜内探查和肿物切除。初次培养结果为阴性，但检测出酵母菌芽孢，且 β-葡聚糖水平升高，提示念珠菌感染可能。但患者由于耐受较差、肾毒性且依从性不高，数月的抗生素治疗效果不佳。（b）后续 T2 矢状位 MRI 图像显示硬膜内肿物向上下延伸。（c）增强 MRI 图像提示初次手术区域和硬膜内均显示增强信号，需要重新探查并减压

凸畸形需要密切随访，因为严重的畸形（＞60°）与迟发性截瘫相关。此类严重畸形并不常见，发生率只有不到4%，但即便经过积极的抗生素治疗，预后仍非常差。

18.4.2　球孢子菌病

孢子菌（C.immitis）和山毛菇菌（C.posadasii）是在美国西南部和墨西哥北部地区发现的双相型腐生真菌。在地方性感染流行区域的土壤中，以菌丝体的形式存在，可以长时间处于休眠状态，并在湿度增加时以孢子的形式释放出来，即便对于免疫能力强的宿主也有致病性，主要引起呼吸道感染。

播散性球孢子菌病很罕见，仅发生于约0.5%的病例中，但免疫功能低下患者发生肺外扩散的风险要高得多，发生率约为30%~50%，脊柱是肺外扩散最常见的部位，发生率约为10%~60%。值得注意的是，不同于其他类型的真菌性或结核性脊柱感染，球孢子菌性脊柱炎常可在影像学检查上看到椎间盘受累，并有半数患者侵犯硬膜外区域。

18.4.3　芽生菌病

与孢子菌和山毛菇菌相似，皮肤芽生菌是一种有侵袭性的双相型腐生真菌。这种生物为美国东部所特有，特别是阿巴拉契亚山区、密西西比河和俄亥俄河谷，以及安大略省、马尼托巴省和魁北克省的部分地区。与球孢子菌相似，芽生菌在环境中以菌丝体形式存在，但会释放孢子，当人类宿主吸入时，孢子会转化为酵母形式，其发病率明显低于球孢子菌病或组织胞浆菌病。

据估计，约6%~48%的芽生菌病患者侵犯骨质，约25%的肺外芽生菌病患者同时合并骨髓炎。由于本病相对罕见，芽生菌病侵犯椎体的发生率并不明确，但根据以往的病例回顾，在骨质受到破坏的患者中约有26%~37%累及椎体。

在已报道的芽生菌性脊柱炎病例中，胸椎和胸腰段是最常见的受累区域。与其他真菌感染相似，通常椎体的前部首先被侵犯，通常伴有楔形压缩骨折，椎旁和肌肉内的巨大脓肿也很常见。

18.4.4　曲霉菌病

曲霉属真菌是一类腐生真菌，至少有200种已知亚种，环境中无处不在，人群中最常见的种群是烟曲霉菌。它们的小孢子经常分布于水、空气、土壤、稻草、干草和谷物中，人类经常通过吸入污染空气中的小孢子（2~4μm）而接触曲霉菌，也可通过胃肠道直接接种（如吞食孢子）或通过皮肤伤口直接进入（如手术）。患者可能通过手术中直接污染、血行播散或直接从肺部病灶传播，从而感染脊柱内的曲霉菌。与其他类型的机会性感染一样，侵袭性曲霉菌病发病的危险因素包括慢性肉芽肿病、获得性免疫缺陷综合征（AIDS）、长期应用抗生素、恶性肿瘤和静脉注射毒品。曲霉菌引起的脊柱骨髓炎与其他化脓性骨髓炎有许多共同特征，如多见于男性，年龄分布呈双峰型，多累及腰椎，其次是胸椎。

对于疑似曲霉菌感染的患者，应特别注意呼吸系统的检查，这种病原学最初往往从肺部扩散。本病具有真菌感染的一般影像学特征，如上所述，CT和MRI有助于检查其严重程度。市面上常用的半乳甘露聚糖抗原试剂测试可有助于确诊。

18.4.5　念珠菌病

念珠菌是一种双相形真菌，作为共生菌存在于健康个体的皮肤和胃肠道系统内。致病性的念珠菌有10种，但与念珠菌相关的大多数脊柱炎由白色念珠菌引起。在某些情况下，念珠菌可以发展为机会性感染，通过血行传播或手术中直接播散定植于脊柱。对于免疫功能低下的患者，其播散通常发生于手术假体放置过程中与术后静脉注射及有创操作时。

诊断性测试可以帮助早期诊断。但由于念珠菌广泛存在可能导致检测结果呈假阳性，或由于患者免疫缺陷出现假阴性，因此抗体检测特异性较差。与之相较，念珠菌特异性抗原的检测（如烯醇化酶或甘露聚糖）对于侵袭性念珠菌病的诊断可能更有用。

18.4.6　隐球菌病

新型隐球菌是一种影响免疫缺陷患者的机会性包被芽生酵母病原体。这种生物普遍存在于土壤中，在鸽子粪便中的浓度尤其高。与本章中的其他机会性感染一样，隐球菌病被认为是侵犯了免疫功能低下的患者从而引起原发性肺部感染。系统性感染在艾滋病患者中很常见，发病率约为7%~10%。骨骼受累临床上很罕见，主要见于病例报告和系统病例分析，在这些有限的报道中，约有 32.5% 的病例侵犯椎体。

18.5　管理与治疗

一旦确诊，应尽快开始治疗。治疗的基础是内科治疗，可联用合适的抗生素，并尽可能改善患者的免疫功能低下状态。对于正在接受化疗的癌症患者，可能需要暂停化疗，以便根据情况进行免疫重建；对于艾滋病毒阳性的患者，应迅速继续或重新开始抗反转录病毒治疗；使用糖皮质激素和 TNF-α 抑制剂的患者应考虑如何安全停药。

对于脊柱结核，抗生素治疗包括标准的三联疗法（异烟肼、利福平和吡嗪酰胺）至少 6 个月，卡那霉素、阿米卡星、环丝氨酸、卷曲霉素、乙硫异酰胺、丙硫异烟胺和喹诺酮作为二线选择。多重耐药的结核性脊柱炎则可能需要更长时间的治疗，最长甚至 24 个月。对于系统性球孢子菌病、芽孢菌病和曲霉菌病，免疫功能正常且病灶呈局限性的患者可单独考虑用唑类治疗（表 18.2）。但针对更严重的感染（通常包括所有脊髓受累的病例），两性霉素 B 作为首选，且需要连用几个月的氟康唑、伊曲康唑或酮康唑维持治疗。伏立康唑是治疗曲霉菌性骨髓炎的主要药物，脂质体两性霉素、卡泊芬净、米卡芬净、泊沙康唑和伊曲康唑也可替代治疗。念

珠菌性骨髓炎主要应用唑类药物治疗 6~12 个月或脂质体两性霉素治疗数周，随后辅以氟康唑应用 6~12 个月。阿尼芬净、米卡芬净和卡泊芬净或两性霉素 B 也可作为替补用药，后接 6~12 个月的氟康唑。

由于缺乏现代诊断技术，以往结核病常导致严重并发症，外科手术干预很受青睐。但随着近年来单独应用抗结核药物治疗效果越来越好，目前建议手术仅用来达到某些临床目的，包括对药物治疗无效患者的局部脓肿引流、神经压迫患者的减压以及畸形角度超过 30° 患者的矫正，临床上应注意脊柱不稳、强直和自发融合的发生。此外，脊柱后凸畸形还可能长期进展，外科手术不仅要解决近期症状，还要预防潜在的长期并发症。

作为结核感染外科治疗的一部分，还必须考虑适当的隔离措施。如果怀疑患者有活动性肺结核，应进行呼吸预防，包括应用负压隔离室和 N95 粒子过滤口罩。即使临床上未考虑活动性肺结核，只要有结核性骨髓炎，均有必要行 X 线检查和痰培养来筛查活动性肺结核。术中则需要考虑在组织操作过程中感染气溶胶的可能性，因此除了适当的预防措施外，还应注意限制感染组织的烧灼或汽化，以保护手术室工作人员。

不同于结核性脊柱炎，大多数真菌性脊柱炎通常建议手术清创。由于许多真菌感染呈顽固性，系统治疗往往病程较长，复发较为常见，外科清创术最大限度地提高了化疗成功的机会，降低了附近骨

表 18.2　抗生素治疗选择

感染类型	一线治疗	注意事项
结核病	异烟肼、利福平和吡嗪酰胺应用 6 个月以上 对于存在硬膜炎者延长至 9~12 个月 对于异烟肼不耐受者，可用新一代喹诺酮替代	多重耐药结核病：对以下至少 4 种药物敏感 替代药物包括乙胺丁醇、新一代喹诺酮类、贝达喹啉、迪拉马尼、阿米卡星、卷曲霉素、卡那霉素、链霉素、利奈唑胺、乙硫异烟胺或丙硫异烟胺、特立齐酮或环丝氨酸、阿莫西林–克拉维酸、克拉霉素、氯法齐明、亚胺培南西司他汀、美罗培南
球孢子菌病	氟康唑或伊曲康唑治疗 6~12 个月	对于严重感染：两性霉素 B 短期治疗（＜3 个月），之后应用唑类药物维持治疗 3 年或终生治疗
芽生菌病	伊曲康唑治疗 12 个月	对于中重度疾病：两性霉素 B 治疗 1~2 周，之后口服伊曲康唑治疗 12 个月
曲霉菌病	伏立康唑治疗 6~8 周	对于中重度疾病：两性霉素治疗 6~8 周，并考虑应用唑类药物长期抑制治疗 可考虑应用棘白菌素
念珠菌病	氟康唑 6~12 个月 或棘白菌素（卡泊芬净、米卡芬净或阿尼芬净）2 周，之后应用 6~12 个月的唑类治疗	对于严重感染：两性霉素 B 治疗 2 周，之后应用 6~12 个月的唑类治疗

质破坏的程度，并可在必要时行神经减压和脊柱固定。脊柱隐球菌病则是例外，通常药物治疗已足够，通过抗真菌治疗和免疫功能的纠正，症状即可改善。

　　在过去半个世纪里，胸椎前路手术技术的进步对真菌性和结核性感染的治疗大有裨益。感染主要侵犯前柱，因此手术由前入路直接进行病变部位的清创和融合通常有效。然而，前入路手术也有其局限性，包括解剖位置的局限性和重要器官出现并发症的可能性。因此，近年来部分学者提倡行后入路手术，即通过后外侧或经椎弓根入路进入脊柱前方，以便于清创和重建。一些学者建议，前后路联合可达到更佳的后凸矫正效果。

18.6　结论

　　真菌性和结核性胸椎感染在发达国家并不常见。由于其起病较慢且症状无特异性，早期诊断非常困难，临床医生对于高危人群应高度警惕，以便及时诊断。一旦确诊，治疗的关键在于抗真菌或抗结核药物的应用，此外还需要根据患者自身情况，在安全的前提下改善其免疫功能的缺陷。手术清创适用于多数真菌性脊柱炎，以及出现严重神经压迫或畸形的患者。

参考文献

[1] Wilson LS, Reyes CM, Stolpman M, Speckman J, Allen K, Beney J. The direct cost and incidence of systemic fungal infections. Value Health. 2002; 5(1):26–34.

[2] Pfaller MA, Diekema DJ. Epidemiology of invasive mycoses in North America. Crit Rev Microbiol. 2010; 36(1):1–53.

[3] Asmundsdóttir LR, Erlendsdóttir H, Gottfredsson M. Increasing incidence of candidemia: results from a 20-year nationwide study in Iceland. J Clin Microbiol. 2002; 40(9):3489–3492.

[4] Marr KA, Carter RA, Crippa F, Wald A, Corey L. Epidemiology and outcome of mould infections in hematopoietic stem cell transplant recipients. Clin Infect Dis. 2002; 34(7):909–917.

[5] Pfaller MA, Jones RN, Messer SA, Edmond MB, Wenzel RP. National surveillance of nosocomial blood stream infection due to Candida albicans: frequency of occurrence and antifungal susceptibility in the SCOPE Program. Diagn Microbiol Infect Dis. 1998; 31(1):327–332.

[6] Smith RM, Schaefer MK, Kainer MA, et al. Multistate Fungal Infection Outbreak Response Team. Fungal infections associated with contaminated methylprednisolone injections. N Engl J Med. 2013; 369(17):1598–1609.

[7] Hott JS, Horn E, Sonntag VK, Coons SW, Shetter A. Intramedullary histoplasmosis spinal cord abscess in a nonendemic region: case report and review of the literature. J Spinal Disord Tech. 2003; 16(2):212–215.

[8] Global Tuberculosis Report. World Health Organization; 2016.

[9] Turgut M. Spinal tuberculosis (Pott's disease): its clinical presentation, surgical management, and outcome. A survey study on 694 patients. Neurosurg Rev. 2001; 24(1):8–13.

[10] Tuli SM. General principles of osteoarticular tuberculosis. Clin Orthop Relat Res. 2002(398):11–19.

[11] Fuentes Ferrer M, Gutiérrez Torres L, Ayala Ramírez O, Rumayor Zarzuelo M, del Prado González N. Tuberculosis of the spine. A systematic review of case series. Int Orthop. 2012; 36(2):221–231.

[12] Salinas JL, Mindra G, Haddad MB, Pratt R, Price SF, Langer AJ. Leveling of tuberculosis incidence—United States, 2013–2015. MMWR Morb Mortal Wkly Rep. 2016; 65(11):273–278.

[13] Kim CW, Perry A, Currier B, Yaszemski M, Garfin SR. Fungal infections of the spine. Clin Orthop Relat Res. 2006; 444(444):92–99.

[14] Jain AK, Dhammi IK. Tuberculosis of the spine: a review. Clin Orthop Relat Res. 2007; 460(460):39–49.

[15] Garg RK, Somvanshi DS. Spinal tuberculosis: a review. J Spinal Cord Med. 2011; 34(5):440–454.

[16] De Tavera MP, De Leon EP. Tuberculosis of the lymphatics in children; its relation to spinal tuberculosis. A clinico-radiological study. Dis Chest. 1967; 52(4):469–477.

[17] Bailey HL, Gabriel SM, Hodgson AR, Shin JS. Tuberculosis of the spine in children. 1972 [classical article]. Clin Orthop Relat Res. 2002(394):4–18.

[18] Chang KH, Han MH, Choi YW, Kim IO, Han MC, Kim CW. Tuberculous arachnoiditis of the spine: findings on myelography, CT, and MR imaging. AJNR Am J Neuroradiol. 1989; 10(6):1255–1262.

[19] Van Tassel P. Magnetic resonance imaging of spinal infections. Top Magn Reson Imaging. 1994; 6(1):69–81.

[20] Saigal G, Donovan Post MJ, Kozic D. Thoracic intradural Aspergillus abscess formation following epidural steroid injection. AJNR Am J Neuroradiol. 2004; 25(4):642–644.

[21] Rivera A, Ro G, Van Epps HL, et al. Innate immune activation and CD4 + T cell priming during respiratory fungal infection. Immunity. 2006; 25(4):665–675.

[22] Winthrop KL. Risk and prevention of tuberculosis and other serious opportunistic infections associated with the inhibition of tumor necrosis factor. Nat Clin Pract Rheumatol. 2006; 2(11):602–610.

[23] Keane J, Gershon S, Wise RP, et al. Tuberculosis associated with infliximab, a tumor necrosis factor alpha-neutralizing agent. N Engl J Med. 2001; 345(15):1098–1104.

[24] Pertuiset E, Beaudreuil J, Lioté F, et al. Spinal tuberculosis in adults. A study of 103 cases in a developed country, 1980–1994. Medicine (Baltimore). 1999; 78(5):309–320.

[25] Whiteman ML. Neuroimaging of central nervous system tuberculosis in HIVinfected patients. Neuroimaging Clin N Am. 1997; 7(2):199–214.

[26] Kwon JW, Hong SH, Choi SH, Yoon YC, Lee SH. MRI findings of Aspergillus spondylitis. AJR Am J Roentgenol. 2011; 197(5):W919–23.

[27] Tali ET. Spinal infections. Eur J Radiol. 2004; 50(2):120–133.

[28] Diehn FE. Imaging of spine infection. Radiol Clin North Am. 2012; 50(4):777–798.

[29]Williams RL, Fukui MB, Meltzer CC, Swarnkar A, Johnson DW, Welch W. Fungal spinal osteomyelitis in the immunocompromised patient: MR findings in three cases. AJNR Am J Neuroradiol. 1999; 20(3):381–385.

[30]Mahboubi S, Morris MC. Imaging of spinal infections in children. Radiol Clin North Am. 2001; 39(2):215–222.

[31]Hong SH, Choi JY, Lee JW, Kim NR, Choi JA, Kang HS. MR imaging assessment of the spine: infection or an imitation? Radiographics. 2009; 29(2):599–612.

[32]Sharif HS, Morgan JL, al Shahed MS, al Thagafi MY. Role of CT and MR imaging in the management of tuberculous spondylitis. Radiol Clin North Am. 1995; 33(4):787–804.

[33]Trecarichi EM, Di Meco E, Mazzotta V, Fantoni M. Tuberculous spondylodiscitis:epidemiology, clinical features, treatment, and outcome. Eur Rev Med Pharmacol Sci. 2012; 16 Suppl 2:58–72.

[34]Polley P, Dunn R. Noncontiguous spinal tuberculosis: incidence and management. Eur Spine J. 2009; 18(8):1096–1101.

[35]De la Garza Ramos R, Goodwin CR, Abu-Bonsrah N, et al. The epidemiology of spinal tuberculosis in the United States: an analysis of 2002–2011 data. J Neurosurg Spine. 2017; 26(4):507–512.

[36]Mohan K, Rawall S, Pawar UM, et al. Drug resistance patterns in 111 cases of drug-resistant tuberculosis spine. Eur Spine J. 2013; 22 Suppl 4:647–652.

[37]Pawar UM, Kundnani V, Agashe V, Nene A, Nene A. Multidrug-resistant tuberculosis of the spine—is it the beginning of the end? A study of twenty-five culture proven multidrug-resistant tuberculosis spine patients. Spine. 2009; 34(22):E806–E810.

[38]Jain AK, Aggarwal A, Mehrotra G. Correlation of canal encroachment with neurological deficit in tuberculosis of the spine. Int Orthop. 1999; 23(2):85–86.

[39]Kumar K. A clinical study and classification of posterior spinal tuberculosis. Int Orthop. 1985; 9(3):147–152.

[40]Chaudhary V, Bano S, Garga UC. Central nervous system tuberculosis: an imaging perspective. Can Assoc Radiol J. 2017; 68(2):161–170.

[41]Rajasekaran S. The natural history of post-tubercular kyphosis in children. Radiological signs which predict late increase in deformity. J Bone Joint Surg Br. 2001; 83(7):954–962.

[42]Tuli SM. Severe kyphotic deformity in tuberculosis of the spine. Int Orthop. 1995; 19(5):327–331.

[43]Galgiani JN, Ampel NM, Blair JE, et al. Infectious Diseases Society of America. Coccidioidomycosis. Clin Infect Dis. 2005; 41(9):1217–1223.

[44]Dalinka MK, Greendyke WH. The spinal manifestations of coccidioidomycosis. J Can Assoc Radiol. 1971; 22(1):93–99.

[45]Wrobel CJ, Chappell ET, Taylor W. Clinical presentation, radiological findings, and treatment results of coccidioidomycosis involving the spine: report on 23 cases. J Neurosurg. 2001; 95(1) Suppl:33–39.

[46]Bradsher RW, Chapman SW, Pappas PG. Blastomycosis. Infect Dis Clin North Am. 2003; 17(1):21–40, vii.

[47]Saccente M, Abernathy RS, Pappas PG, Shah HR, Bradsher RW. Vertebral blastomycosis with paravertebral abscess: report of eight cases and review of the literature. Clin Infect Dis. 1998; 26(2):413–418.

[48]Bassett FH, III, Tindall JP. Blastomycosis of bone. South Med J. 1972; 65(5):547–555.

[49]Gehweiler JA, Capp MP, Chick EW. Observations on the roentgen patterns in blastomycosis of bone. A review of cases from the Blastomycosis Cooperative Study of the Veterans Administration and Duke University Medical Center. Am J Roentgenol Radium Ther Nucl Med. 1970; 108(3):497–510.

[50]Kwon-Chung KJ, Sugui JA. Aspergillus fumigatus—what makes the species a ubiquitous human fungal pathogen? PLoS Pathog. 2013; 9(12):e1003743.

[51]Vinas FC, King PK, Diaz FG. Spinal aspergillus osteomyelitis. Clin Infect Dis. 1999; 28(6):1223–1229.

[52]Lutz BD, Jin J, Rinaldi MG, Wickes BL, Huycke MM. Outbreak of invasive Aspergillus infection in surgical patients, associated with a contaminated airhandling system. Clin Infect Dis. 2003; 37(6):786–793.

[53]Govender S, Rajoo R, Goga IE, Charles RW. Aspergillus osteomyelitis of the spine. Spine. 1991; 16(7):746–749.

[54]Yeo SF, Wong B. Current status of nonculture methods for diagnosis of invasive fungal infections. Clin Microbiol Rev. 2002; 15(3):465–484.

[55]Miller DJ, Mejicano GC. Vertebral osteomyelitis due to Candida species: case report and literature review. Clin Infect Dis. 2001; 33(4):523–530.

[56]Friedman BC, Simon GL. Candida vertebral osteomyelitis: report of three cases and a review of the literature. Diagn Microbiol Infect Dis. 1987; 8(1):31–36.

[57]Govender S, Mutasa E, Parbhoo AH. Cryptococcal osteomyelitis of the spine. J Bone Joint Surg Br. 1999; 81(3):459–461.

[58]Zhou HX, Lu L, Chu T, et al. Skeletal cryptococcosis from 1977 to 2013. Front Microbiol. 2015; 5:740.

[59]Moon MS. Tuberculosis of the spine. Controversies and a new challenge. Spine. 1997; 22(15):1791–1797.

[60]Kizilbash QF, Seaworth BJ. Multi-drug resistant tuberculous spondylitis: a review of the literature. Ann Thorac Med. 2016; 11(4):233–236.

[61]Horsburgh CR, Jr, Barry CE, III, Lange C. Treatment of tuberculosis. N Engl J Med. 2015; 373(22):2149–2160.

[62]Galgiani JN, Ampel NM, Blair JE, et al. Infectious Diseases Society of America (IDSA) clinical practice guideline for the treatment of coccidioidomycosis. Clin Infect Dis. 2016; 2016:ciw360.

[63]Galgiani JN, Ampel NM, Catanzaro A, Johnson RH, Stevens DA, Williams PL, Infectious Diseases Society of America. Practice guideline for the treatment of coccidioidomycosis. Clin Infect Dis. 2000; 30(4):658–661.

[64]Chapman SW, Bradsher RW, Jr, Campbell GD, Jr, Pappas PG, Kauffman CA, Infectious Diseases Society of America. Practice guidelines for the management of patients with blastomycosis. Clin Infect Dis. 2000; 30(4):679–683.

[65]Chapman SW, Dismukes WE, Proia LA, et al. Infectious Diseases Society of America. Clinical practice guidelines for the management of blastomycosis:2008 update by the Infectious Diseases Society of America. Clin Infect Dis. 2008; 46(12):1801–1812.

[66]Walsh TJ, Anaissie EJ, Denning DW, et al. Infectious Diseases Society of America. Treatment of aspergillosis: clinical practice guidelines of the Infectious Diseases Society of America. Clin Infect Dis. 2008; 46(3):327–360.

[67]Pappas PG, Kauffman CA, Andes DR, et al. Clinical practice guideline for the management of candidiasis: 2016 update by the

Infectious Diseases Society of America. Clin Infect Dis. 2016; 62(4):e1–e50.

[68] Kotil K, Alan MS, Bilge T. Medical management of Pott disease in the thoracic and lumbar spine: a prospective clinical study. J Neurosurg Spine. 2007; 6(3):222–228.

[69] Parthasarathy R, Sriram K, Santha T, Prabhakar R, Somasundaram PR, Sivasubramanian S. Short-course chemotherapy for tuberculosis of the spine. A comparison between ambulant treatment and radical surgery—ten-year report. J Bone Joint Surg Br. 1999; 81(3):464–471.

[70] Upadhyay SS, Sell P, Saji MJ, Sell B, Hsu LC. Surgical management of spinal tuberculosis in adults. Hong Kong operation compared with debridement surgery for short and long term outcome of deformity. Clin Orthop Relat Res. 1994(302):173–182.

[71] Talu U, Gogus A, Ozturk C, Hamzaoglu A, Domanic U. The role of posterior instrumentation and fusion after anterior radical debridement and fusion in the surgical treatment of spinal tuberculosis: experience of 127 cases. J Spinal Disord Tech. 2006; 19(8):554–559.

[72] Rasouli MR, Mirkoohi M, Vaccaro AR, Yarandi KK, Rahimi-Movaghar V. Spinal tuberculosis: diagnosis and management. Asian Spine J. 2012; 6(4):294–308.

[73] Schirmer P, Renault CA, Holodniy M. Is spinal tuberculosis contagious? Int J Infect Dis. 2010; 14(8):e659–e666.

[74] Hodgson A, Stock FE. Anterior spine fusion for the treatment of tuberculosis of the spine. J Bone Joint Surg Am. 1960; 42(2):295–310.

[75] Campbell PG, Malone J, Yadla S, et al. Early complications related to approach in thoracic and lumbar spine surgery: a single center prospective study. World Neurosurg. 2010; 73(4):395–401.

[76] Vidyasagar C, Murthy HK. Management of tuberculosis of the spine with neurological complications. Ann R Coll Surg Engl. 1994; 76(2):80–84.

[77] Chacko AG, Moorthy RK, Chandy MJ. The transpedicular approach in the management of thoracic spine tuberculosis: a short-term follow up study. Spine. 2004; 29(17):E363–E367.

[78] Zhang HQ, Lin MZ, Shen KY, et al. Surgical management for multilevel noncontiguous thoracic spinal tuberculosis by single-stage posterior transforaminal thoracic debridement, limited decompression, interbody fusion, and posterior instrumentation (modified TTIF). Arch Orthop Trauma Surg. 2012; 132(6):751–757.

第五部分

肿瘤和血管

第 19 章　原发性胸椎肿瘤　　　　163
第 20 章　胸椎转移性疾病　　　　184
第 21 章　髓外硬膜内肿瘤　　　　191
第 22 章　髓内肿瘤　　　　　　　196
第 23 章　胸椎动静脉血管畸形的外科
　　　　　治疗　　　　　　　　207

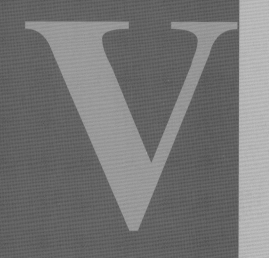

第 19 章 原发性胸椎肿瘤

Zach Pennington, C. Rory Goodwin, A. Karim Ahmed, Daniel M. Sciubba

摘要

原发性胸椎肿瘤发病率很低，在美国每年良恶性胸椎肿瘤发病患者数不足 10 000 人。尽管如此，脊柱外科医生掌握这些病变的治疗技术仍十分重要，例如根治式式的掌握，这是临床治疗的基础。治疗过程中应用 Enneking 系统进行病变分级以确定式式，使用 Tomita 或者 Weinstein - Boriani - Biagini 系统进行分期来评估手术治疗的可行性。对于良性病变，例如骨样骨瘤，通常在药物治疗效果欠佳后才选择手术治疗。相比之下，恶性病变，例如脊索瘤和软骨肉瘤，除了终末期病例以外全部均应给予手术治疗，严重病例可能还需辅以放化疗。手术带来的损伤是巨大的，患者需要经历数月的恢复，但是很多患者通过长期的肿瘤综合治疗后总体存活率都得到了明显提升。在本章，我们阐述了胸椎主要的良恶性肿瘤的病理和治疗原则，特别强调了诊断和手术干预的重要性。

关键词：原发性脊柱肿瘤，整块切除，脊柱外科，Enneking 分级系统，多模式治疗，肿瘤分期，脊柱重建

临床精要

- 在切除过程中可以去掉 T2~T12 椎弓根以更好地显露椎体，减少脊髓损伤。
- 除了浆细胞瘤，有手术指征的脊柱恶性肿瘤应使用 Enneking 肿瘤分级，包括大范围的整体切除。
- 对许多肿瘤来说，残存肿瘤细胞的复发是影响生存率最重要的原因之一，可以使用病灶全切以减少局部复发。
- 肿瘤病灶全切的学习曲线较长，所以患者应该被转诊到有丰富临床治疗经验的医疗机构治疗。
- 翻修手术的成功率低于初次手术，因此初次手术应当按照肿瘤外科的原则治疗是非常必要的。

19.1 概述

每年发现的原发性脊柱肿瘤仅有约 7500 例，占全部脊柱肿瘤的 10%。其中恶性肿瘤占所有病例的 62%，其余的是良性肿瘤或错构瘤。恶性肿瘤因为预后不良，是脊柱外科医生关注的焦点，但很多良性肿瘤也需要手术治疗。本章讨论脊柱肿瘤的分期、分型和治疗，重点讨论胸椎肿瘤。

19.2 原发性肿瘤的分期

目前，原发性脊柱肿瘤主要有 3 种分期系统：Enneking 系统，Weinstein–Boriani–Biagini 系统（图 19.1），Tomita 系统（图 19.2）。各个系统内容总结见表 19.1，并在后文进行了讨论。

19.2.1 Enneking 系统

Enneking 系统是基于肌肉骨骼肿瘤所提出的，但它仍可以基于手术级别，局部肿瘤病变范围和是否转移等情况对脊柱肿瘤进行分级。不同的等级对应相应良恶性肿瘤，虽然等级不同，但都基于临床、组织学和影像学证据及手术切除方式进行分级。

良性肿瘤根据其侵袭性和肿瘤边界可分为 3 个等级：Ⅰ 级（潜伏型）病变通常无症状，边界清楚，单发，并表现为接触依赖性生长抑制；Ⅱ 级（活动型）病变边界较薄，不规则，通常有临床症状，组织学分化良好，整个细胞与基质的比例恒定，计算机断层扫描（CT）显示新生血管边缘增强；最后是 Ⅲ 级（侵袭型）病变，界限不清，有临床症状，增生表现与 Ⅰ 级或 Ⅱ 级病变不同，呈现为膨胀性生长，并可能形成良性转移。目前的 Enneking 原则允许 Ⅰ 级病变进行病灶内切除，因为它们的复发倾向较低。Ⅱ 级病变应采用整体切除治疗。Ⅲ 期肿瘤由于有复发的倾向，需要扩大的整体切除。

与良性病变不同的是，恶性肿瘤根据椎体皮质骨的分化及破坏程度进行分级，a 型病变仍位于间室内，而 b 型病变破坏了皮质骨。Ⅰ 级（低级别）恶性肿瘤不同于 Ⅲ 级良性病变，表现为坏死、高血管化浸润和易出血。高级别（Ⅱ 级）恶性肿瘤与低级

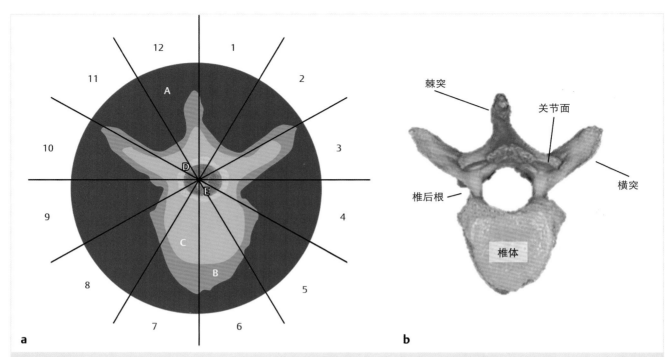

图 19.1 Weinstein–Boriani–Biagini 系统将椎体分为 12 个扇区和 5 个组织层——（A）椎旁肌、（B）皮质骨、（C）松质骨髓、（D）硬膜内、髓外间隙、（E）髓内间隙。（a）扇区，（b）胸椎示例

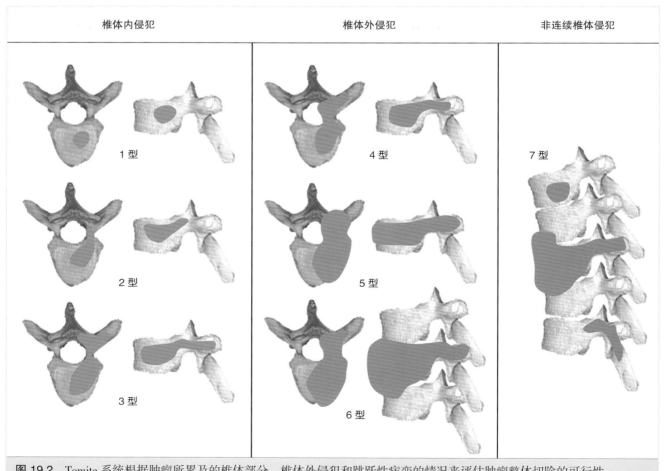

图 19.2 Tomita 系统根据肿瘤所累及的椎体部分、椎体外侵犯和跳跃性病变的情况来评估肿瘤整体切除的可行性

表 19.1　原发性脊柱肿瘤的分类系统

系统	目的	分型特点
Enneking	● 规划手术边界	● 良性：扩张程度、边界定义、增生程度 ● 恶性：增生程度、去分化、核异型性、超出隔室边界的程度
WBB	● 制订最佳手术入路	● 肿瘤相对于脊椎体中心的径向和角度位置。通过在脊椎体水平面上叠加钟面来描述
Tomita	● 评估整体切除的可行性	● 描述受累的椎体数量，这些椎体的相对位置，以及肿瘤在椎体内的位置。

缩写：WBB，Weinstein‐Boriani‐Biagini 系统

别病变的区别在于细胞增殖更快、分化程度更低和细胞核异型性更显著。所有发生转移的恶性肿瘤均为Ⅲ级。目前的治疗标准建议Ⅰ级和Ⅱ级病变应进行广泛的整体切除，有人建议Ⅲ级病变应采用广泛切除加辅助放疗（RT）或化疗治疗，但在整体复发率较高的情况下，系统化全身综合治疗和姑息治疗更可取。

一些研究表明 Enneking 系统对于观察者间和观察者内具有良好的可靠性，可明显减少局部复发和提高总体生存率。

19.2.2　Weinstein–Boriani–Biagini 系统

WBB 系统与 Enneking 系统的不同之处是，WBB 系统中考虑了更复杂的脊柱解剖结构，并可指导最佳的手术入路，而不是单纯手术切除。WBB 系统认为，几乎所有有症状的脊柱恶性肿瘤都不可能进行真正的根治性切除。

进行分期时首先需要在椎体的水平面画一个时钟，这样 12 点和 1 点的部分横跨棘突，10 点和 3 点的位置覆盖椎弓根然后根据：（1）肿瘤占据的钟面部分，（2）肿瘤的径向位置 – 它是否涉及椎旁肌（A），皮质骨（B），松质骨髓（C），硬膜外间隙（D），或硬膜内间隙（E）。与 Enneking 系统一样，它具有极高的观察者内和观察者间的可靠性，这两个分级系统经常在手术术前规划中结合使用。

19.2.3　Tomita 系统

和 WBB 系统一样，Tomita 系统是基于解剖位置来评估脊柱恶性肿瘤的。与前者不同的是，它的目的是评估椎体整体切除术的可行性。根据肿瘤病灶在脊柱内的位置，肿瘤可分为 7 个类别：（1）椎体，（2）椎弓根，（3）后部，（4）椎管，（5）椎旁区，（6）相邻椎体和（7）非连续椎体。Tomita 等推荐对Ⅲ型病变行椎体边缘切除，对Ⅳ型和Ⅴ型病变采取全椎体切除；他们不建议对Ⅶ型病变全椎体切除；Ⅰ型和Ⅱ型也不需要进行全椎体切除。Ⅵ型病变即使进行 En‐Bloc 根治性切除，仍容易复发。

19.3　胸椎肿瘤手术

应该根据手术目的来制订手术方案，对于大多数原发性肿瘤来说，手术目标是彻底治愈。术前应先通过 CT 评估骨质破坏情况，通过磁共振成像（MRI）评估椎管和椎旁软组织浸润情况；如果影像学和临床表现相一致，使用 Enneking 和 WBB 系统对肿瘤进行分期，目的是确定正确的手术入路和肿瘤切除的边界范围。在肿瘤分期和手术计划前，应进行活检以进一步明确诊断。穿刺活检是能够提高治愈率的有创检查方法，并发症较小。CT 引导下穿刺活检是大多数人的首选，通道下活检可以在后续的手术区域进行，减少复发。

Tomita 等首次阐述全椎体切除术，胸椎肿瘤整体切除是较为流行的手术技术。该手术采用后入路，并使用特殊设计的线锯，研究证明可减少手术部位的肿瘤种植。手术从后正中切口，包括骨膜下剥离病灶上方和下方的 3 个层面。随后，切除肿瘤头侧的下关节突和棘突，暴露最上方累及椎体的上关节突。肋骨分离在肋骨外侧继续剥离，肋骨在肋横关节外侧 3~4 cm 处切开。作为切除参考线，解剖区域必须足够宽，以清除肿瘤边界，并允许在横突下方进行解剖。然后将胸膜从肋骨和椎骨上钝性剥离，并结扎肋间血管。切除椎间孔周围的软组织，注意避免在颈胸段或骶椎段手术中损伤神经根。然后使用 C 形 T 形锯条导向器将 T 形钢丝在头尾部方向绕过椎弓根。取出导椎，用 T 形锯将椎弓根分开。双侧每节段重复切除，并整体切除后柱。切除的椎弓根表面用骨蜡密封以减少出血和肿瘤细胞播散到手术区域。双侧椎弓根螺钉放置在病灶节段上下两个节段，并在一侧安装临时棒以在椎体切除术中保持

撑开状态。切断对侧肋间神经，钝性剥离术从椎体前部分离主动脉和大血管。这一步骤应注意避免损伤奇静脉系统或下腔静脉（IVC），然后两侧植入脊髓保护装置，在纵隔器官和椎骨之间形成一个平面。将硬膜囊从后纵韧带（PLL）和椎体中分离出来，并在椎体与膜囊之间的平面内插入绳索保护器。将T型钢丝插入椎体保护器平面，固定在与受累节段交界处的椎间盘水平。然后横断前纵韧带（ALL）、椎间盘和PLL。此外，在椎间盘切除前，在椎间盘侧面可能形成浅槽，以确保在所需平面内发生横断。椎间盘切除术后，将标本绕脊髓长轴旋转，从对侧至棒侧整体取出。止血后，可用生理盐水和顺铂冲洗伤口，以杀死种植术区的肿瘤细胞，然后将自体骨填充的cage插入前柱缺损。安装棒和引流管，并关闭伤口。患者也可以在恢复期使用矫形支具。

对于累及大血管的肿瘤以及颈胸段和胸腰段连接处的肿瘤，上述术式略有不同。对于颈胸段肿瘤，手术入路经胸锁关节，手术切除显露包含胸锁关节、整个锁骨和颈部肌肉的骨骼肌瓣及切除第一肋骨的内侧部分，偶尔也需切除第二和第三肋骨。如果肺受累，也要进行上肺叶切除术，通过将食道、气管和纵隔血管从椎体前面游离出来，继续进行肿瘤切除，最后关闭前方切口，将患者旋转至俯卧位，在此过程中，操作方式仅与后入路相似。在后路手术中，应注意将颈和上胸神经根与肿瘤分离，因为这些结构的损伤会造成明显的神经功能障碍。

对于胸腰椎肿瘤，联合入路便于从椎体分离主动脉分支和保留上腰椎神经根。这两种入路是与前路肿瘤切除同时进行，还是与前路肿瘤切除先后进行，这在很大程度上取决于外科医生的手术习惯。与治疗颈胸肿瘤的联合入路一样，前入路用于剥离脊柱前面，包括膈肌下移和游离主要血管。对于后路手术，除前路游离前纵韧带和椎间盘外，与后入路的操作类似。然而，对于前路手术，首先应进行后路内固定，然后通过前路完成肿瘤切除和前柱重建。

19.3.1　手术边界

Enneking最初描述了4种类型的手术切除类型——病灶内切除、边缘切除、扩大切除和根治性切除，但由于脊柱的复杂解剖结构，只有病灶内切除、边缘切除和扩大切除是可行的。病灶内切除 – 沿着

肿瘤假包膜清扫 – 可应用于Enneking分级良性肿瘤，但Ⅱ级肿瘤需要边缘切除，或切除肿瘤假包膜周围的反应性组织。最后，对于Ⅲ级良性病变和所有恶性椎体肿瘤，应进行广泛切除，同时切除一层健康组织，以减少复发。局部控制率的改善是脊柱恶性肿瘤总体生存率最强的独立预测因素。

19.3.2　手术技巧

手术计划中最后考虑的是如何完整切除肿瘤。En-Bloc切除，即整块切除肿瘤的整个边缘没有肿瘤，是获得肿瘤根治性切除的唯一方法。它具有显著提高患者生存期和无复发生存期的优势，是Ⅲ级良性病变和所有恶性肿瘤的最佳治疗方法。然而，相对于分段切除，En-Bloc手术术中死亡率较高且术后并发症也较多，整体学习曲线较长，也使得许多医生更倾向于分段切除。因此，在选择切除方式之前，权衡利弊和患者的个体情况是很重要的。目前的共识认为，对于良性病变整体切除的风险通常大于益处，而对于局部恶性肿瘤则相反。

19.4　不同病变概况

本章的其余部分将集中讨论脊柱肿瘤的主要类型，以及它们在胸椎中出现的占比。肿瘤类型大致分为良性病变和原发性脊柱恶性肿瘤，前者可以非手术治疗，后者均需采用手术治疗。流行病学和基本影像学特征见表19.2和表19.3。

19.5　良性肿瘤及错构瘤

19.5.1　动脉瘤样骨囊肿

动脉瘤样骨囊肿是一种高度血管性、局部侵袭性的囊肿样病变，以明显的骨质破坏为特征。66%的病例是继发于巨细胞瘤（GCT）、骨母细胞瘤（OB）、软骨细胞瘤或骨肉瘤。多达90%的病例累及脊柱三柱，造成脊髓受压。组织学特征是骨组织内密集的血管网，内含丰富的梭形细胞纤维间质和破骨细胞样细胞，偶尔可发生病灶内骨化。

诊断

患者常表现为局部疼痛，活动后加重，疼痛往

表 19.2　脊柱良性原发性肿瘤的发病率、特征和预后

肿瘤	流行病学和人口统计学	放射学特征	辅助治疗	预后
动脉瘤样骨囊肿	• 0.14%~1.4/100 000 • 11%~30% 脊柱；22%~43% 胸椎 • 女性 < 20 岁	CT：溶骨 MRI：T1 低信号；T2 高信号	• 禁止辅助放疗	• 局部复发率：10%~44% • 在 2 年内复发
良性纤维病变	• 1%~2.5%1° 骨肿瘤； • 0.3%~3.6% 脊柱 • 男性；年龄：10~20 岁	CT：溶骨 MRI：T1 等信号；T2 信号多变	• 无	• 局部复发率：0（整体切除术后）
软骨母细胞瘤	• < 1% 1° 骨肿瘤； • 1%~1.4% 脊柱 • 67% 男性	CT：溶骨 MRI：低信号 rim w/ 病灶内（T2）高信号	• 无	• 局部复发率：30%
内生软骨瘤	• 人口 14% • T1~T7 & L2~L3	CT：圆形，成骨细胞 MRI：低信号 T1，T2	• 无	• 在没有治疗的患者中仅 31.9% 发生变化
嗜酸性肉芽肿	• 2~10/1 000 000 • 46%~54% 胸椎 • 年龄：< 15 岁；66%~75% 男性	CT：溶骨 MRI：低信号 T1，高信号 T2	• 无	• 10 年生存率：100% • 局部复发率：< 20%
骨巨细胞瘤；	• 0.63/1 000 000；22%~25% 胸椎 • 年龄：30~40 岁；56%~72% 女性	CT：溶骨，膨胀性 MRI：T1，T2 均低信号	• 禁止辅助放疗 地诺单抗	• 局部复发率：0（En-Bloc 术后）， • 46%~80%（偶有）
骨样骨瘤	• 9% 1° 脊柱肿瘤； 14%~41.7% 胸椎 • 年龄：10~20 岁；67%~75% 男性	X 线：溶骨 / 钙化 MRI：低信号 T1；高信号 T2	• 无	• 复发率：0（En-Bloc 术后），4.5% • 10%（病灶清除） • 90% 症状缓解
成骨细胞瘤	• 10%~25% 1° 脊柱肿瘤； 21.3%~42.1% 胸椎 • 年龄：10~20 岁；60%~67% 男性	CT：毛玻璃样 MRI：低信号 T1；高信号 T2	• 无	• 复发率：0（En-Bloc 术后） • 10%~15%（病灶清理） • > 90% 疼痛缓解
骨软骨瘤	• 4%~7% 1° 脊柱肿瘤； 26%~27% 胸椎 • 年龄：< 30 岁；71%~75% 男性	CT：无蒂，较大 MRI：低信号 T1，T2	• 无	• 复发率：2%~4%（病灶切除）； • En-Bloc 术后更低 • 85% 症状改善

缩写：CT，计算机断层扫描；MRI，磁共振成像；RT，放射治疗

表 19.3　原发性脊柱恶性肿瘤的流行病学、特征和预后

肿瘤	流行病学	放射学特征	辅助治疗	预后
脊索瘤	• 0.08~0.5/100 000 PY；10% 脊柱病变 • 年龄：40~50 岁；60%~67% 男性	CT：中线，溶骨 MRI：低信号 T1，高信号 T2	• 辅助放疗 > 60 Gy 如果想要更积极的放疗机边界照射	• MOS：84~104 个月 复发率：5%~17%（En-Bloc）； > 50%（刮除术）
软骨肉瘤	• 0.24~0.5/100 000 • 年龄：40~50 岁；67%~80% 男性	CT：溶骨 MRI：低信号 T1；高信号 T2	• 化疗和放疗	• MOS：72~198 个月 复发率：≤ 25%（En-Bloc）
尤文氏肉瘤	• 1.6~3/10 000 000 • 23.3~46.7% 胸椎 年龄：< 20 岁；67% 男性	CT：溶骨 较多 MRI：等信号 T1；高信号 T2	• 放疗和化疗（长春新碱、异环磷酰胺或环磷酰胺、阿霉素和放线菌素 D）	• MOS：90~98 个月 • 复发率：12%~40%
骨肉瘤	• 0.2~0.5/100 000 PY； 25%~45% 胸椎 • 年龄：35~48 岁；无性别差异	CT：可见，通常为成骨性表现 MRI：有效性低	• 新辅助放疗和化疗 • 术后放疗 + 甲氨蝶呤、顺铂、阿霉素和异环磷酰胺	• MOS：77~81 个月（En-Bloc） • 复发率：11%~20%（En-Bloc 术后）；44%~60%（病灶切除）
浆细胞瘤	• 5~10/100 000 PY；45.5%~61.5% 胸椎 • 年龄：50~60 岁；67% 男性	CT：溶骨 MRI：低信号 T1；高信号 T2 血：↑ M 蛋白	• 放疗 > 45 Gy 对于绝大多数患者 • 手术辅助缓解症状	• MOS：7.5~12 年

缩写：CT，计算机断层扫描；MOS，中位总生存期；MRI，磁共振成像；PY，人·年

往持续 8~12 个月。夜间疼痛常加重，可触及肿块。继发神经系统受累、病理性骨折和脊柱不稳相对罕见。

X 线片显示，病变呈膨胀性、边界清晰、透视性强，CT 上表现为膨胀性、偏心性、多叶性、溶骨性，有肥皂泡样外观，有蛋壳样囊层及可见液 - 液平面。此液 - 液平面在 MRI 上显影最佳，可以显示病灶内分隔。由于积液丰富，病变 T1 表现为低信号，T2 表现为高信号。

治疗

通常需要治疗，尽管对于治疗标准没有完全达成共识，但手术历来是一线治疗。过去 10 年的研究结果表明，选择性动脉栓塞（SAE）对产生神经功能障碍或脊柱不稳的患者可能同样有效。此外，SAE 降低了手术患者的术中失血量。然而，如果肿瘤与脊髓具有共享血供，采用 SAE 会导致脊柱不稳定或造成快速进行性神经功能障碍，应采用手术治疗。

对于此类患者，彻底的外科切除是目标，可以防止复发。通过整块切除很容易实现病灶的局部控制，许多人报告对 I 级或 II 级肿瘤进行病灶内刮除术可以取得令人满意的结果。由于放疗有诱发骨肉瘤的风险，因此禁忌辅助放疗。

预后

在随访 2 年内观察到 10%~44% 的病例出现复发。与行整块切除的患者相比，次全切除患者的局部复发率更高，但行 SAE 治疗患者的复发率更低。

19.5.2　良性纤维病变

良性纤维性病变是一类溶骨性病变，包括纤维结构不良，软骨黏液样纤维瘤，良性纤维组织细胞瘤和非骨化性纤维瘤。尽管它们的起源不同，但它们都具有胶原间质，细胞结构正常，纺锤形成纤维细胞排列成束状或层状，基质也可能包含泡沫巨噬细胞或多核巨细胞。

诊断

良性纤维性病变最常见的表现为慢性非特异性背痛，但在极少数情况下可能表现为不典型的神经症状。由于这些非特异性症状，诊断主要依赖于 CT

和 MRI 成像。CT 表现为膨胀性病变，伴有毛玻璃间质和硬化性皮质层。

治疗与预后

初步治疗是使用双膦酸盐来缓解疼痛，但合并脊柱不稳或神经功能障碍的患者可能需要手术治疗。手术的目标是完全切除肿瘤，对于次全切后出现复发病灶不需要整块切除，因为在许多病例中，分段切除可达到 100% 有效率。

19.5.3　软骨母细胞瘤
描述

软骨母细胞瘤是一种极其罕见的肿瘤，其源自未成熟软骨细胞，大体颜色为粉红色到米色，纤维间隔呈分叶状，并呈现多灶性钙化。组织学上，它们在嗜酸性软骨样基质中最终分化形成软骨细胞样细胞，存在高密度的多角形、成软骨样细胞，并伴有"鸡丝状"钙化。

诊断

大多数患者以局部疼痛为主诉，但也有一部分患者伴有根性疼痛和 / 或麻木感。此外，部分胸部病变导致压迫肺实质，引起呼吸困难。

软骨母细胞瘤在 X 线上呈侵袭性、偏心性、溶骨性病变，伴有边缘硬化、皮质骨受累，偶尔会出现多灶性病灶内钙化。病灶内钙化灶在 CT 上显示最清楚，而软组织侵犯在 T2 加权 MRI 上表现为高信号。由于这些特征是非特异性的，确诊往往还是依靠组织活检。

治疗与预后

由于记录在案的病例很少（30 例），因此没有相关治疗指南。手术目的是彻底切除肿瘤，虽然整块切除和刮除术都取得了良好效果。但目前都不是首选方法，30% 的椎体软骨母细胞瘤局部复发。

19.5.4　内生骨疣
描述

内生骨疣或骨岛状突起是由直径< 2 cm 的髓内皮质骨组成的错构瘤。组织学上与正常板层骨相同，具有完整的哈弗氏系统，边缘不规则或呈针状，与

周围的松质骨相融合。

诊断

几乎 100% 的病例无症状，通常是影像检查中偶然发现的。放射学上，它们与皮质骨相同，并具有云絮状外观。在 CT 上，它们是正常松质骨内的圆形成骨病变，特征是边界不规则或呈针状。它们在 T1 和 T2 加权的 MRI 上均呈低信号，在骨显像上可与转移癌区分开来，因为它们没有显示示踪剂摄取水平升高。

治疗与预后

大多数病灶的大小保持不变的情况下无须治疗。然而，31.9% 的体积发生变化的患者会出现症状。因此，有神经系统症状和骨质增生的患者可能需要切除病变。

19.5.5 嗜酸性肉芽肿

描述

嗜酸性肉芽肿（EG）是朗格汉斯细胞增多症中良性和最常见的类型。它起源于朗格汉斯细胞的克隆扩增，主要在皮肤中发现的抗原呈递细胞，通常表现为椎体中孤立性骨缺损，内含大量的朗格汉斯细胞，并夹杂有不同数量的嗜酸性粒细胞、多核巨细胞、淋巴细胞和其他白细胞。

诊断

EG 常起病隐匿，并伴有进行性溶骨性破坏，导致儿童椎体扁平，成人椎体不对称性塌陷。120 例患者通常主诉为局部疼痛和脊柱僵硬，较少出现脊柱畸形、步态共济失调或其他神经功能障碍。上述损伤可能是由于肿瘤直接侵入椎管或椎体塌陷造成的。这是胸腰椎病变中最常见的情况。

在多达 84% 的胸椎病变中，CT 或 MRI 显示 EG 终板和椎间盘平面完整。不规则边缘在 T2 上呈高信号，在 T1 上呈低信号。活检可在 70%~100% 的病例中做出明确诊断，EG 显示 CD1a 染色强阳性。

治疗

一般的治疗包括病变活检、非甾体类抗炎药（NSAIDs）和支具的保守治疗。许多儿科病例可自

发缓解。那些疼痛难治的患者使用非甾体类抗炎药和支具可缓解疼痛。效果不佳者可通过静脉输注甲泼尼松龙得到缓解，但对于脊髓受压、畸形或严重神经功能障碍的患者，首选手术治疗。手术的目的是缓解神经症状和解决脊柱不稳，而不是实现整体切除，在胸椎区域容易通过后路手术切除受累椎体。

预后

患者通常预后良好，儿童复发率低于 20%。成人 5 年生存率和 10 年生存率均为 100%。

19.5.6 巨细胞瘤（原破骨细胞瘤）

描述

巨细胞瘤（GCT）是高度血管化的，膨胀性、溶骨性肿瘤，往往造成脊柱不稳定。GCT 是最具侵袭性的良性原发性脊柱肿瘤，起源于破骨细胞。在组织学上，它们的特征是多核巨细胞，具有丰富的嗜酸性细胞质、单核细胞和富含胶原的纺锤形间质细胞。GCT 最常累及椎体，但也可累及后方附件。

诊断

患者通常表现为局部背痛，病灶处疼痛，持续 6~12 个月。高度侵袭性病变也会引起神经功能障碍、根性疼痛和病理性骨折。

GCT 在 DR 上表现为虫蚀样或肥皂泡样的外观。CT 表现为增强、膨胀性、骨质溶解病变，通常累及椎体皮质；MRI 显示与之相似的增强病变，常伴椎旁组织浸润。由于这些特征是许多其他病理类型的共同特征，因此最终诊断需要活检。

治疗

由于大多数 GCT 为 Enneking 分级为 II 级或 III 级因此其治疗选择是广泛的 En-Bloc 切除，以降低复发率和提高长期治愈率。在肿瘤累及神经不能整块切除的情况下，可以采用分块切除可大大降低复发率。

强烈推荐术前动脉栓塞治疗这种富血管病变，这改善了切除时的术野，降低了术中并发症的发病率。尽管选择性动脉栓塞作为一种新辅助治疗有效，但目前不推荐作为单一疗法。

其他辅助治疗暂无明确文献报道有效。具体来

说，放射治疗是禁忌，因为它与医源性骨肉瘤发生相关。尽管一些报道认为双膦酸盐可能有助于预防复发，但无明确适用指征。

预后

GCT 预后在过去 20 年内有显著改善。次全切除的复发率为 46%~80%，整体切除的复发率为 25%~50%。在部分研究中也表明，整体切除加局部治疗优于上述两种方法，在一些研究中痊愈率可达 100%。149 例患者复发往往发生在术后 19~21 个月，其中 63%~96% 发生在随访的前 2 年。降低复发的预测因素包括整体切除、单节段受累、Enneking 分级较低和年龄较轻。大多数患者在手术治疗后疼痛得到改善及神经症状得以缓解。

19.5.7　骨样骨瘤

描述

骨样骨瘤（OOs）起源于松质骨，其特征是小的溶骨病灶，以反应性硬化骨为生长边界。组织学上，病灶高度血管化，含有成骨细胞和编织骨。OOs 最常见于椎弓根和椎板，在 70%~100% 的病例中定位于后部。

诊断

疼痛性脊柱侧凸是典型的临床表现，可发生在高达 70% 的病例中。最常见于胸椎病变和局限于椎体外侧的病变，代偿性脊柱侧弯被认为是由于病灶产生的 PGE 引起椎旁肌肉的炎症和收缩造成的，使脊柱弯曲远离病变。这一理论得到了以下事实的支持：肿瘤通常位于脊柱侧凸顶端的凹面，当位于棘突时很少发生脊柱侧凸。OOs 也会产生典型的局灶性疼痛，夜间加重，服用非甾体类抗炎药可改善疼痛。较少发生神经功能障碍或神经根疼痛。

DR 上病变呈圆形高密度影，周围有硬化骨和内腔钙化。小病变较难于 DR 上发现，但在 Tc99 骨扫描上很容易看到。MRI 也有助于肿瘤诊断，T1 为低或中信号，T2 为高信号。

治疗

OOs 是一种自限性肿瘤，随着时间推移偶尔消失。因此，在大多数情况下，非甾体类抗炎药是一线治疗药物。对于保守治疗失败，发展为合并神经功能障碍，或脊柱不稳定者建议进行手术干预。手术目的是切除全部病灶，病灶刮除是许多中心的标准治疗手段。尽管 70%~90% 的病例在病灶切除后疼痛性脊柱侧弯得以缓解，但对于已形成结构性脊柱侧弯的患者，仍需要手术进行重建。

对于顽固性疼痛患者，射频消融术可以作为一种经济有效的替代方案，利于术后更快地恢复，降低并发症发生率。射频消融术中禁止直接接触神经，操作与神经之间间隔一层皮质骨以作为绝缘体，防止脊髓或神经根的热损伤。

预后

大多数患者预后良好，病灶内切除 OOs 的复发率为 4.5%~10%，而广泛切缘整块切除 OOs 的复发率几乎为 0。在病灶内切除的病例中，高复发率的原因在于未能完全切除肿瘤病灶。术后疼痛改善明显，70%~90% 的脊柱侧凸患者无须进行重建，侧弯症状就有明显改善。

19.5.8　骨母细胞瘤（OB）

描述

以前被称为巨大 OOs，骨母细胞瘤是一种潜在的侵袭性溶骨肿瘤，瘤体质脆，充满血液，界限清楚。最常累及后柱，组织学特征为广泛的血管化、骨样生成和未成熟编织骨。与 OOs 不同之处在于它有较大的血管间隙、内含巨细胞且病灶直径 > 2 cm。

诊断

像 OOs 一样，OB 通常引起局部背痛症状，就诊时大多肿瘤已经存在 12~20 个月，仅有少量 OB 患者通过口服非甾体类抗炎药得到缓解。由于病变尺寸较大，神经功能障碍比 OOs 更常见，但疼痛性脊柱侧弯不常见。

病变影像学特征与 OOs 类似，CT 表现为磨玻璃样，病灶内多灶性钙化。MRI 上病变 T1 呈低信号，T2 呈高信号，可显示软组织受累。

治疗

治疗首先使用非甾体类抗炎药减轻疼痛为基础。合并神经功能障碍或脊柱不稳定的患者需要接受手术治疗。整块切除肿瘤病灶是一线治疗手段。与OOs一样，目前的证据不支持辅助放疗进行局部控制，手术是治疗复发的首选方法。

预后

采用整体切除的病例中，局部控制率接近100%，而次全切除的病例中，局部控制率仅为85%~90%。侵袭性病变，Enneking级别更高的病变，肿瘤更大的病变，以及次全切除的病例往往复发率较高。病灶内和整块切除均显著缓解90%以上患者的疼痛。

19.5.9　骨软骨瘤

描述

骨软骨瘤是最常见的良性骨损害病变。虽然通常视作肿瘤进行治疗，但它们实际上是错构瘤，当生长板的软骨碎片脱离骨骺板时形成，并产生骨膜下、软骨帽状的骨赘。病变通过软骨内骨化生长，并通过压迫神经产生症状。外生性骨疣通常认为在骨骺板闭合时停止生长。

组织学上，外生性骨赘的特征是一个骨性凸起，核心为正常骨组织且存在透明软骨帽。软骨帽在结构上与骨骺板相似，是病变生长的部位。大多数病变生长缓慢且好发于后柱。

诊断

绝大多数（99%）脊柱病变无临床症状，因为它们生长远离椎管。有症状的患者最常表现为多年的渐进性疼痛，但也可能表现为神经根病或脊髓病。神经系统症状常与胸部病变相关，其中85%的病例伴有神经系统的症状。位于后柱的病变可能触及肿块。

影像学上，病灶表现为与下椎体相连的无蒂肿块。由于脊柱解剖结构复杂，在平片上可能难以识别。所以CT是更佳的检查方式，可以看到相应病理改变的影像学特征。MRI影像学上软骨帽于T1为低信号、T2表现为高信号。且MRI还可以区分骨软骨瘤与软骨肉瘤，后者软骨帽厚度成人往往大于1.5 cm，儿童可＞3 cm。

治疗

无症状的外生骨疣可行观察保守治疗，有症状

的病变采用全切除治疗。值得注意的是，如果病变进展迅速，则往往存在恶变可能，应对肿瘤整块进行切除。

预后

骨软骨瘤一般预后良好，85%或以上的患者术后症状改善；96%~98%的患者显示可以达到长期治愈。复发通常发生在手术后2年以上，且很少转化为软骨肉瘤。

19.6　恶性肿瘤

脊柱恶性肿瘤的发生率为2例/10万（人·年），发病率占所有癌症0.2%。大多数患者的预后相对较差，但随着Enneking分级中整体切除手术的增加，预后已开始明显改善；明确的诊断需要病理活检，活检通常经过导管采取以减少复发。

19.6.1　脊索瘤

描述

脊索瘤是脊柱最常见的原发性恶性肿瘤之一，往往分级较低且生长缓慢。起源于脊索残余，组织学特征为纺锤形的纤维性细胞，细胞核深染，胞质轻度嗜酸性，液泡丰富，充满黏蛋白。这些细胞边界模糊且位于黏液状的胞外基质中。更严重的是增生性病变，其具有丰富的核分裂象，且表现为中央型坏死。转录因子阳性，brachyury染色可区分脊索瘤与软骨肉瘤。转移发生在5%~30%的病例中，最常见的转移部位是肺部。

诊断

患者表现出非特异性症状，存在数月或数年。疼痛是最常见的主诉症状，并可能伴有感觉减退、下肢无力或尿失禁。X线及CT可见椎体中线溶骨性病变，分隔较多，形状不规则和无定形的椎体内钙化。脊索瘤通常位于硬膜外，但可侵犯硬膜外间隙及邻近椎间盘。MRI具有良好的组织辨识度可鉴别脊柱转移。肿瘤在T2呈高信号，T1呈低信号，中等强化。

治疗

脊索瘤的治疗应经多学科合作且进行广泛的肿

瘤整体切除。虽然局部并发症较多且复发率较高，但整体切除能显著提高总体生存率；当不能整体切除或患者不接受时，应经多次手术通过部分切除达到切缘阴性目的。

脊索瘤对化疗和放疗敏感度较差，但对于切缘阳性的病例给予大于 60 Gy 辅助放疗可能有用。这种高剂量放疗的主要缺点是会损伤脊髓。化疗不同于放疗，目前不作为脊索瘤辅助治疗。

预后

复发非常常见，整体切除的患者复发率在 50% 以上。整体切除效果明显好于姑息治疗，在某些病例报道中手术治疗脊索瘤目前的中位总体生存期为 84~104 个月，5 年，10 年和 20 年的无复发总体生存率在 50%~97%。年纪轻，肿瘤小，整体切除及术后放疗是预防复发的有利因素。

19.6.2 软骨肉瘤

描述

软骨肉瘤是生长缓慢的低级别结缔组织肉瘤，是发病率第二的脊柱原发肿瘤。它们可能是原发肿瘤或来源于骨软骨瘤的恶变，根据组织学分为四种主要类型：常规型（经典型）、去分化、间充质和透明细胞软骨肉瘤。经典型的软骨肉瘤占比 80%~90%，大体表现为分叶状并破坏周围骨质。与软骨瘤的影像学特征相同，但其特点浸润范围更大，黏液样基质更丰富。镜下可见增生性多型性核分裂象，基质具有黏液样和透明样的混合特征。这些常规的软骨肉瘤变性后产生去分化软骨肉瘤，占所有病变的 10%，预后最差，5 年生存率 < 10%，组织学特征为中央坏死组织被周围的肉瘤成分所包围。间充质软骨肉瘤占所有软骨肉瘤的 3%~10%，由低级别软骨细胞和未分化的梭形肿瘤细胞混合而成。透明细胞软骨肉瘤占 2%，呈增生性，细胞呈圆形，细胞核位于中央，胞质丰富而透明，胞外基质为缺乏软骨特征的基质。

诊断

起病隐匿，非局灶性疼痛可在发病前持续数月，然后可触及肿块，高达 50% 患者出现神经功能障碍。

影像学上，软骨肉瘤是一种扩张性、溶骨性病变，伴或不伴有后柱受累。低级别肿瘤被反应性皮质骨所包绕，而高级别肿瘤通常破坏皮质骨。在 DR 和 CT 上，肿瘤的软骨基质通常表现为环状和弧形的钙化。MRI 上，软骨肉瘤 T1 呈不均一性低信号，T2 呈高信号，增强扫描呈"环形和弧形"强化，MRI 也可以显示软组织侵犯，以及与骨软骨瘤相鉴别。

治疗

目前，手术是软骨肉瘤治疗的标准方法。当整块切除不可行的时候，可以采用分块切除，确保肿瘤的复发。尽管目前化疗和传统放疗在次全切除术中都是辅助治疗，但软骨肉瘤对这两种疗法高度不敏感。最近的研究表明，放疗作为次全切除术的辅助治疗可能有助于减少复发（图 19.3，图 19.4），但它作为单一疗法仅适用于不能手术的患者。

预后

软骨肉瘤的预后好于其他脊柱恶性肿瘤，5 年和 10 年的总体生存率分别为 55%~71% 和 29%~68%，手术治疗的患者中位生存期为 72~198 个月。其总生存率高度依赖于手术切除，接受整块切缘阴性治疗的患者 10 年生存率为 85%，分块总切除术为 60%，次全切除术为 0。整体治疗的患者复发率为 25%，而次全切除术的患者复发率接近 100%。

19.6.3 尤文氏肉瘤

介绍

尤文氏肉瘤（ES）是仅次于骨肉瘤的第二大原发性恶性骨肿瘤。它起源于间充质干细胞骨，组织学分化不良。显微镜下细胞特征是均匀的、小细胞形态、圆形的蓝色细胞，圆形的细胞核和核 / 胞质比高。细胞边界通常不明显，90% 的肿瘤以 EWS/FLI1 易位为特征［t（11；22）（q24；12）］。虽然前柱也常受影响，但大多数脊柱 ES 位于后柱好发转移，转移部位最常见的是肺或骨骼。

诊断

大多数患者表现为局部或神经根性疼痛，50% 至 94% 的患者还表现为神经功能障碍。儿童还可伴有体重减轻、发热和炎症标志物升高。

ES 在 DR 上显示并不清晰，表现为无特异性的溶骨性病变。CT 表现为溶骨性肿块，MRI 表现为 T1 中等信号，T2 中高信号，增强扫描瘤体增强。MRI 也可显示广泛的骨溶解和软组织侵犯。

治疗

ES 对放疗和化疗非常敏感。目前的治疗标准包括放化疗和手术切除。治疗首先采用长春新碱、异环磷酰胺，阿霉素，放线菌素 D 治疗 4~6 个周期，这个方案的目的是缩小肿瘤，提高广泛切除的指征。然后用辅助化疗和放疗来减少复发。

辅助放射治疗可延长存活期，减少 ES 患者复发。目前并不建议将其作为单一疗法，如果肿瘤是高等级的，可以作为化疗的联合治疗。

预后

5 年总生存率为 52%~74%，而切缘阴性的整块切除术后 5 年生存率可达 83.3%，10 年总生存率仅为 34%~47%，中位生存期为 90~98 个月。年轻，肿瘤体积小，对化疗药物敏感，转移阴性，局部治疗和整块切除可提高生存期。复发率为 12%~40%。

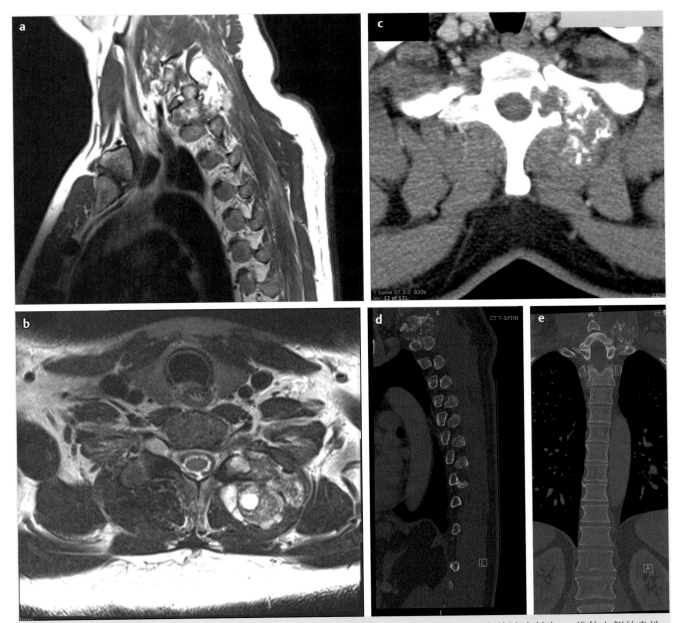

图 19.3　左侧颈部疼痛 7 年及左侧出现 Horner 综合征几个月病史的患者影像表现。患者曾被诊断为 T1 椎体左侧的良性病变。重新评估 MRI（a，b）和 CT（c~e）显示位于 T1 和 C7 椎体左侧的软骨肉瘤

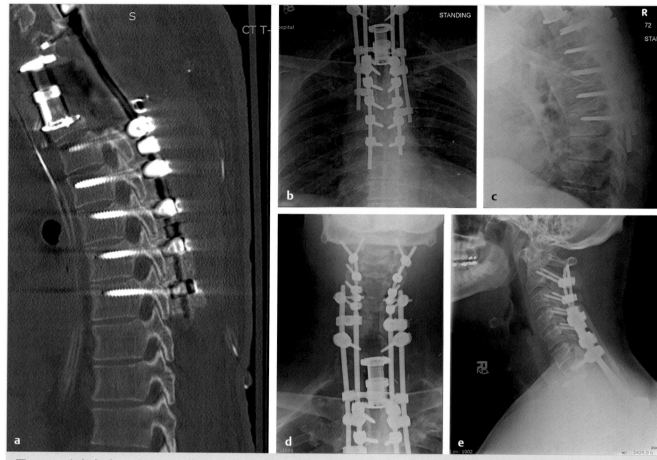

图 19.4　患者术后 CT（a）和 X 线片（b~e）如图 19.3 所示。患者行 C7~T1 全椎体切除和 C2~T7 融合手术治疗，以解决脊柱不稳。随访 3 年后患者无复发

19.6.4　骨肉瘤
描述

骨肉瘤是一种高级别、成骨性肿瘤，是最常见的恶性原发性骨肿瘤。它可以作为原发性病变，也可以作为 Paget 病的后遗症，超过 90% 的脊柱病例中累及椎体。

骨肉瘤（OGS）在组织学上表现各异，肿瘤包括典型，毛细血管扩张型，小细胞型，继发型，高级别和低级别表面病变类型。常规类型 OGS 最为常见，占所有病例的 75%~90% 它是由高度多形性的肿瘤细胞嵌入丰富的 I 型胶原基质。最常见的是成骨细胞亚型，占总 OGS 的 52%~92%。

几乎所有骨肉瘤都有一个共同特征，那就是 mRNA miR-183 的下调，这引起 Ezrin 蛋白上调，并促进肿瘤转移和局部侵袭。临床上，mRNA miR-183 下调与肿瘤分级高、化疗反应差、局部复发和转移倾向有关。

诊断

局部疼痛是最常见的临床症状，高达 90% 的患者有此症状。神经功能障碍也很常见，出现在 40%~80% 的患者中，超过 80% 的患者的椎管被 OGS 侵犯。

由于 OGS 组织学的多样性，其影像学表现也不尽相同。最常见的是侵袭性病变，在 DR 上表现为光滑的成骨细胞。CT 也显示了类似的结果，对恶性转移诊断同样有临床意义，转移灶多为肺和骨骼。MRI 可用于显示软组织侵犯和神经压迫，然而，由于 OGS 的 MRI 特征是非特异性的，造成它在诊断上的实用性较低。

治疗

目前的治疗标准包括广泛切缘的肿瘤整体切除、

辅助放疗和化疗。手术前后放化疗有助于提高总体生存率。

位生存期为 7.5~12 年。多发性骨髓瘤由于疾病的全身性，预后略差于前者。

预后

骨肉瘤由于早期就易发生转移，故而预后较差，其整体生存期为 18~44 个月，10 年的总体生存率为 18%~60%。然而，对边缘阴性的肿瘤进行整体切除治疗，中位总生存期可高达 77~81 个月。肿瘤体积越小，肿瘤分级越低，年纪轻，无转移，肿瘤整体切除，切缘阴性，使用辅助放疗，化疗药物敏感，则总生存率越高。

19.6.5 浆细胞瘤及多发骨髓瘤
介绍

浆细胞瘤以前称为单发骨髓瘤和多发性骨髓瘤，是由浆细胞异常增殖引起的骨髓肿瘤。这些肿瘤细胞释放大量的白介素 -6（IL-6），导致骨溶解和继发性骨质疏松。浆细胞瘤和多发性骨髓瘤最常见于椎体，免疫组织化学特征为 Il-1β，CD56 和 FGF2 表达。

诊断

脊髓浆细胞瘤最常见的症状是背痛（高达 100% 的病例）和椎体骨折（10%~50% 的病例）以及神经功能障碍（10%~24% 的病例）。浆细胞瘤由于病变周围的破骨细胞活化，在 DR 上表现为骨溶解。CT 具有更高的灵敏性，显示浆细胞瘤在椎体上的骨质破坏，可能伴有椎体塌陷。M 蛋白（血清）或 Bence Jones 蛋白（尿液）标记物的升高有助于进一步诊断。

治疗

所有肿瘤患者都应接受放疗，因为浆细胞瘤对放疗高度敏感。放疗（45 gy）是目前孤立性浆细胞瘤的治疗标准，也可结合化疗以防止进展为多发性骨髓瘤。如果椎体塌陷继发的神经功能障碍或畸形进展迅速，患者应接受手术切除病变。与其他肉瘤不同，手术的目的是缓解症状，而不是根治性切除。

预后

浆细胞瘤的预后较好，患者的 5 年总生存率为 70%~74%，10 年总生存率为 52%~68.5%，患者的中

参考文献

[1] Katonis P, Datsis G, Karantanas A, et al. Spinal osteosarcoma. Clin Med Insights Oncol. 2013; 7:199–208.

[2] Feng D, Yang X, Liu T, et al. Osteosarcoma of the spine: surgical treatment and outcomes.World J Surg Oncol. 2013; 11(1):89.

[3] Winn HR. Youmans Neurological Surgery. Vol. 3. 6th ed. Philadelphia, PA: Saunders; 2011:2979–2999, 3045–3068, 3131–3165.

[4] Fisher CG, Saravanja DD, Dvorak MF, et al. Surgical management of primary bone tumors of the spine: validation of an approach to enhance cure and reduce local recurrence. Spine. 2011; 36(10):830–836.

[5] Harrop JS, Schmidt MH, Boriani S, Shaffrey CI. Aggressive "benign" primary spine neoplasms: osteoblastoma, aneurysmal bone cyst, and giant cell tumor. Spine. 2009; 34(22) Suppl:S39–S47.

[6] Di Lorenzo N, Spallone A, Nolletti A, Nardi P. Giant cell tumors of the spine: a clinical study of six cases, with emphasis on the radiological features, treatment, and follow-up. Neurosurgery. 1980; 6(1):29–34.

[7] Enneking WF, Spanier SS, Goodman MA. A system for the surgical staging of musculoskeletal sarcoma. Clin Orthop Relat Res. 1980; 153(153):106–120.

[8] Enneking WF. A system of staging musculoskeletal neoplasms. Clin Orthop Relat Res. 1986(204):9–24.

[9] Boriani S, Weinstein JN, Biagini R. Primary bone tumors of the spine. Terminology and surgical staging. Spine. 1997; 22(9):1036–1044.

[10] Tomita K, Kawahara N, Baba H, Tsuchiya H, Fujita T, Toribatake Y. Total en bloc spondylectomy. A new surgical technique for primary malignant vertebral tumors. Spine. 1997; 22(3):324–333.

[11] Chan P, Boriani S, Fourney DR, et al. An assessment of the reliability of the Enneking and Weinstein-Boriani-Biagini classifications for staging of primary spinal tumors by the Spine Oncology Study Group. Spine (Phila Pa 1976). 2009; 34(4):384–391.

[12] Jawad MU, Scully SP. In brief: classifications in brief: Enneking classification:benign and malignant tumors of the musculoskeletal system. Clin Orthop Relat Res. 2010; 468(7):2000–2002.

[13] Sciubba DM, De la Garza Ramos R, Goodwin CR, et al. Total en bloc spondylectomy for locally aggressive and primary malignant tumors of the lumbar spine. Eur Spine J. 2016; 25(12):4080–4087.

[14] Campanacci M, Baldini N, Boriani S, Sudanese A. Giant-cell tumor of bone. J Bone Joint Surg Am. 1987; 69(1):106–114.

[15] Lee FY, Mankin HJ, Fondren G, et al. Chondrosarcoma of bone: an assessment of outcome. J Bone Joint Surg Am. 1999; 81(3):326–338.

[16] Varga PP, Szövérfi Z, Fisher CG, et al. Surgical treatment of sacral chordoma:prognostic variables for local recurrence and overall survival. Eur Spine J. 2015; 24(5):1092–1101.

[17] Yamazaki T, McLoughlin GS, Patel S, Rhines LD, Fourney DR. Feasibility and safety of en bloc resection for primary spine tumors: a systematic review by the Spine Oncology Study Group. Spine. 2009; 34(22) Suppl:S31–S38.

[18]Dekutoski MB, Clarke MJ, Rose P, et al. AOSpine Knowledge Forum Tumor. Osteosarcoma of the spine: prognostic variables for local recurrence and overall survival, a multicenter ambispective study. J Neurosurg Spine. 2016; 25(1):59–68.

[19]Meng T, Yin H, Li B, et al. Clinical features and prognostic factors of patients with chordoma in the spine: a retrospective analysis of 153 patients in a single center. Neuro-oncol. 2015; 17(5):725–732.

[20]Schwab J, Gasbarrini A, Bandiera S, et al. Osteosarcoma of the mobile spine. Spine. 2012; 37(6):E381–E386.

[21]Yin H, Zhou W, Meng J, et al. Prognostic factors of patients with spinal chondrosarcoma:a retrospective analysis of 98 consecutive patients in a single center. Ann Surg Oncol. 2014; 21(11):3572–3578.

[22]Zhong N, Xu W, Meng T, Yang X, Yan W, Xiao J. The surgical strategy for eosinophilic granuloma of the pediatric cervical spine complicated with neurologic deficit and/or spinal instability.World J Surg Oncol. 2016; 14(1):301.

[23]Cloyd JM, Acosta FL, Jr, Polley MY, Ames CP. En bloc resection for primary and metastatic tumors of the spine: a systematic review of the literature. Neurosurgery. 2010; 67(2):435–444, discussion 444–445.

[24]Tomita K, Kawahara N, Murakami H, Demura S. Total en bloc spondylectomy for spinal tumors: improvement of the technique and its associated basic background. J Orthop Sci. 2006; 11(1):3–12.

[25]Talac R, Yaszemski MJ, Currier BL, et al. Relationship between surgical margins and local recurrence in sarcomas of the spine. Clin Orthop Relat Res. 2002(397):127–132.

[26]Orguc S, Arkun R. Primary tumors of the spine. Semin Musculoskelet Radiol. 2014; 18(3):280–299.

[27]Hart RA, Boriani S, Biagini R, Currier B, Weinstein JN. A system for surgical staging and management of spine tumors. A clinical outcome study of giant cell tumors of the spine. Spine. 1997; 22(15):1773–1782, discussion 1783.

[28]Hsu W, McCarthy E, Gokaslan ZL, Wolinsky JP. Clear-cell chondrosarcoma of the lumbar spine: case report and review of the literature. Neurosurgery. 2011; 68(4):E1160–E1164, discussion 1164.

[29]Kuruvath S, O'Donovan DG, Aspoas AR, David KM. Benign fibrous histiocytoma of the thoracic spine: case report and review of the literature. J Neurosurg Spine. 2006; 4(3):260–264.

[30]Hasegawa K, Homma T, Hirano T, et al. Margin-free spondylectomy for extended malignant spine tumors: surgical technique and outcome of 13 cases. Spine. 2007; 32(1):142–148.

[31]Tomita K, Toribatake Y, Kawahara N, Ohnari H, Kose H. Total en bloc spondylectomy and circumspinal decompression for solitary spinal metastasis. Paraplegia. 1994; 32(1):36–46.

[32]Abdel-Wanis Mel-S, Tsuchiya H, Kawahara N, Tomita K. Tumor growth potential after tumoral and instrumental contamination: an in-vivo comparative study of T-saw, Gigli saw, and scalpel. J Orthop Sci. 2001; 6(5):424–429.

[33]Kawahara N, Tomita K, Murakami H, Demura S. Total en bloc spondylectomy for spinal tumors: surgical techniques and related basic background. Orthop Clin North Am. 2009; 40(1):47–63, vi.

[34]Murakami H, Kawahara N, Abdel-Wanis ME, Tomita K. Total en bloc spondylectomy. Semin Musculoskelet Radiol. 2001; 5(2):189–194.

[35]Tomita K, Kawahara N, Baba H, Tsuchiya H, Nagata S, Toribatake Y. Total en bloc spondylectomy for solitary spinal metastases. Int Orthop. 1994; 18(5):291–298.

[36]Mazel C, Balabaud L, Bennis S, Hansen S. Cervical and thoracic spine tumor management: surgical indications, techniques, and outcomes. Orthop Clin North Am. 2009; 40(1):75–92, vi–vii.

[37]Yoshioka K, Kawahara N, Murakami H, et al. Cervicothoracic giant cell tumor expanding into the superior mediastinum: total excision by combined anterior-posterior approach. Orthopedics. 2009; 32(7):531.

[38]Oppenlander ME, Maulucci CM, Ghobrial GM, Evans NR, III, Harrop JS, Prasad SK. En bloc resection of upper thoracic chordoma via a combined simultaneous anterolateral thoracoscopic and posterior approach. Neurosurgery. 2014; 10(3) Suppl 3:380–386, discussion 386.

[39]Gösling T, Pichlmaier MA, Länger F, Krettek C, Hüfner T. Two-stage multilevel en bloc spondylectomy with resection and replacement of the aorta. Eur Spine J. 2013; 22 Suppl 3:S363–S368.

[40]Biagini R, Casadei R, Boriani S, et al. En bloc vertebrectomy and dural resection for chordoma: a case report. Spine. 2003; 28(18):E368–E372.

[41]Bandiera S, Boriani S, Donthineni R, Amendola L, Cappuccio M, Gasbarrini A. Complications of en bloc resections in the spine. Orthop Clin North Am. 2009; 40(1):125–131, vii.

[42]Fisher CG, Versteeg AL, Dea N, et al. Surgical management of spinal chondrosarcomas. Spine. 2016; 41(8):678–685.

[43]Jin Z, Han YX, Han XR. Loss of RUNX3 expression may contribute to poor prognosis in patients with chondrosarcoma. J Mol Histol. 2013; 44(6):645–652.

[44]Boriani S, Saravanja D, Yamada Y, Varga PP, Biagini R, Fisher CG. Challenges of local recurrence and cure in low grade malignant tumors of the spine. Spine. 2009; 34(22) Suppl:S48–S57.

[45]McLoughlin GS, Sciubba DM, Wolinsky JP. Chondroma/chondrosarcoma of the spine. Neurosurg Clin N Am. 2008; 19(1):57–63.

[46]Boriani S, Bandiera S, Donthineni R, et al. Morbidity of en bloc resections in the spine. Eur Spine J. 2010; 19(2):231–241.

[47]Liljenqvist U, Lerner T, Halm H, Buerger H, Gosheger G, Winkelmann W. En bloc spondylectomy in malignant tumors of the spine. Eur Spine J. 2008; 17(4):600–609.

[48]Rao G, Suki D, Chakrabarti I, et al. Surgical management of primary and metastatic sarcoma of the mobile spine. J Neurosurg Spine. 2008; 9(2):120–128.

[49]Zou MX, Lv GH,Wang XB, Li J. Prognostic factors in spinal chordoma: an update of current systematic review and meta-analysis. J Surg Oncol. 2017; 115(4):497–500.

[50]Sewell MD, Tan KA, Quraishi NA, Preda C, Varga PP, Williams R. Systematic review of en bloc resection in the management of Ewing's sarcoma of the mobile spine with respect to local control and disease-free survival. Medicine (Baltimore). 2015; 94(27):e1019.

[51]Boriani S, Amendola L, Corghi A, et al. Ewing's sarcoma of the mobile spine. Eur Rev Med Pharmacol Sci. 2011; 15(7):831–839.

[52]Sciubba DM, Okuno SH, Dekutoski MB, Gokaslan ZL. Ewing and osteogenic sarcoma: evidence for multidisciplinary management. Spine. 2009; 34(22)Suppl:S58–S68.

[53]Vogin G, Helfre S, Glorion C, et al. Local control and sequelae in localised Ewing tumours of the spine: a French retrospective study. Eur J Cancer. 2013; 49(6):1314–1323.

[54]Boriani S, De Iure F, Campanacci L, et al. Aneurysmal bone cyst of the mobile spine: report on 41 cases. Spine. 2001; 26(1):27–35.

[55]Mascard E, Gomez-Brouchet A, Lambot K. Bone cysts: unicameral and aneurysmal bone cyst. Orthop Traumatol Surg Res. 2015; 101(1)

Suppl:S119–S127.

[56] Saccomanni B. Aneurysmal bone cyst of spine: a review of literature. Arch Orthop Trauma Surg. 2008; 128(10):1145–1147.

[57] Vergel De Dios AM, Bond JR, Shives TC, McLeod RA, Unni KK. Aneurysmal bone cyst. A clinicopathologic study of 238 cases. Cancer. 1992; 69(12):2921–2931.

[58] Rossi G, Rimondi E, Bartalena T, et al. Selective arterial embolization of 36 aneurysmal bone cysts of the skeleton with N-2-butyl cyanoacrylate. Skeletal Radiol. 2010; 39(2):161–167.

[59] Tsagozis P, Brosjö O. Current strategies for the treatment of aneurysmal bone cysts. Orthop Rev (Pavia). 2015; 7(4):6182.

[60] Amendola L, Simonetti L, Simoes CE, Bandiera S, De Iure F, Boriani S. Aneurysmal bone cyst of the mobile spine: the therapeutic role of embolization. Eur Spine J. 2013; 22(3):533–541.

[61] de Kleuver M, van der Heul RO, Veraart BE. Aneurysmal bone cyst of the spine: 31 cases and the importance of the surgical approach. J Pediatr Orthop B. 1998; 7(4):286–292.

[62] Ropper AE, Cahill KS, Hanna JW, McCarthy EF, Gokaslan ZL, Chi JH. Primary vertebral tumors: a review of epidemiologic, histological, and imaging findings, Part I: benign tumors. Neurosurgery. 2011; 69(6):1171–1180.

[63] Zenonos G, Jamil O, Governale LS, Jernigan S, Hedequist D, Proctor MR. Surgical treatment for primary spinal aneurysmal bone cysts: experience from Children's Hospital Boston. J Neurosurg Pediatr. 2012; 9(3):305–315.

[64] Capanna R, Albisinni U, Picci P, Calderoni P, Campanacci M, Springfield DS. Aneurysmal bone cyst of the spine. J Bone Joint Surg Am. 1985; 67(4):527–531.

[65] Papagelopoulos PJ, Currier BL, Shaughnessy WJ, et al. Aneurysmal bone cyst of the spine. Management and outcome. Spine. 1998; 23(5):621–628.

[66] Zileli M, Isik HS, Ogut FE, Is M, Cagli S, Calli C. Aneurysmal bone cysts of the spine. Eur Spine J. 2013; 22(3):593–601.

[67] Ameli NO, Abbassioun K, Saleh H, Eslamdoost A. Aneurysmal bone cysts of the spine. Report of 17 cases. J Neurosurg. 1985; 63(5):685–690.

[68] Hay MC, Paterson D, Taylor TK. Aneurysmal bone cysts of the spine. J Bone Joint Surg Br. 1978; 60-B(3):406–411.

[69] Ravindra VM, Eli IM, Schmidt MH, Brockmeyer DL. Primary osseous tumors of the pediatric spinal column: review of pathology and surgical decision making. Neurosurg Focus. 2016; 41(2):E3.

[70] Terzi S, Gasbarrini A, Fuiano M, et al. Efficacy and safety of selective arterial embolization in the treatment of aneurysmal bone cyst of the mobile spine. Spine. 2017; 42(15):1130–1138.

[71] Liu G, Wu G, Ghimire P, Pang H, Zhang Z. Primary spinal chondrosarcoma:radiological manifestations with histopathological correlation in eight patients and literature review. Clin Imaging. 2013; 37(1):124–133.

[72] Charest-Morin R, Boriani S, Fisher CG, et al. Benign tumors of the spine: Has new chemotherapy and interventional radiology changed the treatment paradigm? Spine. 2016; 41 Suppl 20:S178–S185.

[73] Boriani S, Lo SF, Puvanesarajah V, et al. AOSpine Knowledge Forum Tumor. Aneurysmal bone cysts of the spine: treatment options and considerations. J Neurooncol. 2014; 120(1):171–178.

[74] Dubory A, Missenard G, Domont J, Court C. Interest of denosumab for the treatment of giant-cells tumors and aneurysmal bone cysts of the spine. About nine cases. Spine. 2016; 41(11):E654–E660.

[75] Liu JK, Brockmeyer DL, Dailey AT, Schmidt MH. Surgical management of aneurysmal bone cysts of the spine. Neurosurg Focus. 2003; 15(5):E4.

[76] Mesfin A, McCarthy EF, Kebaish KM. Surgical treatment of aneurysmal bone cysts of the spine. Iowa Orthop J. 2012; 32:40–45.

[77] Demiralp B, Kose O, Oguz E, Sanal T, Ozcan A, Sehirlioglu A. Benign fibrous histiocytoma of the lumbar vertebrae. Skeletal Radiol. 2009; 38(2):187–191.

[78] Avanzi O, Chih LY, Meves R, Próspero JD, Brito A. Benign fibrous histiocytoma of the lumbar spine. Acta Ortop Bras. 2005; 13(2):91–92.

[79] Destouet JM, Kyriakos M, Gilula LA. Fibrous histiocytoma (fibroxanthoma) of a cervical vertebra. A report with a review of the literature. Skeletal Radiol. 1980; 5(4):241–246.

[80] Khor YM, Yan X. Benign fibrous histiocytoma of the thoracic spine as the cause of pyrexia of unknown origin identified by positron emission tomography/computed tomography. Spine J. 2015; 15(7):1691–1692.

[81] Kim SB, Jang JS, Lee SH. Surgical treatment of benign fibrous histiocytoma as a form of intraspinal extradural tumor at lumbar spine. Asian Spine J. 2010; 4(2):132–135.

[82] Skunda R, Puckett T, Martin M, Sanclement J, Peterson JE. 14-year-old boy with mild antecedent neck pain in setting of acute trauma: a rare case of benign fibrous histiocytoma of the spine. Am J Orthop. 2016; 45(3):E148–E152.

[83] van Giffen NH, van Rhijn LW, van Ooij A, et al. Benign fibrous histiocytoma of the posterior arch of C1 in a 6-year-old boy: a case report. Spine. 2003; 28(18):E359–E363.

[84] Grohs JG, Nicolakis M, Kainberger F, Lang S, Kotz R. Benign fibrous histiocytoma of bone: a report of ten cases and review of literature. Wien Klin Wochenschr. 2002; 114(1–2):56–63.

[85] Peicha G, Seibert FJ, Bratschitsch G, Fankhauser F, Grechenig W. Pathologic odontoid fracture and benign fibrous histiocytoma of bone. Eur Spine J. 1999; 8(2):161–163.

[86] Chapurlat RD. Medical therapy in adults with fibrous dysplasia of bone. J Bone Miner Res. 2006; 21 Suppl 2:114–119.

[87] Meredith CC, Kepes JJ, Johnson P, Sebastian CTS, McMahon JK, Arnold PM. Chondromyxoid fibroma of the upper thoracic spine in a 7-year-old patient. A case report and review of the literature. Pediatr Neurosurg. 2004; 40(4):190–195.

[88] Bloem JL, Mulder JD. Chondroblastoma: a clinical and radiological study of 104 cases. Skeletal Radiol. 1985; 14(1):1–9.

[89] Dahlin DC, Ivins JC. Benign chondroblastoma. A study of 125 cases. Cancer. 1972; 30(2):401–413.

[90] Hernández Martínez SJ, Campa Núñez H, Ornelas Cortinas G, Garza Garza R. Chondroblastoma of the fourth lumbar vertebra diagnosed by aspiration biopsy:case report and review of the literature. Acta Cytol. 2011; 55(5):473–477.

[91] Jain M, Kaur M, Kapoor S, Arora DS. Cytological features of chondroblastoma:a case report with review of the literature. Diagn Cytopathol. 2000; 23(5):348–350.

[92] Kim SA, Cho KJ, Park YK, et al. Chondroblastoma of the lumbar spine: a case report and review of the literature. Korean J Pathol. 2011; 45(5):532–536.

[93] Leung LYJ, Shu SJ, Chan MK, Chan CHS. Chondroblastoma of the lumbar vertebra. Skeletal Radiol. 2001; 30(12):710–713.

[94] Venkatasamy A, Chenard MP, Massard G, Steib JP, Bierry G.

Chondroblastoma of the thoracic spine: a rare location. Case report with radiologic-pathologic correlation. Skeletal Radiol. 2017; 46(3):367–372.

[95]Ilaslan H, Sundaram M, Unni KK. Vertebral chondroblastoma. Skeletal Radiol. 2003; 32(2):66–71.

[96]Masui F, Ushigome S, Kamitani K, Asanuma K, Fujii K. Chondroblastoma: a study of 11 cases. Eur J Surg Oncol. 2002; 28(8):869–874.

[97]Vialle R, Feydy A, Rillardon L, et al. Chondroblastoma of the lumbar spine. Report of two cases and review of the literature. J Neurosurg Spine. 2005; 2(5):596–600.

[98]Attar A, Uğur HÇ, Çağlar YS, Erdogan A, Ozdemir N. Chondroblastoma of the thoracic vertebra. J Clin Neurosci. 2001; 8(1):59–60.

[99]Chung OM, Yip SF, Ngan KC, Ng WF. Chondroblastoma of the lumbar spine with cauda equina syndrome. Spinal Cord. 2003; 41(6):359–364.

[100] Kurth AA, Warzecha J, Rittmeister M, Schmitt E, Hovy L. Recurrent chondroblastoma of the upper thoracic spine. A case report and review of the literature. Arch Orthop Trauma Surg. 2000; 120(9):544–547.

[101] Sohn SH, Koh SA, Kim DG, et al. A case of spine origin chondroblastoma metastasis to lung. Cancer Res Treat. 2009; 41(4):241–244.

[102] Cerase A, Priolo F. Skeletal benign bone-forming lesions. Eur J Radiol. 1998; 27 Suppl 1:S91–S97.

[103] Flemming DJ, Murphey MD, Carmichael BB, Bernard SA. Primary tumors of the spine. Semin Musculoskelet Radiol. 2000; 4(3):299–320.

[104] Greenspan A, Steiner G, Knutzon R. Bone island (enostosis): clinical significance and radiologic and pathologic correlations. Skeletal Radiol. 1991; 20(2):85–90.

[105] Greenspan A. Bone island (enostosis): current concept—a review. Skeletal Radiol. 1995; 24(2):111–115.

[106] Onitsuka H. Roentgenologic aspects of bone islands. Radiology. 1977; 123(3):607–612.

[107] Trombetti A, Noël E. Giant bone islands: a case with 31 years of follow-up. Joint Bone Spine. 2002; 69(1):81–84.

[108] Hall FM, Goldberg RP, Davies JAK, Fainsinger MH. Scintigraphic assessment of bone islands. Radiology. 1980; 135(3):737–742.

[109] Broderick TW, Resnick D, Goergen TG, Alazraki N. Enostosis of the spine. Spine. 1978; 3(2):167–170.

[110] Garg S, Mehta S, Dormans JP. Langerhans cell histiocytosis of the spine in children. Long-term follow-up. J Bone Joint Surg Am. 2004; 86-A(8):1740–1750.

[111] Islinger RB, Kuklo TR, Owens BD, et al. Langerhans' cell histiocytosis in patients older than 21 years. Clin Orthop Relat Res. 2000(379):231–235.

[112] Angelini A, Mavrogenis A, Rimondi E, Rossi G, Ruggieri P. Current concepts for the diagnosis and management of eosinophilic granuloma of bone. J Orthop Traumatol. 2017; 18(2):83–90.

[113] Brown CW, Jarvis JG, Letts M, Carpenter B. Treatment and outcome of vertebral Langerhans cell histiocytosis at the Children's Hospital of Eastern Ontario. Can J Surg. 2005; 48(3):230–236.

[114] Willman CL, Busque L, Griffith BB, et al. Langerhans'-cell histiocytosis (histiocytosis X)—a clonal proliferative disease. N Engl J Med. 1994; 331(3):154–160.

[115] Yu RC, Chu C, Buluwela L, Chu AC. Clonal proliferation of Langerhans cells in Langerhans cell histiocytosis. Lancet. 1994; 343(8900):767–768.

[116] Huang W, Yang X, Cao D, et al. Eosinophilic granuloma of spine in adults: a report of 30 cases and outcome. Acta Neurochir (Wien). 2010; 152(7):1129–1137.

[117] Huang WD, Yang XH, Wu ZP, et al. Langerhans cell histiocytosis of spine: a comparative study of clinical, imaging features, and diagnosis in children, adolescents, and adults. Spine J. 2013; 13(9):1108–1117.

[118] Puertas EB, Milani C, Chagas JCM, et al. Surgical treatment of eosinophilic granuloma in the thoracic spine in patients with neurological lesions. J Pediatr Orthop B. 2003; 12(5):303–306.

[119] Kilpatrick SE, Wenger DE, Gilchrist GS, Shives TC, Wollan PC, Unni KK. Langerhans' cell histiocytosis (histiocytosis X) of bone. A clinicopathologic analysis of 263 pediatric and adult cases. Cancer. 1995; 76(12):2471–2484.

[120] Arkader A, Glotzbecker M, Hosalkar HS, Dormans JP. Primary musculoskeletal Langerhans cell histiocytosis in children: an analysis for a 3-decade period. J Pediatr Orthop. 2009; 29(2):201–207.

[121] DiCaprio MR, Roberts TT. Diagnosis and management of Langerhans cell histiocytosis. J Am Acad Orthop Surg. 2014; 22(10):643–652.

[122] Hussein AA, El-Karef E, Hafez M. Reconstructive surgery in spinal tumours. Eur J Surg Oncol. 2001; 27(2):196–199.

[123] Lü GH, Li J, Wang XB, Wang B, Phan K. Surgical treatment based on pedicle screw instrumentation for thoracic or lumbar spinal Langerhans cell histiocytosis complicated with neurologic deficit in children. Spine J. 2014; 14(5):768–776.

[124] Rimondi E, Mavrogenis AF, Rossi G, Ussia G, Angelini A, Ruggieri P. CT-guided corticosteroid injection for solitary eosinophilic granuloma of the spine. Skeletal Radiol. 2011; 40(6):757–764.

[125] Bertram C, Madert J, Eggers C. Eosinophilic granuloma of the cervical spine. Spine. 2002; 27(13):1408–1413.

[126] Lam S, Reddy GD, Mayer R, Lin Y, Jea A. Eosinophilic granuloma/ Langerhans cell histiocytosis: pediatric neurosurgery update. Surg Neurol Int. 2015; 6 Suppl 17:S435–S439.

[127] Mammano S, Candiotto S, Balsano M. Cast and brace treatment of eosinophilic granuloma of the spine: long-term follow-up. J Pediatr Orthop. 1997; 17(6):821–827.

[128] Wei MA, Ruixue MA. Solitary spinal eosinophilic granuloma in children. J Pediatr Orthop B. 2006; 15(5):316–319.

[129] Kim BE, Koh KN, Suh JK, et al. Korea HistiocytosisWorking Party. Clinical features and treatment outcomes of Langerhans cell histiocytosis: a nationwide survey from Korea histiocytosis working party. J Pediatr Hematol Oncol. 2014; 36(2):125–133.

[130] Lee SK, Jung TY, Jung S, Han DK, Lee JK, Baek HJ. Solitary Langerhans cell histiocytosis of skull and spine in pediatric and adult patients. Childs Nerv Syst. 2014; 30(2):271–275.

[131] Elder BD, Sankey EW, Goodwin CR, et al. Surgical outcomes in patients with high spinal instability neoplasm score secondary to spinal giant cell tumors. Global Spine J. 2016; 6(1):21–28.

[132] Bhojraj SY, Nene A, Mohite S, Varma R. Giant cell tumor of the spine: a review of 9 surgical interventions in 6 cases. Indian J Orthop. 2007; 41(2):146–150.

[133] Thomas DM, Skubitz KM. Giant cell tumour of bone. Curr Opin Oncol. 2009; 21(4):338–344.

[134] Boriani S, Bandiera S, Casadei R, et al. Giant cell tumor of the mobile spine: a review of 49 cases. Spine. 2012; 37(1):E37–E45.

[135] Goldschlager T, Dea N, Boyd M, et al. Giant cell tumors of the spine: has denosumab changed the treatment paradigm? J Neurosurg Spine. 2015; 22(5):526–533.

[136] Larsson SE, Lorentzon R, Boquist L. Giant-cell tumor of bone. A demographic, clinical, and histopathological study of all cases recorded in the Swedish Cancer Registry for the years 1958 through 1968. J Bone Joint Surg Am. 1975; 57(2):167–173.

[137] Junming M, Cheng Y, Dong C, et al. Giant cell tumor of the cervical spine: a series of 22 cases and outcomes. Spine. 2008; 33(3):280–288.

[138] Savini R, Gherlinzoni F, Morandi M, Neff JR, Picci P. Surgical treatment of giant-cell tumor of the spine. The experience at the Istituto Ortopedico Rizzoli. J Bone Joint Surg Am. 1983; 65(9):1283–1289.

[139] Sanjay BKS, Frassica FJ, Frassica DA, Unni KK, McLeod RA, Sim FH. Treatment of giant-cell tumor of the pelvis. J Bone Joint Surg Am. 1993; 75(10):1466–1475.

[140] Leggon RE, Zlotecki R, Reith J, Scarborough MT. Giant cell tumor of the pelvis and sacrum: 17 cases and analysis of the literature. Clin Orthop Relat Res. 2004(423):196–207.

[141] Martin C, McCarthy EF. Giant cell tumor of the sacrum and spine: series of 23 cases and a review of the literature. Iowa Orthop J. 2010; 30:69–75.

[142] Sung HW, Kuo DP, Shu WP, Chai YB, Liu CC, Li SM. Giant-cell tumor of bone:analysis of two hundred and eight cases in Chinese patients. J Bone Joint Surg Am. 1982; 64(5):755–761.

[143] Ropper AE, Cahill KS, Hanna JW, McCarthy EF, Gokaslan ZL, Chi JH. Primary vertebral tumors: a review of epidemiologic, histological and imaging findings, part II: locally aggressive and malignant tumors. Neurosurgery. 2012; 70(1):211–219, discussion 219.

[144] Sonmez E, Tezcaner T, Coven I, Terzi A. Brown tumor of the thoracic spine:first manifestation of primary hyperparathyroidism. J Korean Neurosurg Soc. 2015; 58(4):389–392.

[145] Fidler MW. Surgical treatment of giant cell tumours of the thoracic and lumbar spine: report of nine patients. Eur Spine J. 2001; 10(1):69–77.

[146] Hosalkar HS, Jones KJ, King JJ, Lackman RD. Serial arterial embolization for large sacral giant-cell tumors: mid- to long-term results. Spine. 2007; 32(10):1107–1115.

[147] Luksanapruksa P, Buchowski JM, Singhatanadgige W, Bumpass DB. Systematic review and meta-analysis of en bloc vertebrectomy compared with intralesional resection for giant cell tumors of the mobile spine. Global Spine J. 2016; 6(8):778–803.

[148] Ma Y, Li J, Pan J, et al. Treatment options and prognosis for repeatedly recurrent giant cell tumor of the spine. Eur Spine J. 2016; 25(12):4033–4042.

[149] Xu W, Li X, Huang W, et al. Factors affecting prognosis of patients with giant cell tumors of the mobile spine: retrospective analysis of 102 patients in a single center. Ann Surg Oncol. 2013; 20(3):804–810.

[150] Yang SC, Chen LH, Fu TS, Lai PL, Niu CC, Chen WJ. Surgical treatment for giant cell tumor of the thoracolumbar spine. Chang Gung Med J. 2006; 29(1):71–78.

[151] Ma Y, Xu W, Yin H, et al. Therapeutic radiotherapy for giant cell tumor of the spine: a systemic review. Eur Spine J. 2015; 24(8):1754–1760.

[152] de Carvalho Cavalcante RA, Silva Marques RA, dos Santos VG, et al. Spondylectomy for giant cell tumor after denosumab therapy. Spine. 2016; 41(3):E178–E182.

[153] Thomas D, Henshaw R, Skubitz K, et al. Denosumab in patients with giantcell tumour of bone: an open-label, phase 2 study. Lancet Oncol. 2010; 11(3):275–280.

[154] Kan P, Schmidt MH. Osteoid osteoma and osteoblastoma of the spine. Neurosurg Clin N Am. 2008; 19(1):65–70.

[155] Azouz EM, Kozlowski K, Marton D, Sprague P, Zerhouni A, Asselah F. Osteoid osteoma and osteoblastoma of the spine in children. Report of 22 cases with brief literature review. Pediatr Radiol. 1986; 16(1):25–31.

[156] Tsoumakidou G, Thénint MA, Garnon J, Buy X, Steib JP, Gangi A. Percutaneous image-guided laser photocoagulation of spinal osteoid osteoma: a single-institution series. Radiology. 2016; 278(3):936–943.

[157] Burn SC, Ansorge O, Zeller R, Drake JM. Management of osteoblastoma and osteoid osteoma of the spine in childhood. J Neurosurg Pediatr. 2009; 4(5):434–438.

[158] Galgano MA, Goulart CR, Iwenofu H, Chin LS, Lavelle W, Mendel E. Osteoblastomas of the spine: a comprehensive review. Neurosurg Focus. 2016; 41(2):E4.

[159] Vanderschueren GM, Obermann WR, Dijkstra SP, Taminiau AH, Bloem JL, van Erkel AR. Radiofrequency ablation of spinal osteoid osteoma: clinical outcome. Spine. 2009; 34(9):901–904.

[160] Etemadifar MR, Hadi A. Clinical findings and results of surgical resection in 19 cases of spinal osteoid osteoma. Asian Spine J. 2015; 9(3):386–393.

[161] Kadhim M, Binitie O, O'Toole P, Grigoriou E, De Mattos CB, Dormans JP. Surgical resection of osteoid osteoma and osteoblastoma of the spine. J Pediatr Orthop B. 2017; 26(4):362–369.

[162] Quraishi NA, Boriani S, Sabou S, et al. A multicenter cohort study of spinal osteoid osteomas: results of surgical treatment and analysis of local recurrence. Spine J. 2017; 17(3):401–408.

[163] Gangi A, Alizadeh H, Wong L, Buy X, Dietemann JL, Roy C. Osteoid osteoma:percutaneous laser ablation and follow-up in 114 patients. Radiology. 2007; 242(1):293–301.

[164] Hadjipavlou AG, Tzermiadianos MN, Kakavelakis KN, Lander P. Percutaneous core excision and radiofrequency thermo-coagulation for the ablation of osteoid osteoma of the spine. Eur Spine J. 2009; 18(3):345–351.

[165] Klass D, Marshall T, Toms A. CT-guided radiofrequency ablation of spinal osteoid osteomas with concomitant perineural and epidural irrigation for neuroprotection. Eur Radiol. 2009; 19(9):2238–2243.

[166] Ozaki T, Liljenqvist U, Hillmann A, et al. Osteoid osteoma and osteoblastoma of the spine: experiences with 22 patients. Clin Orthop Relat Res. 2002(397):394–402.

[167] Pettine KA, Klassen RA. Osteoid-osteoma and osteoblastoma of the spine. J Bone Joint Surg Am. 1986; 68(3):354–361.

[168] Raskas DS, Graziano GP, Herzenberg JE, Heidelberger KP, Hensinger RN. Osteoid osteoma and osteoblastoma of the spine. J Spinal Disord. 1992; 5(2):204–211.

[169] Rybak LD, Gangi A, Buy X, La Rocca Vieira R, Wittig J. Thermal ablation of spinal osteoid osteomas close to neural elements: technical considerations. AJR Am J Roentgenol. 2010; 195(4):W293–8.

[170] Zileli M, Çagli S, Basdemir G, Ersahin Y. Osteoid osteomas and osteoblastomas of the spine. Neurosurg Focus. 2003; 15(5):E5.

[171] Gasbarrini A, Cappuccio M, Bandiera S, Amendola L, van Urk P, Boriani S. Osteoid osteoma of the mobile spine: surgical outcomes in 81 patients. Spine. 2011; 36(24):2089–2093.

[172] Martel J, Bueno A, Nieto-Morales ML, Ortiz EJ. Osteoid osteoma of the spine:CT-guided monopolar radiofrequency ablation. Eur J Radiol. 2009; 71(3):564–569.

[173] Pourfeizi HH, Tabrizi A, Bazavar M, Sales JG. Clinical findings and results of surgical resection of thoracolumbar osteoid osteoma. Asian Spine J. 2014; 8(2):150–155.

[174] Saifuddin A, White J, Sherazi Z, Shaikh MI, Natali C, Ransford AO. Osteoid osteoma and osteoblastoma of the spine. Factors associated with the presence of scoliosis. Spine. 1998; 23(1):47–53.

[175] Uehara M, Takahashi J, Kuraishi S, et al. Osteoid osteoma presenting as thoracic scoliosis. Spine J. 2015; 15(12):e77–e81.

[176] Weber MA, Sprengel SD, Omlor GW, et al. Clinical long-term outcome, technical success, and cost analysis of radiofrequency ablation for the treatment of osteoblastomas and spinal osteoid osteomas in comparison to open surgical resection. Skeletal Radiol. 2015; 44(7):981–993.

[177] Faddoul J, Faddoul Y, Kobaiter-Maarrawi S, et al. Radiofrequency ablation of spinal osteoid osteoma: a prospective study. J Neurosurg Spine. 2017; 26(3):313–318.

[178] Jackson RP, Reckling FW, Mants FA. Osteoid osteoma and osteoblastoma. Similar histologic lesions with different natural histories. Clin Orthop Relat Res. 1977; 128(128):303–313.

[179] Laus M, Albisinni U, Alfonso C, Zappoli FA. Osteoid osteoma of the cervical spine: surgical treatment or percutaneous radiofrequency coagulation? Eur Spine J. 2007; 16(12):2078–2082.

[180] Della Rocca C, Huvos AG. Osteoblastoma: varied histological presentations with a benign clinical course. An analysis of 55 cases. Am J Surg Pathol. 1996; 20(7):841–850.

[181] Lucas DR, Unni KK, McLeod RA, O'Connor MI, Sim FH. Osteoblastoma: clinicopathologic study of 306 cases. Hum Pathol. 1994; 25(2):117–134.

[182] Boriani S, Capanna R, Donati D, Levine A, Picci P, Savini R. Osteoblastoma of the spine. Clin Orthop Relat Res. 1992; 278(278):37–45.

[183] Elder BD, Goodwin CR, Kosztowski TA, et al. Surgical management of osteoblastoma of the spine: case series and review of the literature. Turk Neurosurg. 2016; 26(4):601–607.

[184] Nemoto O, Moser RP, Jr, Van Dam BE, Aoki J, Gilkey FW. Osteoblastoma of the spine. A review of 75 cases. Spine. 1990; 15(12):1272–1280.

[185] Ruggieri P, Huch K, Mavrogenis AF, Merlino B, Angelini A. Osteoblastoma of the sacrum: report of 18 cases and analysis of the literature. Spine. 2014; 39(2):E97–E103.

[186] Denaro V, Denaro L, Papalia R, Marinozzi A, Di Martino A. Surgical management of cervical spine osteoblastomas. Clin Orthop Relat Res. 2007; 455(455):190–195.

[187] Ozaki T, Flege S, Liljenqvist U, et al. Osteosarcoma of the spine: experience of the cooperative osteosarcoma study group. Cancer. 2002; 94(4):1069–1077.

[188] Jiang L, Liu XG, Wang C, et al. Surgical treatment options for aggressive osteoblastoma in the mobile spine. Eur Spine J. 2015; 24(8):1778–1785.

[189] Boriani S, Amendola L, Bandiera S, et al. Staging and treatment of osteoblastoma in the mobile spine: a review of 51 cases. Eur Spine J. 2012; 21(10):2003–2010.

[190] Bess RS, Robbin MR, Bohlman HH, Thompson GH. Spinal exostoses: analysis of twelve cases and review of the literature. Spine. 2005; 30(7):774–780.

[191] Samartzis D, Marco RAW. Osteochondroma of the sacrum: a case report and review of the literature. Spine. 2006; 31(13):E425–E429.

[192] Tian Y, Yuan W, Chen H, Shen X. Spinal cord compression secondary to a thoracic vertebral osteochondroma. J Neurosurg Spine. 2011; 15(3):252–257.

[193] Veeravagu A, Li A, Shuer LM, Desai AM. Cervical osteochondroma causing myelopathy in adults: management considerations and literature review. World Neurosurg. 2017; 97:752.e5–752.e13.

[194] Zaijun L, Xinhai Y, Zhipeng W, et al. Outcome and prognosis of myelopathy and radiculopathy from osteochondroma in the mobile spine: a report on 14 patients. J Spinal Disord Tech. 2013; 26(4):194–199.

[195] Murphey MD, Choi JJ, Kransdorf MJ, Flemming DJ, Gannon FH. Imaging of osteochondroma:variants and complications with radiologic-pathologic correlation. Radiographics. 2000; 20(5):1407–1434.

[196] Kuraishi K, Hanakita J, Takahashi T, Watanabe M, Honda F. Symptomatic osteochondroma of lumbosacral spine: report of 5 cases. Neurol Med Chir (Tokyo). 2014; 54(5):408–412.

[197] Lotfinia I, Vahedi P, Tubbs RS, Ghavame M, Meshkini A. Neurological manifestations, imaging characteristics, and surgical outcome of intraspinal osteochondroma. J Neurosurg Spine. 2010; 12(5):474–489.

[198] Brastianos P, Pradilla G, McCarthy E, Gokaslan ZL. Solitary thoracic osteochondroma:case report and review of the literature. Neurosurgery. 2005; 56(6):E1379–, discussion E1379.

[199] Khosla A, Martin DS, Awwad EE. The solitary intraspinal vertebral osteochondroma. An unusual cause of compressive myelopathy: features and literature review. Spine. 1999; 24(1):77–81.

[200] Malat J, Virapongse C, Levine A. Solitary osteochondroma of the spine. Spine. 1986; 11(6):625–628.

[201] Quirini GE, Meyer JR, Herman M, Russell EJ. Osteochondroma of the thoracic spine: an unusual cause of spinal cord compression. AJNR Am J Neuroradiol. 1996; 17(5):961–964.

[202] Roblot P, Alcalay M, Cazenave-Roblot F, Levy P, Bontoux D. Osteochondroma of the thoracic spine. Report of a case and review of the literature. Spine. 1990; 15(3):240–243.

[203] Gille O, Pointillart V, Vital JM. Course of spinal solitary osteochondromas. Spine. 2005; 30(1):E13–E19.

[204] Giudicissi-Filho M, de Holanda CV, Borba LA, Rassi-Neto A, Ribeiro CA, de Oliveira JG. Cervical spinal cord compression due to an osteochondroma in hereditary multiple exostosis: case report and review of the literature. Surg Neurol. 2006; 66 Suppl 3:S7–S11.

[205] Robbins SE, Laitt RD, Lewis T. Hereditary spinal osteochondromas in diaphyseal aclasia. Neuroradiology. 1996; 38(1):59–61.

[206] Sade R, Ulusoy OL, Mutlu A, Yuce I, Kantarci M. Osteochondroma of the lumbar spine. Joint Bone Spine. 2017; 84(2):225.

[207] Sakai D, Mochida J, Toh E, Nomura T. Spinal osteochondromas in middleaged to elderly patients. Spine. 2002; 27(23):E503–E506.

[208] Albrecht S, Crutchfield JS, SeGall GK. On spinal osteochondromas. J Neurosurg. 1992; 77(2):247–252.

[209] Sharma MC, Arora R, Deol PS, Mahapatra AK, Mehta VS, Sarkar C. Osteochondroma of the spine: an enigmatic tumor of the spinal cord. A series of 10 cases. J Neurosurg Sci. 2002; 46(2):66–70, discussion 70.

[210] Schellinger KA, Propp JM, Villano JL, McCarthy BJ. Descriptive epidemiology of primary spinal cord tumors. J Neurooncol. 2008; 87(2):173–179.

[211] Rozeman LB, Cleton-Jansen AM, Hogendoorn PCW. Pathology of primary malignant bone and cartilage tumours. Int Orthop. 2006; 30(6):437–444.

[212] Mukherjee D, Chaichana KL, Gokaslan ZL, Aaronson O, Cheng JS, McGirt MJ. Survival of patients with malignant primary osseous spinal neoplasms: results from the Surveillance, Epidemiology, and End Results (SEER) database from 1973 to 2003. J Neurosurg Spine. 2011; 14(2):143–150.

[213] Mukherjee D, Chaichana KL, Parker SL, Gokaslan ZL, McGirt MJ. Association of surgical resection and survival in patients with malignant primary osseous spinal neoplasms from the Surveillance, Epidemiology, and End Results(SEER) database. Eur Spine J. 2013; 22(6):1375–1382.

[214] Groves ML, Zadnik PL, Kaloostian P, et al. Epidemiologic, functional, and oncologic outcome analysis of spinal sarcomas treated surgically at a single institution over 10 years. Spine J. 2015; 15(1):110–114.

[215] Gokaslan ZL, Zadnik PL, Sciubba DM, et al. Mobile spine chordoma: results of 166 patients from the AOSpine Knowledge Forum Tumor database. J Neurosurg Spine. 2016; 24(4):644–651.

[216] Ozturk AK, Gokaslan ZL, Wolinsky JP. Surgical treatment of sarcomas of the spine. Curr Treat Options Oncol. 2014; 15(3):482–492.

[217] Stacchiotti S, Sommer J, Chordoma Global Consensus Group. Building a global consensus approach to chordoma: a position paper from the medical and patient community. Lancet Oncol. 2015; 16(2):e71–e83.

[218] Williams BJ, Raper DMS, Godbout E, et al. Diagnosis and treatment of chordoma. J Natl Compr Canc Netw. 2013; 11(6):726–731.

[219] Boriani S, Bandiera S, Biagini R, et al. Chordoma of the mobile spine: fifty years of experience. Spine. 2006; 31(4):493–503.

[220] Choi D, Melcher R, Harms J, Crockard A. Outcome of 132 operations in 97 patients with chordomas of the craniocervical junction and upper cervical spine. Neurosurgery. 2010; 66(1):59–65, discussion 65.

[221] Crapanzano JP, Ali SZ, Ginsberg MS, Zakowski MF. Chordoma: a cytologic study with histologic and radiologic correlation. Cancer. 2001; 93(1):40–51.

[222] Mukherjee D, Chaichana KL, Adogwa O, et al. Association of extent of local tumor invasion and survival in patients with malignant primary osseous spinal neoplasms from the surveillance, epidemiology, and end results (SEER) database.World Neurosurg. 2011; 76(6):580–585.

[223] Ruggieri P, Angelini A, Ussia G, Montalti M, Mercuri M. Surgical margins and local control in resection of sacral chordomas. Clin Orthop Relat Res. 2010; 468(11):2939–2947.

[224] Yamada Y, Laufer I, Cox BW, et al. Preliminary results of high-dose singlefraction radiotherapy for the management of chordomas of the spine and sacrum. Neurosurgery. 2013; 73(4):673–680, discussion 680.

[225] Zou MX, Huang W,Wang XB, Li J, Lv GH, Deng YW. Prognostic factors in spinal chordoma: a systematic review. Clin Neurol Neurosurg. 2015; 139:110–118.

[226] Stacchiotti S, Gronchi A, Fossati P, et al. Best practices for the management of local-regional recurrent chordoma: a position paper by the Chordoma Global Consensus Group. Ann Oncol. 2017; 28(6):1230–1242.

[227] Holliday EB, Mitra HS, Somerson JS, et al. Postoperative proton therapy for chordomas and chondrosarcomas of the spine: adjuvant versus salvage radiation therapy. Spine. 2015; 40(8):544–549.

[228] McMaster ML, Goldstein AM, Bromley CM, Ishibe N, Parry DM. Chordoma: incidence and survival patterns in the United States, 1973–1995. Cancer Causes Control. 2001; 12(1):1–11.

[229] Park L, Delaney TF, Liebsch NJ, et al. Sacral chordomas: impact of high-dose proton/photon-beam radiation therapy combined with or without surgery for primary versus recurrent tumor. Int J Radiat Oncol Biol Phys. 2006; 65(5):1514–1521.

[230] Stacchiotti S, Longhi A, Ferraresi V, et al. Phase II study of imatinib in advanced chordoma. J Clin Oncol. 2012; 30(9):914–920.

[231] Chen YL, Liebsch N, Kobayashi W, et al. Definitive high-dose photon/proton radiotherapy for unresected mobile spine and sacral chordomas. Spine. 2013; 38(15):E930–E936.

[232] DeLaney TF, Liebsch NJ, Pedlow FX, et al. Long-term results of Phase II study of high dose photon/proton radiotherapy in the management of spine chordomas, chondrosarcomas, and other sarcomas. J Surg Oncol. 2014; 110(2):115–122.

[233] Imai R, Kamada T, Tsuji H, et al. Working Group for Bone, Soft Tissue Sarcomas. Carbon ion radiotherapy for unresectable sacral chordomas. Clin Cancer Res. 2004; 10(17):5741–5746.

[234] Imai R, Kamada T, Sugahara S, Tsuji H, Tsujii H. Carbon ion radiotherapy for sacral chordoma. Br J Radiol. 2011; 84(Spec No 1):S48–S54.

[235] Rotondo RL, Folkert W, Liebsch NJ, et al. High-dose proton-based radiation therapy in the management of spine chordomas: outcomes and clinicopathological prognostic factors. J Neurosurg Spine. 2015; 23(6):788–797.

[236] Shives TC, McLeod RA, Unni KK, Schray MF. Chondrosarcoma of the spine. J Bone Joint Surg Am. 1989; 71(8):1158–1165.

[237] Rosenberg AE, Nielsen GP, Keel SB, et al. Chondrosarcoma of the base of the skull: a clinicopathologic study of 200 cases with emphasis on its distinction from chordoma. Am J Surg Pathol. 1999; 23(11):1370–1378.

[238] Collins MS, Koyama T, Swee RG, Inwards CY. Clear cell chondrosarcoma:radiographic, computed tomographic, and magnetic resonance findings in 34 patients with pathologic correlation. Skeletal Radiol. 2003; 32(12):687–694.

[239] Dahlin DC, Beabout JW. Dedifferentiation of low-grade chondrosarcomas. Cancer. 1971; 28(2):461–466.

[240] Boriani S, De Iure F, Bandiera S, et al. Chondrosarcoma of the mobile spine:report on 22 cases. Spine. 2000; 25(7):804–812.

[241] York JE, Berk RH, Fuller GN, et al. Chondrosarcoma of the spine: 1954 to 1997. J Neurosurg. 1999; 90(1) Suppl:73–78.

[242] Strike SA, McCarthy EF. Chondrosarcoma of the spine: a series of 16 cases and a review of the literature. Iowa Orthop J. 2011; 31:154–159.

[243] Aoki J, Sone S, Fujioka F, et al. MR of enchondroma and chondrosarcoma:rings and arcs of Gd-DTPA enhancement. J Comput Assist Tomogr. 1991; 15(6):1011–1016.

[244] Mesfin A, Ghermandi R, Castiello E, Donati DM, Boriani S. Secondary chondrosarcoma of the lumbar spine in hereditary multiple exostoses. Spine J. 2013; 13(9):1158–1159.

[245] Foweraker KL, Burton KE, Maynard SE, et al. High-dose radiotherapy in the management of chordoma and chondrosarcoma of the skull base and cervical spine: part 1—Clinical outcomes. Clin Oncol (R Coll Radiol). 2007; 19(7):509–516.

[246] Jiang B, Veeravagu A, Feroze AH, et al. CyberKnife radiosurgery for the management of skull base and spinal chondrosarcomas. J Neurooncol. 2013; 114(2):209–218.

[247] Gwak HS, Yoo HJ, Youn SM, et al. Hypofractionated stereotactic radiation therapy for skull base and upper cervical chordoma and chondrosarcoma:preliminary results. Stereotact Funct Neurosurg. 2005; 83(5–6):233–243.

[248] Liang X,Wang D,Wang Y, Zhou Z, Zhang J, Li J. Expression of aurora kinase A and B in chondrosarcoma and its relationship with the prognosis. Diagn Pathol. 2012; 7(84):84.

[249] Arshi A, Sharim J, Park DY, et al. Prognostic determinants and treatment outcomes analysis of osteosarcoma and Ewing sarcoma of the spine. Spine J. 2017; 17(5):645–655.

[250] Marco RAW, Gentry JB, Rhines LD, et al. Ewing's sarcoma of the mobile spine. Spine. 2005; 30(7):769–773.

[251] Wan W, Lou Y, Hu Z, et al. Factors affecting survival outcomes of patients with non-metastatic Ewing's sarcoma family tumors in the spine: a retrospective analysis of 63 patients in a single center. J Neurooncol. 2017; 131(2):313–320.

[252] Biswas B, Rastogi S, Khan SA, et al. Developing a prognostic model for localized Ewing sarcoma family of tumors: a single institutional experience of 224 cases treated with uniform chemotherapy protocol. J Surg Oncol. 2015; 111(6):683–689.

[253] HuangWY, Tan WL, Geng DY, et al. Imaging findings of the spinal peripheral Ewing's sarcoma family of tumours. Clin Radiol. 2014; 69(2):179–185.

[254] Ilaslan H, Sundaram M, Unni KK, Dekutoski MB. Primary Ewing's sarcoma of the vertebral column. Skeletal Radiol. 2004; 33(9):506–513.

[255] Mirzaei L, Kaal SE, Schreuder HW, Bartels RH. The neurological compromised spine due to Ewing sarcoma. what first: surgery or chemotherapy? Therapy, survival, and neurological outcome of 15 cases with primary Ewing sarcoma of the vertebral column. Neurosurgery. 2015; 77(5):718–724, discussion 724–725.

[256] Serlo J, Helenius I, Vettenranta K, et al. Surgically treated patients with axial and peripheral Ewing's sarcoma family of tumours: A population based study in Finland during 1990–2009. Eur J Surg Oncol. 2015; 41(7):893–898.

[257] Indelicato DJ, Keole SR, Shahlaee AH, et al. Spinal and paraspinal Ewing tumors. Int J Radiat Oncol Biol Phys. 2010; 76(5):1463–1471.

[258] Bacci G, Forni C, Longhi A, et al. Long-term outcome for patients with nonmetastatic Ewing's sarcoma treated with adjuvant and neoadjuvant chemotherapies. 402 patients treated at Rizzoli between 1972 and 1992. Eur J Cancer. 2004; 40(1):73–83.

[259] Venkateswaran L, Rodriguez-Galindo C, Merchant TE, Poquette CA, Rao BN, Pappo AS. Primary Ewing tumor of the vertebrae: clinical characteristics, prognostic factors, and outcome. Med Pediatr Oncol. 2001; 37(1):30–35.

[260] Grubb MR, Currier BL, Pritchard DJ, Ebersold MJ. Primary Ewing's sarcoma of the spine. Spine. 1994; 19(3):309–313.

[261] Bacci G, Boriani S, Balladelli A, et al. Treatment of nonmetastatic Ewing's sarcoma family tumors of the spine and sacrum: the experience from a single institution. Eur Spine J. 2009; 18(8):1091–1095.

[262] Schuck A, Ahrens S, von Schorlemer I, et al. Radiotherapy in Ewing tumors of the vertebrae: treatment results and local relapse analysis of the CESS 81/86 and EICESS 92 trials. Int J Radiat Oncol Biol Phys. 2005; 63(5):1562–1567.

[263] Womer RB, West DC, Krailo MD, et al. Randomized controlled trial of interval-compressed chemotherapy for the treatment of localized Ewing sarcoma:a report from the Children's Oncology Group. J Clin Oncol. 2012; 30(33):4148–4154.

[264] Akagunduz OO, Kamer SA, Kececi B, et al. The role of radiotherapy in local control of nonextremity Ewing sarcomas. Tumori. 2016; 102(2):162–167.

[265] Barr SJ, Schuette AM, Emans JB. Lumbar pedicle screws versus hooks. Results in double major curves in adolescent idiopathic scoliosis. Spine. 1997; 22(12):1369–1379.

[266] Joo MW, Shin SH, Kang YK, et al. Osteosarcoma in Asian populations over the age of 40 years: a multicenter study. Ann Surg Oncol. 2015; 22(11):3557–3564.

[267] Klein MJ, Siegal GP. Osteosarcoma: anatomic and histologic variants. Am J Clin Pathol. 2006; 125(4):555–581.

[268] Lefebvre G, Renaud A, Rocourt N, Cortet B, Ceugnart L, Cotten A. Primary vertebral osteosarcoma: five cases. Joint Bone Spine. 2013; 80(5):534–537.

[269] Mu Y, Zhang H, Che L, Li K. Clinical significance of microRNA-183/Ezrin axis in judging the prognosis of patients with osteosarcoma. Med Oncol. 2014; 31(2):821.

[270] Ottaviani G, Jaffe N. The epidemiology of osteosarcomas. In: Jaffe N, Bruland ØS, Bielack S, eds. Pediatric and Adolescent Osteosarcoma. Vol. 152. 1st ed. New York, NY: 2009:3–13. Available at: https://link.springer.com/chapter/10.1007%2F978–1–4419–0284–9_1. Accessed October 3, 2018.

[271] Schoenfeld AJ, Hornicek FJ, Pedlow FX, et al. Osteosarcoma of the spine: experience in 26 patients treated at the Massachusetts General Hospital. Spine J. 2010; 10(8):708–714.

[272] Kelley SP, Ashford RU, Rao AS, Dickson RA. Primary bone tumours of the spine: a 42-year survey from the Leeds Regional Bone Tumour Registry. Eur Spine J. 2007; 16(3):405–409.

[273] Ilaslan H, Sundaram M, Unni KK, Shives TC. Primary vertebral osteosarcoma:imaging findings. Radiology. 2004; 230(3):697–702.

[274] Bhatia R, Beckles V, Fox Z, Tirabosco R, Rezajooi K, Casey ATH. Osteosarcoma of the spine: dismal past, any hope for the future? Br J Neurosurg. 2014; 28(4):495–502.

[275] Zhu J, Feng Y, Ke Z, et al. Down-regulation of miR-183 promotes migration and invasion of osteosarcoma by targeting Ezrin. Am J Pathol. 2012; 180(6):2440–2451.

[276] Zhao H, Guo M, Zhao G, et al. miR-183 inhibits the metastasis of osteosarcoma via downregulation of the expression of Ezrin in

F5M2cells. Int J Mol Med. 2012; 30(5):1013–1020.

[277] Lim JBT, Sharma H, MacDuff E, Reece AT. Primary osteosarcoma of the spine:a review of 10 cases. Acta Orthop Belg. 2013; 79(4):457–462.

[278] Zils K, Bielack S, Wilhelm M, et al. Osteosarcoma of the mobile spine. Ann Oncol. 2013; 24(8):2190–2195.

[279] Sundaresan N, Rosen G, Huvos AG, Krol G. Combined treatment of osteosarcoma of the spine. Neurosurgery. 1988; 23(6):714–719.

[280] Bacci G, Picci P, Ferrari S, et al. Primary chemotherapy and delayed surgery for nonmetastatic osteosarcoma of the extremities. Results in 164 patients preoperatively treated with high doses of methotrexate followed by cisplatin and doxorubicin. Cancer. 1993; 72(11):3227–3238.

[281] Bielack SS, Kempf-Bielack B, Delling G, et al. Prognostic factors in high-grade osteosarcoma of the extremities or trunk: an analysis of 1,702 patients treated on neoadjuvant cooperative osteosarcoma study group protocols. J Clin Oncol. 2002; 20(3):776–790.

[282] Bataille R, Sany J. Solitary myeloma: clinical and prognostic features of a review of 114 cases. Cancer. 1981; 48(3):845–851.

[283] Dimopoulos MA, Moulopoulos LA, Maniatis A, Alexanian R. Solitary plasmacytoma of bone and asymptomatic multiple myeloma. Blood. 2000; 96(6):2037–2044.

[284] Huang W, Cao D, Ma J, et al. Solitary plasmacytoma of cervical spine: treatment and prognosis in patients with neurological lesions and spinal instability. Spine. 2010; 35(8):E278–E284.

[285] Qian J, Jing J, Tian D, Yang H. Partial tumor resection combined with chemotherapy for multiple myeloma spinal cord compression. Ann Surg Oncol. 2014; 21(11):3661–3667.

[286] Rehak S, Maisnar V, Malek V, et al. Diagnosis and surgical therapy of plasma cell neoplasia of the spine. Neoplasma. 2009; 56(1):84–87.

[287] Zhang J, Zhong Y. Clinical analysis of 36 multiple myeloma patients with extramedullary plasmacytoma invasion of the spinal canal. Hematol Oncol. 2015; 33(2):75–79.

[288] Amelot A, Moles A, Cristini J, et al. Predictors of survival in patients with surgical spine multiple myeloma metastases. Surg Oncol. 2016; 25(3):178–183.

[289] Zadnik PL, Goodwin CR, Karami KJ, et al. Outcomes following surgical intervention for impending and gross instability caused by multiple myeloma in the spinal column. J Neurosurg Spine. 2015; 22(3):301–309.

[290] Wilder RB, Ha CS, Cox JD, Weber D, Delasalle K, Alexanian R. Persistence of myeloma protein for more than one year after radiotherapy is an adverse prognostic factor in solitary plasmacytoma of bone. Cancer. 2002; 94(5):1532–1537.

[291] Ozsahin M, Tsang RW, Poortmans P, et al. Outcomes and patterns of failure in solitary plasmacytoma: a multicenter Rare Cancer Network study of 258 patients. Int J Radiat Oncol Biol Phys. 2006; 64(1):210–217.

[292] Avilés A, Huerta-Guzmán J, Delgado S, Fernández A, Díaz-Maqueo JC. Improved outcome in solitary bone plasmacytomata with combined therapy. Hematol Oncol. 1996; 14(3):111–117.

第 20 章　胸椎转移性疾病

Ori Barzilai, Mark H. Bilsky, Ilya Laufer

摘要

转移性肿瘤以姑息治疗为主，重点是改善患者的生活质量。脊柱转移性肿瘤治疗的目的包括恢复或保留神经系统的功能，维持脊柱的稳定性，缓解疼痛和改善肿瘤局部症状。基于循证医学证据的框架，NOMS 为脊柱转移性肿瘤患者治疗方案的制定提供了决策依据，充分考虑到了神经学、肿瘤学、生物力学和系统因素。有数据表明，SRS 可用安全的放疗剂量，起到持久控制局部症状的作用，这彻底改变了目前外科手术的适用类型和范围。以往需行肿瘤全切的手术，正在被侵入性较小的剥离手术或微创手术所取代。剥离手术是经后外侧入路的脊髓减压和固定。微创外科手术（MIS）已成为主流术式，因为它们可降低围手术期并发症，促进患者机体快速恢复，具有出血量少、输血率低、住院时间短等优点。脊柱肿瘤不稳评分有助于诊断脊柱的机械不稳定，脊柱不稳患者需要 PVP 或手术内固定来维持稳定。熟悉手术、放疗和全身治疗的方法，可帮助制订最佳的治疗策略。

关键词：脊柱，肿瘤，MESCC，NOMS，剥离手术，放射外科，SRS

> **临床精要**
> * 癌症患者的背痛应行磁共振成像检查，以确定是否存在脊柱转移瘤。
> * NOMS 为脊柱转移患者的治疗计划提供基于循证医学的决策框架，包括神经学，肿瘤学，生物力学和系统等方面考虑。
> * 肿瘤组织学分型决定了最佳的放射治疗方式，放射治疗敏感型肿瘤对常规分次放疗有效，而放疗不敏感型肿瘤需要多方位的靶向放疗才能起到持久控制的疗效。
> * 实体肿瘤转移引起的脊髓压迫患者通常需要手术减压和固定，然后进行放疗。
> * 脊柱不稳定的患者进行肿瘤评分有助于诊断脊柱力学不稳定，该类患者用 PVP 或其他方式进行脊柱内固定。

20.1　概述

随着老年人口增加和癌症患者生存率提高，需要治疗脊柱转移性肿瘤的患者人数持续增加。脊髓转移性肿瘤治疗的目的包括恢复或保留神经功能和脊柱稳定性，缓解疼痛，控制局部肿瘤的进展。转移性肿瘤的治疗以姑息治疗为主，必须着眼于改善患者的生活质量。熟悉手术，放疗和全身治疗方案的选择可以确定最佳的治疗策略。本章节侧重于论述脊柱转移性肿瘤的临床表现，诊断以及手术治疗方式。

20.2　诊断性评估

20.2.1　背部疼痛

转移性肿瘤经常伴有疼痛。疼痛分为生物性和机械性疼痛。生物性疼痛通常在夜间或清晨时加重，活动时没有明显加重。虽然这种疼痛的病因需要进一步研究，但疼痛可能是由肿瘤相关的炎症和内源性类固醇分泌的昼夜节律所引起的，夜间类固醇分泌减少可导致疼痛加剧。因此缓解该类疼痛通常给予糖皮质激素来缓解疼痛。糖皮质激素治疗后疼痛缓解通常是放疗后疼痛缓解的良好预测指标。机械性疼痛活动后加重，并且对类固醇给药没有反应。机械性疼痛通常发生于需要手术的病理性椎体骨折。在胸椎中，机械性背痛通常由体位变化引起。胸腰段交界处的骨折引起的疼痛通常会放射到腰椎。采集背部疼痛史可能有助于鉴别这两种疼痛原因。在体格检查时，应在患者仰卧、坐、站立、行走和位置变化时观察患者以便记录疼痛性质。

20.2.2　神经系统症状

神经系统症状通常在发生在前驱症状之后，可能源于神经根受压引起的神经根性病或由于脊髓压迫引起的脊髓病。疼痛放射至手臂，腿或束带状胸痛均是由于肿瘤压迫神经根引起的。由脊髓压迫引起的神经功能缺失可能存在于发病时间和严重程度方面的不一致。患者可能会出现共济失调或失去本体感觉，皮肤感觉减退，感觉异常，无力以及肠道或膀胱功能障碍。神经根性胸痛通常表现为放射到胸部周围的单侧或双侧带状疼痛，由于 T1 肿瘤导致的神经根病可能会向腋窝或手部放射。胸部脊髓肿瘤压迫的体征和症状可能包括肿瘤水平以下的感觉减弱或改变，共济失调和下肢无力，以及肠道和膀胱功能障碍。神经系统检查包括本体感觉、轻触和针刺感觉、肌力评估、行走和阵挛测试、腱反射亢进和巴宾斯基征。

20.2.3　影像学

癌症患者出现背痛或神经系统症状或神经根病或脊髓病时应行脊柱的磁共振成像（MRI）。虽然 X 线检查可以作为病理性骨折的初筛，但它们缺乏诊断脊柱肿瘤所需的软组织鉴别。因为患者经常出现多发性脊柱转移，通常建议对全脊柱进行影像学检查。磁共振成像对骨转移，硬膜外和椎旁肿瘤以及脊髓压迫程度的评估具有极好的敏感性和特异性。计算机断层扫描（CT）成像提供了关于骨结构的额外信息，可用于评估骨折。胸部，腹部和骨盆的 CT 成像或全身正电子发射断层扫描成像可评估全身肿瘤转移情况，为进一步治疗提供重要依据。

20.3　治疗策略

20.3.1　NOMS

脊柱转移患者的治疗目标是姑息治疗，包括保留或恢复神经的功能，维持脊柱稳定性及缓解疼痛以及稳定缓解局部肿瘤情况。治疗方式包括手术，化疗，放射治疗或这些方式的联合治疗。虽然近年来的技术取得了很大的进步，特别是在放化疗领域，但在复杂的患者中选择最佳治疗方案具有很大的难度。随着新的生物治疗而带来的系统治疗的进步，让治疗决策变得更为复杂。综合考虑神经学、肿瘤学、生物力学及全身性因素来确定最佳的治疗方案。为了确定最佳的放射治疗和确定患者是否需要手术减压，神经学及肿瘤学常常都需要考虑到。生物力学作为独立的干预指标，如脊柱不稳可采用骨水泥或内固定系统进行固定。全面评估及考虑患者的生存预后，肿瘤转移的严重程度以及全身并发症，以确定患者能否耐受拟定的治疗计划。

神经学

神经系统的评估结合了临床查体和放射学评估。临床查体以评估患者脊髓或神经根功能情况。放射学评估侧重于硬膜外脊髓受压（ESCC）的程度。一般情况下，如果没有影像学的硬膜外压迫的证据，在体格检查中不会发现相应的神经症状。因此，尽管体格检查是一个重要因素，但治疗决策的制定仍主要取决于 ESCC 程度。

ESCC 的程度最初是由 Bilsky 等开发的三点量表进行评估，并经脊柱肿瘤学研究小组（SOSG）验证。ESCC 量表由 6 个肿瘤压迫不同的等级组成：0 级、1a 级、1b 级、1c 级、2 级和 3 级。0 级表示只侵犯骨质；1a 级，硬膜外侵犯，无硬膜囊变形；1b 级，硬膜囊变形，无脊髓变形；1c 级，硬膜囊与脊髓变形，但没有脊髓压迫；2 级，脊髓受压迫，但脊髓周围可见脑脊液（CSF）；3 级，脊髓受压，脊髓周围 CSF 中断（图 20.1）。

肿瘤学

肿瘤学因素，包括对肿瘤组织学类型和对目前治疗的反应性评估。现代抗癌治疗正在彻底改变癌症的治疗方案，这些治疗方法包括适形外照射放疗（cEBRT），立体定向放疗（SRS），化疗，激素治疗，免疫治疗或生物制剂。尽管癌症治疗取得了重大的进展，但是治疗脊柱转移性肿瘤的重点仍然是放射治疗。纵观整个医学发展史，cERBT 被用于所有确诊脊柱转移性肿瘤患者的标准治疗。随着手术技术的发展和设备的改进，可以手术减压联合 cEBRT 进行转移瘤的治疗。cEBRT 通过 1~2 道光束将放射线照射到治疗区域，包括但不限于肿瘤区域。由于辐射区中存在损伤器官（OAR），特别是脊髓，因此辐射剂量有限。根据对 cEBRT 的反应，肿瘤分为放疗抵抗型及放疗敏感型 2 种。临床上，cEBRT 后中位反应持续时间较低，文献报告中反复出现于放疗抵抗型的组织学类型的肿瘤中。其中淋巴瘤，精原细胞瘤、骨髓瘤、乳腺癌，前列腺癌，卵巢癌和神经内分泌肿瘤这些实体瘤都被认为是对放疗敏感的组织学类型。肾，甲状腺，肝细胞，结肠和非小细

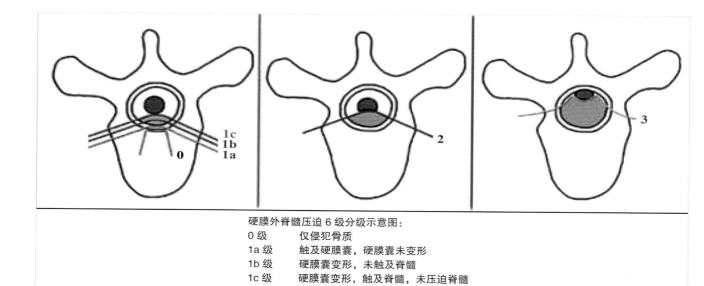

硬膜外脊髓压迫 6 级分级示意图：

0 级	仅侵犯骨质
1a 级	触及硬膜囊，硬膜囊未变形
1b 级	硬膜囊变形，未触及脊髓
1c 级	硬膜囊变形，触及脊髓，未压迫脊髓
2 级	脊髓受压，脊髓周围可见脑脊液
3 级	脊髓受压，脊髓周围不可见脑脊液

图 20.1　硬膜外脊髓压迫（ESCC）量表

胞肺癌，肉瘤，黑色素瘤都是放疗抵抗型肿瘤。重要的是，要认识到无论 ESCC 的程度如何，对放疗敏感型肿瘤患者都可以通过 cERBT 进行有效的治疗。放疗可以对不同肿瘤提供个体化剂量放射，优化剂量，同时最低限度地减少对邻近组织的伤害。对患者无创治疗技术的进步、增强图像引导放射治疗（IGRT）传输系统和复杂的规划软件促进 SRS 的安全有效实施。因此，SRS 不论组织学如何，都能产生临床获益，提供更持久的症状缓解和更高的局部控制率。为了统一治疗计划，国际脊柱放射外科委员会更新了脊柱术后放疗计划的靶区选择和规划指南，最近的共识指南也为术后靶区选择提供了指导。

生物力学

无论 ESCC 的程度或肿瘤的放射敏感性如何，脊柱不稳定都是外科手术的指征，因为放疗和全身治疗都不能恢复脊柱的机械稳定性。脊柱稳定性的评估是除肿瘤和神经系统评估以外的重要考虑因素。创伤性骨折和肿瘤引起的病理性骨折有着不同的病理机制，因此具有不同的生物力学环境。为了便于评估机械稳定性，SOSG 开发了一个评分系统：脊柱肿瘤不稳定性评分（SINS）（表 20.1）。SINS 有 6

表 20.1　脊柱不稳定肿瘤评分

SINS 量表		评分
位置	交界处（枕骨 ~C2，C7~T2，T11~L1，L5~S1）	3
	活动脊柱（C3~C6，L2~L4）	2
	半活动椎体（T3~T10）	1
	固定椎体（S2~S5）	0
疼痛	是	3
	偶尔疼痛，但不是机械性疼痛	1
	无痛病变	0
骨病变	溶解	2
	混合（溶解 / 爆裂）	1
	爆裂	0
脊柱放射线定位	存在半脱位 / 移位	4
	新生畸形（脊柱后凸 / 脊柱侧弯）	2
	正常序列	0
椎体塌陷	> 50% 压缩	3
	< 50% 压缩	2
	无椎体压缩 > 50% 涉及椎体	1
	以上均无	0
脊柱后外侧受累	双侧	3
	单侧	1
	以上均无	0
总分	稳定	0~6
	中介	7~12
	不稳定	13~18

个参数：肿瘤位置，疼痛程度，排列形态，病变特征（即溶骨性或成骨性），椎体塌陷和后柱是否受累。

SINS为脊柱稳定提供了评判标准，低SINS（0~6分）被认为是稳定的，处于中间的SINS（7~12分）被认为是潜在不稳定的。根据脊柱外科医生的判断，根据具体情况对SINS（7~12分）病变进行评估和治疗。

全身系统评估

NOMS的系统评估涉及患者的合并症，总体疾病负担以及耐受治疗计划的能力。由于对脊柱转移性疾病的治疗具有姑息性，因此对预期存活率和总体风险－效益比的评估非常重要。治疗目标集中在患者是否可能从特定的手术方案及持续的全身性治疗中充分恢复。患者最常进行全脊柱MRI成像和组织学分级。医学检查应针对已知的患者合并症，但通常包括肺功能检查和超声心动图。最近，癌症的预防、诊断、治疗和综合管理受到重大科学进步的影响。现代技术允许在分子水平上评估基因组和蛋白质组学改变以及表观遗传和翻译修饰。对这些因素如何影响脊柱肿瘤的认识仍在继续。虽然焦点主要集中在非脊柱肿瘤上，但对了解脊柱肿瘤正在产生深远的影响。

20.3.2　外科手术

近年来，随着医学条件的进步，脊柱外科医生

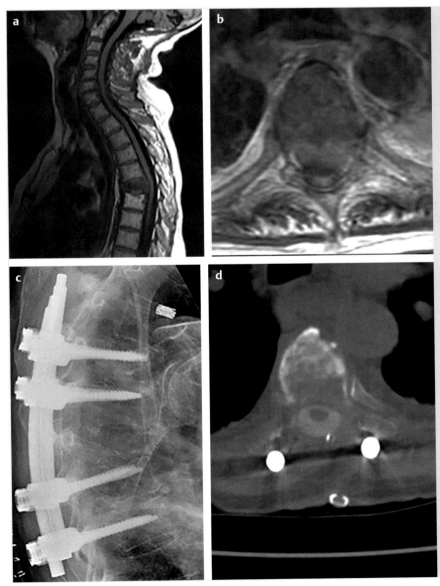

图20.2　1例61岁女性，有非小细胞肺癌病史，伴肩胛骨间疼痛，诊断为T6转移性肿瘤。（a）矢状位和（b）轴位MRI图像显示T6病理性压迫性骨折伴高级别硬膜外肿瘤扩张和脊髓受压。患者接受了T4~T8后外侧固定稳定术及剥离手术（c）和T5~T7椎板切除术并经椎弓根环周脊髓减压（d）

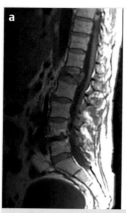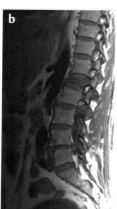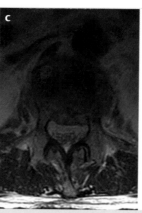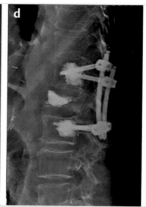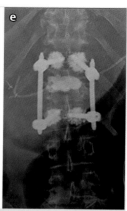

图 20.3　1 例有转移性结肠腺癌病史的 78 岁男性患者出现严重的下背痛，运动后疼痛加重。矢状位（a，b）MRI 图像显示 L1 病理性爆裂骨折并向后侧突出，轴向影像学显示没有高级别硬膜外肿瘤膨胀性生长（c）。患者行经皮 T12~L2 骨水泥螺钉经皮椎体增强术和 L1 球囊后凸成形术（d，e）

用于治疗转移性的 ESCC 的医疗手段显著增加。完全切除肿瘤的术式正在被侵入性较小的剥离手术或微创手术所取代。研究数据表明，SRS 在安全的提供消融放疗剂量下可以实现持久的局部控制。剥离手术采用后外侧入路完成脊髓减压和脊柱固定，并不切除肿瘤组织，肿瘤的大部分经常留在原位（图 20.2）。这种手术的基本原理来自一组数据，该数据表明 SRS 治疗失败多发生于放疗剂量小于 15Gy，该剂量在没有脊髓损伤的风险下无法覆盖整个肿瘤边缘，除非在肿瘤和脊髓之间创造一个安全距离。因此，将肿瘤与脊髓分开，形成 1~2 mm 的距离，可以进行最佳的 SRS 计划，采用适当的剂量减少并发症。这种剥离手术结合放疗的方法已被证实安全有效，可以实现持久的局部肿瘤控制。涉及范围更广的开放手术方法，包括椎体切除术和前后路联合手术有时是必需的，尤其是在畸形存在的情况下；由于肿瘤学科和脊柱科之间加强合作，允许早期转诊并将 SRS 纳入治疗计划，这些手术变得越来越少。在没有 SRS 的中心和地区，更激进的手术仍在激烈争论中，特别是在已知对 cEBRT 有抵抗的转移瘤，一些中心和文献仍然支持更激进的手术，包括整体切除，特别是在孤立肾细胞癌和甲状腺癌脊柱转移的情况下。

微创手术（MIS）目前经常使用，因为它们可降低围手术期并发症发生率，促进机体快速恢复，并且已证明具有低失血量，低输血率和住院时间短的优势，快速恢复并返回系统治疗是脊柱肿瘤患者的治疗目标。与开放手术中伤口并发症的风险经常导致延迟放射治疗不同，进行 MIS 手术有时可在一周内便开始放射治疗。目前治疗脊柱转移的 MIS 技术包括经皮内固定技术，小切口减压微创手术 / 可扩张牵开器和胸腔镜 / 内镜切除肿瘤等（图 20.3）。

通常，干预的指征仅针对脊柱不稳，而不需要对脊髓进行减压。有几种方法可用于稳定病理性骨折。传统上，可以通过并发症发生率很低的开放手术实现脊柱稳定。MIS 技术的最新进展，尤其是术中导航系统和改良的椎弓根钉棒系统，使得经皮内固定系统广泛应用。经皮方法可以保留椎旁肌肉和椎体后方结构。为了克服癌症患者骨质质量差（由于溶骨性肿瘤，化疗，放射和其他合并症）的缺点，已开发出新的骨水泥椎弓根螺钉（通过螺钉注射聚甲基化晚期骨水泥）和可膨胀螺钉，这两种方法都旨在降低螺钉拔出率。另一种被广泛接受的固定方法是经皮穿刺骨水泥椎体成形术。前瞻性数据显示，实施椎体后凸成形术的肿瘤性压缩性骨折患者与进行非介入治疗的患者相比，疼痛症状明显减轻，残疾指数改善持续长达 6 个月，但实施该手术的前提是没有明显的不稳定或脊髓病变。其他支持用后凸成形术治疗有症状的溶骨性肿瘤以控制疼痛的证据已经证明了这一点。同样，脊柱转移瘤患者在行椎体成形术后疼痛可减轻。

参考文献

[1] Bilsky MH, Laufer I, Fourney DR, et al. Reliability analysis of the epidural spinal cord compression scale. J Neurosurg Spine. 2010; 13(3):324–328.

[2] Yang Z, Yang Y, Zhang Y, et al. Minimal access versus open spinal surgery in treating painful spine metastasis: a systematic review. World J Surg Oncol. 2015; 13:68.

[3] Yamada Y, Bilsky MH, Lovelock DM, et al. High-dose, single-fraction imageguided intensity-modulated radiotherapy for metastatic spinal lesions. Int J Radiat Oncol Biol Phys. 2008; 71(2):484–490.

[4] Moulding HD, Elder JB, Lis E, et al. Local disease control after decompressive surgery and adjuvant high-dose single-fraction radiosurgery for spine metastases. J Neurosurg Spine. 2010; 13(1):87–93.

[5] Donnelly DJ, Abd-El-Barr MM, Lu Y. Minimally invasive muscle sparing posterior-only approach for lumbar circumferential decompression and stabilization to treat spine metastasis—technical report. World Neurosurg. 2015; 84(5):1484–1490.

[6] Lovelock DM, Zhang Z, Jackson A, et al. Correlation of local failure with measures of dose insufficiency in the high-dose single-fraction treatment of bony metastases. Int J Radiat Oncol Biol Phys. 2010; 77(4):1282–1287.

[7] Gerszten PC, Mendel E, Yamada Y. Radiotherapy and radiosurgery for metastatic spine disease: what are the options, indications, and outcomes? Spine. 2009; 34(22) Suppl:S78–S92.

[8] Mizumoto M, Harada H, Asakura H, et al. Radiotherapy for patients with metastases to the spinal column: a review of 603 patients at Shizuoka Cancer Center Hospital. Int J Radiat Oncol Biol Phys. 2011; 79(1):208–213.

[9] Maranzano E, Latini P. Effectiveness of radiation therapy without surgery in metastatic spinal cord compression: final results from a prospective trial. Int J Radiat Oncol Biol Phys. 1995; 32(4):959–967.

[10] Rades D, Fehlauer F, Stalpers LJ, et al. A prospective evaluation of two radiotherapy schedules with 10 versus 20 fractions for the treatment of metastatic spinal cord compression: final results of a multicenter study. Cancer. 2004; 101(11):2687–2692.

[11] Laufer I, Iorgulescu JB, Chapman T, et al. Local disease control for spinal metastases following "separation surgery" and adjuvant hypofractionated or highdose single-fraction stereotactic radiosurgery: outcome analysis in 186 patients. J Neurosurg Spine. 2013; 18(3):207–214.

[12] Fang T, Dong J, Zhou X, McGuire RA, Jr, Li X. Comparison of mini-open anterior corpectomy and posterior total en bloc spondylectomy for solitary metastases of the thoracolumbar spine. J Neurosurg Spine. 2012; 17(4):271–279.

[13] Rades D, Fehlauer F, Schulte R, et al. Prognostic factors for local control and survival after radiotherapy of metastatic spinal cord compression. J Clin Oncol. 2006; 24(21):3388–3393.

[14] Alongi F, Arcangeli S, Filippi AR, Ricardi U, Scorsetti M. Review and uses of stereotactic body radiation therapy for oligometastases. Oncologist. 2012; 17(8):1100–1107.

[15] Chang BK, Timmerman RD. Stereotactic body radiation therapy: a comprehensive review. Am J Clin Oncol. 2007; 30(6):637–644.

[16] Molina C, Goodwin CR, Abu-Bonsrah N, Elder BD, De la Garza Ramos R, Sciubba DM. Posterior approaches for symptomatic metastatic spinal cord compression. Neurosurg Focus. 2016; 41(2):E11.

[17] Cloyd JM, Acosta FL, Jr, Polley MY, Ames CP. En bloc resection for primary and metastatic tumors of the spine: a systematic review of the literature. Neurosurgery. 2010; 67(2):435–444, discussion 444–445.

[18] Hansen-Algenstaedt N, Kwan MK, Algenstaedt P, et al. Comparison between minimally invasive surgery and conventional open surgery for patients with spinal metastasis: a prospective propensity score-matched study. Spine. 2017; 42(10):789–797.

[19] Cox BW, Spratt DE, Lovelock M, et al. International Spine Radiosurgery Consortium consensus guidelines for target volume definition in spinal stereotactic radiosurgery. Int J Radiat Oncol Biol Phys. 2012; 83(5):e597–e605.

[20] Potters L, Kavanagh B, Galvin JM, et al. American Society for Therapeutic Radiology and Oncology, American College of Radiology. American Society for Therapeutic Radiology and Oncology (ASTRO) and American College of Radiology (ACR) practice guideline for the performance of stereotactic body radiation therapy. Int J Radiat Oncol Biol Phys. 2010; 76(2):326–332.

[21] Redmond KJ, Lo SS, Soltys SG, et al. Consensus guidelines for postoperative stereotactic body radiation therapy for spinal metastases: results of an international survey. J Neurosurg Spine. 2017; 26(3):299–230.

[22] Fourney DR, Frangou EM, Ryken TC, et al. Spinal instability neoplastic score:an analysis of reliability and validity from the spine oncology study group. J Clin Oncol. 2011; 29(22):3072–3077.

[23] Goodwin CR, Abu-Bonsrah N, Bilsky MH, et al. Clinical decision making: integrating advances in the molecular understanding of spine tumors. Spine. 2016; 41 Suppl 20:S171–S177.

[24] Caruso JP, Cohen-Inbar O, Bilsky MH, Gerszten PC, Sheehan JP. Stereotactic radiosurgery and immunotherapy for metastatic spinal melanoma. Neurosurg Focus. 2015; 38(3):E6.

[25] Shankar GM, Choi BD, Grannan BL, Oh K, Shin JH. Effect of immunotherapy status on outcomes in patients with metastatic melanoma to the spine. Spine. 2017; 42(12):E721–E725.

[26] Rock JP, Ryu S, Shukairy MS, et al. Postoperative radiosurgery for malignant spinal tumors. Neurosurgery. 2006; 58(5):891–898, discussion 891–898.

[27] Hikata T, Isogai N, Shiono Y, et al. A retrospective cohort study comparing the safety and efficacy of minimally invasive versus open surgical techniques in the treatment of spinal metastases. Clin Spine Surg. 2017; 30(8):E1082–E1087.

[28] Rao PJ, Thayaparan GK, Fairhall JM, Mobbs RJ. Minimally invasive percutaneous fixation techniques for metastatic spinal disease. Orthop Surg. 2014; 6(3):187–195.

[29] Kumar N, Malhotra R, Maharajan K, et al. Metastatic spine tumor surgery: a comparative study of minimally invasive approach using percutaneous pedicle screws fixation versus open approach. Clin Spine Surg. 2017; 30(8):E1015–E1021.

[30] Disa JJ, Smith AW, Bilsky MH. Management of radiated reoperative wounds of the cervicothoracic spine: the role of the trapezius turnover flap. Ann Plast Surg. 2001; 47(4):394–397.

[31] Amankulor NM, Xu R, Iorgulescu JB, et al. The incidence and patterns of hardware failure after separation surgery in patients with spinal metastatic tumors. Spine J. 2014; 14(9):1850–1859.

[32] Kim CH, Chung CK, Sohn S, Lee S, Park SB. Less invasive palliative

surgery for spinal metastases. J Surg Oncol. 2013; 108(7):499–503.

[33] Frankel BM, Jones T, Wang C. Segmental polymethylmethacrylate-augmented pedicle screw fixation in patients with bone softening caused by osteoporosis and metastatic tumor involvement: a clinical evaluation. Neurosurgery. 2007; 61(3):531–537, discussion 537–538.

[34] Elder BD, Lo SF, Holmes C, et al. The biomechanics of pedicle screw augmentation with cement. Spine J. 2015; 15(6):1432–1445.

[35] Gazzeri R, Roperto R, Fiore C. Surgical treatment of degenerative and traumatic spinal diseases with expandable screws in patients with osteoporosis:2-year follow-up clinical study. J Neurosurg Spine. 2016; 25(5):610–619.

[36] Mendel E, Bourekas E, Gerszten P, Golan JD. Percutaneous techniques in the treatment of spine tumors: what are the diagnostic and therapeutic indications and outcomes? Spine. 2009; 34(22) Suppl:S93–S100.

[37] Papanastassiou ID, Filis AK, Gerochristou MA, Vrionis FD. Controversial issues in kyphoplasty and vertebroplasty in malignant vertebral fractures. Cancer Contr. 2014; 21(2):151–157.

[38] Berenson J, Pflugmacher R, Jarzem P, et al. Cancer Patient Fracture Evaluation (CAFE) Investigators. Balloon kyphoplasty versus non-surgical fracture management for treatment of painful vertebral body compression fractures in patients with cancer: a multicentre, randomised controlled trial. Lancet Oncol. 2011; 12(3):225–235.

[39] Fourney DR, Schomer DF, Nader R, et al. Percutaneous vertebroplasty and kyphoplasty for painful vertebral body fractures in cancer patients. J Neurosurg. 2003; 98(1) Suppl:21–30.

[40] Xie P, Zhao Y, Li G. Efficacy of percutaneous vertebroplasty in patients with painful vertebral metastases: a retrospective study in 47 cases. Clin Neurol Neurosurg. 2015; 138:157–161.

第 21 章　髓外硬膜内肿瘤

Ibrahim Hussain, Ali A. Baaj

摘要

胸椎髓外硬膜内肿瘤主要是脊膜瘤，神经鞘瘤和神经纤维瘤。其他病变，如淋巴瘤或转移瘤也可能发生，但发病率较低。虽然大多数这些病变是良性的，很少发展为恶性，但是如果导致脊髓压迫症状仍然是需要手术切除的。即使对于位于脊髓腹侧的肿瘤，在大多数情况下，后侧或后外侧入路也可以获得充分减压。对于需要在 3 个或 3 个以上节段、颈胸腰交界处或需要双侧小关节切除的病变，应考虑与肿瘤切除相关的内固定融合技术。所有患者在手术过程中都应进行神经电生理监测，以防止医源性脊髓损伤。在大多数情况下，肿瘤整体切除是有效的，辅助放疗一定程度上可以防止复发性肿瘤。

关键词：髓外硬膜内肿瘤，脊髓，肿瘤，神经鞘瘤，脊膜瘤，神经纤维瘤

临床精要

- 手术切除是治疗症状性胸椎髓外硬膜内肿瘤（IDEM）或影像证实有脊髓受压患者治疗的金标准。
- 放疗是针对复发性肿瘤的主要治疗方式，辅助放射治疗已证实有效。
- 大多数胸部 IDEM 肿瘤可以通过后外侧入路安全切除，避免前方入路或侧方入路的高风险及并发症。
- 对于超过 3 个及 3 个以上椎板切除进行硬脊膜暴露的肿瘤或交界区的肿瘤，应考虑脊柱内固定融合手术。
- 应在所有手术中使用术中神经电生理监测（体感诱发电位和运动诱发电位），以防止脊髓损伤发生，包括脊髓牵拉时造成的脊髓灌注不足。

21.1　引言

26% ~29% 病例的髓外硬膜内肿瘤（IDEM）发生在胸椎，并且神经症状的发生率较高。虽然这些肿瘤可以存在于所有年龄段的个体中，但在儿童的发病中通常与来自颅内肿瘤的转移相关。在成人群体当中，主要存在 3 种肿瘤亚型，即脊膜瘤，神经

鞘瘤和神经纤维瘤（后两者通常组合在一起作为神经鞘瘤）。临床症状包括局部胸背痛，神经根性痛，皮肤感觉异常和脊髓病。最佳的治疗方案需要综合多种因素，包括年龄，症状，脊髓压迫程度，肿瘤生长速度和硬膜囊内的位置。本章的重点是这 3 种肿瘤类型。

21.2　肿瘤亚型

21.2.1　脊膜瘤

椎管内脊膜瘤占所有 IDEM 脊柱肿瘤的 25% ~45%。虽然在组织学上与颅内肿瘤相似，但脊髓脊膜瘤仅占所有中枢神经系统脊膜瘤的 2%。该肿瘤好发于成年女性，男女比例 1 : 4，病因尚未阐明，大多数患者确诊年龄在 50~60 岁。据 WHO 报道的病例大多病理分级较低，很少发展到更高级别；然而，长期存在的肿瘤可能会对脊髓造成压迫，病变水平难以明确。与颈椎相比，这种肿瘤在胸椎中发生的可能性是颈椎的 3 倍以上，在腰椎中非常罕见。

该肿瘤的形成与 II 型神经纤维瘤病（NF2）有很强的关联性。这种遗传性癌症易感性是由 22 号染色体上的 NF2 基因突变引起的。在多发性硬膜内脊膜瘤的诊断成立后应考虑这种遗传综合征，其特征是咖啡斑和颅内神经鞘瘤（最常见的前庭神经鞘瘤）的出现。

21.2.2　神经鞘瘤

IDEM 神经鞘瘤可分为神经鞘瘤和神经纤维瘤两种亚型。这些肿瘤在影像学中通常无法区分，需要组织病理学才能确诊。一般来说，神经鞘瘤是脊柱最常见的 IDEM 肿瘤；然而，与脊膜瘤相比，这些肿瘤在胸椎中比较少见。神经鞘瘤是良性的，来源于神经根的施万细胞。神经鞘瘤的病理学特征是巨噬细胞和胶原组成的纺锤（Antoni A）区和微囊（Antoni B）区，并且肿瘤在免疫组织化学上表达 S100 蛋白。神经纤维瘤不仅来自施万细胞，还含有非肿瘤神经

成分，包括轴突，周围细胞和成纤维细胞。与 IDEM
脊膜瘤一样，IDEM 神经鞘瘤也与 NF2 有关。此外，
神经鞘瘤和神经纤维瘤均具有转化为恶性外周神经
鞘瘤的可能，这些肿瘤是侵袭性肿瘤，预后不良，
最常见于表达 NF1 基因的患者。

21.3 影像学特征

增强磁共振成像（MRI）是诊断胸椎 IDEM 肿瘤
的主要影像学手段。脊膜瘤均匀强化且边界清晰。
硬脊膜弥漫性附着和硬脊膜拖尾征显示肿瘤的起始
生长点较为常见（图 21.1 和图 21.2）。T1 和 T2 加
权低信号表明肿瘤内钙化。对于在切除肿瘤后进行
椎间融合的患者，应使用计算机断层扫描（CT）成
像来评估手术效果和质量。CT 成像还可以更清楚地
显示肿瘤区域或硬脊膜边缘的钙化（最常见的是脊
膜瘤），由于长期占位效应导致的椎体后扇形钙化（最
常见于神经鞘瘤）。与颅内脑膜瘤不同，当局限于
硬膜内间室时，通常看不到周围骨性结构骨质增生。

神经鞘瘤可表现为实性和囊性区域，由于囊内
出血或囊内液体信号强度不同，可出现不均匀增
强。这些肿瘤也可能表现为硬膜内和硬膜外形态，
有时会形成特征性的哑铃形（图 21.3 和图 21.4），
因为肿瘤在其所在椎间孔的内侧和外侧扩张生长。
CT 成像可显示这些缓慢生长肿瘤所造成的骨重塑，
包括椎间孔扩大、椎弓根变薄或椎体后缘成扇形缺
损等。

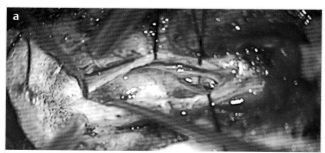
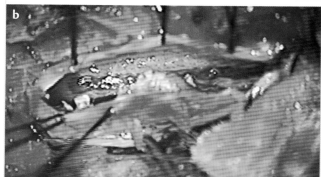
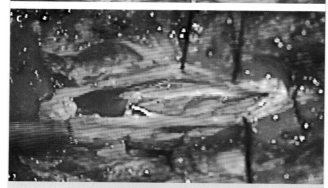

图 21.2 背侧髓外硬膜内脊膜瘤术中照片。（a）硬脊膜
打开后立即可见肿瘤。硬脊膜边缘用 4-0 尼龙缝线缝合，
以帮助观察并防止血液进入蛛网膜下腔。（b）部分瘤体
去除后，注意肿瘤的基底部与硬脊膜广泛粘连。（c）肿
瘤完全切除后，可见脊髓背表面并进行减压

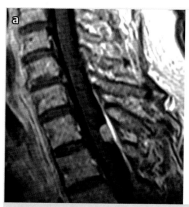
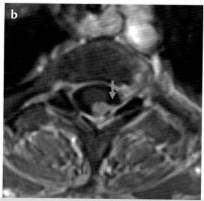
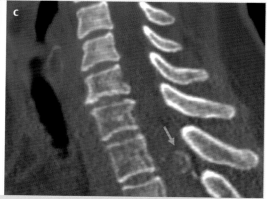

图 21.1 （a）矢状位和（b）轴位 T1 增强 MRI 显示高胸髓外硬膜内脊膜瘤。注意宽阔的硬脊膜附着和硬脊膜尾部（箭头）。
（c）具有特征性钙化的 IDEM 脑膜瘤矢状 CT 图像（箭头），与常见的颅内脑膜瘤一样

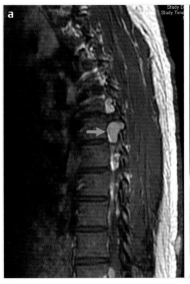
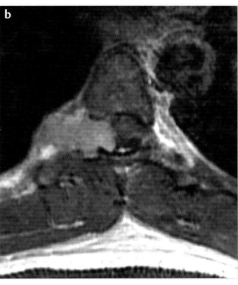

图 21.3　（a）矢状位和（b）轴位 T1 增强 MRI 显示高胸椎硬膜内髓外神经鞘瘤。注意肿瘤沿着出神经根通过孔（箭头）延伸。在矢状面，也注意到长期骨重塑引起的椎间孔的扩张

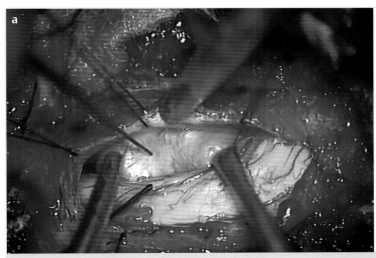
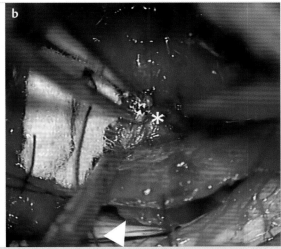

图 21.4　术中照片背侧位于髓外硬膜内的神经鞘瘤。（a）肿瘤的硬脊膜内部分造成严重的脊髓压迫。可见特征性的白色、具有光泽的肿瘤外观。（b）在肿瘤的硬膜内部分（白色箭头）去体积后，注意力转向已通过出孔延伸的硬膜外部分（＊）

21.4　非手术和手术治疗

　　包括脊膜瘤和神经鞘瘤在内的胸椎 IDEM 肿瘤通常生长缓慢，很少转化为恶性程度更高的肿瘤。无明显占位效应或明显临床症状的小肿瘤可间隔6~12 个月进行影像学随访。如果症状加重，肿瘤生长迅速，或出现脊髓受压症状，手术切除是治疗的金标准。目前还没有获批的药物来治疗这些肿瘤。需注意的是，与其他 IDEM 肿瘤一样，这些肿瘤的病理进程是持续生长的，因此，早期手术切除更有可能在保留神经功能的情况下整体切除病灶。而对

于较小的肿瘤，在还没有发生硬脊膜粘连和生长到更大瘤体时就已经需要进行较大范围的椎板切除和硬脊膜的切开才能完成手术。三维立体靶向放射治疗是作为一种主要的治疗方式或开放切除术后复发的补充治疗。研究表明，在 26 个月的随访期间，肿瘤几乎没有生长，治疗后没有亚急性或长期脊髓毒性反应。进一步的研究仍在进行中，目的是确定放疗能否作为开放性手术的替代和辅助治疗作用。

21.4.1　外科手术技巧及思考

　　大多数胸部 IDEM 肿瘤可以从后外侧入路安全切除。对于需要在胸腰交界水平（T1 和 T12）进行

椎板切除术以及大于 3 个水平的椎板切除的肿瘤，应考虑胸椎融合术。对于延伸出椎间孔或大的腹侧肿瘤，可能需要单侧或双侧腹侧切除术，这会引起继发性不稳定，此时应考虑使用椎间融合器以防止术后脊柱后凸畸形。

在行椎板全切术后，最初的硬脊膜切开术是基于肿瘤在椎管内的位置所决定的。大多数位于背侧的肿瘤都选择正中线切开硬脊膜进行手术，对于偏中线位置的肿瘤也可在中线旁进行硬膜切开手术。对于腹侧的肿瘤，可以在打开硬脊膜前确定侧入路，这可能会使硬膜开口偏向一侧。同时，对于位于腹侧的肿瘤，经常需要进行齿状韧带横断，这样外科医生就可以游离脊髓，以便更好地观察和接近肿瘤。如果手术中出现神经生理监测变化，应立即中止手术操作，让脊髓恢复到原来的位置，减轻损伤。

一旦术中看见肿瘤，应先探查受累神经。对于神经鞘瘤和神经纤维瘤，应在减压前确定传入和传出神经。除 T1 外，胸部神经根可切除，因后续引起的神经缺陷比较轻微，主要涉及皮肤感觉障碍。一般可采用双极烧灼联合微型剪刀将肿瘤从神经上剥离或切除，在尾端采用同样的方法进行切除。根据肿瘤的大小和一致性，可以采取两种入路对肿瘤进行切除。应在腹侧、背侧和外侧边缘确定一个平面。然后切断传入神经和传出神经，整块切除肿瘤。对于与硬脊膜或软脊膜紧密粘连的较大肿瘤，可行分块切除。切除时可使用烧灼法、锐性切除或超声抽吸。在使用烧灼法时，应注意防止热损伤和电流扩散到脊髓。

对于脊膜瘤，应注意尽可能多地切除硬脊膜附着物，包括硬脊膜尾部。在某些情况下，可以在不牺牲患者硬脊膜的情况下实现瘤体整体切除。然而，考虑到硬膜缝合的技术难度较大和脑脊液（CSF）漏发生的可能性较高，如果完整切除肿瘤不能够保护硬脊膜，可以允许部分肿瘤残留。硬脊膜应以严密连续缝合方式进行缝合。如有需要，可使用纤维蛋白密封胶进行硬膜封补。关闭切口时进行 Valsalva 操作，以确认硬脊膜关闭严密。

21.4.2　手术辅助

术中神经电生理监测（体感诱发电位和运动诱发电位）应该用于胸部 IDEM 肿瘤的所有手术。对于累及到上胸椎进入下位颈椎的肿瘤，可以进行 T1 神经所支配肌肉的连续肌电图监测。对位于下胸椎及腰椎中的肿瘤可进行括约肌及脊髓圆锥的监测。在手术过程中，出现信号丢失或幅值的减小应进行以下操作。首先，应排查技术故障（针头断开、接线不良、计算机 / 软件处理问题）。一旦排除了上述技术问题，就应该评估平均动脉压。手术操作过程中脊髓灌注不足可导致信号幅度下降，应立即通过保持平均动脉压升至 90 mmhg 以上来纠正。手术全程需要与麻醉师保持持续有效的沟通。一旦排除了技术和血压方面的问题，就应该逆转之前的手术操作步骤，避免脊髓牵拉刺激，直到信号恢复正常。

另一个有用的辅助手段是超声检查。术中进行椎板切除后，可以使用超声来观察肿瘤，肿瘤通常相较脊髓会出现强回声，这可指导椎板切除是否需要向头侧或尾侧进一步扩大。在关闭切口时，可以将引流管留在低位以利用重力方便引流。若术后引流量大、引流液稀薄则应考虑脑脊液漏发生的可能。如果发生脑脊液漏，应拔除引流管，并缝合引流口，以防止皮肤硬脊膜瘘，严重时可能导致脑膜炎。

21.5　术后护理和并发症管理

术后应注意控制疼痛和预防脑脊液漏。根据胸椎手术的位置不同，T5 以上患者应将床头抬高至少 30°，T7~T12 应保持平卧位。T5~T7 可根据外科医生的偏好进行体位指导，因为没有有力的证据表明该区域术后哪种体位更优。术后服用镇痛药时应注意避免引起胃肠道症状，加强排便管理，以防止肠蠕动活跃或亢进，这可能会加重脑脊液漏，并在服用止痛药时防止阿片类药物引起的便秘。若无脑脊液漏则应早期开始进行深静脉血栓的预防，术后第 1 天即鼓励活动。如果患者病情稳定，可在出院前与术后随访 3 个月时获得术后影像学资料来评估残留肿瘤。大多数病情稳定的患者可在术后 2~5 天内出院。

参考文献

[1] Gerszten PC, Chen S, Quader M, Xu Y, Novotny J, Jr, Flickinger JC. Radiosurgery for benign tumors of the spine using the Synergy S with cone-beam computed tomography image guidance. J Neurosurg.

2012; 117 Suppl:197–202

[2] Gerszten PC, Quader M, Novotny J, Jr, Flickinger JC. Radiosurgery for benign tumors of the spine: clinical experience and current trends. Technol Cancer Res Treat. 2012; 11(2):133–139

[3] Huisman TA. Pediatric tumors of the spine. Cancer Imaging. 2009; 9 Spec No A:S45–S48

[4] Barbagallo GMV, Maione M, Raudino G, Certo F. Thoracic intradural-extramedullary epidermoid tumor: the relevance for resection of classic subarachnoid space microsurgical anatomy in modern spinal surgery. Technical note and review of the literature. World Neurosurg. 2017; 108:54–61

[5] Lee JH, Jeon I, Kim SW. Intradural extramedullary capillary hemangioma in the upper thoracic spine with simultaneous extensive arachnoiditis. Korean J Spine. 2017; 14(2):57–60

[6] Postalci L, Tugcu B, Gungor A, Guclu G. Spinal meningiomas: recurrence in ventrally located individuals on long-term follow-up; a review of 46 operated cases. Turk Neurosurg. 2011; 21(4):449–453

[7] Maiti TK, Bir SC, Patra DP, Kalakoti P, Guthikonda B, Nanda A. Spinal meningiomas:clinicoradiological factors predicting recurrence and functional outcome. Neurosurg Focus. 2016; 41(2):E6

[8] Rodriguez FJ, Folpe AL, Giannini C, Perry A. Pathology of peripheral nerve sheath tumors: diagnostic overview and update on selected diagnostic problems. Acta Neuropathol. 2012; 123(3):295–319

[9] Carroll SL, Ratner N. How does the Schwann cell lineage form tumors in NF1? Glia. 2008; 56(14):1590–1605

[10] Gerszten PC, Burton SA, Ozhasoglu C, McCue KJ, Quinn AE. Radiosurgery for benign intradural spinal tumors. Neurosurgery. 2008; 62(4):887–895, discussion 895–896.

第 22 章　髓内肿瘤

Rohit Mauria, Jakub Godzik, Steven W. Chang

摘要

髓内脊髓肿瘤是最不常见的脊髓肿瘤类型，约占原发性中枢神经系统肿瘤的 4%~10%。在髓内脊髓肿瘤中，最常见的是星形细胞瘤，其次是室管膜瘤和血管网状细胞瘤。虽然这些肿瘤通常是良性的，并且生长缓慢，但患者可能伴随严重的疼痛，功能障碍和畸形，导致生活质量低下。磁共振成像（MRI）对这些肿瘤的诊断和患者的临床治疗决策至关重要。开放式显微外科手术切除是治疗这些患者的首选治疗方法。尽管完全切除肿瘤可以提高生存率和改善神经功能，但要安全地完成手术极具挑战性，手术中损伤神经的概率很高。由于这些肿瘤邻近重要的神经结构，术前谨慎制订手术计划对预后至关重要。切除髓内肿瘤的最佳手术入路取决于肿瘤的位置，但是它受血管和脊髓解剖的限制。所使用的 3 个基本入路是后正中入路、背侧神经根入路和侧入路。当存在手术禁忌时，辅助放疗尽管存在严重的副作用，但仍是最好的治疗选择。当这两种治疗方式都有使用禁忌时，可以考虑化疗。

关键词：星形细胞瘤，室管膜瘤，血管网状细胞瘤，髓内，脊髓肿瘤

临床精要

- 髓内肿瘤是最不常见的脊髓肿瘤。最常见的类型是星形细胞瘤、室管膜瘤和血管网状细胞瘤。
- 虽然磁共振成像对于这些肿瘤的诊断以及患者的临床决策至关重要，但手术活检仍是治疗的基础。
- 鉴于重要的神经系统结构与这些肿瘤的接近程度，正确的手术计划和技术是改善预后的关键。
- 髓内脊髓肿瘤切除的最佳方式取决于病变的位置，并受血管和脊髓解剖的限制。3 种基本方法是后正中入路、背侧神经根入路和侧入路。

22.1　概述

髓内脊髓肿瘤约占原发性中枢神经系统肿瘤的

4%~10%。这些罕见的肿瘤可导致严重的疼痛，功能障碍和畸形。所有这些都会进一步影响患者的生活质量。儿童中约 35% 的脊柱肿瘤被归类为髓内肿瘤，而成人则占 10%。室管膜瘤是最常见的亚型，占所有髓内肿瘤的 60%，其次是 30% 的星形细胞瘤和 2%~15% 的血管网状细胞瘤。

髓内肿瘤通常是良性和缓慢生长的。在大多数患者中，背痛是主要的症状，其次是运动或感觉障碍和尿失禁。一些研究显示，在晚期病例中髓内肿瘤与脊髓空洞症甚至脊柱侧凸之间存在关联。MRI 已成为用于识别和评估髓内肿瘤的推荐影像学检查。所有髓内肿瘤在 T2 加权 MRI 上表现为脊髓水肿和高信号。尽管有研究阐明了最常见亚型之间的影像学差异特征，但做出诊断仍然是影像检查的重点。

髓内肿瘤的首选治疗方式是显微手术切除，在某些情况下还应进行辅助治疗。虽然肿瘤切除率与生存率和神经功能密切相关，但安全实现可能具有挑战性，手术可能存在显著的神经损伤风险。鉴于神经系统结构与肿瘤的毗邻程度，制订正确的手术计划是手术成功的关键。

22.2　发病率和流行病学

硬膜外、硬膜内髓外和硬膜内髓内肿瘤是脊髓肿瘤的 3 个主要亚型。硬膜外肿瘤占比最高，而髓内肿瘤仅占 10%。颅内肿瘤比脊髓更常见，发生率约为 4：1。尽管髓内肿瘤并不常见，但儿童的发病率高于成人，分别占脊髓肿瘤的 35% 和 10%。有趣的是，神经上皮类型肿瘤是髓内肿瘤的主要类型。脊髓空洞症发生在髓内肿瘤患者中约 25%~58% 发生脊髓空洞症，最常见于下颈部。

髓内肿瘤的主要亚型是星形细胞瘤、室管膜瘤和血管网状细胞瘤。室管膜瘤是成人最常见的脊髓髓内肿瘤，常见于颈椎或胸段。黏液乳头状室管膜瘤分级为世界卫生组织一级，通常起源于脊髓终丝。室管膜瘤约占脊髓肿瘤的 60%，通常预后良好，常

伴有脊髓空洞症和 2 型神经纤维瘤病（NF2）。在大多数情况下，这些肿瘤被认为是良性的，并且男女发病率相同。

星形细胞瘤是第二常见的脊髓髓内肿瘤，约占脊髓肿瘤的 30%。这些肿瘤大多数是低级别的，5 年生存率超过 70%，由于染色体 17q11 的种系突变，这些肿瘤与 1 型神经纤维瘤病有明确的联系，该染色体编码肿瘤抑制因子神经纤维瘤蛋白。与室管膜瘤相似，星形细胞瘤最常累及颈椎水平。就年龄差异而言，成人通常表现为高度恶性肿瘤，而儿童通常表现为低度恶性肿瘤。

血管网状细胞瘤是第三常见的髓内脊髓肿瘤，约占所有髓内肿瘤的 2%~10%。它们被认为是良性间充质肿瘤，最可能源于血管内皮生长因子分泌细胞。通常在颈椎中发现，这些肿瘤具有良好的预后。血管网状细胞瘤通常作为孤立性肿瘤发生，主要发生在脊髓后方，大多数发生在 40 岁以下的患者中。多达 1/4 的患者有血管瘤综合征。由染色体 3q 缺失引起的这种综合征也与视网膜血管瘤，肾囊肿、胰腺囊肿以及肾细胞癌相关。

髓内脊髓的转移相对较少，仅约 1%~3% 的髓内肿瘤患者发生转移。肺部转移占脊髓原发肿瘤转移的一半左右，这一点尤为重要，因为肺癌象征着高死亡率。这种肺部转移患者的预后很差，中位生存时间约为 4 个月。

脂肪瘤占脊柱内肿瘤的约 1%，通常发生在髓外区域，尽管它们也可以发生于髓内位置。这些肿瘤与脊柱裂有关，完全切除肿瘤预后较好。还可以发现各种其他类型的髓内肿瘤，但由于发病率低，关于这些疾病的文献报道很少。神经胶质瘤在成年人群中生长缓慢且罕见（图 22.1）。表皮样肿瘤以及畸胎瘤是可以在该位置出现的其他肿瘤；骶尾部畸胎瘤是新生儿中最常见的肿瘤，每 14 000 例活产中约有 1 例发病。

22.3　临床特征

髓内肿瘤临床表现多样，但由于它们的位置特殊，多数肿瘤临床表现并无特异性，这给区分不同亚型带来了困难。大多数肿瘤临床特征与肿瘤的生长速度、位置和浸润程度有关。最常见的症状是背痛、神经根痛或中枢性疼痛。这种疼痛通常由硬脊膜膨胀引起，在平卧位时加重；另一症状是运动系统症状，通常为双侧，并伴有相应的上位运动神经元症状，如痉挛；括约肌障碍如尿失禁比较常见，其发生率高达 45%，而脑积水发生率约为 8%。感觉异常常发生较晚，一般由远心端向近心端。值得注意的是，成人快速进展的脊柱侧凸可能是髓内肿瘤的表现。

除了上述常见的症状外，某些类型肿瘤的独特临床特征有助于阐明病理。具体而言，运动和感觉症状最常发生于室管膜瘤和星形细胞瘤；脊髓空洞症在这两种肿瘤患者中也很常见。患有低级别室管膜瘤的儿童通常发育迟缓，而患有星形细胞瘤的儿童通常在夜间有明显的疼痛，特别是腹痛，由于肿瘤易发生于脊髓背侧，特殊情况下可导致蛛网膜下腔出血或髓内出血。神经胶质瘤患者通常表现为神经根性疼痛，约 40% 的患者表现为明显的脊柱侧弯。最后，在考虑所有患者的症状时，要注意引起症状进展和严重程度的因素，如年龄、退行性改变及椎管大小等因素。

22.4　磁共振成像（MRI）

MRI 是诊断和鉴别脊髓髓内肿瘤的首选影像学手段。在 MRI 上鉴别脊髓室管膜瘤、星形细胞瘤和血管网状细胞瘤具有困难，但一些影像学特征使这些肿瘤的鉴别具有相对较高的准确性。室管膜瘤表现为脊髓中央区域的局部扩大并对称生长。在 T2 加权 MRI 上表现为高信号，在 T1 加权 MRI 上表现为低信号或等信号，且边缘增强（图 22.2）。

星形细胞瘤很难鉴别。它们表现为纺锤状的脊髓扩张，边缘界限不清，生长不对称。T1 加权 MRI 上表现为低或等信号，在 T2 加权 MRI 上表现为高信号；室管膜瘤和星形细胞瘤都有不均匀的增强，因此仅靠 MRI 很难鉴别。

血管网状细胞瘤与室管膜瘤和星形胶质瘤不同，是一种具有均匀强化的血管化肿瘤。它们在 T1 加权 MRI 上表现为等信号，在 T2 加权 MRI 上表现为高信号，并与囊肿和脊髓空洞有关。血管造影是使供血血管可视化的有用方式。

神经胶质瘤在 T1 加权 MRI 上表现为低信号特

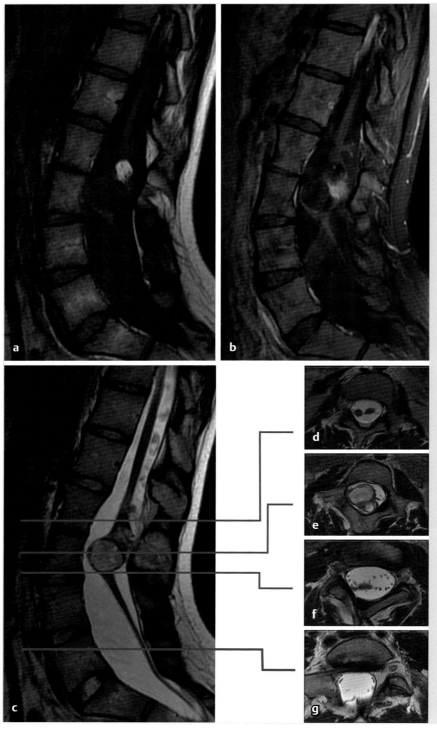

图 22.1　女性，20 岁，长时间站立后出现腰痛，查体未见异常。影像学显示在髓圆锥处有硬膜内、髓内不均质强化肿块，伴成骨不全（脊柱裂、脊髓栓系和椎体改变）。矢状面（a）T1 加权无对比，（b）T1 加权后对比，（c）T2 加权 MRI。（c）红线表示病灶的轴向 T2 加权 MRI（d~g）。最终病理结果与畸胎瘤一致

征，在 T2 加权 MRI 上表现为斑片状高信号特征，也可以看到脊柱侧弯和肿瘤囊肿的征象。淋巴瘤在 T1 加权 MRI 上呈均匀增强，在 MRI 弥散加权和 T2 加权上呈高度增强。

转移性髓内肿瘤通常是单发、偏心和具有包膜的病变。它们具有特异性的"边缘"和"火焰"征象，有助于区分转移瘤和原发性脊髓肿瘤。边缘征是造影剂边缘强化的结果，而火焰征则是界限不清的造影剂增强区。这些病灶在 T1 加权 MRI 上呈等信号，T2 加权 MRI 上呈高信号。虽然这是一种罕见的肿瘤，但首次出现的髓内胶质母细胞瘤已有文献报道（图 22.3）。

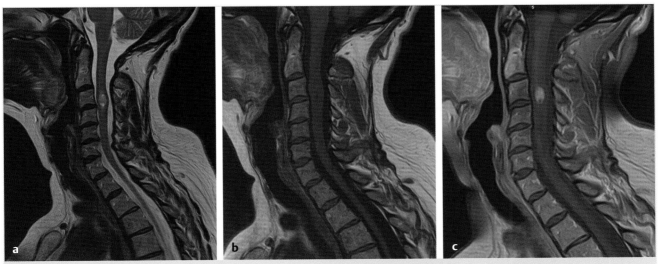

图22.2　1例54岁女性在C3~C4出现感觉异常和颈部疼痛。为切除室管膜瘤而行C3~C4椎板成形术。病理结果与世界卫生组织二级肿瘤一致。矢状位（a）T2加权，（b）T1加权无对比，（c）T1加权对比增强磁共振图像

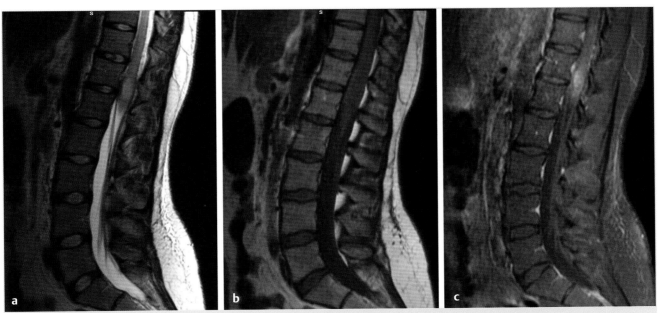

图22.3　45岁女性，下肢感觉异常，进行性膀胱功能障碍，诊断为圆锥多形性胶质母细胞瘤。矢状面（a）T2加权，（b）T1加权无对比，（c）T1加权对比增强MRI

22.5　鉴别诊断

许多其他疾病与髓内肿瘤有共同的病理特征。与这些肿瘤有相同临床症状或影像学表现，如各种血管和炎症病变，包括脊髓梗死、多发性硬化、脊髓炎和脊髓血管病变（如硬脑膜动静脉瘘、脊髓脓肿和海绵状畸形）。当怀疑为上述疾病进展时，对

其联合多种影像学检查对诊断和治疗非常重要。

脊髓梗死的年龄分布呈双峰型。儿童的主要病因是创伤和心血管畸形，而成人中动脉粥样硬化是最常见的病因。症状表现为急性背痛、大小便失禁。感觉异常出现较早。MRI是诊断脊髓缺血的金标准，在T2加权和弥散加权图像上可见髓内高信号。

多发性硬化症是一种自身免疫性中枢神经系统脱髓鞘疾病。由于该病的发病率很高，尤其好发于

成年女性，因此应始终注意与该疾病的鉴别诊断。复发-缓解型多发性硬化症是最常见的，患者表现为阵发性症状，发作间期恢复正常，发作时出现感觉异常、感觉障碍、共济失调、眩晕和尿禁，也可能有各种各样的神经功能障碍。MRI可用于诊断，在T1加权图像上显示等、低信号，在T2加权图像上显示高信号。这些病变在发病时间和发病部位上无相关性，病变常位于脊髓外围，边界不清。

横贯性脊髓炎是另一种脊髓严重炎症性疾病，可产生严重的后遗症。这种疾病可出现在任何年龄，表现为逐渐上升的感觉平面异常，感觉减退，影响四肢肌力和大小便功能，以及出现自主神经功能紊乱。与其他先前讨论的病变不同，大约40%的横贯性脊髓炎病例在MRI上可无任何征象。在MRI影像上发现的患者中，T1加权MRI呈等信号或低信号，T2加权MRI显示清晰度较差的高信号。

硬脑膜动静脉瘘或血管畸形可在脊髓内表现为与原发性髓内肿瘤不同的实性组织。患者通常年龄较大，有进行性加重的尿失禁症状。T2加权MRI高信号常继发于水肿且伴有血流空洞信号。主要通过脊髓血管造影进行影像诊断。

脊髓脓肿最常见于胸椎。症状包括典型的感染表现，如发热、寒战、背痛以及乏力、感觉异常和大小便失禁。与骨折不同的是，很少见到触痛。MRI显示弥散加权图像边缘增强和弥散受限，MRI于T1加权图像呈低信号，T2加权图像呈高信号。

海绵状畸形是罕见血管畸形，由一簇扩张的薄壁毛细血管构成，约占髓内病变的5%。疼痛、感觉异常和肢体无力是最常见的症状，其临床特征包括神经功能进行性减退，直至急性发作。MRI是诊断该病的金标准影像学检查。含铁血黄素在T1和T2加权图像上的不同信号强度具有特征性，表示含铁血黄素的存在，经常描述的"爆米花状"表示不同时长的病变，T2加权图像上的低信号表示含铁血黄素。

综上，当怀疑髓内肿瘤时，应将上述疾病纳入鉴别诊断。几乎所有患者临床表现都非常相似，而影像学检查可发现一些重要的差异。因此，需要广泛了解神经系统疾病，以进行准确的评估。

22.6　治疗要点

大多数髓内肿瘤患者的治疗标准是开放活检和显微外科手术切除。清晰的解剖是手术成功的关键，也是选择最佳治疗方法的关键。较差的解剖显露难以完全切除，术后发病率和死亡率明显增加。一般情况下，如果存在手术禁忌，应首选辅助放疗。然而，放射治疗可能产生严重的副作用，如放射性脊髓坏死及脊髓损伤。放疗通常是根据肿瘤的组织学类型和复发情况进行的。当不能进行手术切除和放疗时，可选择化疗作为治疗方式。虽然它可能不是脊柱髓内肿瘤的主要治疗方法，但它是大多数患者的辅助治疗方法。然而，化疗往往导致较高的化疗相关毒性，如肾损害。

大多数室管膜瘤在肿瘤和脊髓之间有清晰的解剖间隙。因此，完整切除是治疗的主要目的，因为切除的完整程度与预后密切相关。如果术前评估难以切除，手术会导致神经功能损害，则需要通过辅助放疗进行减瘤手术。文献报告这些患者的5年生存率约为70%。在脊髓室管膜瘤中进行化疗的文献很少，然而有证据表明依托泊苷在复发性脊髓室管膜瘤中的应用前景广阔。室管膜瘤的辅助放疗可以提高无进展生存期和总生存期；辐射剂量范围可从4 000~5 400 cGy，存活率高达100%。

星形细胞瘤通常边界不清，剥离困难，行次全切除更常见。它具有较高的侵袭性导致明显的神经症状和较低的生存率，其复发率接近50%，辅助放疗可降低复发率。然而，由于放疗在儿童中的应用存在争议，化疗是手术的有效辅助治疗。Chamberlain的一项研究显示，接受替莫唑胺治疗的22例患者中位生存期为23个月。BRAF-KIAA1549融合基因和NF1基因在星形细胞瘤患者中普遍存在，对于这些患者，应在神经功能受损前积极手术切除。目前已经观察到TP53和H3F3A基因的突变，TP53是一个参与细胞周期的重要抑癌基因，H3F3A是一个参与基因表达的基因。脊髓胶质母细胞瘤预后较差，血管内皮生长因子抑制剂是美国FDA批准的唯一的靶向治疗方法。

术后放疗可提高浸润性脊柱星形细胞瘤患者的生存率，但对毛细胞瘤患者则无此作用。对于复发的肿瘤，可进行放射治疗。具体来说，低级别星形细胞瘤在28天内应每天接受180cGy的照射，总剂量应为5 040 cGy；而高级别星形细胞瘤在相同时间内总剂量应为5 400 cGy。

一般来说，仅在手术和放疗之后进行化疗。在2008年的一项研究中，两种不同剂量的替莫唑胺被用于治疗22例低级别胶质瘤患者，22例患者中有12例在两个治疗周期后稳定下来，中位总生存率接近2年，2年无进展生存率为27%。Gwak等在2014年报道贝伐单抗联合替莫唑胺能比单用替莫唑胺更好地抑制髓内胶质瘤的生长。联合治疗也导致了更大的细胞凋亡，很可能是由于抑制了细胞自噬。

血管网状细胞瘤主要通过手术切除。由于边界清晰，往往可以整体切除肿瘤，但术中出血的可能性很高。术前栓塞可以降低这种风险。立体定向放射治疗可用于复发性血管网状细胞瘤或无法切除的血管瘤患者。抗血管生成治疗用于并发视网膜血管瘤患者。

手术切除也是神经胶质瘤患者的首选治疗方法。由于肿瘤可以整体切除，并且具有良好的长期随访结果，术后通常不再放疗或化疗。该肿瘤5年无进展生存率约为67%。

甲氨蝶呤是原发性中枢神经系统淋巴瘤的标准治疗药物，但由于复发率高，经常与烷基化剂替莫唑胺联合使用时效果良好。对于皮样和表皮样肿瘤、脂肪瘤和错构瘤患者，尽可能完全切除仍然是首选的治疗方法。

22.7　手术技巧和注意事项

每位患者需制订个性化手术方案，在手术安全性、神经功能保留、肿瘤切除和脊髓减压之间进行权衡利弊。在任何肿瘤手术切除前，必须进行适当的影像学评估，以确保最安全的方法，以最大限度地提高预后。手术切除的基本原则包括暴露、硬膜切开、活体组织检查、部分切除或完全切除术。我们也建议在术中积极使用多模式神经监测以保障手术安全性。

通过椎板成形术或椎板切除术暴露硬膜后剥离软脊膜（图22.4）。如果需要额外的侧方暴露，可以行肋骨横切术或关节切除术。椎板成形术可以减少手术时间、降低术后疼痛和脑脊液（CSF）漏的发生。暴露后建议放置脑脊液吸引装置（图22.5b）；纵性切开硬脊膜，将蛛网膜硬脊膜与邻近肌肉组织缝合，最大限度暴露肿瘤（图22.5c）。如果需要进一步的前外侧方暴露，可以横切齿状韧带以轻微旋转脊髓（图22.6）。

某些肿瘤的安全入路已被阐明，应将医源性损伤降到最低（图22.7）。这些区域部分基于脊髓固有血管解剖（图22.8）。值得注意的是，许多髓内

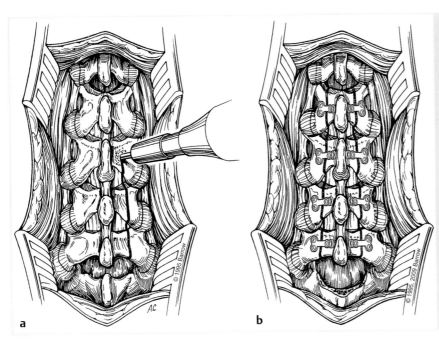

图22.4　椎板成形术示意图。（a）使用骨钻，（b）椎板成形术后的脊柱。必须小心重新重建骨缘，以避免医源性损伤或突出

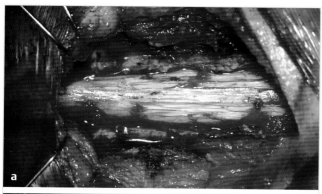

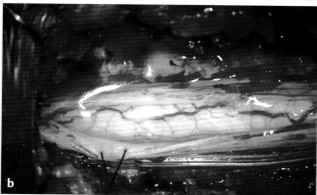

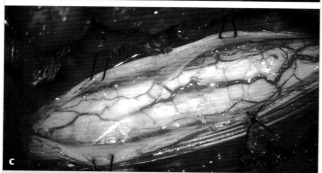

图 22.5　术中照片显示切除颈椎中线髓内脊髓肿瘤的外科暴露。（a）带鱼钩的硬脑膜板成形术后的显像。（b）纵行打开硬脊膜，放置单条缝线固定脑脊液抽吸装置。（c）放置多条缝线并连接到邻近的肌肉组织，以帮助显露术区

肿瘤的血管供应来自前正中沟的脊髓前动脉。其分别以软脊膜穿通支和脊髓后动脉和脊髓前动脉为基础，以软脊膜穿支和脊髓沟连动脉以向心方式为脊髓供血。经后正中沟入路治疗位于中央的肿瘤，如星形细胞瘤和室管膜瘤，而直接入路对血管母细胞瘤和海绵状畸形更有利。对于位置较外侧的肿瘤，通过神经根背侧入路更为安全可靠。另一种选择是在脊髓小脑束背侧和腹侧之间形成一条侧间隙入路。

手术的第一步是脊髓切开术，纵向切开软脊膜，以暴露肿瘤瘤体的整个背侧范围，以便进行活检和组织病理学诊断（图 22.9a，b）。接下来，确定切开平面及切除边界，便于肿瘤切除。在很大程度上，肿瘤切除范围取决于肿瘤的浸润程度。在某些侵袭性较低的肿瘤类型中，如室管膜瘤，组织浸润较少，大部分患者可以完全切除肿瘤。典型的室管膜瘤通常边界清楚，外观呈暗红色或灰色，这些肿瘤通常可以整块切除，通过钝性分离可以形成清晰的切割边界。胶质母细胞瘤具有典型的日落黄色外观。坏死的高级别肿瘤往往在外观上与正常组织不同，可以很容易地分辨并给予切除（图 22.9c）。在其他情况下，低级别肿瘤可能类似于正常实质，使得边缘难以确认。例如星形细胞瘤，通常与脊髓边界不太清楚，外观呈淡黄色，玻璃状。一种手术策略是由内向外瘤内切除以避免脊髓神经损伤。对于这种边界不明确的肿瘤，应仔细平衡手术目标及并发症的发生率；如胶质母细胞瘤，我们推荐肿瘤减瘤术或膨胀性硬膜成形术，术后进行系统辅助治疗。

最后，多模式术中神经监测，如体感诱发电位和运动诱发电位，可以提供相关的术中关键信息。有证据表明，在某些情况下，多模式监测有助于指导手术边界，从而提高手术效率及安全性，降低神经损伤的风险。

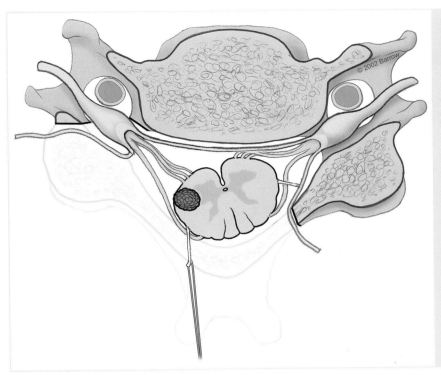

图 22.6 示意图显示柔和的脊髓旋转可以进入外侧进入区，齿状韧带的回缩有助于进入外侧进入区

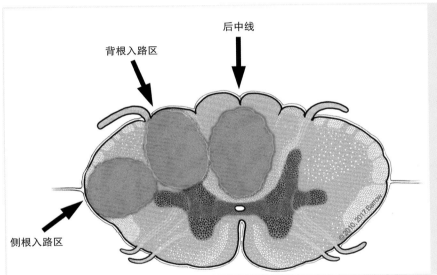

后中线

背根入路区

侧根入路区

图 22.7 示意图显示骨髓切开术的 3 个入路区：侧根入路区、背根入路区和后中线

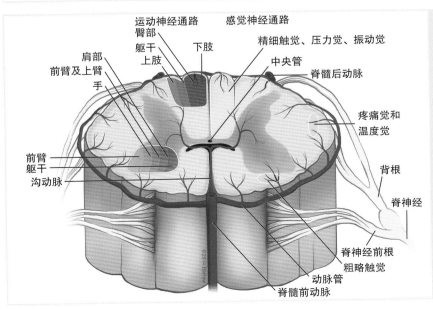

运动神经通路
臀部
躯干
上肢
下肢
肩部
前臂及上臂
手

前臂
躯干
沟动脉

感觉神经通路
精细触觉、压力觉、振动觉
中央管
脊髓后动脉

疼痛觉和温度觉

背根

脊神经

脊神经前根
粗略触觉
动脉管
脊髓前动脉

图 22.8 示意图显示脊髓的血管供应主要是通过脊髓前动脉和脊髓后动脉。脊髓横截面显示感觉和运动神经通路

203

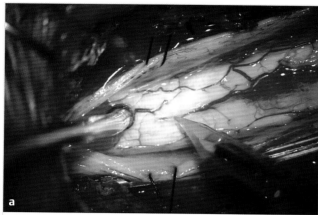

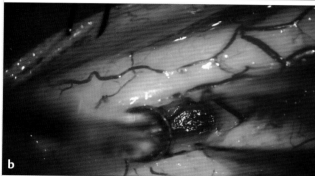

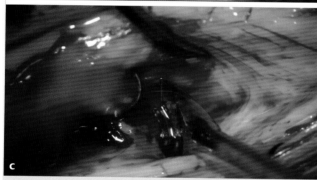

图 22.9　术中照片显示骨髓切开术的手术技术。（a）用锋利的切割工具在背内侧沟上做正中切口。（b）轻轻地拉回内侧结构，显露肿瘤。（c）边缘分界良好，肿瘤减容

参考文献

[1] Boström A, Kanther NC, Grote A, Boström J. Management and outcome in adult intramedullary spinal cord tumours: a 20-year single institution experience. BMC Res Notes. 2014; 7:908.

[2] Tobin MK, Geraghty JR, Engelhard HH, Linninger AA, Mehta AI. Intramedullary spinal cord tumors: a review of current and future treatment strategies. Neurosurg Focus. 2015; 39(2):E14.

[3] Papagelopoulos PJ, Peterson HA, Ebersold MJ, Emmanuel PR, Choudhury SN, Quast LM. Spinal column deformity and instability after lumbar or thoracolumbar laminectomy for intraspinal tumors in children and young adults. Spine. 1997; 22(4):442–451.

[4] Bansal S, Ailawadhi P, Suri A, et al. Ten years' experience in the management of spinal intramedullary tumors in a single institution. J Clin Neurosci. 2013; 20(2):292–298.

[5] Mechtler LL, Nandigam K. Spinal cord tumors: new views and future directions. Neurol Clin. 2013; 31(1):241–268.

[6] Grimm S, Chamberlain MC. Adult primary spinal cord tumors. Expert Rev Neurother. 2009; 9(10):1487–1495.

[7] Duong LM, McCarthy BJ, McLendon RE, et al. Descriptive epidemiology of malignant and nonmalignant primary spinal cord, spinal meninges, and cauda equina tumors, United States, 2004–2007. Cancer. 2012; 118(17):4220–4227.

[8] Verla T, Fridley JS, Khan AB, Mayer RR, Omeis I. Neuromonitoring for intramedullary spinal cord tumor surgery. World Neurosurg. 2016; 95:108–116.

[9] Arima H, Hasegawa T, Togawa D, et al. Feasibility of a novel diagnostic chart of intramedullary spinal cord tumors in magnetic resonance imaging. Spinal Cord. 2014; 52(10):769–773.

[10] Epstein FJ, Farmer JP, Freed D. Adult intramedullary spinal cord ependymomas: the result of surgery in 38 patients. J Neurosurg. 1993; 79(2):204–209.

[11] Yang S, Yang X, Hong G. Surgical treatment of one hundred seventy-four intramedullary spinal cord tumors. Spine. 2009; 34(24):2705–2710.

[12] Samartzis D, Gillis CC, Shih P, O'Toole JE, Fessler RG. Intramedullary spinal cord tumors: part II—management options and outcomes. Global Spine J. 2016; 6(2):176–185.

[13] Karikari IO, Nimjee SM, Hodges TR, et al. Impact of tumor histology on resectability and neurological outcome in primary intramedullary spinal cord tumors: a single-center experience with 102 patients. Neurosurgery. 2011; 68(1):188–197, discussion 197.

[14] Harrop JS, Ganju A, Groff M, Bilsky M. Primary intramedullary tumors of the spinal cord. Spine. 2009; 34(22 Suppl):S69–S77.

[15] Tihan T, Chi JH, McCormick PC, Ames CP, Parsa AT. Pathologic and epidemiologic findings of intramedullary spinal cord tumors. Neurosurg Clin N Am. 2006; 17(1):7–11.

[16] Samartzis D, Gillis CC, Shih P, O'Toole JE, Fessler RG. Intramedullary spinal cord tumors: part I—epidemiology, pathophysiology, and diagnosis. Global Spine J. 2015; 5(5):425–435.

[17] Samii M, Klekamp J. Surgical results of 100 intramedullary tumors in relation to accompanying syringomyelia. Neurosurgery. 1994; 35(5):865–873, discussion 873.

[18] Kucia EJ, Bambakidis NC, Chang SW, Spetzler RF. Surgical technique and outcomes in the treatment of spinal cord ependymomas, part 1: intramedullary ependymomas. Neurosurgery. 2011; 68(1 Suppl Operative):57–63, discussion 63.

[19] Kucia EJ, Maughan PH, Kakarla UK, Bambakidis NC, Spetzler RF. Surgical technique and outcomes in the treatment of spinal cord ependymomas: part II: myxopapillary ependymoma. Neurosurgery. 2011; 68(1 Suppl Operative):90–94, discussion 94.

[20] Bydon M, Mathios D, Aguayo-Alvarez JJ, Ho C, Gokaslan ZL, Bydon A. Multiple primary intramedullary ependymomas: a case report and review of the literature. Spine J. 2013; 13(10):1379–1386.

[21] Zadnik PL, Gokaslan ZL, Burger PC, Bettegowda C. Spinal cord tumours: advances in genetics and their implications for treatment. Nat Rev Neurol. 2013; 9(5):257–266.

[22] Minehan KJ, Shaw EG, Scheithauer BW, Davis DL, Onofrio BM. Spinal cord astrocytoma:pathological and treatment considerations. J Neurosurg. 1995; 83(4):590–595.

[23] Rosenbaum T, Wimmer K. Neurofibromatosis type 1 (NF1) and associated tumors. Klin Padiatr. 2014; 226(6/7):309–315.

[24] Hirbe AC, Gutmann DH. Neurofibromatosis type 1: a multidisciplinary approach to care. Lancet Neurol. 2014; 13(8):834–843.

[25] Houten JK, Cooper PR. Spinal cord astrocytomas: presentation, management and outcome. J Neurooncol. 2000; 47(3):219–224.

[26] Gonzalez LF, Spetzler RF. Treatment of spinal vascular malformations: an integrated approach. Clin Neurosurg. 2005; 52:192–201.

[27] Snyder LA, Spetzler RF. Resection of sporadic spinal hemangioblastomas. World Neurosurg. 2014; 82(5):629–631.

[28] Oppenlander ME, Spetzler RF. Advances in spinal hemangioblastoma surgery. World Neurosurg. 2010; 74(1):116–117.

[29] Chamberlain MC, Tredway TL. Adult primary intradural spinal cord tumors: a review. Curr Neurol Neurosci Rep. 2011; 11(3):320–328.

[30] Balmaceda C. Chemotherapy for intramedullary spinal cord tumors. J Neurooncol. 2000; 47(3):293–307.

[31] Wilson DA, Fusco DJ, Uschold TD, Spetzler RF, Chang SW. Survival and functional outcome after surgical resection of intramedullary spinal cord metastases. World Neurosurg. 2012; 77(2):370–374.

[32] Howlader N, Noone AM, Krapcho M, et al. SEER Cancer Statistics Review. 2014. Available at: https://seer.cancer.gov/csr/1975_2014/.

[33] Hambraeus M, Arnbjörnsson E, Börjesson A, Salvesen K, Hagander L. Sacrococcygeal teratoma: a population-based study of incidence and prenatal prognostic factors. J Pediatr Surg. 2016; 51(3):481–485.

[34] Abul-Kasim K, Thurnher MM, McKeever P, Sundgren PC. Intradural spinal tumors:current classification and MRI features. Neuroradiology. 2008; 50(4):301–314.

[35] Mirone G, Cinalli G, Spennato P, Ruggiero C, Aliberti F. Hydrocephalus and spinal cord tumors: a review. Childs Nerv Syst. 2011; 27(10):1741–1749.

[36] Yang C, Li G, Fang J, et al. Intramedullary gangliogliomas: clinical features, surgical outcomes, and neuropathic scoliosis. J Neurooncol. 2014; 116(1):135–143.

[37] Colombo N, Kucharczyk W, Brant-Zawadzki M, Norman D, Scotti G, Newton TH. Magnetic resonance imaging of spinal cord hemangioblastoma. Acta Radiol Suppl. 1986; 369:734–737.

[38] Rykken JB, Diehn FE, Hunt CH, et al. Intramedullary spinal cord metastases:MRI and relevant clinical features from a 13-year institutional case series. AJNR Am J Neuroradiol. 2013; 34(10):2043–2049.

[39] Tai P, Dubey A, Salim M, Vu K, Koul R. Diagnosis and management of spinal metastasis of glioblastoma. Can J Neurol Sci. 2015; 42(6):410–413.

[40] Maslehaty H, Cordovi S, Hefti M. Symptomatic spinal metastases of intracranial glioblastoma: clinical characteristics and pathomechanism relating to GFAP expression. J Neurooncol. 2011; 101(2):329–333.

[41] Vargas MI, Gariani J, Sztajzel R, et al. Spinal cord ischemia: practical imaging tips, pearls, and pitfalls. AJNR Am J Neuroradiol. 2015; 36(5):825–830.

[42] Thurnher MM, Bammer R. Diffusion-weighted MR imaging (DWI) in spinal cord ischemia. Neuroradiology. 2006; 48(11):795–801.

[43] Masson C, Pruvo JP, Meder JF, et al. Study Group on Spinal Cord Infarction of the French Neurovascular Society. Spinal cord infarction: clinical and magnetic resonance imaging findings and short term outcome. J Neurol Neurosurg Psychiatry. 2004; 75(10):1431–1435.

[44] Goldenberg MM. Multiple sclerosis review. P&T. 2012; 37(3):175–184.

[45] Janardhan V, Suri S, Bakshi R. Multiple sclerosis: hyperintense lesions in the brain on nonenhanced T1-weighted MR images evidenced as areas of T1 shortening. Radiology. 2007; 244(3):823–831.

[46] Okuda DT, Mowry EM, Beheshtian A, et al. Incidental MRI anomalies suggestive of multiple sclerosis: the radiologically isolated syndrome. Neurology. 2009; 72(9):800–805.

[47] West TW. Transverse myelitis—a review of the presentation, diagnosis, and initial management. Discov Med. 2013; 16(88):167–177.

[48] Scotti G, Gerevini S. Diagnosis and differential diagnosis of acute transverse myelopathy. The role of neuroradiological investigations and review of the literature. Neurol Sci. 2001; 22 Suppl 2:S69–S73.

[49] DeSanto J, Ross JS. Spine infection/inflammation. Radiol Clin North Am. 2011; 49(1):105–127.

[50] Marcus J, Schwarz J, Singh IP, et al. Spinal dural arteriovenous fistulas: a review. Curr Atheroscler Rep. 2013; 15(7):335.

[51] Willinsky R, Goyal M, terBrugge K, Montanera W. Tortuous, engorged pial veins in intracranial dural arteriovenous fistulas: correlations with presentation, location, and MR findings in 122 patients. AJNR Am J Neuroradiol. 1999; 20(6):1031–1036.

[52] Kharkar S, Shuck J, Conway J, Rigamonti D. The natural history of conservatively managed symptomatic intramedullary spinal cord cavernomas. Neurosurgery. 2007; 60(5):865–872, discussion 865–872.

[53] Allen JC, Aviner S, Yates AJ, et al. Children's Cancer Group. Treatment of highgrade spinal cord astrocytoma of childhood with "8-in-1" chemotherapy and radiotherapy: a pilot study of CCG-945. J Neurosurg. 1998; 88(2):215–220.

[54] Juthani RG, Bilsky MH, Vogelbaum MA. Current management and treatment modalities for intramedullary spinal cord tumors. Curr Treat Options Oncol. 2015; 16(8):39.

[55] Guidetti B, Mercuri S, Vagnozzi R. Long-term results of the surgical treatment of 129 intramedullary spinal gliomas. J Neurosurg. 1981; 54(3):323–330.

[56] Chamberlain MC. Etoposide for recurrent spinal cord ependymoma. Neurology. 2002; 58(8):1310–1311.

[57] Chen P, Sui M, Ye J,Wan Z, Chen F, Luo C. An integrative analysis of treatment, outcomes and prognostic factors for primary spinal anaplastic ependymomas. J Clin Neurosci. 2015; 22(6):976–980.

[58] Babu R, Karikari IO, Owens TR, Bagley CA. Spinal cord astrocytomas: a modern 20-year experience at a single institution. Spine. 2014; 39(7):533–540.

[59] Chamberlain MC. Temozolomide for recurrent low-grade spinal cord gliomas in adults. Cancer. 2008; 113(5):1019–1024.

[60] Karsy M, Guan J, Sivakumar W, Neil JA, Schmidt MH, Mahan MA. The genetic basis of intradural spinal tumors and its impact on clinical treatment. Neurosurg Focus. 2015; 39(2):E3.

[61] Minehan KJ, Brown PD, Scheithauer BW, Krauss WE, Wright MP. Prognosis and treatment of spinal cord astrocytoma. Int J Radiat Oncol Biol Phys. 2009; 73(3):727–733.

[62] Isaacson SR. Radiation therapy and the management of intramedullary

spinal cord tumors. J Neurooncol. 2000; 47(3):231–238.

[63] Gwak SJ, An SS, Yang MS, et al. Effect of combined bevacizumab and temozolomide treatment on intramedullary spinal cord tumor. Spine. 2014; 39(2):E65–E73.

[64] Lee DK, Choe WJ, Chung CK, Kim HJ. Spinal cord hemangioblastoma: surgical strategy and clinical outcome. J Neurooncol. 2003; 61(1):27–34.

[65] Madhusudan S, Deplanque G, Braybrooke JP, et al. Antiangiogenic therapy for von Hippel–Lindau disease. JAMA. 2004; 291(8):943–944.

[66] Jallo GI, Freed D, Epstein F. Intramedullary spinal cord tumors in children. Childs Nerv Syst. 2003; 19(9):641–649.

[67] Flanagan EP, O'Neill BP, Porter AB, Lanzino G, Haberman TM, Keegan BM. Primary intramedullary spinal cord lymphoma. Neurology. 2011; 77(8):784–791.

[68] Kasenda B, Ferreri AJ, Marturano E, et al. First-line treatment and outcome of elderly patients with primary central nervous system lymphoma (PCNSL)—a systematic review and individual patient data meta-analysis. Ann Oncol. 2015; 26(7):1305–1313.

[69] McGirt MJ, Garcés-Ambrossi GL, Parker SL, et al. Short-term progressive spinal deformity following laminoplasty versus laminectomy for resection of intradural spinal tumors: analysis of 238 patients. Neurosurgery. 2010; 66(5):1005–1012.

[70] Takami T, Naito K, Yamagata T, Ohata K. Surgical management of spinal intramedullary tumors: radical and safe strategy for benign tumors. Neurol Med Chir (Tokyo). 2015; 55(4):317–327.

[71] Brotchi J, Fischer G. Spinal cord ependymomas. Neurosurg Focus. 1998; 4(5):e2 [72] Barzilai O, Lidar Z, Constantini S, Salame K, Bitan-Talmor Y, Korn A. Continuous mapping of the corticospinal tracts in intramedullary spinal cord tumor surgery using an electrified ultrasonic aspirator. J Neurosurg Spine. 2017; 27(2):161–168.

[73] Scibilia A, Terranova C, Rizzo V, et al. Intraoperative neurophysiological mapping and monitoring in spinal tumor surgery: sirens or indispensable tools? Neurosurg Focus. 2016; 41(2):E18.

第 23 章　胸椎动静脉血管畸形的外科治疗

Benjamin I. Rapoport, Jared Knopman

摘要

脊髓血管畸形临床发病率低，但具有严重的脊髓损害风险，特别是位于胸段分水岭区域的脊髓最容易发生缺血性损害。在本章中，我们将重点讨论胸椎脊髓动静脉畸形（AVM）和动静脉瘘（AVF）。我们回顾了相关的脊髓血管解剖，脊髓血管畸形（SVM）引起急性或进行性神经功能损害的病理机制，以及这些病变的发生发展。选择性脊柱血管造影是诊断和描述 SVM 的金标准，我们必须充分了解其复杂和动态的血管结构、周围正常的血管解剖，以便制订安全、有效、个性化的治疗方案。最后，我们讨论了介入和显微外科方法治疗胸椎脊髓动静脉畸形（AVM）和硬脊膜及软脊膜动静脉瘘（AVF）。

关键词：脊髓血管畸形（SVM），脊髓动静脉畸形（AVM），脊髓动静脉瘘（AVF），硬脊膜 AVF，软脊膜 AVF

临床精要

- 脊髓的血管畸形会带来严重的脊髓损害风险，特别是位于胸椎分水岭区域的脊髓最容易发生缺血性损害。
- 大多数脊髓血管畸形表现为进行性加重的神经功能下降。因此，治疗的目标是早期诊断早期治疗，以稳定或逆转已经出现的神经功能损害，并预防可能发生的脊髓损害。
- 选择性导管为基础的脊髓血管造影是诊断和描述脊柱血管畸形（SVM）的金标准，必须充分了解其复杂和动态的血管结构、周围正常的脊柱血管解剖，以便制订安全、有效和个性化的治疗方案。
- 动静脉畸形（AVM）的最佳治疗策略取决于病变的血管结构，包括介入，显微外科手术或联合手术。
- 硬脊膜动静脉瘘（AVF）是最常见的 SVM，占所有 SVMs 的 60% ~80%。由于瘘管是位于硬脊膜与节段性神经根脊膜支之间，因此它们通常适合直接的显微外科手术扎结。通常仅需进行 1~2 个胸椎椎板切除和小的硬脊膜切口即可显露。神经根背侧感觉支是清晰的硬脊膜内标志。
- 软脊膜 AVF 的血管结构变化很大。巨大型脊髓 AVF 尽可能采用介入治疗，而小型和大型软脊膜 AVF 更

安全的处理方法是显微手术，以在直接置入导丝保护正常脊髓的小分支，降低损伤风险。
- 脊髓 AVM 采用介入手术尽管安全但不能完全彻底地进行根除，但是改变病变的自然病史，使之朝好的方向发展，不需要完全切除。

23.1　定义和分类

在本章中，我们回顾了胸椎动静脉畸形（AVM）和动静脉瘘（AVF）的分类，诊断，评估，外科和介入治疗。我们已将脊髓血管畸形（SVM）的一般治疗方法发表，本章节讨论内容采用同样流程。

SVM 分类方法多样。我们根据其血管解剖特点对病变进行分类。含有动静脉分流的病变如动静脉畸形和动静脉瘘，可以进行外科手术和介入治疗。对于没有动静脉分流的血管病变如毛细血管扩张和海绵状血管瘤，由于它们在解剖上无法通过导管进行手术，故不建议硬脊膜介入治疗，可通过外科手术治疗。AVF 和 AVM 的根本区别在于 AVF 包含动脉和静脉之间的直接连接，而 AVM 包含异常血管网，此"病灶"将病变的动脉和静脉侧分开（一些病变可能同时包含了异常血管网和直接瘘管成分，使其难以分类）。

AVM 可以基于病灶的位置进一步分类，病灶位于脊髓内或脊髓表面。病灶位置对于指导介入治疗和外科手术具有重要的意义。本章使用基于病灶或瘘管位置的规范流程指导治疗，如表 23.1 所示。

23.2　胸椎血管解剖学

为了理解 SVM 及其手术和介入治疗，首先要熟悉正常脊髓动脉和静脉解剖，一些作者对该内容进行了全面阐述。在这里，我们简要地描述与本章主题最相关的脊柱血管解剖学内容。读者可以参考图 23.1 和图 23.2，分别了解脊柱和脊髓的动脉供应。图 23.3 显示了脊髓的静脉解剖结构。

脊髓的动脉供应由一条脊髓前动脉（ASA）

和两条脊髓后动脉（PSA）提供。ASA 由小的左右 ASA 形成，每个 ASA 由相应的椎动脉产生。ASA 位于前中央沟，大约提供脊髓的前 2/3 的供血，包括前角，腹侧和外侧皮质脊髓束以及脊髓丘脑束。在胸椎水平，主动脉产生根动脉，为 ASA 的供血区域提供侧支血液循环（每个节段动脉也会产生神经根脊膜支，在节段水平上供血给硬脊膜；这些分支与硬脊膜 AVF 相关）。其中最重要的是前根动脉（Adamkiewicz 动脉）。通常出现在 T8~L2 之间左侧。

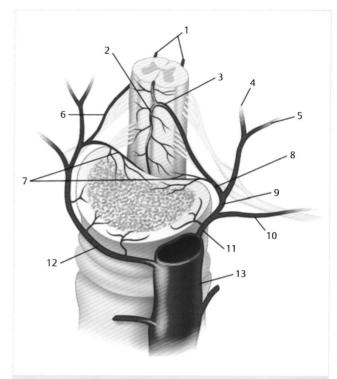

图 23.1　脊柱的节段动脉解剖。（1）脊髓后动脉，（2）脊髓前动脉，（3）前根动脉（Adamkiewicz 动脉），（4）内侧肌皮支，（5）外侧肌皮支，（6）后根动脉，（7）体后动脉，（8）脊髓支，（9）后（背）支，（10）前（腹）支，（11）左节段动脉（后肋间动脉），（12）右节段动脉（后肋间动脉），（13）主动脉

表 23.1　脊柱 AVM 的位置分类

类型	病灶或瘘的位置	别名
AVM	髓内	Ⅱ型 "动脉瘤"
	软脊膜	
	硬脊膜外	
	髓内和髓外	Ⅲ型，"青年型 AVM" "错构型的 AVM"
AVF	软脊膜内	Ⅳ型，"脊髓 AVM" "髓周 AVM"
	硬脊膜	Ⅰ型 "硬脊膜 AVM" "背侧硬脊膜内 AVF"
硬脊膜外		

缩写：AVF，动静脉瘘；AVM，动静脉畸形

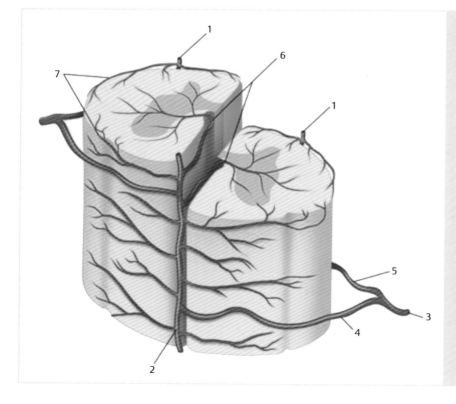

图 23.2　脊髓节段动脉解剖图。（1）脊髓后动脉，（2）脊髓前动脉，（3）脊髓支，（4）前根动脉，（5）后根动脉，（6）中央（沟）动脉，（7）血管冠

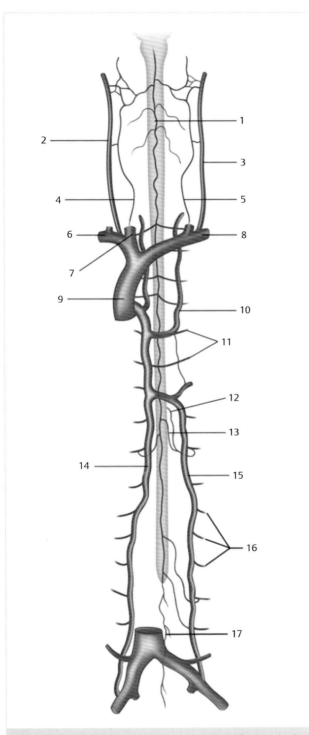

图23.3　脊髓静脉解剖。（1）前正中静脉，（2）右颈深静脉，（3）左颈深静脉，（4）右椎静脉，（5）左椎静脉，（6）锁骨下静脉、（7）颈内静脉，（8）左头臂静脉，（9）上腔静脉，（10）副半奇静脉，（11）肋间静脉，（12）后根静脉，（13）前根静脉，（14）奇静脉，（15）半奇静脉，（16）腰静脉，（17）终丝静脉

很大程度上，由于这种结构，脊髓分水岭位于上胸椎区域，因此ASA损害后瘫痪的风险很高。

PSA也来自椎动脉，但是沿着脊柱向后下方，为后柱提供血液供应。在胸段水平，PSA与肋间动脉的节段性根动脉分支相交通。

脊髓的静脉回流通过硬脊膜内和硬脊膜外系统。硬脊膜内静脉系统包括髓内静脉和软脊膜静脉，而硬脊膜外系统包括脊髓静脉和硬脊膜外静脉丛（Batson's丛）。腹侧脊髓通过脊髓前中央静脉以及前外侧静脉回流，前外侧静脉接收来自节段性沟静脉的回流。来自后柱和背角的静脉回流进入后正中静脉和后外侧静脉。

23.3　流行病学

SVM总体上很少见，约占中枢神经系统血管畸形的1/10。在人群中，新病例的检出率每年为15/1 000 000。其中，脊髓硬脊膜AVF是最常见的，占所有SVM的60%～80%。

23.4　表现和临床特征

患有SVMs的患者可表现出脊髓损害症状（感觉或运动缺失，膀胱或肠功能障碍，本体感觉缺陷，反射亢进），或神经根分布区域的疼痛或神经功能损害。它们也可能出现背痛或进行性脊柱畸形。主要病理生理机制由病变的血流动力学决定。其主要机制是出血，静脉高压或动脉窃血引起的缺血和占位效应。

急性发病的疼痛或神经功能损害可能意味着出血。脊髓AVM的破裂可引起由于脊髓软脊膜下腔出血或脊髓实质内出血导致的急性脊髓损害。脊髓AVM破裂的临床表现取决于脊髓内损害的水平和部位，但通常包括下肢运动和感觉损害，伴或不伴有本体感觉缺陷，以及肠道或膀胱功能障碍。出血通常还会造成突发的没有颈部僵硬预兆的严重上背部或肩胛间疼痛。在颅内或流动相关的动脉瘤，特别是ASA的动脉瘤，出血的可能性增加。

有髓周静脉系统引流的AVM易引起静脉高压。这种类型的典型病变是脊柱硬脊膜或软脊膜AVF。在没有髓周静脉瓣膜的动静脉分流病变中，动脉压直接传递到髓周静脉系统。这些静脉变得"动脉化"，走行变得曲折，管壁增厚。当静脉系统中的压力接近动脉压时，动静脉压力梯度下降，组织灌注的速率成比例地下降，导致脊髓缺氧。另外，脊髓的内源静脉也暴露在高压之下，导致血 – 脊髓屏障被破坏和脊髓水肿。引流静脉中的静脉压力与动脉压密切相关，因此在运动期间伴随着症状的加重而增加。

脊髓圆锥综合征在某些脊柱 AVM 中很常见。其原因在于，脊柱静脉系统无瓣膜，脊柱的静脉压更依赖于重力的显著增加。由于脊髓圆锥是脊柱在姿势直立时最依赖重力的部分，因此静脉高压最明显。通过 Adamkiewicz 动脉造影中的延长静脉相，静脉高压得以被证实。

在含有高流量动静脉分流的病变中也可能出现动脉窃血现象，因为这样的分流可以转移来自正常的邻近脊髓组织的血流。有 ASA 供血的病变特别容易引起动脉窃血，因为 ASA 的侧支循环很差。

占位效应是 SVM 脊髓损害病变中的罕见机制，但是大的颅内或与血流相关的动脉瘤或扩张的静脉曲张也可能导致脊髓或神经根受压。

23.5　动静脉畸形

脊髓 AVM 通常在儿童或青年中受到关注，由于脊柱实质内出血或脊髓压迫导致急性脊髓损害。大多数患者在首次出血后可以部分恢复，但第二次及后续出血的可能性很高，而且患者倾向于经历脊髓功能的进行性恶化。

23.6　软脊膜动静脉瘘

大型和巨型软脊膜 AVF 通常在儿童和青少年时期引起注意，而小型软脊膜 AVF 通常在晚年才出现。大型或巨型的病变可有如下临床表现，包括脊柱软脊膜下腔出血（通常由于静脉破裂）引起的急性脊髓损害，由于窃血或静脉高压引起的进行性感觉运动功能损害或扩张的静脉对脊髓或神经根的占位效应。小的病变很少破裂，但通常会因为静脉高压导致缓慢进行性神经功能缺陷。

23.7　硬脊膜动静脉瘘

脊柱硬脊膜 AVF 通常通过静脉高压和脊髓低灌注引起进行性脊髓损害。背部或腿部疼痛是常见症状，并且通常会由于腹内压力增加而加剧，例如腰部的拉伸或弯曲。患者通常存在于成年期，并且在诊断时许多患者已出现膀胱或肠功能障碍或性功能障碍。

23.8　髓内 – 髓外动静脉畸形和血管瘤病

髓内 – 髓外 AVM 和血管瘤病通常发病于儿童期和青少年期，有时会出现一个可以识别的综合征，比如 Osler-Weber-Rendu 综合征或 Cobb 综合征。由于占位效应、动脉窃血或出血，儿童患者会出现疼痛和进行性脊髓损害。

23.9　病理生理学

AVM 和瘘管的形成被认为是胚胎时的动脉 – 毛细血管网络结构发育缺陷的结果，正常情况下其将颅内动脉和静脉循环分开。这些毛细血管床的发育发生在胚胎长度 40~80 mm 时期，对应 11~14 周的胎龄。大多数 AVM 似乎在此阶段结束之前形成，但关于这些病变形成更多细节尚不清楚。

AVM 是血管畸形，其中动脉循环直接流入静脉回流系统而没有毛细血管床的介入。这个病变的中心，是从动脉系统到静脉系统过渡的一个地方，称为病灶，并且不包含实质神经组织。这些病变的根本危险来自于高流速，高压动脉系统对低压静脉系统的流入；这些结构导致了压力 – 流量不匹配的可能性，超过了血管壁的强度，导致血管破裂和出血。

由于 AVM 缺乏高阻力的毛细血管床，将动脉与静脉循环分开，因此它们往往具有低阻力和高血流量，有活跃的重塑倾向（部分有血管内皮生长因子介导），随着时间的推移畸形血管直径和弯曲度随着增加。

23.10　脊髓动静脉畸形

脊髓 AVM 占 SVM 的 20％~30％。它们是高流量病变，由 ASA 或 PSA 的至少一个分支提供。脊髓 AVM 构成一个直接进入脊髓静脉的动静脉分流网络。在病变内与动脉相关的动脉瘤很常见。

脊髓 AVM 发生在脊髓水平间没有差异。它们可能出现在实质组织（髓内），脊髓表面（软脊膜）或硬脊膜外腔（硬脊膜外）内。它们也可能跨越组织边界，出现在髓内和髓外组织中。

23.11　软脊膜动静脉瘘

软脊膜 AVF 包含位于脊髓的软脊膜表面上的一个或多个直接的硬脊膜内动静脉瘘，没有病灶累及。动脉供应来自于 ASA 或 PSA 的一个或多个分支，并且静脉分流排入扩张的脊髓静脉。软脊膜 AVF 可以根据直接动静脉瘘的大小和流速进一步分类。

Ⅰ型（小型）软脊膜 AVF 是在正常口径 ASA 和稍微扩张的脊髓静脉之间的单个慢流分流，Ⅰ型病变通常位于脊髓圆锥或末端的前表面上。

Ⅱ型（大型）软脊膜 AVF 包括一个或多个平行的瘘，比小型 AVF 总流量更大，以及引流静脉的代偿性"壶腹"（近端）扩张。大的软脊膜 AVF 通常位于圆锥的后外侧，在这种情况下，它们由 PSA 的一个或多个稍微扩张的分支供应。

Ⅲ型（巨型）软脊膜 AVF 包含一个或多个高流量瘘，其血流由 ASA 或 PSA 或两者都有的扩张动脉分支提供。然而在一个巨大的软脊膜 AVF 的情况下，动脉会聚到单个瘘，排入到严重扩张的动脉化的引流静脉。尽管巨大的软脊膜 AVF 最常见于脊髓圆锥，但它们在颈椎和胸椎水平也有被发现。

23.12　硬脊膜动静脉瘘

脊柱硬脊膜 AVF 是最常见的脊柱 AVF 类型。几个同义术语经常用于指代这些病变：Ⅰ型畸形，硬脊膜 AVF，硬脊膜内背侧 AVF，背侧髓外 AVF 和蔓状血管瘤。

脊柱硬脊膜 AVF 从节段性脊柱动脉（前或后根动脉）的根神经节分支获得其动脉供应。它们的静脉向心性地引流入脊髓和髓静脉。这些病变的关键解剖学特征是瘘本身通常位于近端神经根的感觉神经节周围的硬脊膜中。

这些病变由于髓周脊髓静脉中的血流逆转而出现症状，导致脊髓静脉高压，脊髓缺血，并且在极端情况下，会引起坏死性脊髓损害。

一些作者提出，脊髓自动调节在某种程度上可以由位于两个硬脊膜小叶内的肾小球样的血管结构完成。该结构的功能可以通过腹压和胸压的不断变化保持脊柱内静脉压力恒定。该结构包括神经根髓静脉的末端部分，其在软脊膜和硬脊膜中变得曲折和狭窄，防止静脉血从硬脊膜外神经丛内侧流动。神经根管静脉的壁过渡形成脑脊膜，其被认为将脊髓动脉与髓周静脉连接起来。这种脊髓动静脉解剖模型是血管介入和显微外科治疗的基础，这两种治疗方法都旨在阻断近端静脉回流的源头，目的在于永久性消除脊柱硬脊膜 AVF。

23.13　硬脊膜外动静脉瘘

硬脊膜外 AVF 是一种到硬脊膜外静脉丛的动脉分流。尽管它非常罕见，但是在几个病例报告中显示这种病变具有很高的致残率。硬脊膜外 AVF 最常出现在颈椎中，尽管它们已经在腰椎、骶骨和骨盆中被描述过。我们把它们包含在描述 SVM 解剖学分类的完整性中，但在此不再进一步讨论，因为它们与胸椎手术几乎无关。

23.14　髓内 – 髓外动静脉畸形和血管瘤病

髓内 – 髓外（也称为硬脊膜内 – 硬脊膜外）AVM 可能涉及一个或多个相邻脊柱水平内的任何或所有组织（包括脊髓、硬脊膜、椎体、椎旁软组织和皮肤）的节段性血管病变。它们通常涉及相邻脊柱水平上的多个供应动脉。许多髓内 – 髓外脊髓 AVM 病例都与发育综合征有关。特别是 Cobb 综合征与完全的 AVM 累及受累体水平相关。

23.15　遗传学和相关综合征

尽管在先前的章节中所述，AVM 不是先天性的，但是它们是在胚胎发生过程中出现发育错误的结果。然而，一些综合征已知与 SVM 有关，这些综合征同时有皮肤和血管的表现，包括 Osler–Weber–Rendu 综合征，Klippel–Trénaunay–Weber 综合征，Parkes Weber 综合征，Cobb 综合征以及 I 型神经纤维瘤病。腹侧硬脊膜内 AVF 与这些综合征有特定的关联。Cobb 综合征涉及受影响节段的皮肤、脊椎和脊髓，AVM 多呈节段性分布。

23.16　诊断和评估

23.16.1　无创成像

磁共振成像（MRI）对于检测脊髓 AVM 具有接近 100% 的灵敏度，并且是这些病变的初始评估和随访的首选成像模式。在 MRI 上，脊髓 AVM 在脊髓表面内或表面上显示为信号空洞，对应于扩张的动脉或静脉。在 MRI 上也检测到这些病变的其他特征，包括脊髓出血和脊髓水肿。

关于治疗决策和手术或血管内干预的可行性几乎总是基于脊柱血管造影，脊柱血管造影被认为是评估脊髓血管畸形最佳的成像方式。

23.16.2　脊柱血管造影

即使在高质量 MRI 和非侵入性血管成像的时代，传统的导管脊髓血管造影仍然是 SVM 诊断和分类最确切的成像方式。导管血管造影仍然可以提供最大的空间分辨率，并且最重要的是，能够对血管分段，并观察和研究相应病变节段血管的动态血流模式。

全身麻醉下的脊柱血管造影可以提供更高质量的胸椎区域图像，因为在血管造影期间可以获得较长时间的呼吸暂停，以减少运动伪影，而不会引起患者的不适。

我们常规使用 5F 诊断导管通过股动脉中的 5F 鞘进行脊髓血管造影。在胸椎中，我们最常用于节段性动脉导管插入的导管是 Cobra2 或 Simmons2（Terumo Medical，Somerset，NJ）和 Mikaelson 和改良 Hook（Merit Medical，South Jordan，UT）。

来自主动脉的非选择性血管造影可以通过一个高流量猪尾导管高能注射获得，该导管置于中胸椎水平的降主动脉中（以 10 mL/s 注射，总体积为 35 mL）。同样，逆行双侧股动脉血管造影可用于非选择性地研究腰椎和下胸椎水平。在这项技术中，使用双侧 5F 股骨鞘，以 20 mL/s 的速度向每条股动脉注射 40 mL 对比剂，导致腹主动脉和下胸主动脉的背侧主动脉造影剂显影达到 T10 水平。该技术填充下胸和腰椎节段动脉而不填充内脏动脉。

对几乎每个 SVM 病例，都应该有选择性的对相应节段的动脉进行造影和评估。需要注意的是，即使血管病变可能位于胸椎，但其动脉供应可能来自腰椎或颈椎水平，因此导管造影必须要考虑到这一点。

脊柱 AVM 患者，脊髓血管造影应该用于评估脊髓静脉引流。这可以通过 Adamkiewicz 动脉的选择性血管造影来完成。当胸腰椎脊髓损害是由于严重的静脉高压引起时，Adamkiewicz 动脉注射造影剂后的静脉引流时间会延长或消失。治疗病变后静脉引流的改善是一个很好的预后因素。

23.17　自然病史和治疗意义

未经治疗的 SVM 的自然病史随病变类型和位置而变化。胸椎脊髓特别容易发生缺血，因为它的侧枝循环比颈椎和腰椎节段的差，因此在治疗胸椎 SVM 时必须特别小心。

23.18　脊髓动静脉畸形

未经治疗的脊髓 AVM，其自然病史是初始血管意外事件后进行性神经功能恶化，其预后根据特定病变类型而变化。髓外 AVMs 倾向于在晚期出现，85% 的患者直到 40 岁才出现症状。然而，在最初的事件之后，神经功能呈稳定地进行性下降趋势，直到 4~6 年后出现主要神经功能受损。相比之下，超过 85% 的髓内 AVM 在 40 岁之前出现症状。对于胸椎的髓内 AVM，40% 的患者在出现 5 年后丧失生活自理能力，而在 15 年时，60% 的患者丧失生活自理能力。

由于这些病变通常是可以治愈的，并且大部分都至少可以部分治疗，治疗后病变的自然病史也多会朝着有利的方向发展，因此普遍推荐在确诊后早期开始进行治疗。可以采用显微外科，血管内介入以及两者结合的术式进行，并将在以下章节中讨论。

23.19　硬脊膜和软脊膜动静脉瘘

脊柱硬脊膜和软脊膜 AVF 的自然病史尚不完全清楚，因为目前所有的队列研究对患者都有干预。最好的数据来源于 20 世纪 70 年代进行的观察性研究，这些研究表明，在出现最初症状后的 3 年内，50% 的未经治疗的 SVM 患者会出现严重的神经功能障碍，其表现为需要借助拐杖行走，或依靠轮椅、无法自行站立。

因此，硬脊膜和软脊膜 AVF 的治疗时机和适应证把握与脊髓 AVM 相似，术式的选择也类似，将在后面的章节中讨论。

23.20　髓内－髓外动静脉畸形和血管瘤病

髓内－髓外 AVM 和血管瘤是最复杂的 SVM，因此治疗难度很高。目前还没有最佳治疗策略。通过显微外科手术，介入手术或联合手术治疗非常困难，并且由于病变与正常脊髓实质分界不清，因此手术并发症发生率高。治疗这些病变通常采用姑息性手术，旨在缓解由血肿，动脉窃血，静脉高压或占位等引起的症状。

23.21　术前评估和计划

目前，胸椎 SVM 的治疗方式多样。一些病变可以单独通过介入治疗，一些可以单独通过开放手术治疗，一些病变需要联合血管内和开放手术方法。然而，在几乎所有情况下，治疗始于选择性脊柱血管造影，并且在开放手术之前考虑部分或完全栓塞。

计划 SVM 治疗时的主要考虑因素是病变在轴向和纵向平面中的位置，病变的血流动力学和血管构造，以及患者的神经状态。治疗后状态与术前神经功能高度相关，因此建议在神经功能恶化之前尽早

治疗。然而，即使在脊髓功能严重受损后接受治疗时，有时也可以实现神经功能的稳定或部分改善。

一些病变需要手术治疗。通过微导管的超选择性造影必须在栓塞 SVM 之前进行。特别是，由椎前动脉或 PSA 分支共同供血的椎弓根动脉的椎管内硬脊膜 AVF 应该用开放手术而不是血管内栓塞治疗。在这种情况下，可以以更高的选择精准度进行病理分支的开放显微外科闭塞，从而避免供应脊髓动脉的动脉闭塞所带来的潜在并发症。

由于 SVM 的全面管理需要开放性显微外科团队和介入外科团队之间的协作，因此团队成员需互相了解对方手术适应证和局限性。我们在此讨论了两种治疗方式。

23.22　介入治疗

在处理脊髓血管畸形时，必须解决几个的解剖学共识：脊髓前动脉还是脊髓后动脉供血，来自相邻脊柱水平的侧支供应，通过软脊膜侧支血管的侧支供应，静脉引流，以及闭塞动静脉瘘的最佳点。特别重要的是要意识到脊柱血管病变是动态的，并且它们的流动模式和结构可能在治疗期间发生变化。

必须在治疗之前精准明确 SVM 的血管解剖和血流动力学，并且必须理解其周围的正常的脊髓血管解剖结构。ASA 供应脊髓的前 2/3，包括大部分脊髓灰质和皮质脊髓束和脊髓丘脑束。PSA 供应脊髓背侧的 1/3，并且比 ASA 系统具有更多的血管吻合。因此脊髓可能存在足够的侧支循环以耐受供应 PSA 的后根动脉分支的闭塞，或闭塞后后柱综合征。然而，ASA 前根动脉分支闭塞可引起脊髓休克和前脊髓综合征。

栓塞前必须明确与 SVM 相邻水平的血管吻合支的特征。在栓塞期间必须理解并保护邻近水平的 ASA 吻合支。这种吻合支在治疗前并不总是很明显，因为高流量畸形可能会从小吻合支中"窃血"。因此，在治疗期间必须预期血流动力学变化。特别是，当高流量病变被阻塞时，之前被其窃血的侧支吻合可以重新打开。如果其中一个与脊髓动脉吻合，必须避免无意中栓塞新的动脉。

还必须了解软脊膜吻合支，髓周软脊膜血管网

连接 ASA 和 PSA，因此后根动脉栓塞可导致 ASA 的栓塞。

必须在闭塞之前确定动静脉分流的最佳闭塞点。必须保留动静脉分流的静脉回流。在 AVM 中，静脉引流的闭塞可导致病灶中的压力增加，导致出血。在 AVF 中，静脉引流的闭塞可导致静脉高压和脊髓缺血。基于 2 个原因，动静脉瘘的供血动脉的近端闭塞可能比无效栓塞带来更严重的后果。首先，给正常脊髓供血的侧支动脉吻合可能重新开放给动静脉瘘供血，并且当这种情况发生时，动静脉瘘会从正常的脊髓窃血，导致脊髓缺血。其次，近端闭塞影响了随后的手术栓塞。

23.23　脊髓动静脉畸形

治疗脊髓髓内 AVM 的目的是改变自然病程朝有利的方向发展，在早期干预以保护或逆转神经损害并降低未来出血风险。通过介入术、显微外科手术或者两者结合的方法，并不能完全实现在不损害正常脊髓功能的情况下完成治愈；然而，即使是部分栓塞也能保留神经功能并改善整体预后。

血管内栓塞是治疗髓内脊髓 AVM 的一种重要的一线方案，可单独使用或作为显微手术切除的辅助手段。

髓内脊髓 AVM 的血管结构并不总是有利于治愈。因此，重复进行部分栓塞可能是一种可接受的治疗方法，通过减缓或阻止进行性脊髓损害而有利地改变自然病史，但不会消除病变。可以以这种方式连续地进行颗粒栓塞。颗粒栓塞允许以精细控制的方式缓慢逐步栓塞，能够观察栓塞期间病变和周围正常动脉解剖结构的动态变化。颗粒栓塞可能随着时间会自行再通，因此有必要定期（通常是每年）再治疗。在一系列经周期性颗粒栓塞治疗的胸椎 AVM 中，57% 的患者在最初栓塞后神经系统改善，63% 在最终栓塞后神经系统改善。反复治疗是有必要的，因为血管再通率为 80%，但仍有明显的临床益处，有利于自然病程的改变，即使在 AVM 血管再通的情况下，治疗后仍有持续的临床改善。据推测，连续栓塞通过保护脊髓免于长期暴露于 AVM 而保留了一些神经功能。

当 AVM 的结构允许时，应使用液体栓塞剂如氰

基丙烯酸正丁酯（n-BCA）和 Onyx（ev3，Irvine，CA）来尽可能地从 AVM 内部或尽可能接近 AVM 病灶来栓塞病变。这些药剂基本上提供永久性的闭塞，再通率非常低。这些药剂的危害在于它们起作用的速度过快，导致给正常脊髓供血的穿支动脉闭塞的风险，因为在栓塞期间来自高流量血管的窃血减少，仅当这些穿支动脉在造影时再现。

几个病例系列研究证实，超过 80% 的患者可以完成超过一半的责任病变栓塞，超过 80% 的患者有良好的临床结果，并且不到 15% 的患者出现固定的神经功能损害（严重损害少于 5%）。栓塞的完整性与临床结果没有显著的相关性。

脊柱 AVM 栓塞的大多数手术并发症与 ASA 的导丝插入术有关。出于此目的，我们建议尽可能使用导流导管。导管应放置在病灶内或离病灶越近越好，最好放置在切断 ASA 纵轴的中央沟分支中，以减少对小的正常分支的意外栓塞。

23.24　软脊膜动静脉瘘

治疗软脊膜 AVF 的指导原则是在动静脉连接处消除瘘管，并在诊断后要尽早进行干预，以防止髓损害和神经功能恶化。血管内栓塞也可用作显微外科治疗的辅助手段，但任何治疗方法必须要达到动静脉相通位置的完全和永久性闭塞，以实现治愈并防止远期复发。

液体栓塞材料，单独使用或与作为支架的弹簧圈一起使用，对于软脊膜 AVF 的介入治疗到达动静脉瘘管位置是理想的，因为它们可以控制进入病灶的程度。只有当介入治疗用作显微外科治疗的辅助治疗时才应使用颗粒栓塞，因为基于颗粒的闭塞易于再通。此外，颗粒物可能通过瘘管进入静脉循环，导致静脉血栓或肺栓塞。

如前一节所述，软脊膜 AVF 的血管解剖变化很大。因此，介入治疗必须针对每个特定病变个体化。

血管内栓塞通常是巨型（Ⅲ型）软脊膜 AVF 的治疗方式。这些病变适合于微导管安全进入供血动脉，其因高血流量而扩张。巨大的软脊膜 AVF 可以通过将作为液体栓塞剂例如 n-BCA 或 Onyx（ev3，Irvine，CA）的支架线圈植入到瘘管中来治疗。该方法的目的是防止栓塞剂迁移到高流量瘘的静脉侧。

栓塞必须在瘘管连接处和近端引流静脉处进行，但不要在动脉侧近端进行，以防止随后出现的侧支供血动脉的中断和瘘管再通。

大型（Ⅱ型）软脊膜 AVF 的栓塞可能具有挑战性，因为这些损伤通常包含至少一个对导管插入不安全的髓内或髓周供血动脉。小型（Ⅰ型）软脊膜 AVF 可能难以进行介入治疗，因为当供血动脉是 ASA 的小的远端分支时，高度选择性导管插入术和瘘管内的微导管放置可能是危险的。当 AVF 的血管结构构成这些技术挑战时，显微外科治疗可能是首选的，特别是当病变位于脊髓的背侧或背外侧表面时。

23.25　硬脊膜动静脉瘘

椎管内硬脊膜 AVF 与 AVM 的血管内治疗类似。与 AVM 用漂流微导管进行导管插入相比，AVF 血流更慢，硬脊膜 AVF 的导管插入通常需要微导丝引导。在栓塞之前，应通过微导管进行高度选择性血管造影，以确保在节段动脉的初始血管造影上没有错过 ASA 的小分支。

重要的是，从与 ASA 或 PSA 相同的椎弓根动脉分支分出的椎管内硬脊膜 AVF 应通过显微外科结扎治疗，而不是通过血管内栓塞治疗。

23.26　手术管理

23.26.1　脊髓动静脉畸形

已经在小样本病例系列中描述了髓内脊髓 AVM 的显微外科闭塞，但在实践中很少实现。然而，当血管造影无法安全地进入 AVM 时必须考虑显微手术方法，如脊髓动脉供血分支漫长曲折。在这些情况下，显微手术切除可能是适当的。在颈椎和脊髓终丝，可以安全地接近背侧和腹侧病变进行切除。然而，在胸椎中，背侧髓内 AVM 比腹侧病变更安全且更容易采用显微外科手术。在所有病例中，处于脊髓表浅位置的 AVM 更易于安全切除。

髓内脊髓 AVM 与颅脑 AVM 的显微手术方法类似。必须首先进行供血动脉的双极电凝灼烧和结扎，同时保留静脉引流，以避免术中病变破裂。相关的动脉瘤可以用双极电凝烧灼重建，或者可以切除。

23.26.2　软脊膜动静脉瘘

显微手术治疗软脊膜 AVF 的目的是阻断动脉和静脉系统之间的瘘管连接，同时保留所有脊柱动脉分支。

小型（Ⅰ型）和大型（Ⅱ型）软脊膜 AVF 通常最好用显微手术治疗，原因在前面的部分中讨论过。当软脊膜 AVF 的血管结构明确不适合血管内治疗时，治愈性显微手术结扎仍然是可能的，特别是当瘘管位于脊髓的背侧或背外侧可通过标准胸椎椎板切除术进入时。面对多个髓内或髓周供血动脉或由脊髓动脉发出的小供血分支动脉的血管内治疗方法的局限性不适用于开放式显微外科手术方法，其中蛛网膜分离和直接暴露供血动脉有助于精确结扎，没有伴随导管插入和阻塞供应正常脊髓的小动脉的风险。另一方面，巨型（Ⅲ型）软脊膜 AVF 具有大量扩张回流静脉，术中出血的风险增加，因而可能更容易通过血管内栓塞治疗。

23.26.3　硬脊膜动静脉瘘

脊柱硬脊膜 AVF 是代表当代血管神经外科手术水平的一个血管病变，其中显微外科手术方法相对于介入治疗常常具有明显的优势。这种优势与胸椎中硬脊膜 AVF 的典型解剖学结构有关，其动脉供应通常来自于节段动脉的脊膜神经根分支，如前面部分所述，其中瘘管位于神经根感觉支周围的硬脊膜。当存在这种构造时，瘘管可以通过单点结扎来治愈，这可以通过胸椎椎板切除术直接到达切除点。此外，可以在结扎前进行测试闭塞，对长脊髓束进行连续的神经生理学监测，以确保在靶位点永久性结扎不会损害脊髓动脉分支。

图 23.4~ 图 23.10 说明了我们机构对椎管内硬脊膜 AVF 进行显微外科治疗的方法。患者表现为定位于中胸椎的进行性行走困难和脊髓损害。胸椎 MRI 显示沿胸髓后部的硬脊膜内髓外血管病灶，跨越 T6~T9 水平，符合 Ⅰ 型脊柱硬脊膜 AVF，有高 T2 信号和远端脊髓和圆锥体的扩张外观，符合静脉高压。如图 23.5 选择性导管血管造影图所示，瘘管是由 T7 节段动脉的脊膜神经根分支供血。决定手术治疗病变，术中放置线圈（图 23.6），以帮助在椎板切除术之前定位供血动脉的水平。在目标水平进行

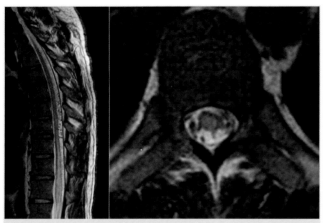

图 23.4　胸椎硬脊膜动静脉瘘（MRI）。矢状位（左）和轴位（右）T2 加权 MRI 序列显示一个沿胸髓后部的硬脊膜内髓外血管病灶，跨越 T6~T9 水平，符合 I 型脊柱硬脊膜 AVF；有高 T2 信号和远端脊髓和圆锥体的扩张外观，符合静脉高压

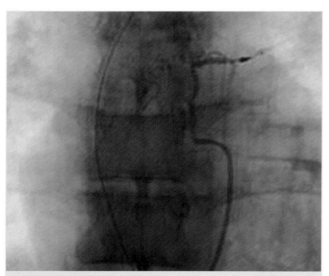

图 23.6　定位线圈在血管内的放置，尼龙线圈置于左侧 T7 节段动脉，远端至瘘管，以辅助显微外科结扎手术进行病变定位

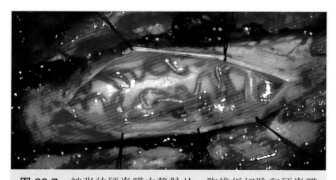

图 23.7　扩张的硬脊膜内静脉丛，胸椎板切除和硬脊膜切开后，通过手术显微镜观察脊髓背侧，显示蛛网膜下腔扩张的动脉化髓周静脉丛

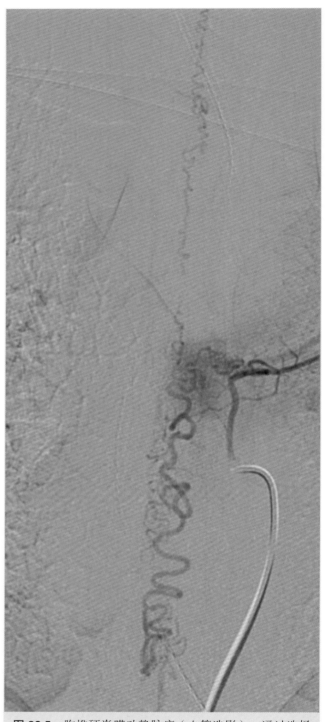

图 23.5　胸椎硬脊膜动静脉瘘（血管造影）。通过选择性左 T7 节段动脉导管造影获得的诊断性脊柱血管造影显示一个由左 T7 节段肋间动脉供应的动静脉瘘。有证据表明，有严重的静脉充血与延迟静脉流出到髓周静脉系统。发现 Adamkiewicz 动脉起源于左侧 T9 节段动脉

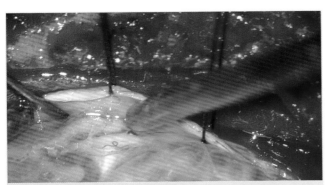

图 23.8　根滋养动脉。蛛网膜剥离后术中观察左侧 T7 根动脉，平行于左侧 T7 感觉神经根。邻近的、扩张的背侧髓周静脉明显的动脉化，与供给动脉本身具有相同的红色

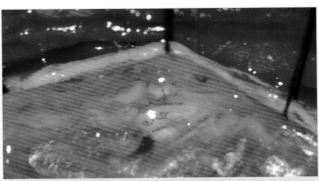

图 23.10　硬脊膜动静脉瘘闭塞。移除临时夹，使用显微外科双极烧灼法结扎瘘管连接处。放置临时夹后观察到先前动脉化的静脉的颜色变化仍存在，证实了瘘管的闭合以及动脉和静脉循环恢复正常

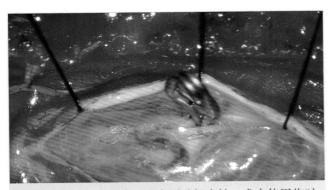

图 23.9　通过放置临时夹来测试闭塞性。术中使用临时血管夹在动静脉连接处临时夹毕瘘管。该操作的目的是确保所选结扎点的充分结扎，在某种程度上可以通过表面静脉颜色由红变紫得到证实，这与动脉和静脉循环正常分离的恢复一致。此外，运动和感觉诱发电位在闭塞期间进行测试，以确保供给动脉的永久结扎而不会导致脊髓休克

最后，我们进行吲哚菁绿注射作为术中血管造影的一种形式，以确认动静脉瘘的闭塞。采取这些预防措施后，我们取出临时夹子，并使用双极电凝烧灼或结扎阻断部位的神经根脊膜支（图 23.10）。

23.27　术后护理

椎管内 AVM 的显微外科或介入治疗的术后大多需要常规护理。特殊的是 AVM 和 AVF 血管内栓塞术后的管理。治疗这些病变可导致静脉瘘回流进行性发生、逆行血栓形成和动静脉畸形情况下正常脊髓动脉血栓形成，并伴有症状加重。通过在重症监护室监护和栓塞术后的静脉使用肝素 24~48 h，这些情况可以避免，肝素化后部分凝血活酶时间目标值为 50~60 s。

胸椎椎板切除术后，确定适当的神经根，并切开和牵拉硬脊膜。此时扩张的髓周静脉系统很容易识别（图 23.7）。分离感觉神经根处的蛛网膜以清晰识别动静脉连接（图 23.8）。我们在此时放置一个临时动脉瘤夹几分钟，并以 3 种方法评估血流动力学的变化。首先，在手术显微镜下直接观察通常会显示先前动脉化的静脉复合体中的即时颜色变化（图 23.9）。在瘘管断开后正常血流恢复时，静脉复合体颜色加深，静脉（紫色色调）血液返回静脉循环，而静脉循环先前已被瘘管动脉化（红色色调）。其次，进行运动和体感诱发电位的连续神经电生理监测，以确保临时夹闭脊柱动脉分支没有引起脊髓缺血。

参考文献

[1] Patsalides A, Knopman J, Santillan A, Tsiouris AJ, Riina H, Gobin YP. Endovascular treatment of spinal arteriovenous lesions: beyond the dural fistula. AJNR Am J Neuroradiol. 2011; 32(5):798–808.

[2] Santillan A, Nacarino V, Greenberg E, Riina HA, Gobin YP, Patsalides A. Vascular anatomy of the spinal cord. J Neurointerv Surg. 2012; 4(1):67–74.

[3] Özkan N, Kreitschmann-Andermahr I, Goerike SL, et al. Single center experience with treatment of spinal dural arteriovenous fistulas. Neurosurg Rev. 2015; 38(4):683–692.

[4] Albright LA, ed. Principles and Practice of Pediatric Neurosurgery. 3rd ed. New York, NY: Thieme; 2014.

[5] Manelfe C, Lazorthes G, Roulleau J. Artères de la dure-mère rachidienne chez l' homme [Arteries of the human spinal dura mater]. Acta Radiol Diagn (Stockh). 1972; 13(0):829–841.

[6] Merland JJ, Riche MC, Chiras J. Intraspinal extramedullary arteriovenous fistulae draining into the medullary veins. J Neuroradiol. 1980; 7(4):271–320.

[7] Hurth M, Houdart R, Djindjian R, Rey A, Djindjian M. Arteriovenous malformations of the spinal cord: clinical, anatomical and therapeutic consideration:a series of 150 cases. Prog Neurol Surg. 1978; 9:238–266.

[8] Aminoff MJ, Logue V. The prognosis of patients with spinal vascular malformations. Brain. 1974; 97(1):211–218.

[9] Biondi A, Merland JJ, Reizine D, et al. Embolization with particles in thoracic intramedullary arteriovenous malformations: long-term angiographic and clinical results. Radiology. 1990; 177(3):651–658.

[10] Rodesch G, Hurth M, Alvarez H, David P, Tadie M, Lasjaunias P. Embolization of spinal cord arteriovenous shunts: morphological and clinical follow-up and results—review of 69 consecutive cases.

Neurosurgery. 2003; 53(1):40–49, discussion 49–50.

[11] Corkill RA, Mitsos AP, Molyneux AJ. Embolization of spinal intramedullary arteriovenous malformations using the liquid embolic agent, Onyx: a single-center experience in a series of 17 patients. J Neurosurg Spine. 2007; 7(5):478–485.

[12] Boström A, Krings T, Hans FJ, Schramm J, Thron AK, Gilsbach JM. Spinal glomus-type arteriovenous malformations: microsurgical treatment in 20 cases. J Neurosurg Spine. 2009; 10(5):423–429.

[13] Zozulya YP, Slin' ko EI, Al-Qashqish II. Spinal arteriovenous malformations:new classification and surgical treatment. Neurosurg Focus. 2006; 20(5):E7.

[14] Knopman J, Zink W, Patsalides A, Riina HA, Gobin YP. Secondary clinical deterioration after successful embolization of a spinal dural arteriovenous fistula: a plea for prophylactic anticoagulation. Interv Neuroradiol. 2010; 16(2):199–203.

第六部分

创伤

第 24 章　胸椎骨折的分类　　　　　　　　220
第 25 章　完全性和不完全性胸脊髓损伤　232
第 26 章　后入路治疗胸椎骨折　　　　　　237
第 27 章　前入路治疗胸椎骨折　　　　　　244
第 28 章　骨质疏松性椎体压缩性骨折　　　254

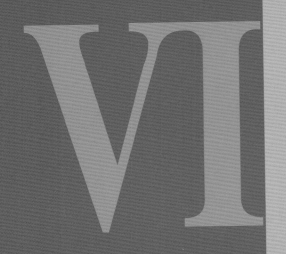

第 24 章 胸椎骨折的分类

Hai Le, Christopher M. Bono

摘要

胸腰段（T10~L2）是位于相对稳定的胸椎（T1~T10）和活动度较大的下腰椎（L3~L5）之间的过渡区域。这是脊柱应力集中的区域，因此，胸腰段是钝性损伤最常见的部位。据作者了解，还没有特定针对胸椎的分类系统。因此，胸椎和腰椎损伤经常被列为同样的分类系统。胸腰椎骨折的最早分类可以追溯到 1929 年 Boehler 的先驱工作，当时他首先根据损伤机制和骨折形态对骨折进行分类。Denis 的三柱理论在历史上是一个重要的观点，因为这一分类为了解脊柱的稳定性提供了支持，并可指导治疗。自这些文献发表以来，对胸腰椎损伤的分类也有了进一步的发展，每一种分类都提高了我们对胸腰椎损伤分型和治疗的理解。本章回顾了常见的胸部损伤分类方案，详细陈述了它们的历史背景，并突出了它们的优缺点。

关键词：胸椎，胸腰椎，胸腰段脊柱骨折，分类，脊柱创伤，胸腰段脊柱创伤。

临床精要

- 胸腰段（T10~L2）是创伤引起脊柱骨折的最常见部位。
- 胸椎和腰椎损伤采用同样的分类系统。
- Boehler 在 1929 年提出了第一个分类标准，根据损伤的机制和骨折形态将骨折分为五类。
- Watson-Jones 将骨折分为 3 类，并强调了后纵韧带复合体（PLC）对脊柱稳定性的重要性。
- Nicoll 在解剖形态上将损伤分为 4 类，并根据神经功能和脊柱稳定性指导治疗。
- Holdsworth 引入了两柱概念，提出后柱以及 PLC 的完整性是稳定性的决定因素。
- Denis 的三柱理论认为中柱是脊柱稳定性不可或缺的部分。胸腰段损伤的程度可以分为 3 度。
- McAfee 等通过计算机断层扫描矢状面成像将胸腰段创伤分为 6 类。
- Ferguson 和 Allen 根据力学机制将损伤分为 6 类，具体取决于脊柱前柱和后柱骨折机制。
- Gaines 的赋分分类系统首先采用分值量化损伤严重

程度并指导手术治疗。
- Magerl / AO 分类是最全面的系统，将胸腰椎创伤细分为 53 种不同的类型。
- 胸腰椎损伤分类和严重程度评分（TLICS）根据骨折形态，PLC 的完整性和神经功能进行损伤严重程度评分。TLICS 评分有助于指导临床治疗。
- AOSpine 分类根据骨折的形态，神经功能和患者特异性参数进行胸腰椎 AOSpine 损伤评分（TL AOSIS）评分。TL AOSIS 评分可指导手术治疗或保守治疗。

24.1 概述

胸椎是由骨骼、软组织（椎间盘和韧带）和神经元件（脊髓和神经根）组成的复杂三维结构。在屈曲、压缩、伸展、分离、侧向弯曲、轴向旋转、平移、剪切或混合的超出脊柱生理耐受的外力作用下，脊柱能够发生损伤。脊柱在损伤瞬间的所处位置不同，相同方向的力可以产生不同类型的脊柱骨折，造成不同程度的脊柱损伤。脊柱损伤大体上可分为机械上稳定性损伤和不稳定性损伤。两者都可能造成神经功能的损害。与腰椎相比，胸椎通过与肋骨的相互作用而更加稳定。因此，胸椎发生损伤需要更大的外力作用

胸椎骨折的治疗往往存在多种方案，不同的机构和外科医生之间可能存在很大的不同。目前还没有一个大家都认可的分类能够完美地描述这些损伤，预测治疗结果，并指导临床治疗方案。

从 Boehler 的先驱研究和 Holdsworth 的两柱理论发展到现代的分类系统，如胸腰椎损伤分类和严重程度评分（TLICS）和胸腰椎 AO 脊柱损伤评分（TL AOSIS），本章的目标是回顾 90 年来胸椎骨折具有里程碑意义的分类。通过这些分类系统的梳理，我们认识到具体损伤的历史演变。下面，我们将按时间顺序详细介绍各种骨折分类的发展，并指出每种骨折分类如何增加我们对脊柱损伤的理解（表 24.1）。

表24.1 胸腰椎骨折分类概述

分类	Boehler	Watson-Jones	Nicoll	Holdsworth	Denis	McAfee	Ferguson和Allen	McCormack	Magerl/AO	TLICS	AOSpine TLICS
分类基础	损伤机制，骨折形态	损伤机制，骨折形态（特别是椎体）	损伤机制，骨折形态	骨柱损伤机制，骨折形态	三柱脊柱损伤机理	中柱脊柱损伤的3种损伤机制分类	前后损伤机制	椎体粉碎，碎片复位，后凸矫正	3种主要力量（压缩、牵张或旋转）导致脊柱损伤	损伤形态，神经系统状态，PLC完整性	骨折形态，神经经状态，患者特异性参数
主要分型	5	3	4	5	4	6	6	3	3	3	3
	压缩、屈曲、牵张、拉伸、剪切、旋转	简单楔形、粉碎性骨折、脱位	前楔、侧楔、骨折脱位、分离、椎弓骨折	单纯楔形、旋转、骨折脱位、过伸脱位、垂直压缩、剪切	压缩、爆裂、安全带型（牵张）、骨折脱位	楔形压缩、稳定爆裂、不稳定爆裂、Chance、屈曲牵张、横行骨折	压缩、屈曲牵张、屈曲侧移、屈曲扭转、屈曲平移、垂直压缩、分离屈曲	3个主要变量，根据严重程度分别赋予1~3分，最低3分，最高压缩9分	3个主要变量，椎体压缩，前后部损伤前部损伤，分离伴前后伴旋转	3个主要变量，最低1分，最高10分	3个主要变量，最低0分，最高13分
亚型	—	—	—	—	21型和亚型	—	—	许多混合性损伤	具体分为53种分型和亚型	许多混合性损伤	许多混合性损伤
重点	第一个胸腰椎损伤分类	强调PLC对稳定性影响提供复位方法、神经功能损害的预后及治疗结果判断	介绍了两种稳定和不稳定胸腰椎骨折根据神经功能和脊柱稳定性提供治疗方案	介绍了稳定的概念，强调后柱对脊柱稳定性的影响，描述爆裂性骨折程度	介绍了三柱概念，重点强调中柱对脊柱稳定性的影响，根据影响稳定性分3种程度描述胸腰椎损伤程度	根据CT矢状位分型提供治疗方案分为稳定型和不稳定型爆裂骨折，骨韧带复合体屈曲分离损伤	介绍了前后损伤分型后行损伤分型提供治疗指南	第一个评分系统基于严重程度评分的治疗指南	最全面的分类	将神经系统状态作为胸腰椎分类中引入了主要因素，基于严重程度评分的治疗指南	胸腰椎最新的分类，在胸腰椎分类中引入了患者特异性参数，基于严重程度评分的治疗指南

缩写：PLC，后纵韧带复合体；TL，胸腰椎

注：本表总结了胸腰椎损伤的不同分类，并重点介绍了每一分类的基础及其对我们了解胸腰椎分类和治疗的贡献

24.2 Boehler：1929 年

Boehler 在 1929 年首次报道胸腰椎损伤分类理论。在他的创始研究中，Boehler 回顾了第一次世界大战期间脊髓损伤患者的 X 线片，并根据损伤机制和骨折形态制订了分类方案。他将胸腰椎损伤用组合的方式分为 5 类：压缩、屈曲牵张、过伸、剪切和旋转损伤。

24.3 Watson–Jones：1938 年

1938 年，Watson-Jones 第一次提出后纵韧带复合体（PLC）对胸腰椎稳定性的重要作用。后方韧带复合体是稳定后柱的解剖结构，包括关节囊、黄韧带、棘间韧带和棘上韧带（图 24.1）。与 Boehler 相似，Watson-Jones 的分类方案基于损伤机制和骨折形态。他将胸腰椎损伤简化为 3 种类型：单纯压缩性骨折、粉碎性骨折和骨折脱位。

他观察到的最常见的骨折方式是简单的楔形骨折。他认为这是脊柱的轴向外力造成的。在这种骨

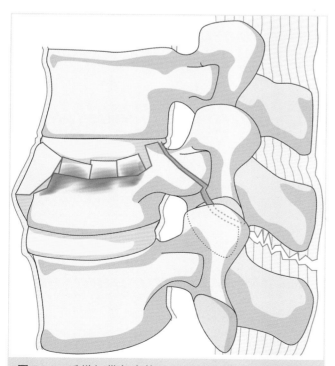

图 24.1 后纵韧带复合体（PLC）：图示的 PLC 损伤的病例，其包括 4 部分关节囊韧带结构：关节囊、黄韧带、棘间韧带和棘上韧带

折机制下，Watson-Jones 观察到椎间盘通常保留，因此远期骨折邻近节段的融合很少发生。他还假设，压缩骨折椎体间完整的椎间盘会增加关节突关节的压力，从而导致持续疼痛。相比之下，粉碎性骨折更容易导致椎间盘损伤，发生相邻节段融合更常见。有趣的是，尽管我们认为这是更高能量损伤造成的，反而这类骨折由于发生前柱"自体融合"而疼痛较轻。最后，骨折脱位型是一种特殊的类型，往往伴有脊髓损伤（SCI）。上胸椎发生的此类损伤预后尤其差。他的研究强调对骨折椎体进行"完全复位"以达到最佳临床效果。

24.4 Nicoll：1949 年

在 Watson-Jones 工作的基础上，Nicoll 的研究进一步推进了胸腰椎骨折的分类，并于 1949 年提出了新的胸腰椎分类系统，该系统在解剖学基础上将胸腰椎骨折分为四大类：前楔骨折、侧楔骨折、骨折脱位和椎弓根相关骨折。Nicoll 也认识到后方韧带复合体（最重要的是棘间韧带）在判断脊柱稳定性方面具有重要作用。和 Watson-Jones 相同，他观察到在前方压缩骨折中，椎体成角畸形受力的支点位于髓核，因此必须伴有棘间韧带的损伤可造成脊柱的不稳定。如果影像学上发现相邻棘突分离，往往提示棘间韧带断裂。

Nicoll 将压缩骨折分为前型和侧型。他认为，当骨骼轴向被向前推到一边时，就会发生侧方压缩骨折（一个屈曲旋转机制）。这种损伤机制会导致脊柱凹侧的横突骨折和凸侧的椎间关节骨折。Nicoll 认为这种类型骨折预后比前方对应的骨折类型差。椎弓根骨折是由旋转损伤引起的。Nicoll 观察到胸椎双侧椎弓骨折在胸椎任何节段都是稳定型骨折。同 Watson-Jones 一样，他呼吁完全复位，并认为"脊柱解剖复位对于好的功能是必需的。"

Nicoll 依据患者的神经功能和脊柱稳定性提出了胸腰椎骨折的治疗指南。对于神经系统检查正常的患者，第一步是确定骨折稳定性。棘间韧带完整的压缩骨折和椎弓骨折是稳定型骨折。稳定骨折保持在所谓的"功能位"，不需要复位或固定。棘间韧带断裂的压缩骨折是不稳定型骨折，治疗方法是复位和固定，以减少畸形和致残的风险。因为当时没

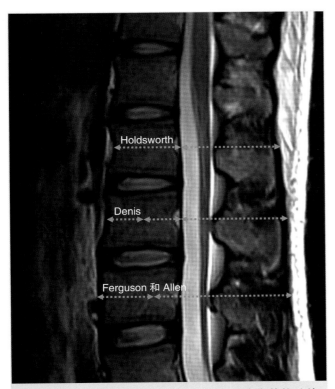

图 24.2　脊柱和元件：Holdsworth 将脊柱分为前柱（从 ALL 到 PLL）和后柱（包括椎弓、关节面和 PLC）。Denis 将脊柱分为前柱（从 ALL 到椎体 / 椎间盘的前半部分）、中柱（从椎体 / 椎间盘的后半部分到 PLL）和后柱（包括后方骨元素和韧带复合体）。Ferguson 和 Allen 将脊柱分为前段（从 ALL 到椎体 / 椎间盘的前 2/3）和后段（从椎体 / 椎间盘的后 1/3 到 PLC）

有脊柱内固定可以选择，那个时代的治疗方式采取的是闭合式的（非手术治疗）。

24.5　Holdsworth：1963 年

　　Holdsworth 于 1963 年提出了脊柱的两柱理论。前柱包括前纵韧带（ALL）、椎体、椎间盘和后纵韧带（PLL）。后柱包括后纵韧带后方的骨与韧带结构，包括椎弓根、关节突关节和后方韧带复合体（图24.2）。该系统的主要贡献在于提出了后柱以及 PLC 的完整性是脊柱稳定的决定因素，这一理论至今仍很实用。

　　Holdsworth 根据临床和放射学骨折形态，将胸腰椎损伤分为 5 类：单纯楔形骨折、旋转骨折脱位、过伸脱位、垂直压缩骨折和剪切骨折。楔形骨折是由单纯的屈曲外力引起的，并具有潜在的稳定性。

屈曲旋转导致骨折脱位，后方韧带复合体破坏，因而提高了神经损伤的风险。过伸会导致前柱损伤，尤其是引起椎间盘破裂和前纵韧带撕脱损伤。过伸脱位在屈曲时是稳定的，因此建议在此体位固定。Holdsworth 第一个提出爆裂性骨折。值得注意的是，因为韧带保持完整性，他认为这些损伤一般是稳定的。而横穿后柱的剪切应力会导致脊柱不稳定和滑脱，因此，经常导致神经损伤。

24.6　Denis：1983 年

　　1983 年，Denis 提出了脊柱三柱理论，将 Holdsworth 的前柱分为前柱和中柱。他的三柱理论改变了外科医生处理胸腰椎创伤的方式。脊柱的三柱包括前柱（ALL、椎体和椎间盘的前半部分），中柱（椎体和椎间盘的后半部分、PLL）和后柱（后部骨骼韧带复合体）（图 24.2）。与 Watson-Jones、Nicoll 和 Holdsworth 比较，Denis 认为单独的 PLC（或后柱）损伤对脊柱稳定性不造成影响。相反，他对不稳定的定义要求相邻两柱同时损伤。据了解，当中柱与前柱或后柱（或两者）损伤时，会导致脊柱不稳定。

　　简而言之，Denis 指出中柱是预测神经损伤和稳定性的重要因素。中柱受压（或垂直塌陷）可引起神经孔狭窄，损伤其中的神经根。更重要的是，椎体的碎片后移（或后退）侵犯椎管可导致脊髓受压（图 24.3）。

　　Denis 将胸腰段创伤分为轻型和重型。轻微损伤包括横突骨折、关节突骨折、椎弓根骨折和棘突骨折。重型损伤分为四组，从最稳定到最不稳定：压缩、

表 24.2　Denis 胸腰椎骨折分类

骨折分型	脊柱		
	前柱	中柱	后柱
压缩	压缩	—	—
爆裂	压缩	压缩	—
安全带型（屈曲分离）	± 压缩	分离	分离
骨折脱位	压缩，旋转，剪切	分离、旋转、剪切	分离、旋转、剪切

注：Denis 根据一柱、两柱或三柱脊柱损伤，将胸腰椎损伤分为四大类。各柱都可能在压缩、分离、旋转、剪切或其组合作用下损伤

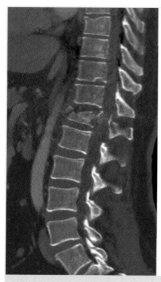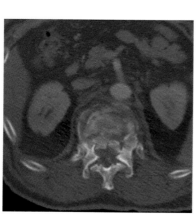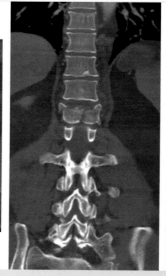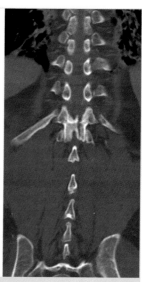

图 24.3　爆裂骨折：矢状位、轴位和冠状位 CT 图像显示 T12 爆裂性骨折，骨折碎片向后突入椎管

爆裂、安全带类型（屈曲牵张）和骨折脱位。这 4 种骨折类型是由于一柱、两柱或全部三柱的损伤造成的（表 24.2）。压缩性骨折是由于轴向受力引起的，导致了单纯的前柱损伤。在轻微的压缩性骨折中，在压缩力的作用下，只有前柱受损。在严重的压缩性骨折中，中柱起着枢纽的作用，因此后柱可能在张力作用下受损。像 Nicoll 一样，Denis 将压缩性骨折分两种类型：前方型和侧方型。前柱和中柱在压缩力作用损伤的情况下导致爆裂性骨折。Denis 描述了五种不同类型的爆裂性骨折，安全带型骨折累及中柱和后柱，在张力作用下损伤。轴向力作用于前柱时，只有前柱发生压缩。当三柱受到屈曲旋转、剪切和屈曲牵张的混合损伤时会发生骨折脱位（图 24.4）。Denis 分类法的主要缺点是它将 4 种主要的骨折类型分成了 21 种不同类型和亚型。

Denis 最早根据脊柱的不稳定程度描述胸腰椎创伤程度。一度不稳有进行性后凸畸形的风险。它包含了严重的压缩骨折和安全带型骨折。二度不稳定是涉及神经功能方面的，它包括稳定的爆裂型骨折。3 度不稳定同时包含机械和神经系统的不稳定，包含了不稳定型爆裂骨折和骨折脱位。

24.7　McAfee：1983 年

1983 年，McAfee 等在 CT 成像的基础上提出了一个简化的胸腰椎骨折分类。和 Denis 一样，他认为脊柱中柱的完整性对脊柱的稳定性至关重要。他们在 CT 矢状位重建基础上建立中柱 3 种损伤类型：轴向压缩、轴向牵张和移位。在此基础上，提出了胸腰椎损伤的 6 种损伤分类：压缩、稳定爆裂、不稳定爆裂、Chance 骨折、屈曲牵张、移位。

McAfee 系统与 Denis 分类相比的优点是将胸腰椎骨折简化为 6 种类型，没有亚型。McAfee 等首先根据中柱的损伤情况提出指导手术治疗。有趣的是，这些指南是基于脊柱钩型内固定系统，这是当时唯一广泛使用的脊柱内固定系统。压缩性损伤采用牵拉器械治疗，牵张性损伤采用加压器械治疗，移位损伤通过节段性脊柱内固定（所谓的"爪形结构"，由损伤部位上下方的钩子构成）。

根据后柱受累程度，将爆裂骨折分为稳定型和不稳定型。这与 Denis 系统的一个重要区别是，Denis 分类系统将所有爆裂骨折定义为不稳定型骨折。这种分类还区分了骨性屈曲 – 牵张损伤（所谓的 Chance 骨折）与韧带屈伸 – 牵张损伤（图 24.5）。后一类型通常属于不稳定型，因此需要手术干预。在文献中，这种分类方案是在 CT 成像的基础上建立起来的，当时 CT 成像作为较为先进技术尚未在所有脊柱中心广泛应用。

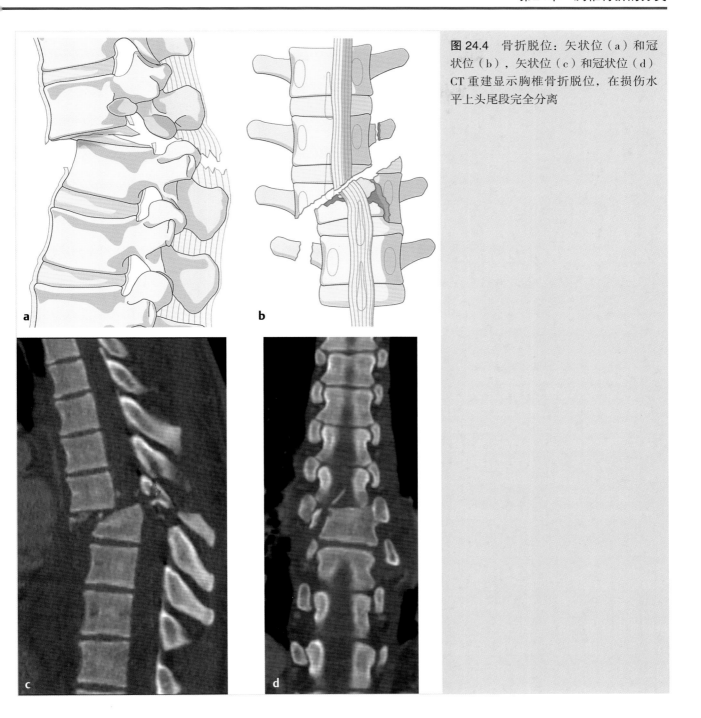

图 24.4　骨折脱位：矢状位（a）和冠状位（b），矢状位（c）和冠状位（d）CT 重建显示胸椎骨折脱位，在损伤水平上头尾段完全分离

24.8　Ferguson 和 Allen：1984 年

1984 年，Ferguson 和 Allen 提出了他们的"机械性分类"，该分类基于前、后脊柱成分损伤机制对胸腰椎损伤进行分类，类似于被广泛采用的颈椎损伤分类。作者将脊柱分成部分而不是柱。以椎体前 2/3 和后 1/3 之间为界限将椎体分为前、后两个部分（图 24.2）。Ferguson 和 Allen 提出脊柱有 6 种损

伤方式：屈曲压缩、屈曲牵张、侧方屈曲、屈曲旋转、横行垂直压缩和牵张屈曲。同 McAfee 等一样，他们认为损伤的机制可以帮助指导外科手术器械的选择。

24.9　McCormack：1994 年

McCormack 等于 1994 年首次在胸腰椎损伤分类中采用赋分系统，称为 Gaines 赋分分类系统。该分

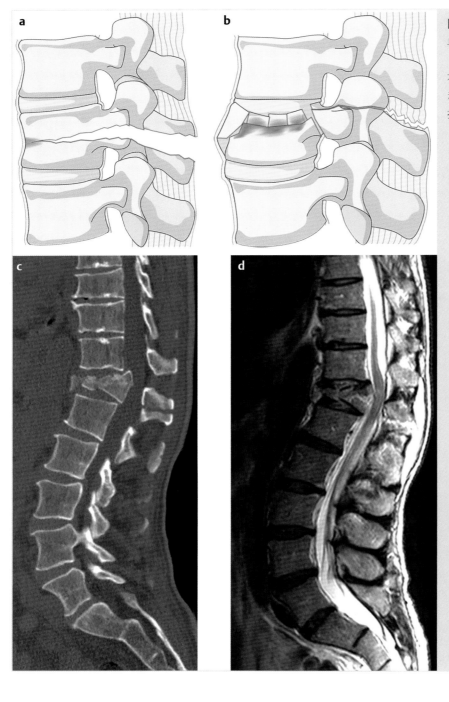

图 24.5　屈曲 – 牵张损伤：（a）显示单纯屈曲 – 牵张损伤（即 Chance 骨折），（b）表现为屈曲 – 牵张损伤，同时伴有骨和韧带结构的破坏。矢状位 CT（c）和 MRI（d）显示 T12 有屈曲 – 牵张损伤

类基于 3 个变量，并试图预测后路椎弓根螺钉（螺钉固定在伤椎上下水平）治疗脊柱损伤的预后。第一个变量是椎体粉碎程度，或椎体损伤的程度；第二个变量是骨折块的分离或骨折块的游离程度；第三个变量是脊柱后凸程度，或需要多大角度矫正脊柱后凸（表 24.3）。然后对每个变量给予严重性的分度（轻度 1 分，中度 2 分，重度 3 分）。所有 3 个变量之和（最小值为 3 分，最大值为 9 分）给出了总的严重性评分。

治疗指南是根据严重程度评分建立的。对于评分 ≤ 6 的损伤，建议采用短节段后路内固定。评分 ≥ 7，如果用短节段后路内固定会导致螺钉断裂而手术失败。因此，这些损伤需要不同形式的前柱固定。针对性地讲，如果没有骨折脱位，前路植骨融合内固定足以满足要求。如果存在骨折脱位，建议分阶段采用前后路联合固定融合术。

这种评分系统使得胸腰椎创伤的严重程度的量化成为可能。但是，作者指出，这种分类并没有考

表24.3　Gaines 赋分分类

严重程度 （分值）	粉碎性骨折 [a]	骨折块移位 [b]	畸形矫正 [c]
轻度（1）	轻（＜30%）	轻度移位	轻（≤3°）
中度（2）	中 （30%~60%）	伸展移位（≥2 mm 位移 ＜椎体的50%）	中 （4°~9°）
重度（3）	重（＞60%）	广泛移位（≥2 mm 位移 ＞椎体的50%）	重 （≥10°）

a：根据矢状位 CT

b：根据轴位 CT

c：根据侧位 X 线片

注：赋分分类基于 3 个变量：骨折粉碎、碎片移位和脊柱后凸矫正。每个变量都有一个严重程度。它们的总和就是总的严重程度评分。对于总严重程度评分 ≤ 6 分的损伤，建议采用短节段后路内固定。对于严重程度总分为 ＞ –7 分的损伤，建议前柱支撑

虑到后方韧带复合体的完整性或损伤机制。由于没有考虑韧带损伤和神经功能的情况，他们认为这种分类"不能用于决定手术适应证"。此外，这种分类是回顾性分析得出的，因此，它不能应用于计划手术的患者（即无法确定脊柱后凸矫正的程度）。

24.10　Magerl/AO：1994 年

最全面的分类可以追溯到 1994 年由 Magerl 等根据 AO 原则提出的 3–3–3 四肢骨折分类方案。本研究分析了 1445 例一致性病例的损伤机制和形态病理学特征（表 24.4）。作者观察到脊柱在 3 种关键外力的作用下发生损伤，每种外力都导致一种类型的骨折。压缩导致 A 型损伤，包括椎体压缩性骨折（表

表 24.4　Magerl/AO 分类

类型	分型	亚型	详述
A：椎体压缩	A1：压缩	A1.1：终板压缩	
		A1.2：楔形压缩	A1.2.1：上 A1.2.2：侧 A1.2.3：下
		A1.3：椎体塌陷	
	A2：分离（牵张）	A2.1：矢状位分离	
		A2.2：冠状位分离	
		A2.3：钳形	
	A3：爆裂	A3.1：不完全爆裂	A3.1.1：上 A3.1.2：侧 A3.1.3：下
		A3.2：爆裂分离	A3.2.1：上 A3.2.2：侧 A3.2.3：下
		A3.3：完全爆裂	A3.3.1：钳形 A3.3.2：过伸 A3.3.3：轴位
B：前后分离 （牵张）骨折	B1：后方韧带破坏 （屈曲牵张）	B1.1：椎间盘横向破裂	B1.1.1：屈曲半脱位 B1.1.2：前脱位 B1.1.3：屈曲半脱位 / 前脱位伴关节突骨折
		B1.2：合并 A 型椎体骨折	B1.2.1：屈曲半脱位 B1.2.2：前脱位 B1.2.3：屈曲半脱位 / 前脱位伴关节突骨折
	B2：后方骨性破坏 （屈曲牵张）	B2.1：双柱横行骨折	
		B2.2：椎间盘横向破裂	B2.2.1：椎弓根和椎间盘破裂 B2.2.2：峡部和椎间盘破裂（屈曲性峡部裂）
		B2.3：合并 A 型椎体骨折	B2.3.1：经椎弓根骨折 B2.3.2：峡部骨折（屈曲脱位）
	B3：椎间盘前方断裂 （过伸性剪切）	B3.1：过伸性半脱位	B3.1.1：不合并后柱损伤 B3.1.2：合并后柱损伤
		B3.2：过伸性脱位	
		B3.3：后脱位	
C：前后部分损伤 伴旋转	C1：A 型骨折合并旋转	C1.1：旋转楔形	

（续表）

类型	分型	亚型	详述
C：前后部分损伤伴旋转		C1.2：旋转分离	C1.2.1：矢状分离
			C1.2.2：冠状分离
			C1.2.3：钳形
			C1.2.4：vertebral body separation
		C1.3：旋转爆裂	C1.3.1：不完全性
			C1.3.2：爆裂分离
			C1.3.3：完全性
	C2：B 型骨折合并旋转	C2.1：B1 骨折合并旋转（屈曲分离合并旋转）	C2.1.1：旋转屈曲半脱位
			C2.1.2：旋转屈曲半脱位伴单侧关节突骨折
			C2.1.3：单侧脱位
			C2.1.4：无 / 伴关节突骨折的旋转前脱位
			C2.1.5：无 / 伴单侧关节突骨折的旋转屈曲半脱位 + A 型骨折
			C2.1.6：单侧脱位 + A 型骨折
			C2.1.7：无 / 伴关节突骨折的旋转前脱位 + A 型骨折
		C2.2：B2 骨折合并旋转（屈曲分离合并旋转）	C2.2.1：旋转横向双柱骨折
			C2.2.2：单侧屈曲型峡部裂伴椎间盘破裂
			C2.2.3：单侧屈曲峡部裂 + A 型骨折
		C2.3：B3 骨折合并旋转（过伸剪切合并旋转）	C2.3.1：无 / 伴椎体后部骨折的旋转过伸 – 半脱位
			C2.3.2：单侧过伸脱位
			C2.3.3：旋转后脱位
	C3：旋转剪切骨折	C3.1：劈裂骨折	
		C3.2：斜行骨折	

注：Magerl/AO 分型是胸腰椎骨折最全面的分型，它根据脊柱在压缩（A 型骨折）、牵张（B 型骨折）或旋转（C 型骨折）力下的损伤情况对骨折进行分组。每一种类型的骨折被进一步划分为不同的组和亚组，共分为 53 种不同的胸腰椎骨折

24.4）。A 型损伤通常累及前柱，而后方韧带复合体完好无损。值得注意的是，作者使用了 Holdsworth 提出的术语"柱"。牵张力产生 B 型损伤，其包括前柱和后柱部分受到牵张力的损伤。B 型损伤是脊柱单柱或两柱的横向破坏引起的。轴向扭转（或旋转）产生 C 型损伤，其包括旋转造成的前柱和后柱元件损伤。在 C 型损伤中，两个柱都受损，脊柱发生潜在的旋转和横向的移位。

每种类型的骨折都被进一步具体分为不同组和亚组，共分为 53 种不同的胸腰椎损伤。损伤的严重程度、神经功能损害和脊柱不稳定程度，从 A 型到 C 型（组和亚组内）逐渐加重。这一分类基本包含了所有可能的骨折类型。鉴于其复杂性，这一分类可能有助于研究工作，但不适用于临床实践，其复杂性还导致研究者之间和本身的可靠性较差。

24.11　胸腰椎损伤严重评分 / 胸腰椎损伤分型和严重评分：2005 年

在前期充分研究基础上，2005 年 Vaccaro 等联合全球脊柱创伤学会的学者们提出了胸腰椎损伤严重评分系统（Thoracolumbar Injury Severity Score，TLISS），后期将这一系统改进为胸腰椎损伤分型和严重评分系统（Thoracolumbar Injury Classification And Severity Score，TLICS）。胸腰椎损伤严重评分（TLISS）以损伤机制为依据，胸腰椎损伤分型和严重评分（TLICS）还考虑了骨折形态。Vaccaro 等基于 3 个特征提出 TLICS 评分：骨折形态、PLC 的完整性和神经功能。通过平片、CT、MRI 等检查确定

的骨折损伤情况和后方韧带复合体完整性。神经功能状况采用美国脊髓损伤协会（ASIA）系统进行分级。A级为完全脊髓损伤，B级、C级和D级为不同程度的不完全损伤。根据损伤的程度或严重性，主要变量被赋予不同的分数（表24.5）。将3个变量的得分相加，得出损伤严重程度评分（总分1~10分），用于指导临床治疗。具体来说，对于评分≤3分的损伤，建议采用非手术治疗，而对于评分≥5分的损伤，建议采用手术治疗。评分为4分的患者可以选择手术治疗或者保守治疗。

在提供胸腰椎损伤何时进行外科手术的指导原则基础上，TLIC在两个基本原则基础上还进一步指导手术入路选择。首先，不完全性脊髓损伤通常需要前路减压。其次，后方韧带复合体的连续性中断通常需要后路固定。根据PLC的完整性和神经系统状态，建议采用前路、后路或前后路联合入路方法（表24.6）。尽管理论上可行，但外科医生在制订手术决策当中存在不同选择，因此很难将这些治疗建议作为标准治疗方案。

胸腰椎损伤分型和严重程度评分（TLICS）是第一个包含神经功能状态的胸腰椎损伤分类。它具有较高的可靠性和可重复性。然而，胸腰椎损伤分型和严重程度评分（TLICS）有两个缺点。首先，虽然后方韧带复合体的完整性可以通过平片和CT成像推断（通过棘突间隙变大，关节突关节间隙变大或关节突关节半脱位/脱位），但对于缺乏经验的医生来说，在没有MRI的情况下确定后方韧带复合体的完整性仍然是困难的。这对于不适合做MRI检查的患者是不利的。因此，这种"可疑/不确定"会影响医生的临床决策。其次，由于ASIA分型确定神经功能状态要求患者不存在脊髓休克，使TLICS评分在受伤后的24~48 h具有一定困难。

24.12 AOSpine胸腰椎损伤分型和严重评分和TL AOSIS：2013

为了建立全面欠实用的分类，国际脊柱创伤专家召开了AOSpine脊柱脊髓损伤和创伤认知论坛会议，并在2013年推出了AOSpine胸腰椎损伤分类系统（AOSpine TLICS）。该系统考虑了3个胸腰椎损伤分类的因素：骨折形态，神经功能状态和患者特异性参数。

骨折的形态分类基于3个主要的损伤机制：A（压缩）、B型（张力带破坏），C型（脱位）和（移位）（图24）。A型骨折是由于前柱在轴向外力作用下而造成的压缩损伤。这些损伤进一步分为5个亚型（A0-A4）。A0亚型包括较小的非结构性骨折，如

表24.5 TLICS评分

变量	限定条件	分值
骨折形态		
压缩	爆裂	1 2
平移/旋转		3
分离（牵张）		4
神经状态		
完好		0
神经根损伤		2
脊髓，圆锥	完全性	2
脊髓	不完全性	3
马尾损伤		3
PLC 完整性		
完好		0
可疑/不确定		2
损伤		3

缩写：PLC，后纵韧带复合体

注：在TLICS分类中，根据损伤形态、神经系统状态和PLC完整性赋予不同的分值，三部分分值相加即为TLICS评分。总分≤3分的损伤建议非手术治疗，总分≥5分的损伤建议手术治疗。总分：4分可以进行手术或非手术治疗

表24.6 TLICS评分推荐手术入路

	PLC	
神经功能	完整	破坏
完好	后路	后路
神经根损伤	后路	后路
不完全性脊髓损伤或马尾损伤	前路	前后路联合
完全性脊髓损伤或马尾损伤	前路或后路	后路或前后路联合

缩写：PLC，后纵韧带复合体；TLICS，胸腰椎损伤分型和严重评分

注：根据患者神经系统状态和PLC的完整性，TLICS分类用于指导手术入路的选择（前路、后路或前后路联合入路）

涉及棘突或横突的骨折。这些骨折是稳定的。A1 亚型包括压缩骨折，影响单个终板，不累及椎体后壁。A2 亚型包括双终板受累的劈裂/钳夹型骨折；与 A1 亚型一样，后壁保持完整。A3 亚型包括不完全爆裂性骨折，累及椎体后壁，影响单个终板。最后，A4 亚型为累及双终板和椎体后壁的爆裂性骨折。对于不完全或完全爆裂性骨折，通常存在椎板垂直骨折。B 型骨折是由于前张力带或后张力带失效而造成的牵张损伤。这些损伤进一步分为 3 类（B1~B3）。B1 亚型是后方张力带的单一骨性结构破坏延伸至椎体前方，也就是常说的 Chance 骨折，这类损伤是一个活动节段的后张力带损伤。B2 亚型是后部张力带骨性和韧带结构破坏伴 A 型骨折（压缩骨折）。B3 亚型是经椎间盘或椎体的过伸损伤，前纵韧带通常被破坏。C 型骨折是由于三柱破坏导致前后和侧方脱位或移位。这类损伤没有亚型，可与 A 型或 B 型骨折同时发生。

在 AOSpine 胸腰椎损伤分型和严重程度评分（AOSpine TLICS）分型下，入院接受查体时的神经功能状态分为 5 级：N0 神经功能正常，N1 一过性的神经功能障碍，N2 存在神经根损伤的症状或体征，N3 不完全的脊髓或马尾神经损伤，N4 完全性脊髓损伤，NX 由于精神状态的变化无法获得神经功能的评估。

AOSpine 胸腰椎损伤分型和严重评分（AOSpine TLICS）的第三个因素是对患者特异性（参数）的描述。当后张力带的损伤情况无法确定时，M1 修正参数有指导意义，当一位患者患有合并症是否手术存在争论，那么 M2 修正参数有指导意义。

AOSpine 分类在观察者间和观察者本人表现出较高的可靠性。最近，Kepler 等根据对全球 100 名脊柱外科医生的调查，建立了 AOSpine 胸腰椎损伤分型和严重评分（AOSpine TLICS）脊柱损伤评分，称为 TLAOSIS（表 24.7）。将不同的分数分配给 AOSpine 胸腰椎损伤分型和严重评分（AOSpine TLICS）的 3 个主要变量（即骨折形态、神经系统状况和患者特异性改变）。他们的总和代表了特定胸腰椎损伤的 TLAOSIS。评分 ≤ 3 分的 TLAOSIS 推荐非手术治疗，评分 ≥ 5 分的 TLAOSIS 推荐手术治疗。评分：4 分的患者可以进行手术或保守治疗。AOSpine 胸腰椎损伤分型和严重评分（AOSpine TLICS）和 TLAOSIS 实用性还有待确定。

24.13　致谢

感谢 AOSpine 提供的插图。AOSpine 是 AO 基金会的一个独立的非营利临床医学分支组织。"AO 脊柱学者论坛是以病理生理学为工作重点，代表 AOSpine 在其专业领域开展工作。每个论坛由 10 位

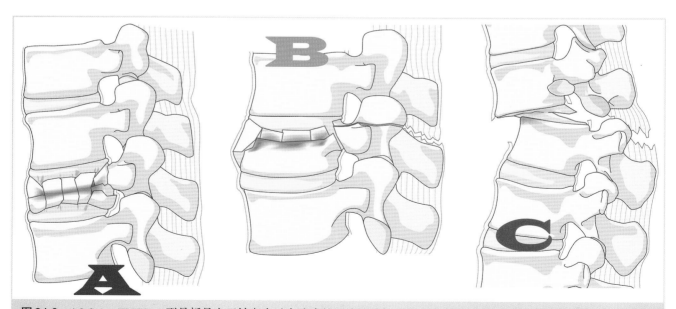

图 24.6　AO Spine TLICS：A 型骨折是由于轴向力过大造成的压缩性骨折，B 型骨折是由于前后张力带断裂造成的牵张损伤，C 型骨折是由于脊柱完全骨折脱位造成的损伤

表 24.7　胸腰椎 AOSpine 损伤评分（TL AOSIS）

变量	分值
骨折形态	
A 型：压缩骨折	
• A0	0
• A1	1
• A2	2
• A3	3
• A4	5
B 型：张力带损伤	
• B1	5
• B2	6
• B3	7
C 型：横行骨折	8
神经功能状态	
• N0	0
• N1	1
• N2	2
• N3	4
• N4	4
• Nx	3
患者特异性参数	
• M1	1
• M2	0

注：在胸腰椎损伤 AOSpine（TL AOSIS）中，骨折形态、神经系统状态和患者特异性参数的评分不同，分值相加即 TL AOSIS 评分。TL AOSIS 评分 ≤ 3 分的胸腰椎损伤建议非手术治疗，而 TL AOSIS 评分 ≥ 5 分的胸腰椎损伤建议手术治疗，TL AOSIS 评分 =4 分可以进行手术或非手术治疗

国际脊柱专家组成的指导委员会组成，他们定期会面讨论研究，评估当前实践的最佳方案，并制订临床指南以推进全球脊柱治疗。感谢 AOSpine 的研究部门和临床调查及文献部门对本研究提供的大力支持。

参考文献

[1] Azam MQ, Sadat-Ali M. The concept of evolution of thoracolumbar fracture classifications helps in surgical decisions. Asian Spine J. 2015; 9(6):984–994.

[2] Watson-Jones R. The results of postural reduction of fractures of the spine. J Bone Joint Surg. 1938; 20(3):567–586.

[3] Nicoll EA. Fractures of the dorso-lumbar spine. J Bone Joint Surg Br. 1949; 31B(3):376–394.

[4] Holdsworth FW. Fractures, dislocations, and fracture-dislocations of the spine. J Bone Joint Surg. 1963; 45B(1):6–20.

[5] Holdsworth F. Fractures, dislocations, and fracture-dislocations of the spine. J Bone Joint Surg Am. 1970; 52(8):1534–1551.

[6] Denis F. The three column spine and its significance in the classification of acute thoracolumbar spinal injuries. Spine. 1983; 8(8):817–831.

[7] Denis F. Spinal instability as defined by the three-column spine concept in acute spinal trauma. Clin Orthop Relat Res. 1984(189):65–76.

[8] Bernstein MP, Baxter AB, Harris JH. Imaging thoracolumbar spine trauma. In:Pope TL, Harris JH, eds. Harris & Harris' Radiology of Emergency Medicine. Philadelphia, PA: Lippincott Williams & Wilkins; 2013:265–306.

[9] McAfee PC, Yuan HA, Fredrickson BE, Lubicky JP. The value of computed tomography in thoracolumbar fractures. An analysis of one hundred consecutive cases and a new classification. J Bone Joint Surg Am. 1983; 65(4):461–473.

[10] Ferguson RL, Allen BL, Jr. A mechanistic classification of thoracolumbar spine fractures. Clin Orthop Relat Res. 1984(189):77–88.

[11] McCormack T, Karaikovic E, Gaines RW. The load sharing classification of spine fractures. Spine. 1994; 19(15):1741–1744.

[12] Blauth M, Bastian L, Knop C, Lange U, Tusch G. Interobserverreliabilität bei der Klassifikation von thorakolumbalen Wirbelsäulenverletzungen[Inter-observer reliability in the classification of thoraco-lumbar spinal injuries]. Orthopade. 1999; 28(8):662–681.

[13] Vaccaro AR, Zeiller SC, Hulbert RJ, et al. The thoracolumbar injury severity score: a proposed treatment algorithm. J Spinal Disord Tech. 2005; 18(3):209–215.

[14] Vaccaro AR, Lehman RA, Jr, Hurlbert RJ, et al. A new classification of thoracolumbar injuries: the importance of injury morphology, the integrity of the posterior ligamentous complex, and neurologic status. Spine. 2005; 30(20):2325–2333.

[15] Bono CM, Vaccaro AR, Hurlbert RJ, et al. Validating a newly proposed classification system for thoracolumbar spine trauma: looking to the future of the thoracolumbar injury classification and severity score. J Orthop Trauma. 2006; 20(8):567–572.

[16] Lenarz CJ, Place HM, Lenke LG, Alander DH, Oliver D. Comparative reliability of 3 thoracolumbar fracture classification systems. J Spinal Disord Tech. 2009; 22(6):422–427.

[17] Lewkonia P, Paolucci EO, Thomas K. Reliability of the thoracolumbar injury classification and severity score and comparison with the Denis classification for injury to the thoracic and lumbar spine. Spine. 2012; 37(26):2161–2167.

[18] Vaccaro AR, Oner C, Kepler CK, et al. AOSpine Spinal Cord Injury & Trauma Knowledge Forum. AOSpine thoracolumbar spine injury classification system:fracture description, neurological status, and key modifiers. Spine. 2013; 38(23):2028–2037.

[19] Azimi P, Mohammadi HR, Azhari S, Alizadeh P, Montazeri A. The AOSpine thoracolumbar spine injury classification system: a reliability and agreement study. Asian J Neurosurg. 2015; 10(4):282–285.

[20] Kepler CK, Vaccaro AR, Koerner JD, et al. Reliability analysis of the AOSpine thoracolumbar spine injury classification system by a worldwide group of naïve spinal surgeons. Eur Spine J. 2016; 25(4):1082–1086.

[21] Kepler CK, Vaccaro AR, Schroeder GD, et al. The Thoracolumbar AOSpine Injury Score. Global Spine J. 2016; 6(4):329–334.

[22] Vaccaro AR, Schroeder GD, Kepler CK, et al. The surgical algorithm for the AOSpine thoracolumbar spine injury classification system. Eur Spine J. 2016; 25(4):1087–1094.

第 25 章 完全性和不完全性胸脊髓损伤

Vijay Yanamadala, John H. Shin

摘要

胸部脊髓损伤包括完全性和不完全性损伤，是造成脊柱不稳、脊髓或脊神经损伤发生和死亡的主要原因。及时的药物和手术治疗对于减少慢性功能性伤残至关重要。有效固定、纠正缺氧和低血压是降低脊髓二次损伤的主要非手术方式。损伤的准确诊断需要仔细的神经系统检查和影像学检查。最佳的手术方案包括彻底的脊髓减压、脊柱畸形矫正以及稳定性的重建，本章回顾了胸部脊髓损伤手术治疗的常用标准、指南和手术方法。

关键词：脊柱损伤，脊髓损伤，椎体骨折，脊柱融合，脊柱稳定性

临床精要

- 胸脊髓损伤的手术目标包括脊髓减压、畸形矫正、骨折复位和稳定性恢复。
- 不完全性胸脊髓损伤患者常表现为损伤部位相应的神经功能损害，如脊髓半切综合征。
- 在脊髓损伤患者中，脊髓半切综合征患者预后最好。大多数患者恢复了足够的运动功能以维持行走状态。
- 根据损伤的形态、后韧带复合体的完整性和神经状态，进行胸腰椎损伤分类和严重程度评分（TLIC），以此来判断预后和确定治疗方案。

25.1 概述

每年约有 12 000 名美国人发生急性脊髓损伤（SCI），2013 年美国共有 273 000 人患有 SCI 的慢性后遗症。1SCI 仅占所有脊髓损伤的 10%~20%。对于每一名脊髓损伤患者来说，更多的是骨骼或韧带损伤。导致脊髓损伤的常见原因包括机动车事故（MVA，37%）、跌倒（29%）、暴力（14%）和运动（9%）。

急性脊髓损伤通常会改变患者及其家人的生活。它们在急性期会伴随严重的焦虑，远期面临亚急性残疾。尽管在医疗管理和外科治疗技术创新方面有很大的进步，但 99% 以上的 SCI 住院患者仍存在残

余神经功能障碍。残存神经功能障碍包括完全性四肢瘫痪（12%）、不完全性四肢瘫痪（41%）、完全性截瘫（18%）和不完全性截瘫（19%）。无脊髓损伤的脊柱骨折有更好的预后，但正确的诊断和治疗是减少慢性残疾的必要条件。

25.2 脊髓损伤的病理生理学

损伤的直接后果是椎骨或异物压迫或损伤相应的神经组织，血管破裂可导致脊髓出血、血肿形成，有导致脊髓进一步损伤的潜在可能。迅速出现并在几周内持续进展的一系列血管、神经体液和细胞机制被激活，导致继发性神经损伤。血管影响包括出血性或神经性休克导致的血管收缩和缺血再灌注损伤，从而引发低血压。细胞影响包括组织缺氧、自由基活化、细胞因子释放、脂质过氧化和凋亡。据估计，大约 3%~25% 的脊髓损伤发生在初始损伤之后。因此，重要的是优化护理，尽量减少初次损伤后神经功能的进一步丧失。

25.3 脊柱稳定性

除了考虑脊髓损伤外，手术和非手术治疗脊髓损伤的方案还取决于脊柱稳定性。为了评估脊柱的稳定性，已经建立了多种理论。最常用的理论是 Denis 的三柱分型，包括前柱（前纵韧带、椎体和环纤维前 2/3）、中柱（椎体和纤维环后 1/3、后纵韧带），以及后柱（连接椎弓的后纵韧带复合体，由小关节囊、黄韧带和棘间和棘上韧带组成）。两柱或多柱的损伤导致脊柱不稳定。本章还将讨论最新的稳定性标准。

25.4 急诊室和重症监护管理

25.4.1 神经系统评估

在脊髓损伤后 48~72 h 内，患者可能处于脊髓

休克状态，由于损伤引起的脊髓神经元超极化，其神经系统无反应性低于损伤水平。这一阶段是由球海绵体反射（挤压龟头或拉动导尿管诱发肛门括约肌收缩反应）消失来识别的。预测永久性神经功能丧失的应推迟到脊髓休克缓解后。

神经检查应包括检查面部、头部和脊柱有无撕裂、瘀斑和成角或旋转畸形。应该系统触诊患者整个脊柱。清醒和警觉的患者没有脊柱后路中线的压痛，标志着颈椎不太可能发生脊髓损伤。

美国脊髓损伤协会（ASIA）于 1997 年推荐了国际脊髓损伤神经分类标准，并于 2011 年进行了最新修订（表 25.1）。这些标准已成为当前对脊髓损伤患者进行评估的标准。此外，还提出了其他几个量表。其中，脊髓独立性测量表结合了自理能力、呼吸、括约肌管理和活动能力，特别适用于在急性脊髓损伤恢复阶段的患者（表 25.2）。

25.4.2　放射性评估

脊柱创伤的常见的放射影像学检查包括 X 线检查、计算机断层扫描（CT）和磁共振成像（MRI）。CT 扫描比 X 线检查更敏感，但会引起更多的射线暴露。MRI STIR（短 T1 反转恢复序列）在显示软组织损伤（如椎间盘突出、韧带撕裂和脊髓挫伤）方面更为敏感，但也可能产生更多的假阳性。MRI 或 CT 血管造影有助于评估血管损伤，如椎动脉。

25.4.3　低血压

由于失血性或神经性休克，血压可能较低。低血压性休克通常是由大血管或腹部内脏的相关损伤引起的。神经性休克是由于脊髓自主神经束受损导致交感神经张力丧失所致。

应给予血管升压剂，使平均动脉压（MAP）维持在 85 mmHg 以上。

25.4.4　低氧

应避免缺氧对神经组织的进一步损伤，患者需要在脊柱制动情况下小心插管。

25.4.5　类固醇激素

美国神经外科医师协会（AANS）或神经外科医师协会（CNS）不再建议大剂量静脉注射甲强龙，

表 25.1　美国脊髓损伤协会（ASIA）脊髓损伤神经分类国际标准：ASIA 损伤量表（AIS），2011

A = 完全性损伤	骶段 S4~S5 没有保留感觉和运动功能
B = 感觉不完全	感觉而非运动功能保留在骶段 S4~S5 神经水平以下，椎体双侧运动水平 3 个节段以下没有保留任何运动功能
C = 运动不完全	在神经系统损伤水平以下保留运动功能，在单个神经系统损伤水平以下，超过一半的关键肌功能等级 < 3（0~2 级）。
D = 运动不完全	在神经系统损伤水平以下[a]，在神经系统损伤水平以下至少有一半的关键肌功能 > 3 级
E = 正常	如果按照国际脊髓损伤神经分类标准测试的感觉和运动功能在所有节段均为正常，且患者既往有缺陷，则 AIS 等级为 E。没有脊髓损伤的患者不行 AIS 等级。

a：C 或 D 级即运动不完全的状态，患者必须保留（1）肛门括约肌自主收缩或（2）骶段感觉和运动功能保留低于身体一侧运动水平 3 个水平以上，目前的国际标准甚至允许比运动水平低 3 个水平以上的非关键肌肉功能用于确定运动不完全状态（AIS B 与 C）

注：在评估 AIS B 和 C 水平以下的运动保留时，使用两侧的运动水平；神经损伤水平用于区分 AIS C 和 D（基于关键肌肉力量等级为 3 级或更高的比例）

表 25.2　脊髓功能自理能力评分

自理 （分项分数 0~20 分）	进餐：0~5 分
	洗澡：0~5 分
	穿衣：0~5 分
	洗漱：0~5 分
呼吸和括约肌管理 （分项分数 0~40 分）	呼吸：0~10 分
	括约肌管理—膀胱：0~15 分
	括约肌管理—直肠：0~10 分
	大小便：0~5 分
运动 （分项分数 0~40 分）	床上翻身预防压疮：0~6 分
	转换：床 - 轮椅：0~2 分
	转换：轮椅 - 马桶 - 浴盆：0~2 分
	室内运动（短距离）：0~8 分
	中等距离运动：0~8 分
	户外运动：0~8 分
	台阶管理：0~4 分
	转换：轮椅 - 汽车：0~2 分
	床上翻身预防压疮：0~6 分
	转换：床 - 轮椅：0~2 分
	转换：轮椅 - 马桶 - 浴盆：0~2 分

因为在第二和第三次全国急性脊髓损伤研究试验（NASCIS II 和III）中观察到获取的效益并不超过潜在的不良反应。

25.5　胸椎损伤评估

胸椎损伤常导致截瘫和低于病变水平的感觉功能丧失，而上肢功能保留。高位的病变（T1~T8）比较低位的胸部损伤（T9~T12）导致更多的神经功能损害，尤其是腹部肌肉运动功能和躯干稳定性。

胸部脊髓损伤可能损害多种自主神经功能，自主反射障碍是没有大脑的抑制，造成感觉刺激的过度反应导致的，从而导致间歇性高血压和相关症状，如头痛、脸红、呕吐、鼻塞和视力模糊。其他综合征包括T8以上病变的体温调节异常和T6以上病变的神经源性休克（如上所述）。

根据ASIA量表，胸部脊髓损伤可分为完全性损伤或不完全性损伤。

完全性脊髓损伤可发生在有或无脊髓横断的情况下，也可称为节段性综合征。其特征是脊髓最远端节段，S4和S5支配的皮肤区域完全丧失感觉和运动功能。根据脊髓损伤程度的不同，在此节段之上可能有不同程度的功能保留。患者一般有大小便失禁。男性可能有阴茎异常勃起。

不完全性脊髓损伤的特点是脊髓的S4~S5相应神经支配的皮肤区域保留了一些感觉或运动功能，例如自发肛门收缩和肛门周围感觉保留，这一特征称为"骶神经功能保留"。在压缩性损伤中，骶神经功能保留可能是因为它们位于神经通路分层排列的最中间。

前脊髓综合征是由直接压迫胸脊髓前部或前脊髓动脉血流中断造成的。主动脉潜在疾病（如动脉粥样硬化、主动脉瘤或主动脉夹层）患者通常会出现前脊髓综合征。皮质脊髓束损伤导致运动功能丧失，脊髓丘脑束损伤导致疼痛和温觉丧失，两者均低于损伤水平。下肢或会阴部保留本体感觉和振动感觉。这是预后最差的不完全性脊髓损伤，只有10%~15%的机会恢复。

后脊髓综合征是一种罕见的由脊髓后部受损引起的疾病，损伤后导致低于损伤水平本体感觉和振动觉丧失。皮质脊髓侧束和脊髓丘脑束被保留，从而保持运动功能和痛温觉。与外科疾病相比，这种综合征更常由内科病例如梅毒（脊柱结核）和维生素 B_{12} 缺乏等引起。脊髓后动脉血流中断也可导致脊髓后索综合征。

Brown-Sequard综合征是由主要局限于一半脊髓的损伤引起的，如刀伤、枪伤或椎骨骨折。损伤平面以下表现出同侧运动功能丧失，本体感觉和振动感觉丧失，对侧疼痛和体温丧失。外侧脊髓丘脑束在起点以上两个层面交叉到另一侧，Brown-Sequard综合征患者在脊髓损伤患者中有最好的预后，大多数患者恢复了足够的运动功能以维持行走状态。手运动功能的保留预示预后良好。

脊髓中央管综合征是不完全性脊髓损伤最常见的一种形式，大都由颈脊髓损伤引起，单独的胸脊髓损伤少见。损伤机制最常见的是脊柱过伸，尤其是老年人，其特点是上肢比下肢运动功能丧失更大。尽管精细运动功能可能不会改善，但大体感觉运动功能通常有显著改善。功能改善的预测因素可能包括年轻、无痉挛瘫痪和较高的教育水平。

预后因素

根据ASIA分级量表评估，胸椎脊髓损伤后的预后在很大程度上与损伤的严重程度有关。8.3% ASIA-A级的患者在一年内恢复行走能力，而97.3% D级的患者在一年内恢复行走能力。从完全损伤（ASIA-A级）转变为不完全损伤是罕见的，但也可能发生。据报道，一种预测方法采用五个因素成功地区分了无法行走、依赖性行走和独立行走。这些因素包括年龄＞65岁、L3肌节的运动功能、S1肌节的运动功能、L3皮节触觉评分和S1皮节触觉评分、仍需进一步研究以确定脊髓损伤后功能状态的其他预后因素。

25.6　手术管理

手术目的：包括对损伤神经组织进行彻底地减压，矫正畸形，稳定骨折，通过器械固定和植骨融合恢复脊柱稳定性。

手术时机：虽然一些研究报告指出早期手术没有益处甚至恶化，但最近的一项前瞻性试验——STASCIS研究表明早期干预的益处。

胸腰段脊柱手术可以采用前路，后路，侧入路，或联合使用这些方法，后入路经椎弓根椎体切除术通常比侧入路需要更多节段的融合。

胸腰椎损伤分类和严重程度评分（TLICS）基于骨折形态、后纵韧带复合体的完整性和患者的神经功能，以判断预后并指导治疗（表25.3和表25.4）。

严重胸腰椎损伤

压缩性骨折

压缩性骨折占胸腰椎骨折的50%。它们是由于骨脆性增加导致的骨折，通常是骨质疏松性骨折。轴向压缩外力与屈曲外力结合造成损伤，并不累及中后柱。这是一种常见的骨折，在美国每年有50万~150万人发生。患者通常年龄在65岁以上，并伴有局部疼痛，有时伴有皮节区分布，神经功能损

表 25.3 胸腰椎损伤严重程度评分（TLICS）

骨折形态	分值
压缩骨折	1
爆裂骨折	2
横行 / 旋转	3
分离（牵张）	4
神经功能	
完好	0
神经根损伤	2
脊髓，圆锥损伤	
不完全性	3
完全性	2
马尾损伤	3
PLC	
完好	0
可疑 / 不确定损伤	2
损伤	3

表 25.4 治疗方案根据 TLICS 评分

治疗方案	总分
非手术治疗	0~3
非手术治疗或手术治疗	4
手术治疗	≥ 5

害罕见。应获得整个脊柱的影像学检查，除非平片不能确定，否则CT和MRI成像都是不必要的。美国矫形外科学会建议大多数患者应使用降钙素、双膦酸盐并给予观察。如果脊柱后凸 < 30°，非手术治疗包括矫形器。手术也可作为选择，适用于严重疼痛持续6周以上，可行脊柱后凸成形术，以及对罕见的伴有进行性神经功能损害的不稳定骨折进行手术减压和稳定，可行脊柱融合术，通常首选后入路。

爆裂骨折

爆裂性骨折是一种累及Denis三柱系统前柱和中柱（见前面的"脊柱稳定性"一节）的椎体骨折，这些骨折通常是不稳定的。损伤机制包括伴有屈曲的轴向负荷，常发生在胸腰段，后柱经常受损。患者通常出现继发于椎管受压的神经功能损害，随着时间的推移，神经功能恶化不常见，因骨折碎片可能会被吸收。平片通常显示疾病的程度，如果平片上观察到骨折或平片不确定是否骨折时，则用CT扫描，MRI对评估椎管损伤最有价值。如果脊柱后凸 < 30°、椎管压迫 < 50%、椎体前方压缩 < 50%、无神经功能缺损的患者可采用支具治疗。爆裂性骨折的手术治疗包括前路减压和脊柱稳定，通常采用后入路，有时还需要前路减压和稳定。

三柱损伤：Chance 骨折

涉及三柱的脊柱损伤，通常由屈曲 – 牵张引起。典型的损伤机制是安全带系得太紧，通常伴随相关胃肠道损伤。建议使用平片和CT成像来评估骨折损伤程度，以及MRI来评估后部附件的损伤。用石膏或矫形器固定适用于神经功能完好且稳定性损伤的患者。神经功能缺损和 / 或不稳定损伤患者需要手术减压和固定。虽然仅植入内固定器械而不行融合也可以接受，我们建议采用后路器械融合。

25.7 预后与结论

胸椎损伤通常与脊髓损伤有关，导致完全或不完全性瘫痪。完全性脊髓损伤后神经功能恢复的预后较差，而不完全性脊髓损伤的预后相对较好。

参考文献

[1] Spinal cord injury facts and figures at a glance. J Spinal Cord Med. 2014; 37(4):479–480.

[2] Kanwar R, Delasobera BE, Hudson K, Frohna W. Emergency department evaluation and treatment of cervical spine injuries. Emerg Med Clin North Am. 2015; 33(2):241–282.

[3] The 2014 annual statistical report for the spinal cord injury model systems. National Spinal Cord Injury Statistical Center, Birmingham, Alabama. https://www.nscisc.uab.edu/reports.aspx. Accessed on June 27, 2015.

[4] Ropper AE, Neal MT, Theodore N. Acute management of traumatic cervical spinal cord injury. Pract Neurol. 2015; 15(4):266–272.

[5] Schwartz G, Fehlings MG. Secondary injury mechanisms of spinal cord trauma:a novel therapeutic approach for the management of secondary pathophysiology with the sodium channel blocker riluzole. Prog Brain Res. 2002; 137:177–190.

[6] Denis F. The three column spine and its significance in the classification of acute thoracolumbar spinal injuries. Spine. 1983; 8(8):817–831.

[7] Kirshblum SC, Burns SP, Biering-Sorensen F, et al. International standards for neurological classification of spinal cord injury (revised 2011). J Spinal Cord Med. 2011; 34(6):535–546.

[8] Catz A, Itzkovich M, Agranov E, Ring H, Tamir A. SCIM—Spinal Cord Independence Measure: a new disability scale for patients with spinal cord lesions. Spinal Cord. 1997; 35(12):850–856.

[9] Vale FL, Burns J, Jackson AB, Hadley MN. Combined medical and surgical treatment after acute spinal cord injury: results of a prospective pilot study to assess the merits of aggressive medical resuscitation and blood pressure management. J Neurosurg. 1997; 87(2):239–246.

[10] Walters BC, Hadley MN, Hurlbert RJ, et al. American Association of Neurological Surgeons, Congress of Neurological Surgeons. Guidelines for the management of acute cervical spine and spinal cord injuries: 2013 update. Neurosurgery. 2013; 60 Suppl 1:82–91.

[11] Bracken MB, Shepard MJ, Collins WF, et al. A randomized, controlled trial of methylprednisolone or naloxone in the treatment of acute spinal-cord injury. Results of the Second National Acute Spinal Cord Injury Study. N Engl J Med. 1990; 322(20):1405–1411.

[12] Bracken MB, Shepard MJ, Holford TR, et al. Administration of methylprednisolone for 24 or 48 hours or tirilazad mesylate for 48 hours in the treatment of acute spinal cord injury. Results of the Third National Acute Spinal Cord Injury Randomized Controlled Trial. National Acute Spinal Cord Injury Study. JAMA. 1997; 277(20):1597–1604.

[13] Field-Fote E. Spinal cord injury: an overview. In: Field-Fote E, ed. Spinal Cord Injury Rehabilitation. F.A. Davis; 2009.

[14] Pollard ME, Apple DF. Factors associated with improved neurologic outcomes in patients with incomplete tetraplegia. Spine. 2003; 28(1):33–39.

[15] Brown-Séquard C-É. De la transmission croisée des impressions sensitives par la moelle épinière. Comptes rendus de la Société de biologie. 1851; 2:33–44–(1850).

[16] Kirshblum SC, O'Connor KC. Predicting neurologic recovery in traumatic cervical spinal cord injury. Arch Phys Med Rehabil. 1998; 79(11):1456–1466.

[17] Morse SD. Acute central cervical spinal cord syndrome. Ann Emerg Med. 1982; 11(8):436–439.

[18] Dvorak MF, Fisher CG, Hoekema J, et al. Factors predicting motor recovery and functional outcome after traumatic central cord syndrome: a long-term follow-up. Spine. 2005; 30(20):2303–2311.

[19] Roth EJ, Lawler MH, Yarkony GM. Traumatic central cord syndrome: clinical features and functional outcomes. Arch Phys Med Rehabil. 1990; 71(1):18–23.

[20] van Middendorp JJ, Hosman AJ, Pouw MH, Van de Meent H, EM-SCI Study Group. Is determination between complete and incomplete traumatic spinal cord injury clinically relevant? Validation of the ASIA sacral sparing criteria in a prospective cohort of 432 patients. Spinal Cord. 2009; 47(11):809–816.

[21] van Middendorp JJ, Hosman AJ, Donders AR, et al. EM-SCI Study Group. A clinical prediction rule for ambulation outcomes after traumatic spinal cord injury: a longitudinal cohort study. Lancet. 2011; 377(9770):1004–1010.

[22] Weiss DB, Milewski MD, Thompson SR, Stannard JP. Trauma. In: Miller M, Thompson S, Hart J, eds. Review of Orthopedics. 6th ed. Saunders; 2012:773–779.

[23] Fehlings MG, Vaccaro A, Wilson JR, et al. Early versus delayed decompression for traumatic cervical spinal cord injury: results of the Surgical Timing in Acute Spinal Cord Injury Study (STASCIS). PLoS One. 2012; 7(2):e32037.

[24] Lee JY, Vaccaro AR, Lim MR, et al. Thoracolumbar injury classification and severity score: a new paradigm for the treatment of thoracolumbar spine trauma. J Orthop Sci. 2005; 10(6):671–675.

[25] Kim BG, Dan JM, Shin DE. Treatment of thoracolumbar fracture. Asian Spine J. 2015; 9(1):133–146.

[26] Kondo KL. Osteoporotic vertebral compression fractures and vertebral augmentation. Semin Intervent Radiol. 2008; 25(4):413–424.

[27] Alexandru D, So W. Evaluation and management of vertebral compression fractures. Perm J. 2012; 16(4):46–51.

[28] Lenchik L, Rogers LF, Delmas PD, Genant HK. Diagnosis of osteoporotic vertebral fractures: importance of recognition and description by radiologists. AJR Am J Roentgenol. 2004; 183(4):949–958.

[29] Esses SI, McGuire R, Jenkins J, et al. The treatment of symptomatic osteoporotic spinal compression fractures. J Am Acad Orthop Surg. 2011; 19(3):176–182.

[30] Davis JM, Beall DP, Lastine C, Sweet C, Wolff J, Wu D. Chance fracture of the upper thoracic spine. AJR Am J Roentgenol. 2004; 183(5):1475–1478.

第 26 章　后入路治疗胸椎骨折

Michael J. Nanaszko, U. Kumar Kakarla

摘要

　　胸椎是椎体骨折最常见的解剖位置，损伤类型包括压缩型、爆裂型、Chance 和移位 – 旋转型。胸椎骨折可伴有脊髓损伤，尽管几十年来广泛采用外科手术，治疗方案仍然存在争议。手术治疗适应证包括脊柱失稳、出现神经损害症状、保守治疗疼痛缓解不佳。制订最佳治疗方案的基础是详细的病史、全面的体格检查和影像学检查［如平片、计算机断层扫描（CT）和磁共振成像（MRI）］。MRI 用于评估软组织损伤、椎间盘和后纵韧带复合体完整性以及椎管内血肿。后入路固定胸椎骨折主要有两种手术方法，开放手术和经皮椎弓根螺钉固定，这两种方法都可以实现以下手术目的：骨折复位、神经减压、固定、重建正常的脊柱序列。我们认为越早恢复脊柱稳定性预后越好。在合适的病例中，经皮穿刺脊柱后凸成形术使用快速凝固的聚合物能够重建病理性骨折椎体。后路固定包括开放入路、经皮微创入路以及后凸成形术，都能够稳定骨折，改善疼痛和神经功能，但适应证选择和细致的手术技术是实现治疗目的的关键。

　　关键词：后凸成形术，微创技术，椎弓根螺钉固定，胸椎骨折

临床精要

- 开放性后路手术治疗胸椎骨折是坚强可靠的。
- 体感诱发电位、运动诱发电位以及不同体位的 X 线检查是证实胸椎生物力线的必要检查。
- 对于不稳定脊柱骨折，建议在减压和进一步失稳前，先植入椎弓根螺钉，并在一侧安装连接棒临时固定。
- 肋椎关节入路 / 经椎弓根入路可用于脊髓腹侧减压和前柱重建。
- 通过开放性或经皮微创椎弓根螺钉技术可以进行胸椎三柱固定。
- 固定型椎弓根螺钉在实现骨折脱位复位的同时，能达到脊柱坚强固定。

26.1　概述

　　胸椎的创伤性或病理性骨折可导致神经损伤、脊柱序列不齐、脊柱失稳及急性或慢性疼痛。与腰椎骨折不同，胸椎骨折发生脊髓损伤风险更高。对于出现后纵韧带复合体损伤、脊柱失稳或神经功能损害的不复杂的胸椎骨折，我们建议采用后路减压固定。后入路可用于治疗前、中、后柱发生的骨折，其并发症相对简单，其治疗效果与前路或外侧入路相当。采用前路、外侧路或后路应考虑患者个体因素，如骨质疏松症或合并损伤。

　　开放性和经皮手术都能够从后路实现胸椎稳定。由于每种技术都有优点和缺点，最佳手术方案的选择取决于骨折的病理机制和外科医生的经验和习惯。

　　在 1950 年之前，胸椎骨折治疗方式包括：外固定矫形、椎板钩或钢丝。在 1949 年，Michele 和 Krueger 提出的椎弓根螺钉内固定目前在后路手术得到广泛应用。椎弓根螺钉固定不同于椎板钩或钢丝，它不要求后方结构的完整。由于胸椎骨折常发生后方结构破坏，椎弓根螺钉固定是首选的方法。此外，椎板钩和钢丝系统需要进入椎管，存在脊髓受压或损伤的风险。相反，椎弓根螺钉固定因为绕开椎管避免了这种风险，提高了骨折愈合率。椎弓根螺钉植入缺点主要是内固定系统花费较高。椎弓根螺钉治疗效果得到脊柱医生的公认。大量的临床和生物力学研究表明，椎弓根螺钉如果放置正确，在坚强固定、纠正脊柱失稳（冠状位或矢状位）和预防远期不稳方面优于椎板钩。

　　胸椎骨折成功置钉需要丰富的脊柱解剖知识。此外，椎弓根螺钉的最佳长度和直径可以最大强度地实现后固定，但必须考虑后侧或内侧穿透椎弓根可能造成硬膜和神经损伤的风险。有许多相关文献报道了满意的入钉点和置钉轨迹，并讨论了根据解剖标志置钉与直接置钉的优点。在我们的实践中，我们倾向于平行于上终板的轨迹置钉，并且我们使用患者的解剖标志来确定最佳的入钉点。

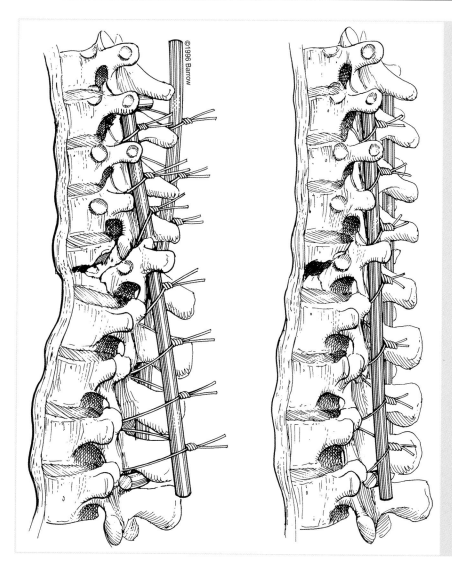

图 26.1　使用椎板下钢丝（1950 年以前采用的一种非椎弓根螺钉固定方法）分段固定胸椎骨折的示意图。与椎弓根螺钉固定不同的是，椎板下钢丝要求椎体后部保持完整

　　与脊柱内固定不同，后凸成形术是一种相对简单和安全的手术，有助于缓解胸椎压缩性骨折的疼痛。对于无明显合并症、无出血因素、无椎管损伤的患者，可采用聚甲基丙烯酸甲酯（PMMA）骨水泥行椎体增强术。

26.2　开放后入路

26.2.1　适应证

　　后入路开放性复位内固定术首先要选择合适的患者。有多种合并症特别是心肺系统功能较差的患者，术前必须进行充分的评估和治疗。没有神经损害症状、在仰卧或站立位平片上无明显不稳定的患者，应首选保守治疗，如外固定支具。

　　胸椎骨折的手术固定指征包括出现进行性神经功能损害、椎管内骨折碎片或血肿压迫脊髓、脊柱脱位或严重不稳定。手术固定的其他适应证包括保守治疗失败，保守治疗疼痛缓解不佳，骨折延迟愈合或不愈合。开放性后入路可以解决大部分椎管占位（背侧、侧面方腹侧）。

26.2.2　外科技术

　　一般采用全麻气管内插管，患者俯卧在可透视手术床上。注意确保所有受压部位和骨性突起部位填塞软垫，从而避免形成压疮和皮肤损伤，前胸壁也应有足够的空间以保证术中正常通气。

　　神经监测至关重要，我们建议使用上肢和下肢的体感诱发电位（SSEPs）以及运动诱发电位（MEPs）。在患者定位后，对于脊柱严重不稳定或在定位后骨折可能移位的患者可以结合 MEPs 使用正侧位透视来验证脊柱序列，确保脊髓减压。

定位后发生下肢 MEPs 减弱或消失的患者，应首先排查技术错误，然后将平均动脉压增加到 85 mmHg 以上，以增加脊髓灌注。行正侧位透视，以确定脊髓压迫是否是由脊髓序列改变引起。MEPs 发生变化时提示神经系统可能受到损害，应尽快行脊髓减压。

由于胸廓肋骨可视、L5/S1 椎间盘间隙或 C2 椎体定位片上看不到，正位 X 线定位最简单。在定位椎体水平时，应确认椎体终板对齐，骨折椎体在成像上通常容易定位。由于胸椎特别是上胸椎后凸和肋骨角度的原因，侧位透视很难定位。肥胖、骨质疏松和严重脊柱畸形的患者也很难使用侧位透视。

选择性局麻药浸润皮肤后，行标准的后正中入路，然后打开筋膜，剥离椎旁肌，确认相关的解剖结构，包括棘突、椎板和骨性标志，从关节突内侧延伸到横突外侧。我们将软组织剥离限制在术前计划的水平，避免位于计划水平节段之上和之下的关节囊损伤。一般来说，胸椎骨折的固定节段至少超出伤椎以上和以下各一节段。如果固定困难，如骨骼质量差，通常可以将固定节段超出伤椎以上和以下 2~3 个节段。顶端椎体上方的椎间盘间隙必须完整，以避免近端交界区后凸或固定失败。

椎弓根螺钉的生物力学性能优于椎板钩和钢丝固定，其抗拔强度与螺钉直径直接相关。因此，随着螺钉直径的增加特别是双皮质骨螺钉抗拔强度随着增加。但是直径过大的螺钉会导致椎弓根断裂，因此选择合适直径的螺钉是很重要的，这样既可以坚强固定，又不会使椎弓根有骨折的风险。螺钉长度可以在术前图像上测量，也可以用带球头的探针在体内测量。然而，一般推荐的螺钉长度约为椎体的 70%~80%，即下胸椎 40~45 mm，中胸椎 35~40 mm，上胸椎 30~35 mm。过长的螺钉带来的好处是有限的，因为它不会增加抗拔出强度或提高骨折愈合率，而且它还会有穿透胸腔结构的危险。侧方穿透对胸膜腔和主动脉都有危险。

胸椎椎弓根直径变化很大，一般认为 T4~T6 椎弓根最小，T12 椎弓根最大。T1~T4 椎弓根的平均宽度为 5.6~7.9 mm，T4~T9 椎弓根的平均宽度为 4.7~6.1 mm，T10~T12 椎弓根的平均宽度为 6.3~7.8 mm。一般来说，我们建议将螺钉放置在骨折水平，这样伤椎就能使用较短的螺钉。

26.2.3　椎弓根钉置入技术

胸椎椎弓根螺钉的植入可以通过多种不同的方法进行，包括徒手操作、椎板切除术以及 CT 或透视指导下进行。通过使用球头探子确认四壁完整性、置入后 C 臂透视或术中 O 臂透视或术后 CT 扫描，可以验证置钉位置最佳。

胸椎椎弓根螺钉的正确入钉点要求具备相关的胸椎解剖知识，特别是创伤患者可能会发生旋转。然而，一般来说，进钉点位于上关节突中点（在下缘水平上进行平台咬除有助于识别）和横突近端

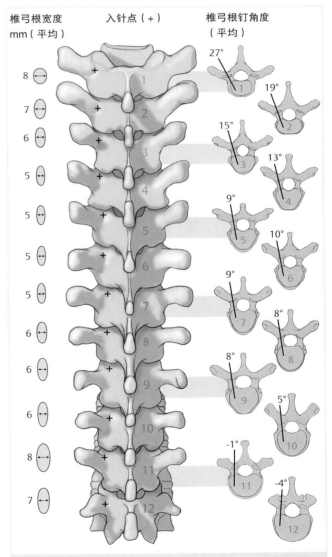

图 26.2　胸椎解剖在内外倾角度、椎弓根高度和椎弓根直径方面变化很大。一般情况下，T4~T6 椎弓根直径较小，T12 的椎弓根直径最大

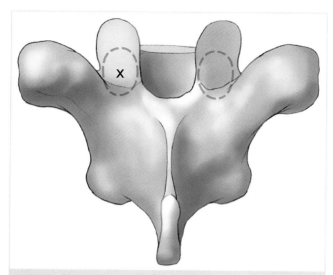

图26.3　胸椎椎弓根螺钉置钉位置位于上关节突中部（上一水平的下关节面切除有助于识别）和横突近端1/3连接处

1/3 的交界处（图 26.3）。横突中轴线有助于识别 T1~T4 和 T10~T12，而 T5~T9 的进钉点通常偏向椎弓根的头侧。此外，胸椎进钉点在向头侧移的同时需要向外侧移。我们建议使用 7~9 mm 开口器来确定进钉点并穿透皮质骨，避免螺钉头端偏内或偏外。然后，椎弓根探路锥置入椎弓根，根据其解剖结构调整头倾、尾倾及足够的内斜。探路锥应低阻力地轻轻置入椎弓根。在插入 20 mm 深度之前，探路锥最初是从外侧置入，以避免穿透内侧壁（从而进入椎管）。球头探子可用于评估椎弓根四壁（上壁、下壁、内壁和外壁）的完整性。由于椎弓根外壁较薄，外壁穿透更常见。如果发生穿透，探路锥可以重新置入，穿过 20 mm 深度后，探测轨迹朝椎体向内倾斜，以完成椎弓根钉道探测，然后再次使用球头探子评估四壁完整性。

在置钉之前，也可以对钉道进行攻丝，我们建议使用比计划螺丝直径小 1 mm 的攻丝进行置入。如果钉道很小螺钉可能出现偏差，则可以使用克氏针来攻丝钉道。攻丝完成后，再次使用球头探子检查四壁完整性。通过使用球头探子在其尖端探到皮质骨，并使用止血钳测量长度，然后将长度与术前图像进行比较，可以评估置钉深度。此外，在骨骼质量正常时，我们建议放置固定型螺钉，以便于在安装连接棒之前复位。否则，可以使用万向螺钉。使

用 C 臂或 O 臂透视会延长手术时间，但这会提高置钉的精准性。当椎弓根位置不确定时，椎板开窗术可以帮助定位椎弓根的内侧、上缘、下缘。螺钉的放置可以再次通过正侧位透视、CT，甚至肋间和腹部肌肉的触发肌电图来验证。

椎弓根破裂或螺钉位置不良的修复调整可沿着不同的轨迹设计新的钉道，但是胸椎椎弓根直径较细通常限制了这种方法。使用克氏针和空心丝攻可以避免再次进入先前通道。椎弓根外螺钉入钉点需要外移并采用"内－外－内"技术来调整，该技术通过横突，然后置入椎体中。然而，当一个螺钉的理想位置不确定时，可以先置入其他螺钉。椎弓根螺钉也可以通过注射 PMMA、羟基磷灰石、磷酸钙或碳酸磷灰石来增强。螺钉增强适用于螺钉拔出风险增加如骨质疏松症患者。

26.2.4　骨折复位

在螺钉置入并验证后，下一步通常是神经减压，骨折复位，恢复冠状位和矢状位正常的脊柱序列。骨折层面的椎管狭窄需要椎板切除术来减压脊髓并清除脊髓硬膜外血肿。如后文所述，可以通过经椎弓根入路或肋骨横突切除术进一步减压和脊髓腹侧显露。

经椎弓根减压术可显露脊髓腹侧压迫，否则很难进入或有牵拉导致脊髓损伤的风险。进行上述操作时松质骨会大量出血，可以用 Floseal 止血材料（Baxter Healthcare Corp.）或凝血酶浸泡 Gelfoam 可吸收明胶粉末（Pfizer, Inc.）充分止血。此外，减压前在对侧安装临时棒可以使脊柱在逐渐失稳和去除骨质减压时保持相对稳定。完整的椎板切除术应该在伤椎水平进行，显露硬脊膜和神经根。使用高速磨钻或 Leksell 或 Kerrison 咬骨钳，去除关节突复合体，这有利于显露胸椎椎弓根。然后可以将椎弓根向下磨，这样就可以安全地用反向刮匙到达硬膜囊前方，并取出残留的骨折碎片。

如果需要中央或对侧显露，我们可以通过肋骨横突切除术扩大显露。在这种方法中，切除肋骨的长度和数量取决于所需操作空间。一般来说，5 cm 长的近端肋骨切除足以安全进入椎体。对侧视野可使用弯曲角度镜或内窥镜得到充分显露。伤椎下肋骨（例如，进入 T5~T6 层需要显露第六根肋骨）必须小心

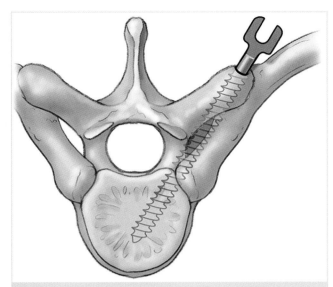

图 26.4　一种挽救椎弓根破坏或螺钉错位的方法，需要椎弓根外螺钉入钉点外移并采用"内 – 外 – 内"技术来调整，该技术通过横突，然后置入椎体中

显露，通过仔细的骨膜下剥离来保护位于肋骨下方的神经血管束。通常需要切断胸壁神经根，但保持动脉供应是很重要的，尤其是考虑到 Adamkiewicz 动脉的可变位置（大多数情况下，在 T10~T12 水平处左侧），下胸椎的动脉供应更是如此。该入路的关键步骤包括：切除横突、用 Cobb 骨膜剥离器（Sklar Surgical Instruments，West Chester，PA）分离肋横韧带，用肋骨刮匙或 Kerrison 咬骨钳切除肋骨头，并使用骨膜吊具完成前脱位，注意保护前方胸膜。完成这些步骤后，可清楚地看到前方椎体、椎间隙、神经孔和椎管，并能彻底减压脊髓腹侧。

神经完全减压完成后，重点转移到恢复脊柱序列。韧带整复术可实现骨折复位和恢复脊柱序列。恢复正常脊柱序列的方法是使用椎板间牵张器进行轻度牵拉，牵张器可交替放在螺钉头之间。然而，在进行这些操作之前，应确保脊髓腹侧没有压迫，并监测患者复位前后 SSEP 或 MEP 的变化。如果安装了固定型螺钉，通常在安装连接棒后更容易矫形。安装连接棒后，用 7 mm 或 9 mm 的骨刀去除皮质骨，然后置入自体骨或同种异体骨。我们通常在切口内放置一个 7F 的全槽 Jackson-Pratt 引流管，以帮助减少无效腔，防止术后积血和积液。此外，大量的抗生素灌洗和局部万古霉素可有助于减少术后感染的

可能性。采用标准逐层缝合密闭切口。

26.2.5　并发症

胸椎骨折切开复位内固定相关并发症包括伤口感染、神经损伤或脊髓损伤、气胸、血管损伤、脑脊液（CSF）漏、血肿形成、断钉或断棒，以及晚期并发症，如假关节形成或近端交界区后凸和固定失败。伤口使用大量抗生素灌洗和局部应用万古霉素可减少感染的发生。脑脊液漏可以用人工硬膜或生物蛋白胶封闭，我们通常会留置筋膜下 Jackson-Pratt 引流管，以降低术后积血或积液的风险。应升高平均动脉压以保证脊髓灌注。此外，术中神经监测有助于评估神经功能的完整性。

26.3　经皮钉

26.3.1　适应证

在过去的十年中，微创脊柱手术（MIS）发展迅速，接受经皮技术治疗胸椎骨折的患者逐年增加。将 MIS 技术在脊柱创伤中的应用与传统开放性手术进行对比，研究结果支持在某些病例中使用 MIS。

与开放手术相比，透视辅助椎弓根螺钉置入可降低椎弓根壁破坏的发生率，这也增加了患者和外科医生辐射暴露。此外，经皮椎弓根螺钉内固定的优点包括不破坏椎旁肌、出血少、手术时间短、术后感染发生率低，住院时间短。胸椎骨折微创经皮固定的缺点包括射线暴露增加，不能行椎管减压和融合。

开放性后入路手术必须剥离椎旁肌。这样做会导致肌肉去神经化和去血管化，造成肌肉萎缩。除了增加出血和输血，术后疼痛可导致恢复和活动延迟、住院时间增加和康复时间延长。

26.3.2　MIS 技术

与开放性手术一样，接受 MIS 的患者可采用全麻气管插管。患者俯卧在 Jackson 可透视手术床上，手术时可以充分显露。受压部位和骨突起部位使用软垫填塞，避免形成压疮和皮肤损伤。前胸壁也应有足够的空间，以便在手术过程中充分通气。

神经监测非常重要，我们建议对上肢和下肢使用 SSEPs 和 MEPs。经皮置钉过程需要频繁透视正侧

位，因此外科医生必须穿防护服（如含铅围裙）以降低射线暴露风险。与开放式技术一样，在患者定位后，SSEPs 可与 MEPs 联合使用，以验证脊髓序列，排除脊髓压迫，尤其是存在脊柱不稳定或骨折块进入椎管的患者，这些骨折块可能在定位后或手术期间移动。再次强调，MIS 方法一般不用于存在椎管内骨折块或椎管内血肿压迫的患者，因为微创固定不能充分减压。

使用正侧位透视进行定位。在定位每个椎体水平时，要保证椎体终板对齐。胸椎特别是上胸椎存在后凸和肋骨走行角度的原因，侧位透视很难定位，肥胖、骨质疏松和严重脊柱畸形的患者也很难使用侧位透视。微创技术不需要大的切口，在中线的外侧作小的穿刺切口，然后使用管状牵开器或有倾斜尖端的 Jamshidi 针。正位透视有助于确定穿刺切口相对中线的距离，而侧位透视也有助于确定头尾轨迹。在 AP 透视的帮助下，将 Jamshidi 尖端对准椎弓根外缘进针通常偏内。随着 Jamshidi 针在椎弓根内进一步进针深度为 15~20 mm，正位透视时，穿刺针尖端应靠近椎弓根内侧壁。在穿刺针顺利进入椎体后，固定导针位置以便取出 Jamshidi 针，将丝攻沿导针旋入椎弓根，取出丝攻拧入适当尺寸的螺钉。频繁进行 AP 和侧位透视，以确保所有螺钉的位置良好。在骨质疏松症患者中，通过螺钉钉道注射 PMMA 可以增加稳定性，但这项技术尚未得到有效验证。

单侧使用微创技术相对不常见，允许延长入路来进行椎板切开、椎板切除、肋骨横突切除，甚至是经椎弓根减压。在椎弓根螺钉固定完成后，无论是否有额外的微创减压，都可以放置双侧连接棒，然后通过正侧位透视进行验证。大量抗生素灌洗和局部万古霉素应用可减少术后感染。逐层缝合密闭切口。

26.3.3　并发症

MIS 的临床效果很大程度上取决于外科医生的技能和解剖学熟练程度。与开放入路相比，微创入路周围的解剖结构没有很好地显露出来，因为关键的手术标志暴露有限。因此，频繁的透视有助于降低并发症，并使手术能够有效进行。经皮内固定治疗胸椎骨折的并发症包括感染、神经损伤、脊髓损伤、气胸、血管损伤、脑脊液漏、血肿、断钉或断棒，以及远期并发症，如假关节或近端交界区后凸或固定失败。当遇到医源性或继发性脑脊液漏时，微创手术无法完成硬膜修复。目前还没有设计良好的前瞻性研究来分析 MIS 与开放方法的并发症发生率。

值得注意的是，由于 MIS 入路不能进行融合，植入的螺钉和棒作为内固定，骨折随着时间的推移达到临床愈合。严重不稳定或骨折不愈合风险高的患者不建议微创固定。此外，严重牵张损伤的患者因为矫形困难也不是 MIS 入路的指征。

26.4　椎体后凸成形术

26.4.1　适应证

经皮椎体后凸成形术是一种将聚甲基丙烯酸甲酯（PMMA）注入椎体的治疗方法。该微创手术于 1987 年在法国首次提出，对于符合手术指征的患者临床效果满意，有效降低了并发症发生率。手术指征是亚急性或慢性胸椎压缩性骨折，合并局部疼痛。手术指征不包括急性爆裂性骨折或椎体后缘不完整的骨折，因为骨折块有进一步后移并加重椎管损害的风险。

26.4.2　外科技术

虽然气管插管是可取的，但当手术只有一个节段时，可以考虑局部麻醉联合静脉镇静。患者俯卧在 Jackson 可透视手术床上。所有的受压力部位和骨突起部位采用软垫填塞，以避免形成压疮和皮肤损伤。神经监测至关重要，我们建议对上肢和下肢使用 SSEPs 和 MEPs。手术节段的精确定位、脊柱后凸成形术穿刺工具和骨水泥材料的位置或轨迹依赖于精确的正侧位透视。

在距中线旁开约 1 cm 处做一个小切口（约 0.5 mm），然后在透视引导下将 11 号 Jamshidi 针刺入椎弓根。在 AP 透视的帮助下，将 Jamshidi 尖端对准椎弓根外缘尖部进针通常偏内。随着 Jamshidi 针在椎弓根内进一步进针深度为 15~20 mm，正位透视时，穿刺针尖端应靠近椎弓根内侧壁。在穿刺针顺利进入椎体后，就可以用手转动钻头取出针芯，使用侧位透视检查来确定位置，然后向椎体前部推进，直到距离椎体前缘皮质 3~4 mm。然后引导两个放气的球囊填塞进入腔内，用数字压力计固定注射器，然后用对比剂缓慢充气。在透视引导下，将球囊充气，直至后凸畸形复位、填充物达到前缘或达到最大压力。然后气囊放气，调配并注入PMMA。注入骨水泥体积需要填充空腔、匹配甚至轻度超过膨胀的球囊的体积。

26.4.3　并发症

经皮后凸成形术是一种安全的术式，潜在的并发症包括出血、伤口感染、过敏反应、肋骨骨折、骨水泥渗漏以及肺栓塞、神经根刺激、脊髓受压或瘫痪。并发症的发生率最高可达10%。其他报道的神经并发症包括PMMA渗漏到硬膜外静脉系统和单体毒性引起的全身性低血压。然而，严格遵守手术指征和多次透视定位来确保骨水泥的安全弥散，经皮后凸成形术可获得较高成功率和患者满意度。

参考文献

[1] Singh H, Rahimi SY, Yeh DJ, Floyd D. History of posterior thoracic instrumentation. Neurosurg Focus. 2004; 16(1):E11.

[2] Stillerman CB, Gruen JP, Roy R. Thoracic and lumbar fusion: techniques for posterior stabilization. In: Menezes A, Sonntag VKH, eds. Principles of Spinal Surgery. New York, NY: McGraw-Hill; 1996:1199–1224.

[3] Greenberg MS, Baaj AA. Handbook of Spine Surgery. 2nd ed. New York, NY:Thieme; 2016.

[4] Kim YJ, Lenke LG, Bridwell KH, Cho YS, Riew KD. Free hand pedicle screw placement in the thoracic spine: is it safe? Spine. 2004; 29(3):333–342, discussion 342.

[5] Cuartas E, Rasouli A, O'Brien M, Shufflebarger HL. Use of all-pedicle-screw constructs in the treatment of adolescent idiopathic scoliosis. J Am Acad Orthop Surg. 2009; 17(9):550–561.

[6] Morales-Avalos R, Leyva-Villegas J, Sánchez-Mejorada G, et al. Age- and genderrelated variations in morphometric characteristics of thoracic spine pedicle: a study of 4,800 pedicles. Clin Anat. 2014; 27(3):441–450.

[7] McAnany SJ, Overley SC, Kim JS, Baird EO, Qureshi SA, Anderson PA. Open versus minimally invasive fixation techniques for thoracolumbar trauma: a meta-analysis. Global Spine J. 2016; 6(2):186–194.

[8] Sun XY, Zhang XN, Hai Y. Percutaneous versus traditional and paraspinal posterior open approaches for treatment of thoracolumbar fractures without neurologic deficit: a meta-analysis. Eur Spine J. 2017; 26(5):1418–1431.

[9] Court C, Vincent C. Percutaneous fixation of thoracolumbar fractures: current concepts. Orthop Traumatol Surg Res. 2012; 98(8):900–909.

[10]Galibert P, Deramond H, Rosat P, Le Gars D. Preliminary note on the treatment of vertebral angioma by percutaneous acrylic vertebroplasty. Neurochirurgie. 1987; 33(2):166–168.

[11]Bernhard J, Heini PF, Villiger PM. Asymptomatic diffuse pulmonary embolism caused by acrylic cement: an unusual complication of percutaneous vertebroplasty. Ann Rheum Dis. 2003; 62(1):85–86.

[12]Jang JS, Lee SH, Jung SK. Pulmonary embolism of polymethylmethacrylate after percutaneous vertebroplasty: a report of three cases. Spine. 2002; 27(19):E416–E418.

[13]Lee BJ, Lee SR, Yoo TY. Paraplegia as a complication of percutaneous vertebroplasty with polymethylmethacrylate: a case report. Spine. 2002; 27(19):E419–E422.

第 27 章 前入路治疗胸椎骨折

Robert Harper, Eric Klineberg

摘要

对于单纯后路无法完成减压和稳定的胸椎骨折，临床可行前路手术。骨折块进入椎管可造成脊髓或硬膜囊受压，引起神经损伤。由于前入路可以直接减压和显露受压神经，因此采用前入路行神经减压要优于单纯后入路。严重的椎体粉碎性骨折需要椎体切除和前柱稳定，所以前入路是最佳选择。下颈椎前路可经传统的颈前间隙、经胸骨、胸骨柄及锁骨下进入颈胸交界区域。开胸手术为胸椎骨折提供了充分的显露。开胸术中牵开肩胛骨遮挡可使上胸椎骨折得到显露。经腹膜后胸腹联合入路胸剥离膈肌，可显露胸腰段骨折。

关键词：颈胸段骨折，开胸术，胸段骨折，胸腰段骨折

临床精要

- 下颈椎前路手术仅适于必须从椎体前方显露或肋横关节切除困难时，一般指征是脊柱肿瘤全脊椎整块切除术。
- 由于后路固定牢固，所以上胸椎椎体骨折很少采用前路固定。
- 开胸术或胸腹联合入路用于合并骨折块累及椎管和神经功能损伤的胸椎骨折患者。
- 开胸手术不需要双腔气管插管，因为充气的肺可以很容易地从手术视野中牵开，造成的创伤比肺放气小。
- 在显露胸腰段脊柱时如果膈肌被游离，要注意关闭。
- 采用微创（经胸腔）显露骨折椎体相对容易，但是通过器械牵引复位固定较难；因此，要实现最终的稳定考虑首选后路椎弓根钉固定。

27.1 概述

胸椎骨折会严重破坏脊柱的结构。前柱承担脊柱轴向负荷的 80%（图 27.1a，b）。对于大多数胸椎骨折，首选后路固定。现有的后入路器械使我们能够实现脊柱坚强固定、骨折复位以及后方稳定（图 27.1c，d）。当后入路无法实现骨折的减压或稳定时，临床上可采用前入路。粉碎性骨折行椎体切除后，可采用大块植骨或钛网笼植入重建前柱的完整性。椎体骨折块突入椎管压迫脊髓或硬膜囊，可引起神经功能损害。后路器械和相关工具并不能实现所有的脊髓减压，前路手术可直接减压并显露脊髓和神经（图 27.1e，f）。McCormick 等制订一个评分系统，为胸腰椎骨折患者手术选择前路固定还是后路固定提供了理论依据。用于分类的主要特征包括粉碎骨折、后凸畸形和骨折爆散碎片。根据椎体粉碎的严重程度、脊柱后凸角度和骨折碎片的移位数量，分别赋予 1~3 分。研究发现总分 7 分或以上的骨折患者，如仅采用后路重建手术其失败风险增高，此时需要前路固定。胸腰椎骨折的前后路手术的对比研究发现：前路固定组脊柱稳定性更好、后凸畸形的矫正效果更满意，而后路固定组随访时矢状面矫形效果较差。Kaneda 对 150 例胸腰椎爆裂性骨折合并神经损伤的患者进行了随访研究（术后平均随访 8 年），发现通过前路减压、植骨和内固定，融合率达到 93%。95% 的患者神经功能至少提高了一个 Frankel 分级，72% 的患者神经功能完全恢复。一项多中心研究发现前路减压融合后膀胱功能改善明显优于后路。对于需要前路血肿清除和前柱固定的患者，如果行后路间接减压会延误骨折治疗。专家共识认为脊柱骨折前路的适应证包括：椎体后缘骨折碎块占据椎管容积 67% 以上，前柱粉碎合并后凸超过 30%，骨折超过 4 天。

27.2 颈胸段脊柱

颈胸段位于 C6~T3。由于处在颈椎前凸和胸椎后凸的过渡区域，创伤过程中是应力集中区域。颈胸段骨折发病率低，占所有脊柱骨折的 2.4%~4.5%。因此，前入路最常用于上胸椎脊柱肿瘤、骨髓炎和椎间隙感染的病灶清创。下颈椎前入路可显露 C7~T1 椎体；经胸骨和经锁骨入路可显露 T3 椎体。前路劈开胸骨的显露需要耳鼻喉科和心胸外科医生的协助。

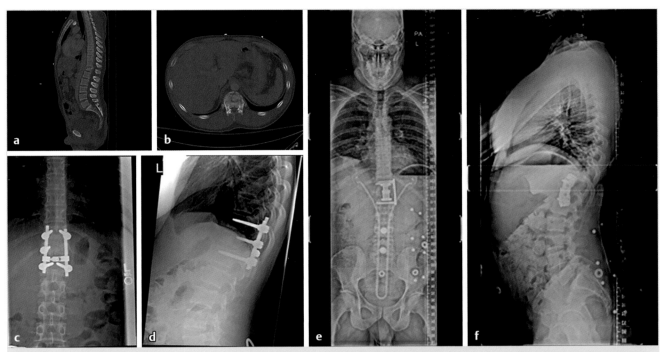

图27.1 （a）伴明显前柱粉碎性骨折、后凸畸形和骨折块突入椎管的T12骨折的矢状位CT。（b）伴骨折块突入椎管和明显侵犯椎管的轴位CT。（c）后路短节段固定后高度恢复良好的正位片。（d）后路短节段固定后高度恢复良好的侧位片。（e）前路短节段固定后高度恢复良好的正位片。（f）前路短节段固定后高度恢复良好的侧位片

27.2.1 下颈椎前入路

下颈椎前路手术采用仰卧位进入胸椎前方，通过在肩胛间区放置毛巾卷来收肩，手臂在两侧裹紧。然后将肩膀后伸固定在手术床上，使脊柱术中透视效果得到改善。头部后伸转向手术对侧以充分暴露入路侧。由于左侧喉返神经行走更容易保护，所以常采用左侧入路。切口沿着胸锁乳突肌的前缘延伸到胸骨上切迹（图27.2a）。如果达到T2~T3，切口沿胸骨正中矢状线延伸至第2和第3肋骨水平之间。切开皮肤及皮下组织，分离颈阔肌，显露胸锁乳突肌的胸骨柄头和锁骨头，胸锁乳突肌行骨膜下剥离并向外侧显露。然后以类似的方式切开胸骨舌骨肌和胸骨甲状腺肌，并在内侧显露。如有必要，可用摆锯或骨刀在锁骨中部或中内1/3处截骨，然后断开胸锁关节。

劈开胸骨可以使切口向尾侧延伸，显露胸骨骨膜，应用摇锯或摆锯纵向劈开胸骨柄和胸骨近端，然后在第2和第3肋间做横向切口（图27.2b）。必须注意不要使胸肋关节脱位，因为这会导致慢性疼痛。用自持式拉钩在胸骨柄和胸骨之间进行更深的

显露。钝性拉开并保护好胸腺和胸骨后结构。然后把气管和食管轻柔地拉向内侧，颈动脉鞘和颈静脉鞘向外侧牵拉。在椎前筋膜解剖显露C6~T3椎体时，应注意保护胸导管和喉返神经。

用钢丝或不可吸收线缝合胸骨和胸骨柄，可将引流管置于胸骨深处，如果去除了部分锁骨，则应将锁骨固定在原位。将肩胛肌和胸锁乳突肌先后缝合至锁骨远端附着体的附近，随后将颈阔肌和切口分层闭合。

27.2.2 并发症

颈胸段前入路最常见的并发症是食道牵拉引起的吞咽困难。喉返神经损伤也可发生，引起声带麻痹，发生率高达16.67%。其他并发症包括胸骨/胸骨柄的骨不连、大血管损伤、颈动脉鞘损伤、交感神经链损伤和气管/食管损伤。胸导管损伤导致乳糜漏是一种少见但严重的并发症。

27.3 上胸椎

开胸术能很好显露上胸椎，适用于T1~T4骨折

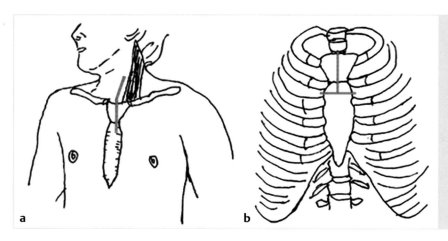

图 27.2 （a）沿着胸锁乳突肌前缘切开至胸骨切迹，然后纵向延伸至第 2 和第 3 肋骨之间。（b）胸骨正中切开术向胸骨角远端延伸 2 cm，在第 2 肋间隙横切

的前路手术。双腔气管插管可达到良好的肺隔离和单肺通气，经常需要提前放置胸腔引流管。如果需要从脊髓腹侧取出碎骨块，此时大多数可通过肋横关节切除来解决。此手术的禁忌证是严重的肺损伤，因为其可以影响单肺通气。通过该入路时还应当拉开肩胛骨，因此，经胸膜或经胸膜后入路可显露整个脊柱手术。

27.3.1 改良开胸入路

患者采用侧卧位。入路的切口位置选择由骨折和椎体水平决定。显露上胸椎时，右侧入路避开心脏、主动脉和大血管。将手臂外展并向前弯曲。手术侧的手臂可以放在叠放的毛巾上，也可以放在加了软垫的手架上，膝盖和肘应保持在微曲，使神经处于松弛状态。在腋窝下放置一个软卷。双腔气管插管可达到良好的肺隔离和单肺通气。曲棍球棒切口由 T1 棘突沿着肩胛骨的内侧和下缘向下（图 27.3），分离斜方肌和背阔肌，并向上拉开肩胛骨。

在开胸前术侧肺可选择性地放气使肺回缩，从胸腔内查找第 2 或第 3 肋骨以确定手术部位，术中可以透视来证实。骨膜下剥离并游离肋间肌和肋骨，注意保护肋骨下缘的神经血管束。肋骨剪用来尽可能远离前内和后外侧组织安全地切除肋骨，所切除的肋骨可用于骨折内固定植骨，用锉刀磨平肋骨锋利的末端，然后涂上骨蜡。

对于经胸膜入路的脊柱手术，通过分离肋骨床的胸腔内筋膜和胸膜壁层而进入胸膜腔。牵开器撑开肋骨，牵开过程中用海绵垫保护肺。一旦进入胸腔，可以看到深部的脊椎。交感神经链、肋间动脉和静脉位于脊柱前方的筋膜内。沿脊柱轴线切开覆盖在脊柱上的壁层胸膜，游离胸膜和骨膜，结扎肋间动脉和静脉并分置，此时完全显露骨折椎体和椎间盘。

从壁层胸膜逐层缝合，闭合切口前再次确认肺已张开。切除的肋骨可用钢丝或不可吸收缝线缝合，注意避开神经血管束。胸腔引流管放在第 9 肋间隙，并留置闭式引流。

McCormick 所描述的经胸膜外开胸术与切除肋骨的经胸膜开胸术术式相似。然而，经胸膜外开胸术是在肋骨床上分离胸腔内筋膜，显露壁层胸膜。分离并保护肋下神经血管束。钝性分离壁层胸膜与胸内筋膜，一直显露到肋关节部位。然后切开壁层胸膜显露脊椎，对于撕裂的胸膜要给予缝线修补。

经胸膜外入路的闭合首先要缝合椎前筋膜，肋骨缺损用钢丝或不可吸收缝线缝合，同时保护神经血管束。如果没有胸膜撕裂，则不需要胸腔引流管。当发生胸膜撕裂、胸腔渗漏或胸腔内气体污染时，必须使用胸腔引流管。术中发生的胸膜撕裂可通过麻醉医生提供正压通气来识别。

27.3.2 并发症

最常见的并发症是切口疼痛，以及长时间手术造成的严重并发症。据估计，30%~50% 的患者会出现开胸术后疼痛综合征。经常需要留置胸腔引流管，肺损伤是另一种罕见但严重的并发症。

27.4 中胸椎

开胸手术是进入胸椎前方的首选方法，适用于

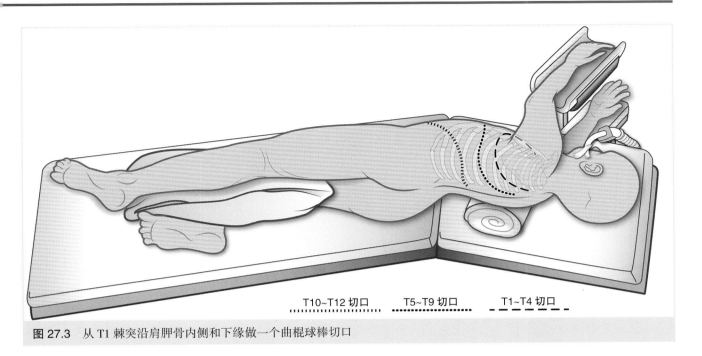

···········T10~T12 切口　············T5~T9 切口　－－－T1~T4 切口－－

图 27.3　从 T1 棘突沿肩胛骨内侧和下缘做一个曲棍球棒切口

T5~T12 骨折。双腔气管插管可达到良好的肺隔离和单肺通气，通气膨胀的肺术中可以很容易地牵开显露，其造成的创伤比肺放气回缩造成的创伤小。开胸手术的禁忌证是严重的肺损伤，其不能进行单肺通气或进入胸腔。与上胸椎入路一样，可以采用经胸膜切开入路或经胸膜外入路。

27.4.1　手术入路

患者采用侧卧位，切口位置的选择由骨折和椎体部位决定。中胸椎倾向于左侧入路，由于腔静脉管壁很薄，右侧入路一旦损伤腔静脉将很难修复，而在显露椎前牵拉主动脉等操作时能够更好地耐受。手臂应保持外展并向前弯曲的体位，术侧手臂可置于叠放的毛巾上，也可以放在有软垫的手架上。膝盖和肘保持微曲，腋窝下应放置一个软卷。双腔气管插管可达到良好的肺隔离和单肺通气。

切口应沿着骨折椎体对应的肋骨切开，从肋角沿肋骨走行至腋后线（图 27.4a）。术中透视确认切口部位。切开皮肤、皮下组织，分离背阔肌。锯齿肌需要根据手术部位从前面分开。在进入胸腔之前将肺选择性地放气回缩，采用骨膜下剥离游离肋骨，注意保护沿着肋下走行的神经血管束（图 27.4b）。肋骨剪是用来尽可能远离前内和后外的组织安全地切除肋骨。所切除的肋骨可用于骨折固定的植骨，肋骨锋利的末端用锉刀磨平，并在末端涂上骨蜡。

经胸膜外入路显露脊柱时，通过分离胸内筋膜和肋骨床壁层胸膜而进入胸腔。肋骨牵开器用于牵拉，进入过程中，使用带有海绵的牵开器来保护肺。一旦进入胸膜腔，切口深部可见脊柱和主动脉。沿脊柱轴线纵向切开覆盖在脊柱上的壁层胸膜，分离节段性血管与主动脉并远离主动脉固定，以防止血管松动和出血。胸内筋膜和骨膜分界明显，结扎肋间动脉和静脉并分置。此时完全显露骨折的椎体和椎间盘（图 27.4c）。

当进行椎体次全切除时，松质骨出血很严重。行椎体切除术最简单的方法是先确定上下节段的椎间盘，并尽可能切除椎间盘。然后用咬骨钳或骨刀去除椎体的中间 1/3，咬除松质骨时往往出血较多，我们通常用咬骨器和刮钥来完成此操作。确定腔道是下一个重要的步骤。椎间孔可作为硬膜囊解剖标志，而且由于畸形和骨折，椎间孔通常更靠后。将椎间孔作为椎体的后缘，切除椎弓根至椎间孔的骨质，以确定硬膜的边缘。压迫硬膜囊的骨块可以被推到远离椎管的椎骨缺损中。

如果选择椎间植骨融合，在体外按压后柱有助于恢复脊柱前凸（或减少脊柱后凸），并便于放置

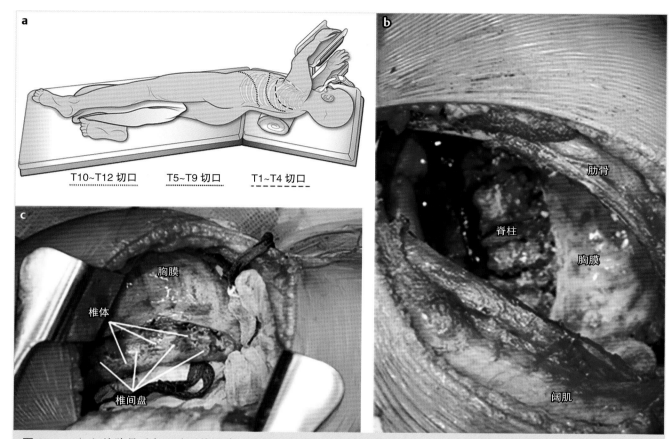

图 27.4 （a）从肋骨后角至腋后线沿待切除肋骨做切口。（b）将阔肌分开，剥离肋骨床至胸膜水平，分离胸膜显露切口深处的脊柱。（c）保护肺部，切开脊柱前方的胸膜，显露骨折椎体

更大的融合装置。另一种选择是，可膨胀钛笼可用于依次扩大和恢复正常脊柱序列，使用覆盖大部分终板的植骨/融合器来防止下沉，在这个交界区可以在试模的前方或者后方植入脊柱内固定。

从壁层胸膜开始逐层闭合，在关闭胸壁之前，闭合切口前再次确认肺已张开。切除的肋骨缺损可用钢丝或不可吸收缝线缝合，注意保护神经血管束。胸腔引流管放置在第9肋间隙，并连接闭式引流。

McCormick 所描述的胸膜外开胸手术与通过肋骨切除的经胸膜开胸手术术式相似。在胸膜外开胸术中，分离肋骨床上的胸腔内筋膜，显露壁层胸膜，分离并保护肋下神经血管束。切开胸膜壁层与胸内筋膜，充分显露到肋关节的水平。然后切开胸膜壁层显露脊柱，撕裂的胸膜都要用缝线修补。然后切开壁层胸膜显露脊柱，对于撕裂的胸膜要给予缝线修补。

胸膜外入路的闭合首先要复位椎体前的胸内筋膜，肋骨缺损用钢丝或不可吸收缝线缝合，同时保护神经血管束。如果没有胸膜撕裂，则不需要留置胸腔引流管。当发生胸膜撕裂、胸腔渗漏或胸腔内空气污染时，必须使用胸腔引流管，术中发生的胸膜撕裂可通过麻醉医生提供正压通气来识别。

27.4.2 并发症

疼痛是开胸术最常见的并发症。据估计，30%~50%的患者会出现开胸术后疼痛综合征。术后疼痛综合征很严重，疼痛可能会持续很长时间。胸膜外入路术后需要使用胸腔引流管。

27.5 胸腰段脊柱

胸腰段骨折是最常见的脊柱骨折，该区域在

创伤过程中应力集中。胸腰段脊柱的显露是指从T10~L2的骨折，所有脊柱外科医生应该很熟悉。根据骨折节段的不同，手术入路包括游离膈肌、进入腹膜后间隙和胸腔。双腔气管插管可达到良好的肺隔离和单肺通气，肺容易牵开而无须肺放气。开胸手术的禁忌证包括严重的腹部损伤和肺损伤，腹膜外科手术史的患者要特别关注，因为分离腹膜后间隙可能会受术后粘连的影响，通常需要普通外科或创伤外科医生的协助。

27.5.1　胸腰椎入路

可以用外固定架或支撑袋将患者固定在侧卧位，左侧入路在胸腰段更常用。从右侧进入术区受到肝脏影响，采用左侧入路可以避免牵拉腔静脉，因为其一旦损伤难以修复。双臂保持向前弯曲，肘部微曲，术侧手臂放在叠放的毛巾或手架上，在腋窝下放置一个软卷。膝和髋部弯曲以放松腰肌注意保护骨性突起部位。骨折的部位在手术床的折叠部，术中通过调整伤椎的侧弯可扩大肋间隙从而扩大显露，牵开后更容易放置植骨和融合器。

术中透视确认手术椎体，显露头端2个椎体至骨折椎体。沿肋骨的走行方向做斜行切口，切口从肋角开始，向前延伸（图27.5a）。对于腰椎骨折，暴露可沿腹直肌外缘向远端延伸，切开皮肤和皮下组织，电刀可用于深层组织的显露和止血，分开背阔肌并向后拉开，分离腹外斜肌并向前拉开，从肋骨表面骨膜下分开肋间肌，注意保护肋骨下缘的神经血管束，切除肋骨后显露更充分，并为脊柱固定提供植骨。用肋骨剪在前肋软骨连接处和后肋横关节处截骨，用锉刀磨平肋骨边缘并用骨蜡止血。

对于T10~T11处的骨折，膈肌留在原位，肺选择性地使肺回缩放气。显露肋骨床并确认壁层胸膜，肋骨牵开器用于牵拉，采用经胸膜或胸膜外入路到达椎体，采用带有海绵保护的弹性牵开器轻柔牵拉肺部。

对于经胸膜入路，用剪刀将壁层胸膜切开，进入胸腔，在最深处确认并显露出椎体。壁层胸膜覆盖着血管和交感神经链，左侧入路可见主动脉和食管，纵向分离胸膜，结扎节段血管。椎体切开应向前至前纵韧带，向后至肋关节，然后显露椎体行椎体切除。

采用胸膜外入路，显露胸内筋膜和壁层胸膜之间的间隔，沿间隙切开至椎体水平，向前延伸至前纵韧带。胸膜外入路可显露至T12或T11水平。

对于从T12~L1的骨折（图27.5b，c），需要游离膈肌以便显露椎体。切口前部分开腹外斜肌、腹内斜肌和腹横肌，继续分离腹横筋膜向下到达壁层腹膜。腹膜从膈肌的下表面向下延伸到膈肌脚和脊柱，然后游离膈肌。膈肌从胸壁前缘向下环形切至膈肌脚，预留一个1 cm的袖口作复位使用，标记缝合线留在适当的位置进行修复，向前牵拉膈肌并取下膈肌脚，将胸腔和腹腔连接起来，以显露脊柱，可通过胸膜后/膈脚后显露到达手术位置。钝性扩张三角形切口，并提供进入T12和L1水平的显露。对于L1和L2的显露，必须经骨膜下剥离腰大肌，以避免损伤神经根。然后，腰肌向后牵拉以显露椎体。

当进行椎体切除时，松质性出血可能很严重。进行椎体切除术最简单的方法是首先确定上下节段的椎间盘，并尽可能切除椎间盘（图27.5d）。然后用咬骨钳或骨刀切除椎体的中间1/3。在去除松质骨之前，出血可能会很严重，通常用咬骨器和刮钥去除骨质。确定通道是下一个重要的步骤，椎间孔可以为硬膜囊提供解剖定位，而且由于畸形和骨折，椎间孔通常比预期的更靠后。将椎间孔作为椎体的后部，切除椎弓根至椎间孔的骨质，以确定硬膜的边缘，压迫硬膜囊的骨块可以被推到远离椎管的椎骨缺损中。

如果选择椎间植骨融合，在手术野外按压后柱有助于恢复脊柱前凸（或减少脊柱后凸），并便于放置更大的融合装置（图27.5e）。另一种选择是，可膨胀钛笼可用于依次扩大和恢复正常脊柱排列。使用覆盖大部分终板的移植物/装置来防止下沉，脊柱内固定可以放置在试模前方或者后方（图27.5f，g）。

对于经胸膜入路，在闭合前确认肺充气，壁层胸膜在脊柱前方和胸壁处闭合，放置胸腔引流管，胸膜上的任何撕裂都可通过胸膜外入路修复，膈肌用不可吸收的缝合线复位，留置腹膜后引流，分层修复腹部肌肉，用钢丝或不可吸收缝线闭合肋骨缺损，同时保护神经血管束。

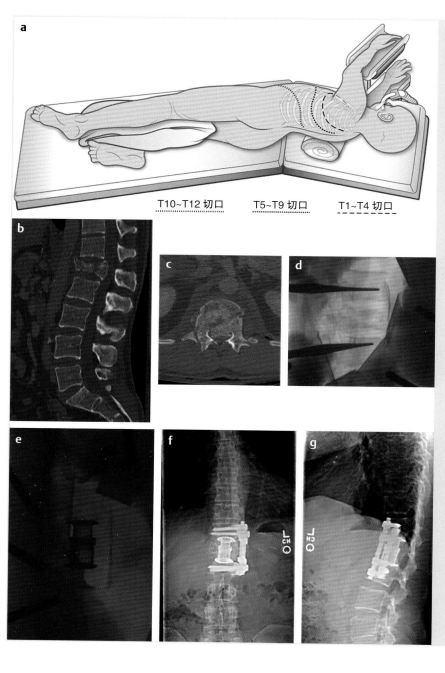

图 27.5 （a）切口以骨折为中心，从肋骨后角开始并弧形向前，亦可沿腹直肌向下走行。（b）L1 粉碎性爆裂骨折的矢状面 CT 显示骨折块突入椎管和椎体高度丢失＞50%。（c）L1 爆裂骨折的轴向 CT 图像显示骨折块突入椎管和＞67%的椎管侵犯。（d）术中椎体切除术前进行骨折节段的定位以进行椎管减压，并在椎间盘切除术前确定椎间盘。（e）术中放置可膨胀钛笼，恢复椎体高度，矫正后凸畸形。（f）前柱钛笼和节段内固定后的正位片。（g）前柱钛笼和节段内固定后的侧正位片，术后 2 年椎体高度丢失最小

T10~T12 切口　　T5~T9 切口　　T1~T4 切口

27.5.2 并发症

手术并发症包括入路内脏、膈肌和大血管损伤。

27.6 微创

脊柱外科微创手术对于降低手术相关的并发症发病率、减轻疼痛、快速康复具有重要的意义。通过胸腔镜辅助下小切口开胸手术可微创显露胸椎骨折，小切口开胸术是通过专用的工具完成的。

Buhren 等发现，微创开胸手术使患者术后疼痛减轻，住院时间缩短，功能恢复更快。Spiegl 等发现，在微创开胸术后 6 年未发现与入路相关的并发症，而 Kossman 等未发现与入路相关的术中或术后并发症。目前作者更倾向于不使用胸腔镜的辅助技术，转而采用小型开胸术，该方法通过专用的经腰肌间隙入路的牵开器工具来完成。这种无须胸腔镜辅助的微创、胸膜外或经腰肌间隙入路可前路显露胸腰椎并进行骨折治疗，疼痛和并发症发病率也较低。

27.6.1　入路

可以用外固定架或支撑袋将患者固定在侧卧位，左侧入路在胸腰段更常用。从右侧进入术区受到肝脏影响，采用左侧入路可以避免牵拉腔静脉，其一旦损伤难以修复。双臂向前弯曲，肘部微微弯曲，手术侧手臂放在叠放的毛巾或手架上，在腋窝下放置一个软卷，膝关节和臀部弯曲以放松腰肌。所有的骨性突起都得到很好的保护，骨折的中心置于手术床的间隙，这样损伤椎体的侧弯可扩大肋间间隙从而扩大暴露，并为移植物的放置提供牵拉显露。

透视检查用于验证手术节段，在皮肤上画出前后椎体。以椎体为中心作纵向切口，切开皮肤、皮下组织至腹外斜肌，沿肌纤维分开肌肉，向下显露至腹内斜筋膜的水平，手术入路继续延伸并通过腹内斜肌和腹横肌，其间有髂腹股沟神经和髂腹后神经通过肌层。

对于T10~T12，采用腹膜外入路，将壁层胸膜前移至骨折椎体处。对于T12~L1，可以采用膈肌和横膈膜后方、腹膜后上方和胸膜后下方间隙入路。对于L1以下的骨折（图27.6a，b），钝性分离腹膜后脂肪至腰肌，注意保护输尿管。对于胸腰段骨折，膈肌可以保留。对于L1或L2处的骨折，需要取下膈肌脚显露椎体。对于T11或T12处的骨折，在横膈膜处切开显露椎体。纵向切开腰大肌筋膜，钝性分离肌肉至椎体水平，注意保护贯穿腰大肌的神经血管结构。腰丛的L1~L2走行于L1~L2椎间

盘的后环。生殖股神经位于L3~L4水平头侧的肌腹中，在该水平以下出现，在肌肉的前表面上走行。固定在手术台安装臂上的自持式拉钩可用于清晰显露，椎体切除术和植骨融合术采用标准方式，然后，内固定可安装在椎体前或椎体后（图27.6c，d）。

逐层关闭切口，膈肌用不可吸收缝线缝合，引流管置于腹膜后间隙，腹肌分层闭合，经常需要留置胸腔闭式引流管。

27.6.2　并发症

由于手术操作和腰大肌分离而引起的暂时性屈髋无力是该入路最常见的并发症，这通常发生在下腰椎。由于腰丛神经的伸缩而引起的大腿近端感觉障碍也可能发生，这也通常发生在下腰椎。发生率低但较严重的并发症包括：通过直接损伤或长时间的伸缩对腰丛造成损伤所致下肢无力、内脏和大血管损伤。

27.7　结论

脊柱骨折的治疗可采用多种手术入路。对于后入路无法解决的严重粉碎性骨折或出现神经受压的骨折，前路手术是可行的。虽然前路手术可用于整个脊柱，但更适用于发生在胸腰段的骨折。相比传统的开放手术，微创入路手术是可行的，并具有一些优势。了解手术入路和常见并发症对制订最佳手术方案至关重要。

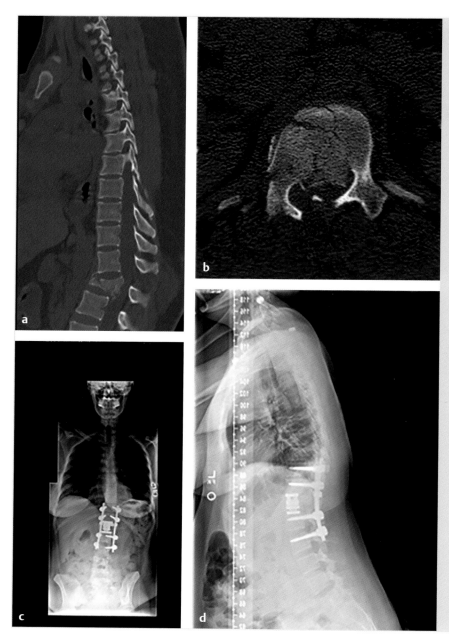

图 27.6 （a）伴明显前柱粉碎骨折、后凸畸形和骨折块突入椎管的 L1 骨折脱位的矢状 CT。（b）图 27.5b 的冠状位图像骨折伴骨折块突入椎管和明显侵犯椎管。（c）对于持续神经损害的骨折，MIS 椎体切除后和后路固定植骨融合装置置入后的正位片；神经损害在减压后完全消失。（d）MIS 椎体切除后和后路固定融合装置置入术后的侧位片

参考文献

[1] Kaneda K, Abumi K, Fujiya M. Burst fractures with neurologic deficits of the thoracolumbar-lumbar spine. Results of anterior decompression and stabilization with anterior instrumentation. Spine. 1984; 9(8):788–795.

[2] McCormack T, Karaikovic E, Gaines RW. The load sharing classification of spine fractures. Spine. 1994; 19(15):1741–1744.

[3] Hitchon PW, Torner J, Eichholz KM, Beeler SN. Comparison of anterolateral and posterior approaches in the management of thoracolumbar burst fractures. J Neurosurg Spine. 2006; 5(2):117–125.

[4] Sasso RC, Renkens K, Hanson D, Reilly T, McGuire RA, Jr, Best NM. Unstable thoracolumbar burst fractures: anterior-only versus short-segment posterior fixation. J Spinal Disord Tech. 2006; 19(4):242–248.

[5] Kaneda K, Taneichi H, Abumi K, Hashimoto T, Satoh S, Fujiya M. Anterior decompression and stabilization with the Kaneda device for thoracolumbar burst fractures associated with neurological deficits. J Bone Joint Surg Am. 1997; 79(1):69–83.

[6] Gertzbein SD. Scoliosis Research Society. Multicenter spine fracture study. Spine. 1992; 17(5):528–540.

[7] McCullen G, Vaccaro AR, Garfin SR. Thoracic and lumbar trauma: rationale for selecting the appropriate fusion technnique. Orthop Clin North Am. 1998; 29(4):813–828.

[8] Amin A, Saifuddin A. Fractures and dislocations of the cervicothoracic junction. J Spinal Disord Tech. 2005; 18(6):499–505.

[9] Liu YL, Hao YJ, Li T, Song YM, Wang LM. Trans-upper-sternal approach to the cervicothoracic junction. Clin Orthop Relat Res. 2009; 467(8):2018–2024.

[10]Lesoin F, Thomas CE, III, Autricque A, Villette L, Jomin M. A transsternal biclavicular approach to the upper anterior thoracic spine. Surg Neurol. 1986; 26(3):253–256.

[11]Miscusi M, Bellitti A, Peschillo S, Polli FM, Missori P, Delfini R. Does recurrent laryngeal nerve anatomy condition the choice of the side for approaching the anterior cervical spine? J Neurosurg Sci. 2007; 51(2):61–64.

[12]Mihir B, Vinod L, Umesh M, Chaudhary K. Anterior instrumentation of the cervicothoracic vertebrae: approach based on clinical and radiologic criteria. Spine. 2006; 31(9):E244–E249.

[13]Mulpuri K, LeBlanc JG, Reilly CW, et al. Sternal split approach to the cervicothoracic junction in children. Spine. 2005; 30(11):E305–E310.

[14]McCormick PC. Retropleural approach to the thoracic and thoracolumbar spine. Neurosurgery. 1995; 37(5):908–914.

[15]Angevin PD, McCormick PC. Retropleural thoracotomy. Technical note. Neurosurg Focus. 2001; 10(1):ecp1.

[16]Mongardon N, Pinton-Gonnet C, Szekely B, Michel-Cherqui M, Dreyfus JF, Fischler M. Assessment of chronic pain after thoracotomy: a 1-year prevalence study. Clin J Pain. 2011; 27(8):677–681.

[17]Hetmann F, Kongsgaard UE, Sandvik L, Schou-Bredal I. Prevalence and predictors of persistent post-surgical pain 12 months after thoracotomy. Acta Anaesthesiol Scand. 2015; 59(6):740–748.

[18]Spiegl U, Hauck S, Merkel P, Bühren V, Gonschorek O. Six-year outcome of thoracoscopic ventral spondylodesis after unstable incomplete cranial burst fractures of the thoracolumbar junction: ventral versus dorso-ventral strategy. Int Orthop. 2013; 37(6):1113–1120.

[19]Kossmann T, Jacobi D, Trentz O. The use of a retractor system (SynFrame) for open, minimal invasive reconstruction of the anterior column of the thoracic and lumbar spine. Eur Spine J. 2001; 10(5):396–402.

[20]Bühren V, Beisse R, Potulski M. [Minimally invasive ventral spondylodesis in injuries to the thoracic and lumbar spine]. Chirurg. 1997; 68(11):1076–1084.

第 28 章 骨质疏松性椎体压缩性骨折

Srikanth R. Boddu, Trong Huynh, Thomas Link, Athos Patsalides

摘要

椎体压缩性骨折是骨质疏松症的一种病理表现，严重影响个人健康，增加医疗费用。治疗的主要目标是控制疼痛、矫治后凸、预防现有的骨折恶化和新骨折的发生。以抗骨质疏松药物为主的内科治疗常作为一线治疗方案。然而，随着人们对椎体增强术（如椎体成形术和后凸成形术）认识的不断提高，治疗模式开始倾向于采用安全和微创的早期手术干预。在这一章中，我们描述了该病对目前卫生系统的负担、危险因素、药物治疗和外科干预等问题。我们讨论了椎体成形术和后凸成形术的治疗结果及潜在的并发症，并总结了该术式未来可能的发展方向。骨质疏松症和非骨质疏松性椎体压缩性骨折（如：创伤性、骨髓瘤和转移性骨折）在本章不做讨论。

关键词：椎体压缩性骨折，骨质疏松症，椎体成形术，后凸成形术，聚甲基丙烯酸甲酯

临床精要
- 骨质疏松性椎体压缩性骨折的流行病学和范围。
- 骨质疏松症的类型和相关的危险因素。
- 骨质疏松性骨折的内科治疗。
- 椎骨扩张治疗骨质疏松性骨折。
- 有关椎体增强术的文献回顾。

28.1 概述

骨质疏松症是引起脊柱骨折的主要原因，尤其好发于50岁以上的妇女中。根据世界卫生组织（World Health Organization，WHO）的定义，骨质疏松症是一种普遍存在的骨量降低、骨微结构破坏、易引起骨折的全身性骨骼疾病。在美国，大约有800万妇女和200万男性患上骨质疏松症，而另有3400万骨量降低的人患骨质疏松症风险较高。每年约有150万人患有骨质疏松性骨折，其中约70万人属于椎体压缩性骨折。

28.2 流行病学

在美国，大约25%的绝经后妇女和近5%的50岁及以上男性患有椎体压缩性骨折。椎体骨折的发生与年龄和骨质疏松有关。脊椎骨折的发病率在50~60岁的中年妇女中每年增加约0.9%，总体患病率约5%~10%。80岁以上的妇女发病率为1.7%，总体患病率＞30%。最常见的是高加索妇女，而在非裔美国人或亚裔男子和妇女中较不常见。鉴于有大量未被发现的椎体骨折，实际椎体骨折的发生率可能会更高。据估计，2014年美国老年（＞65岁）人口为4600万，到2060年预计将增加9800万以上，占总人口的24%。老年人是美国人口增长最快的人群，这种特定年龄的脊椎压缩性骨折的发病率和患病率很可能会增加。

28.3 对医疗保健的影响

椎体压缩性骨折对患者的肢体功能和生活质量有很大的负面影响。大约30%~40%的脊椎压缩骨折患者出现剧烈的疼痛和/或畸形（后凸症），每年导致15万人住院。在椎体骨折疼痛后的第一年，患者需要的初级保健服务是一般人口的14倍。对于面临独立功能丧失的老年人，除了生理上的限制外，椎体压缩性骨折还可能会给他们带来心理和情感上的负担。2001年，美国每年用于治疗脊椎骨折的医疗费用约为138亿美元，而且随着老年人口的增加，医疗费用也会随之增加。椎体骨折可致患者长期处于严重的疾病状态，总的医疗经济成本也远高于急性治疗的成本。

28.4 病理生理学

骨重塑主要受破骨细胞和成骨细胞的影响。雌激素水平降低，使得破骨细胞活跃，更多的骨质被吸收，导致骨皮质变薄。因此，当妇女进入绝经期，雌激素水

平下降时，骨丢失率增加到每年约 2%~3%。特别是在妇女进入绝经期之后，这种骨密度的降低，是导致妇女骨质疏松的主要原因之一。骨质疏松症有以下两种。

28.4.1　Ⅰ型骨质疏松症

通常见于年龄在 50~70 岁的绝经后妇女，称为绝经后骨质疏松症。由于雌激素的显著减少，骨吸收增加，这个过程通常造成骨小梁减少，导致手腕和椎体骨折。

28.4.2　Ⅱ型骨质疏松症

多数是 70 岁及以上的老年人，女性患病率是男性的 2 倍。Ⅱ型骨质疏松症也被称为"老年骨质疏松症"，包括骨小梁和皮质骨的变薄，并常导致髋关节和椎体骨折。

骨质疏松症可能是一个主要问题（Ⅰ型或Ⅱ型），也可能是另一个问题的次要原因。大约有 20% 的女性和 40% 的男性骨质疏松症是继发性骨质疏松症，如甲状腺功能亢进或淋巴瘤。继发性骨质疏松症的常见原因总结在表 28.1 中。

表 28.1　继发性骨质疏松症的病因

1. 内分泌疾病
   - 性腺功能低下
   - 库欣病
   - 甲状腺功能亢进
   - 甲状旁腺功能亢进
   - 糖尿病
2. 骨髓疾病
   - 多发性骨髓瘤
   - 肿瘤转移
   - 长期饮酒
   - 淋巴瘤
3. 结缔组织疾病
   - 成骨功能不全
   - 马方综合征
4. 胃肠道疾病
   - 吸收不良
   - 营养不良
5. 药物
   - 铝抗酸剂
   - 抗惊厥药
   - 化疗
   - 糖皮质激素
   - 甲状腺激素替代

28.5　危险因素

椎体压缩性骨折被认为是骨质疏松症的标志，许多危险因素是相同的。危险因素分为不可更改的因素和潜在可改变的因素。不可改变的危险因素包括高龄、女性、高加索人种族、痴呆症、易跌倒、成年骨折史和一级亲属骨折史。潜在的可改变的危险因素包括药物滥用、酗酒和 / 或吸烟、骨质疏松和 / 或雌激素缺乏、绝经早期或双侧卵巢切除、绝经前闭经一年以上、虚弱、视力受损、缺乏体育锻炼、低体重、钙和 / 或维生素 D 缺乏症。

28.5.1　骨密度降低

骨质疏松症和骨量减少症都与椎体骨折的发生密切相关，每当骨密度低于平均椎体 1 个标准差，风险就会增加约 2 倍。男性和女性的骨密度在 40 岁后开始下降，绝经后的女性下降更快。WHO 将骨质疏松定义为双能 X 射线吸收法（Dual-Energy X-ray Absorptiometry，DEXA）的 T 评分 < –2.5 分。虽然椎体骨折在骨质疏松患者中最常见（T 评分 < –2.5 分），但在 60 岁以上骨量减少但不符合骨质疏松标准（–2.5 < T 评分 < –1.4）的妇女中，18% 的妇女也可能出现椎体骨折。据统计，超过 1/3 的绝经后椎体压缩性骨折发生在骨量减少的妇女中，但他们不符合骨质疏松症的标准。

28.5.2　椎体骨质疏松性骨折

如果患者曾有过骨折，患脊椎骨折的风险约高出 5 倍，而在患有初次椎体骨折的骨质疏松绝经后妇女中，有 20% 的人在一年内发生了椎体骨折。髋部骨折的患者也有很高的风险发生其他的骨质疏松性骨折。两次椎体压缩性骨折史是绝经后妇女未来椎体骨折的最强有力的预测因素。澳大利亚一项超过 4000 例男性和女性的研究报告显示，在初次的骨质疏松性骨折之后，男性和女性在第一次骨折后的 10 年内骨折的发生率是相似的。

28.5.3　生活方式与环境因素

除了遗传因素，许多生活方式和环境因素都会增加患骨质疏松症的风险。包括缺乏锻炼和低体重指数、钙摄入不足、维生素 D 水平低、糖皮质激素药物应用、吸烟和过量饮酒。此外，癌症的脊椎转移、终末期肾脏疾病和甲状旁腺功能亢进也是脊椎压缩性骨折的易感因素。

28.6　骨质疏松性骨折后遗症

28.6.1　高度丢失

随着骨质疏松性椎体压缩性骨折的发生，每个椎体往往丢失至少 15%~20% 的高度。因此，在连续骨折的情况下，个体可能会失去明显的高度。这种高度的丧失改变了背部的肌肉结构，并引起肌肉疼痛，骨折愈合后疼痛还会持续。胸椎后凸（驼峰，或驼背），骨折通常发生在椎体的前部，椎体后部的高度不变，导致脊柱楔形改变。当塌陷椎体的前部融合在一起时，脊柱向前屈曲，造成后凸畸形和驼背。

28.6.2　肺功能损害

根据 1998 年的一项研究，胸椎骨折患者的肺功能明显下降。因为胸背部的进行性后凸，每一个胸背或上背部骨折都会导致 9% 的肺活量丧失（美国呼吸疾病杂志）。

28.6.3　腹部隆起

由于椎体骨折导致患者脊柱高度降低，腹部内容物被压缩至缩小的空间内，导致内脏受压。因此，腹部会凸出，造成体重增加的假象。

28.6.4　肠胃并发症

缩短的脊柱也可压缩到胃，出现易饱症，便秘或其他问题导致体重减轻。

28.6.5　颈痛

严重的胸椎后凸症患者驼背行走时需要伸长脖子向前，这会导致颈部疼痛。

椎体压缩性骨折的其他后遗症包括长期不活动、深静脉血栓形成、进行性肌无力、丧失独立性、情感和社会问题。

28.7　死亡率

据报道，椎体压缩性骨折患者的死亡率比年龄无差异的对照组高出约 15%，这些患者的死亡率低于髋部骨折 1 年死亡率（15%），相当于 2 年髋部骨折死亡率（20%），与髋部骨折患者相比，椎体压缩性骨折的 5 年死亡率是下降的，其中过早死亡的最常见原因是肺病、肺气肿和肺炎。

28.8　临床表现

只有大约 1/3 的脊椎骨折被确诊，因为许多患者和家属认为背痛是关节炎或衰老的正常现象。因此，对于 50 岁以上的急性发作性下腰痛患者，应怀疑有压缩性骨折。大多数患者会把一个特定的伤害作为骨折的原因，但对于严重骨质疏松的患者，发生脊椎骨折很简单，例如走出浴缸、剧烈打喷嚏、提起轻物，或肌肉收缩便可导致骨折，30% 的压缩性骨折发生在患者卧床时。中度骨质疏松的患者，需要更严重的创伤才能导致骨折，例如从椅子上摔倒、绊倒，或举起重物。

有症状时，患者主诉突然出现严重的、局灶性的背痛，这种背痛可能沿肋间神经分布，向后外侧放射。脊椎支撑着身体重量的 80%，所以当坐起来、站着或走动时疼痛通常会更严重，躺下时疼痛会有所改善。这被描述为机械性轴向背痛，可以通过病史来区别于其他腰痛，如骨关节炎疼痛，与肿瘤相关的病理性疼痛，以及腰椎劳损。

椎体压缩性骨折通常发生在脊柱的中胸或胸腰椎结合部。虽然非常罕见，但少数出现骨折碎片的后移，可能会导致脊髓或马尾的压迫，并导致下肢无力和感觉丧失，甚至是大小便失禁。视发病的严重程度和速度而定，这可能构成外科急症。

压缩骨折导致的高度损失可能导致脊柱后凸畸形，特别是对于高度损失较大的多发性压缩骨折，这可能导致局灶性或全身性矢状位失衡，甚至在骨折愈合后也可能导致慢性背痛，并加速邻近脊柱节段的退变。进行性的身高下降也会导致椎旁肌肉的缩短，需要长时间的主动收缩来维持姿势，导致肌肉疲劳引起疼痛。急性骨折愈合后，这种疼痛可能会持续很长时间。背痛和伴随的疲劳会严重限制患者的生活质量和日常生活能力。此外，严重的后凸畸形甚至可能限制腹腔，影响肺活量以及减少营养摄入，影响患者日常行动。

28.9　影像学诊断

28.9.1　平片

许多影像学检查可用于脊椎压缩骨折的诊断。正位和侧位平片是对疑似压缩性骨折进行的初步影像学检查。平片表现为透明度增加，平行骨小梁丢失，皮质厚度减少，但终板和垂直小梁相对不透明度增加，提示骨质减少。与已有的脊柱 X 线相对照，临床医生可以诊断和判断脊椎骨折的年龄。

X 线片显示，椎体高度下降 20% 或以上，或至少比基线高度下降 4 mm，被认为是压缩性骨折的阳性结果。压缩性骨折可根据受影响的椎体部位进行分类：楔形（前或后）或双凹骨折。根据压缩性骨折（高度丢失）的严重程度，将椎体压缩骨折分级为：Ⅰ级（< 25%）、Ⅱ级（25%~50%）、Ⅲ级（50%~75%）和Ⅳ级（> 75%）。在完全压缩性骨折的病例中，后部和前部高度都有所降低。因为 20%~30% 的椎体压缩骨折是多发的，所以对整个脊柱成像是很重要的。当骨折多发时，骨折发生在不同的水平或在 1~5 个连续的椎体，尤其是在保守治疗下但仍在进展时，连续平片可用于鉴别日益恶化的椎体压缩性骨折。

28.9.2　计算机断层扫描

无造影剂计算机断层扫描（CT）可以更好地描述骨骼解剖，评估高度损失，碎片移位和椎管损伤。无造影剂 CT 是评价椎体后方皮质完整性的最佳研究方法，而保证椎体后方皮质完整性对防止骨水泥逆行漏入椎管至关重要。然而，却增加了患者的费用，及遭受的辐射。CT 扫描也可区分具有游离空气的急性骨折和皮质化的存在慢性骨折。

28.9.3　磁共振成像

磁共振成像（MRI）是判断骨折年龄的最佳研究，因为它可以显示急性骨折的骨性水肿。此外，MRI 还可以评估脊髓或神经根受压引起的神经损害。

MRI 短 τ 反转恢复序列也能显示椎体韧带复合体的完整性，这在骨折稳定性的外科评估中具有重要意义。对比 MRI 结果将发现肿瘤继发性病理性骨折。其他较不常用的影像学检查包括骨扫描，可以显示在骨折处的吸收增加。

28.9.4　双能 X 线吸收计量法（Dual-energy X-ray Absorptiometry，DEXA）

微小外力导致的自发性椎体压缩骨折和无外伤史是骨质疏松症的典型表现。在初次影像学诊断骨折后，骨密度应该用 DEXA 扫描来评估，这是骨质疏松诊断的金标准。骨密度检测是通过低能量 X 线通过靶骨（例如脊柱、髋部或手腕）产生的。这些值与作为基线的青年人口的数值相比，会产生一个"T 评分"。T 评分 > –1 被认为是正常的；–2.5 < T 评分 < –1 之间的分数被认为是骨量减少；T 评分 < –2.5 的分数被认为是骨质疏松症。对于 T 评分标准差的每低 1 分，脊柱骨折的风险就会增加 2.5 倍。"Z 评分"可以通过与年龄和性别匹配的对照组作为基线进行比较。一个异常高或低的 Z 分数即表明可能需要再进行额外的检查。根据国家骨质疏松基金会，建议在以下情况下进行骨密度测试：（1）所有 65 岁以上的妇女；（2）绝经后 65 岁以下妇女具有多重危险因素；（3）更年期时，未决定是否采用激素替代治疗；（4）脊柱 X 线异常；（5）长期口服类固醇；（6）甲状旁腺功能亢进（甲状旁腺过度活跃）。

28.9.5　骨扫描

核医学骨扫描在骨质疏松性骨折的整个检查中是有用的，特别是当症状不典型时。它对诊断骶骨功能不全骨折特别有帮助，这在骨质疏松症中很常见，但在 X 线片上很难看到。在骨扫描上，它们表现为横过骶骨的 H 形或蝶形放射性示踪剂活性增加。骨扫描还可以区分急性和陈旧的压缩性骨折，因为新的骨折会出现热点。

28.10　医疗管理

最初的医疗管理由初级保健人员进行。确定骨折稳定与否很重要。稳定的骨折不会因生理性作用

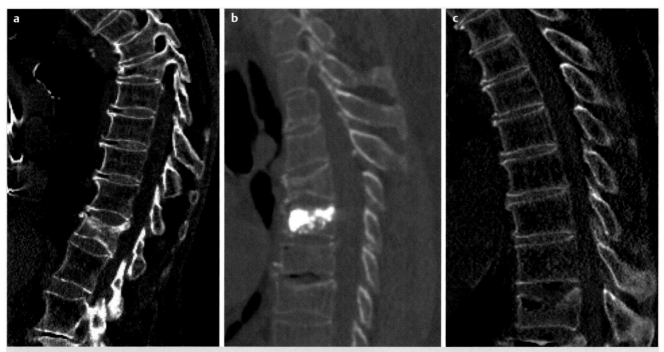

图 28.1　多发胸椎压缩性骨折的 CT 表现。（a）多节段胸椎压缩性骨折伴高度丢失及后凸畸形。（b）患者曾行脊柱后凸成形术，手术节段的上下邻近椎体出现新的压缩性骨折。（c）下段胸椎压缩性骨折伴椎体内裂隙，不伴后凸畸形

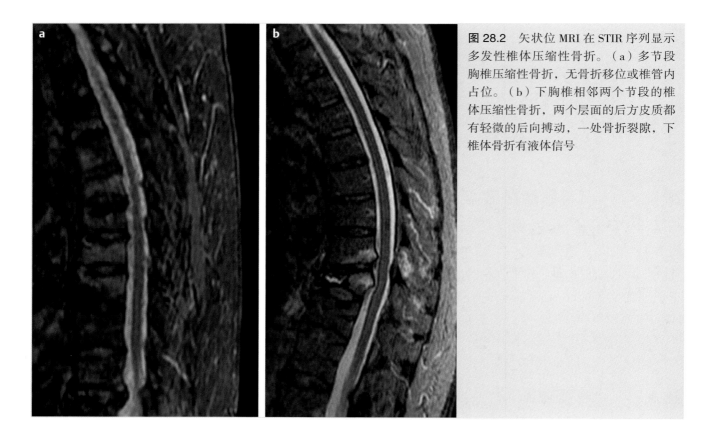

图 28.2　矢状位 MRI 在 STIR 序列显示多发性椎体压缩性骨折。（a）多节段胸椎压缩性骨折，无骨折移位或椎管内占位。（b）下胸椎相邻两个节段的椎体压缩性骨折，两个层面的后方皮质都有轻微的后向搏动，一处骨折裂隙，下椎体骨折有液体信号

力或运动而移位。好在，压缩性骨折通常是稳定的。传统治疗是非手术性和保守性的。保守治疗可尝试进行6周，这可能需要与其他医疗人员进行协作，包括内分泌科医生、物理治疗师，以及疼痛专家。医疗目标应包括疼痛控制、在有效支撑和康复下早期活动，以预防骨折为目标提高骨质量。

28.10.1 疼痛控制

在对椎体压缩性骨折进行初步评估和诊断后，治疗的目的应该是控制疼痛，避免长期卧床，并指导患者早期活动。急性疼痛控制可以包括非甾体类抗炎药（Nonsteroidal Anti-Inflammatory Drugs，NSAIDs）、肌肉松弛剂、麻醉止痛药、三环抗抑郁药、局部镇痛贴片、肋间神经阻滞和经皮神经刺激治疗。NSAIDs没有镇静作用，通常作为治疗背痛的一线药物。然而，NSAIDs能显著增加老年人胃肠道出血（证据水平A，随机对照试验（Randomized Controlled Trial，RCT），增加高血压和冠状动脉疾病患者发生心脏疾患的风险，所以必须谨慎使用。NSAIDs对骨折愈合也有理论上的抑制作用，但在实际研究中并没有出现这种情况。当NSAIDs不足时，阿片类药物和肌肉松弛剂可能提供强有力的缓解，但对老年患者有明显的镇静作用，需要谨慎平衡依赖风险。仔细观察肠蠕动和肠鸣音非常必要，如果没有肠蠕动和肠鸣音，患者可能需要重新评估和治疗肠梗阻。

28.10.2 改善骨质

如今，有充足的证据表明，诊断和治疗骨质疏松确实减少了椎体压缩性骨折的发生率（证据水平A，RCT）。治疗骨质疏松症的药物包括双膦酸盐、选择性雌激素受体调节剂、重组甲状旁腺激素和降钙素，这些药物是通过抗吸收或成骨机制发挥作用的。双膦酸盐阿仑膦酸钠因其良好的安全性和降低骨折风险的有效性而成为一线药物。激素替代疗法可能是年轻的绝经后妇女的一种选择。虽然充足的钙和维生素D不能完全降低骨折风险，但补充钙和维生素D还是必要的。可通过随后的DEXA扫描进行随访以监测其治疗效果，但通常需要2年的治疗期才能检测到骨密度的改善。家庭医生应在其社区发挥领导作用，评估和处理那些可能增加老年人椎体压缩性骨折发生率的因素，如不适当或过度用药、使用约束、不安全的家庭环境和身体虐待。

有趣的是，几种治疗骨质疏松症的药物在缓解急性疼痛方面也发挥了作用。多个RCT研究中发现，降钙素使急性压缩性骨折的疼痛得到缓解。双膦酸盐在急性疼痛控制方面也显示出类似的疼痛改善。与安慰剂、激素替代疗法或阿仑膦酸盐相比，使用重组甲状旁腺激素的患者腰痛症状也得到缓解。

28.10.3 物理治疗法

应避免长期卧床，尤其是在老年患者，以尽量减少深静脉血栓形成和肺栓塞的风险。理疗有助于急性期患者早期下床，及预防未来症状加重。因此，所规定的锻炼应该有两个目的：（1）加强患者的支持性轴向肌的力量，特别是脊柱伸肌；（2）训练患者的本体感觉反射，以改善姿势和行走，减少未来跌倒的可能性。

竖脊肌通过平衡脊柱前倾的生物力学倾向，在维持正常姿势的后张力带中起着至关重要的作用。这种功能恰好减少了椎体的机械压力。因此，加强脊柱伸肌的力量可以改善腰椎前凸，从而减轻急性骨折的疼痛，及后凸畸形相关的慢性背痛。

虽然重复机械负荷会刺激骨原形成（Wolfs定律），并改善患者的骨质量，但这样的负荷参数需要在受损骨的生理能力范围内。在老年椎间盘退变患者中，各种形式的剧烈的脊柱屈伸运动对椎间盘的影响很大程度上传递给了椎间盘。绝经后骨质疏松妇女经腹屈曲训练后发生进一步骨折的风险为89%，而背部伸展锻炼仅为16%。脊柱屈曲练习已经证明减少了一些对腰痛的保护机制。练习的重点应该是加强背部伸展，可能包括加权或非加权俯卧位。伸展运动、椎管旁肌肉等长收缩和上肢的小心负荷。

28.10.4 支撑装置

支撑是治疗脊柱骨折的常用方法，大多数RCT检查支架都是以急性外伤性爆裂骨折为基础的。正因为如此。对于其在骨质疏松性压缩性骨折中的应用尚无共识。胸段脊柱骨折可采用TLR矫形器治疗。脊柱矫形器的使用保持中立的脊柱排列和限制屈曲，从而减少轴向负荷在骨折的椎骨。此外，支架可以减少椎管旁肌肉的疲劳和肌肉痉挛的缓解。一项关于使用 TLO 支架治疗骨质疏松性压缩骨折 6 个月的前瞻性随机试验发现，治疗组躯干力量、姿势和身高均有改善，最终具有更好的生活质量和日常生活能力。

刚性支架的潜在故障包括患者迪斯科堡垒，这可能会降低患者的依从性。这些患者，典型的老年人和体弱，是在危险的皮肤崩溃，如果支撑边不小心填补。此外，过于严格的支架可能会阻碍患者的呼吸量。最后，随着支撑时间的延长，躯干和椎管旁肌肉的剥离和萎缩有可能发生。许多做法，包括我们的做法，已经从恢复修复刚性支撑，转向重量轻，软支撑。除严重畸形外。

28.11 外科管理

经皮椎体成形术（PVP）于 1984 年在法国开展，旨在减少椎体压缩骨折患者的疼痛和功能丧失。1998 年，美国食品和药品监督管理局（FDA）批准了 kyphx 球囊扩张器，通过在椎体中创建一个空腔然后在空腔中填充骨水泥来纠正椎体骨折导致的后凸畸形。

椎体成形术和椎体后凸成形术都是将骨水泥直接注射到骨折骨中治疗骨质疏松性椎体骨折的外科微创手术。骨水泥注入后大约 10 min 内硬化，凝结骨折椎骨的碎片并立即提供稳定和缓解疼痛。椎体后凸成形术包括一个额外的步骤，在将骨水泥注射到骨折椎体内之前，在椎体内放置一个球囊进行扩张。椎体后凸成形术之所以如此命名，是因为它尝试直接减少由椎体塌陷引起的脊柱后凸畸形。此步骤的目的是恢复椎体骨质的高度，从而减少脊柱的畸形。大多数患者在术后会恢复正常的日常活动。

28.11.1 适应证与对比

对保守治疗无效或疼痛严重的骨质疏松性椎体骨折患者是外科治疗的适应证。椎体成形术和椎体后凸成形术是低风险、微创的经皮手术，用于治疗骨质疏松性椎体压缩性骨折，可显著缓解疼痛和改善身体机能。保守治疗 6 周后仍持续疼痛或在随访X 线片中显示骨折进展的患者，应考虑进行椎体增强手术。椎体增强手术适应证是在骨折区域有明显的背痛和压痛，并且随着机械轴向负荷的增加而增

加。影响椎体后凸成形术早期干预的因素，即在骨折的前 2 周内包括：

1. 止痛药控制不良的严重疼痛；
2. 严重的功能限制，例如无法站立或行走；
3. 高度损失较大、角度畸形较大的骨折；
4. 进行性塌陷的骨折；
5. 位于胸腰段交界处；
6. 多发骨折（图 28.3）；
7. 既往有压缩性骨折的患者发生新骨折。

椎体骨折应处于骨折愈合前的急性或亚急性期。在完全塌陷的椎体内进行椎体成形术或椎体后凸成形术极具挑战性。如果 CT 显示椎体后壁骨折，则骨水泥渗入椎管的风险会明显增加。绝对禁忌证是伴有神经系统损害的椎体骨折，因为这可能会随着骨水泥的注入而神经功能恶化。在这些情况下，合适的手术方式是行减压和内固定的开放式手术。其他禁忌证包括骨折部位的活动性骨髓炎或对骨水泥过敏。应评估患者的心肺储备功能，因为他们需要在俯卧位时耐受深度镇静或全身麻醉，尤其是在多节段病变，因为手术时间延长、肺脂肪栓塞的风险增加。

28.11.2 椎弓根成形术

椎体成形术包括透视引导下经椎弓根插入空心套管针，将不透射线骨水泥（通常为聚甲基丙烯酸甲酯（PMMA）注入骨折椎体。在上胸椎椎弓根可能非常小，偶尔采用椎弓根外入路，即在内侧肋骨头和椎弓根外侧边缘之间插入套管针。手术目的是为受损的小梁骨提供结构支撑，并恢复丢失的椎体高度。手术通常使用两套穿刺系统，选择双椎弓根入路以获得更均匀的骨水泥分布（图 28.4）。对于有挑战性的患者，单侧椎弓根路是缩短手术时间的一种替代方法（图 28.5）。尤其是在单侧椎弓根路时，使用 Mac-Erator 或可弯曲骨水泥注入器以便获得骨水泥在椎体内更好的分布（图 28.6）。

对于胸椎压缩性骨折，患者通常将手臂伸向头顶，或者对于腰椎，将手臂置于侧面，以避免手臂在拍侧位片时重叠在脊柱上。理想情况下，俯卧位患者可以同时使用两台透视机，以便同时进行正侧位的透视，避免了频繁的透视检查，节省了时间，并减少了术中污染的机会。我们的标准做法是，术前 2 mg 头孢唑林静脉注射或 600 mg 克林霉素静脉

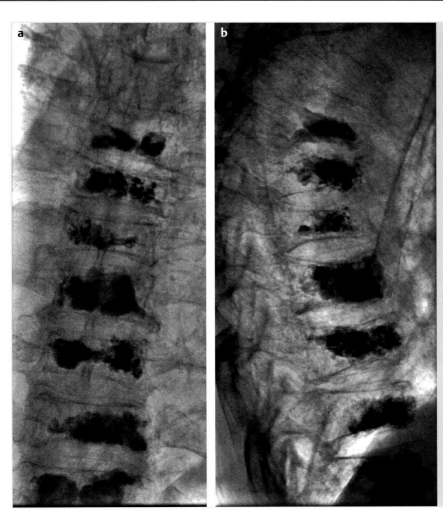

图28.3 胸椎平片的正位(a)和侧位(b)透视显示，重度骨质疏松症引起的多节段胸椎压缩性骨折，行分期椎体后凸成形术

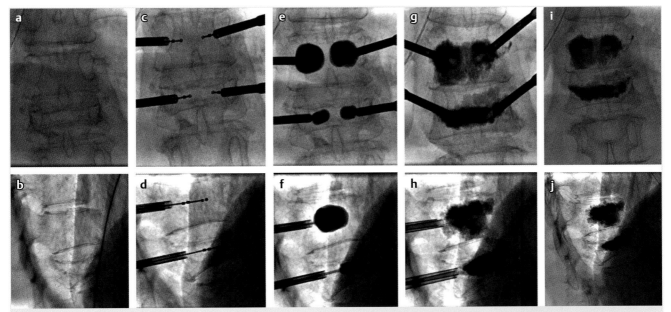

图28.4 对两个相邻节段的椎体压缩性骨折行脊柱后凸成形术的标准双侧经椎弓根入路。正面和侧面投影显示两个相邻椎体压缩骨折（a，b），穿刺套筒和球囊放置（c，d），球囊膨胀（e，f），骨水泥注射（g，h）。注意右侧椎旁静脉（i，j）的水泥渗漏极少

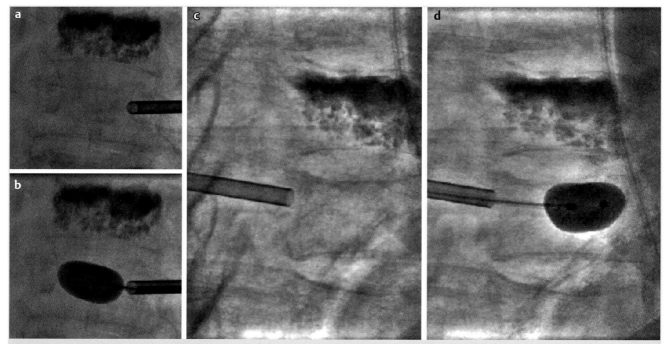

图 28.5　一名既往曾行脊柱后凸成形术的患者，本次临近椎体再次压缩性骨折，由右侧椎弓根入路行椎体成形术的正位（a）和侧位（c）透视。单个球囊穿过中线的正位（b）和侧位（d）透视

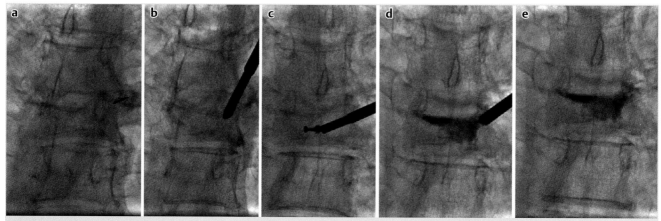

图 28.6　脊柱后凸成形术右侧椎弓根入路的正位透视，显示穿刺针定位（a）、套筒插入（b）、Macerator 放至椎体中部（c）和骨水泥注射（d，e）

注射，将感染风险降至最低。术前 CT/MRI 可以确定有无胸腰椎变异，如无肋骨胸椎、骶骨腰化或腰骶骨化，这对准确定位是准确定位目标压缩性骨折的节段至关重要。具有轮廓清晰的终板和椎弓根的良好前后位图像，以及双侧重叠椎弓根的侧位图像，对于手术定位至关重要，在穿刺时，椎弓根轴位影像可以更好地显示椎弓根的宽度，正位影像良好的显示肋椎关节，有助于区分椎弓根路径即椎弓根外路径。正位片用于确认穿刺的内外，侧投影用于穿

刺的上下，指导穿刺针的初始穿刺位点和后续前进。随后，在正位和侧位图像指导下将穿刺针进入塌陷的椎体中，注意避免内侧或外侧壁发生骨折。

通常情况下，在椎体成形术中穿刺针到达椎体前半部，椎体后凸成形术穿刺针到达椎体后部 1/3 处。我们经常通过穿刺针对患者进行骨活检，以确认良性骨病理，并排除隐匿性恶性肿瘤。后凸成形术在注入水泥之前增加了一个额外的步骤，在刺入椎体后，将充气球囊塞进骨折并扩张。本步骤的目的是

对松质骨进行塑形，为骨水泥注射创造一个扩张的腔，对恢复椎体高度具有重要的作用。充气的程度取决于监测压力、充气量以及透视压力下球囊和椎体的外观。

压力不应超过 300 psi 的上限，并且通常保持在 220 psi 以下。在充气过程中，最大容积膨胀范围为 4~6 mL，连续透视图像监测球囊的适当扩张，确保与皮质终板有足够的接触，但避免侵犯皮质终板。一旦形成膨胀腔。不透光的水泥是按递增体积顺序注入的。在注射过程中需要拍摄多个图像，以确保椎管内有等量的腔内充盈和不发生骨水泥的退变。

28.11.3　潜在并发症

通常，椎体增强术是作为一个门诊手术具有良好的耐受性。患者可在手术后 24 h 内缓解腰痛。报告总体的并发症发生率在骨质疏松性压缩性骨折中尤其低（＜4%）。但肿瘤性病理性骨折并发症的发生有所增加，但有症状的并发症发生率仍少于 10%。骨水泥渗漏（图 28.7）进入椎管或神经孔是罕见的（0.4%~4%），往往是无症状或短暂的。但重要的是要认识到什么时候发生，因为它可能导致剧烈的神经根性疼痛或肌力减弱。如果损伤位置高到足以影响脊髓或脊髓圆锥，它甚至可能导致尿失禁，这是一种紧急情况，需要手术减压。骨水泥也可以渗透到椎管旁肌肉。这通常是无症状的，但在极罕

见的情况下，可能会进入静脉系统并最终导致肺栓塞，增强椎体的相邻椎体可能发生骨折，Hadley 等推测，这是由于相邻水平椎体的刚度增加。对骨水泥治疗术后的骨的实验研究表明，注入 PMMA 不会改变骨的硬度，但尚未进行人体研究。Zhan 等最近的荟萃分析证实，既往做过椎体增强术的患者无相邻椎体骨折的额外风险。骨质疏松症是一种慢性、进行性疾病，由于骨质疏松引起的骨强度丧失，发生骨质疏松性骨折的患者发生额外骨折的风险增加。骨质疏松症是一种慢性进行性疾病。

28.11.4　治疗结果

椎体后凸成形术和椎体成形术是安全和有效的，旨在减轻疼痛。防止脊椎进一步塌陷，恢复患者的活动能力。治疗后患者疼痛可以改善 95%，功能明显改善。后凸成形术提供了恢复骨折椎体高度的额外优势，这可能有助于减少与这些骨折相关的肺、胃肠道和早期并发症。后凸成形术可提高骨折椎体的高度，如果在骨折开始后 3 个月内（疼痛开始）进行，则后凸畸形可矫正 50% 以上。如果手术在 3 个月后进行，身高虽然没有明显改善，但临床症状也有 95% 的改善。

尽管有大量的研究来进行椎体增强术与药物治疗之间的比较，仍然存在重大争议。总的来说，鉴于椎体成形术的历史较长，关于椎体成形术的研究

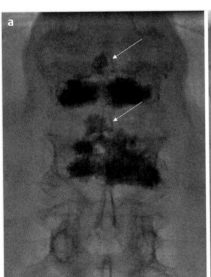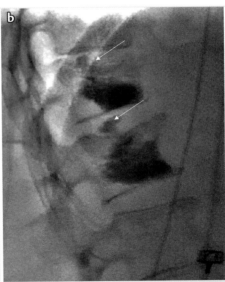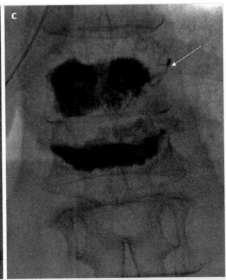

图 28.7　正位（a）和侧位（b）透视显示骨水泥渗漏到相邻椎间盘中（白色箭头），（c）可以骨水泥渗漏到右侧椎旁静脉中（白色箭号）

比后凸成形术的研究要多。McGirt 等在 2009 年发表了对所有椎体增强结果的 20 年回顾，包括 74 项（一级）骨质疏松压缩椎体成形术证据，35 项骨质疏松性骨折后凸成形术证据，以及 18 项肿瘤相关骨折证据，这些均为 IV 级证据。作者发现，一级证据表明椎体成形术在头 2 周的疼痛控制优于药物治疗，II ~ III 级证据表明，3 个月内，止痛药的使用、功能状态和一般情况等方面有更好的结果在 2 年内。II ~ III 级证据表明，疼痛和身体功能达到了相似的水平。关于后凸成形术与药物治疗相比，II ~ III 级证据表明，在 6 个月时，在日常活动、身体功能和疼痛控制更有优势。

VERTOS 试验

VERTOS 是第一批 RCT，仅对 34 例患者进行短期疗效报告，评估了经皮椎体成形术治疗的疼痛性骨质疏松性椎体压缩性骨折患者和最佳止痛药（OPM）治疗的患者的短期临床结果。长期结果无法获得，因为许多患者已经在 2 周随访后从 OPM 组交叉到经皮椎体成形术组。在亚急性或慢性骨质疏松性椎体压缩骨折患者中，与 OPM 相比，VERTOS 证实经皮椎体成形术后即刻疼痛缓解、活动度、功能和身高改善明显更好。从 OPM 组到经皮肾移植的许多患者 Tebroplasty 集团已经经过 2 周的随访。

随后，Buchbinder 等和 Kallmes 等的两项双盲随机对照试验涉及椎体成形术组和假手术组之间的比较，而不是通常的药物治疗对比组。两项研究的作者均报告两组在疼痛控制或功能方面无差异，一项研究随访 1 周至 6 个月，另一项研究随访 1 个月。他们认为，在先前的试验中，椎体成形术的益处仅次于程序性安慰剂效应。这些研究一直受到批评，主要集中在登记人数少（78 例和 131 例患者）、中心在较长时间间隔内进行椎体成形术的数量少且不频繁、缺乏明确的纳入标准来指定机械性轴性背痛患者，水泥注入量不足。相反，与保守治疗相比，两项椎体增强的开放标签随机试验，椎体成形术的 VERTOS II 试验和后凸成形术的 FREE 试验，显示了两种技术的有效性。

考虑到先前随机对照试验的相互矛盾的结果，两项假对照研究显示经皮椎体成形术没有任何益处，而一项未加掩盖但受控的随机对照试验（VERTOS II 和 FREE 试验）发现以可接受的成本有效缓解疼痛，进一步研究了椎体成形术的争论。由于隐蔽试验比开放标签试验具有更高的证据水平，因此有必要在隐蔽试验形式下证明椎体成形术的有效性。

FREE 试验

骨折复位评估（FREE）试验，是一项为期 2 年的 RCT，比较球囊后凸成形术和非手术治疗脊柱骨折的疗效。共有 300 例 1~3 例急性椎体骨折患者，分布在 8 个国家的 21 个地点。大约 149 例患者被分配接受球囊后凸整形术，151 例患者被随机分为非手术组治疗。后凸成形术组的患者也接受了一些非手术护理。视情况而定。两组患者同时服用钙和维生素 D 补充剂，补充剂和骨质疏松治疗药物，如二膦酸盐类。大多数后凸成形术都是这样做的全身麻醉。

这项研究的结论是，用球囊后凸成形术治疗的患者在减轻疼痛、提高生活质量方面有明显的改善。与非手术治疗相比，治疗后的最初、一个月和前 12 个月的功能和活动能力都有不同程度的提高。后凸成形术组与对照组（非手术治疗组）的总不良事件发生率无显著性差异（$P > 0.05$）。没有与手术相关的死亡率报告。从这项研究的结果来看，球囊后凸成形术后发生骨折增加的可能性尚不清楚。

后凸成形术组随时间增加的骨折数目较高（12 个月时对照组为 33%，对照组为 25%），但差异无统计学意义。

VERTOS II 试验

VERTOS II 是一项开放标签随机试验，目的是阐明椎体成形术与最佳止痛药相比对急性椎体骨折患者是否具有额外的价值。该试验纳入了 202 例急性骨质疏松性椎体压缩性骨折和持续性疼痛患者。试验证实经皮椎体成形术是有效和安全的，椎体成形术后疼痛缓解是即时的，持续至少一年，在可接受的成本下，明显优于保守治疗。

考虑到之前的随机对照试验结果的矛盾，两个伪对照研究显示经皮椎体成形术没有任何好处，而一项公开但对照的随机对照试验（VERTOS II 和 FREE）发现在可接受的成本下能有效缓解疼痛，进一步努力解决关于椎体隔离的争论。由于掩蔽试验比公开标签试验具有更高的证据水平，因此有必要在掩蔽试验形式中证明椎体成形术的有效性。

VAPOUR 试验

VAPOUR 试验是多中心的 RCT 研究（椎体成形术治疗急性疼痛性骨质疏松性骨折），采用与先前的蒙面试验相同的试验方法，但选择标准为：数值分级法（NRS）、疼痛评分法（≥ 7/10），患者疼痛持续时间 < 6 周，MRI 显示近期骨折。包括住院和门诊患者在内的 120 例患者的随机研究，平均水泥体积为 7.5 cm³（而在以前的试验中为 2.7 cm³）。主要终点是 14 天内 NRS 疼痛评分较低的患者比例（< 4/10），与对照组相比，椎体成形术组的患者比例明显更高（44%：21%；群体间的差异：23%；$P = 0.011$），在每个数据收集时间点到 6 个月，椎体成形术组在这一结果中保持优势，在 4 周时组间最大差异为 33%。椎体成形术组的积极次要结果包括：每个时间点的平均 NRS 疼痛评分较低，1~6 个月 Roland-Morris 残疾评分较低，3 个月和 6 个月的止痛药使用较低，平均住院时间较低为 5.5 天，骨折椎体高度在 6 个月时比安慰剂高 36%。住院时间的减少表明该程序具有成本效益。主要终点的亚组分析显示，胸腰椎节段（T11~L2）比胸腰椎节段（T5~T10）或腰椎节段（L3~L5）的益处显著更大（$P=0.001$）。

目前正在进行的一项研究可能揭示了急性疼痛性椎体压缩性骨折中关于椎体增强术悬而未决的争论，即 VERTOS Ⅳ 试验。该试验是一项非行业支持的前瞻性随机对照试验，共有 180 例患者，比较了椎体成形术和假手术，但使用严格的 VERTOS Ⅱ 试验纳入标准。本研究的目的是使用与 VERTOS Ⅱ 试验相同的严格纳入标准，比较经皮椎体成形术与假手术对急性骨质疏松性椎体压缩性骨折患者疼痛的干预效果。次要结果指标是与背痛相关的活动能力和生活质量。

28.12 未来方向

提高医生和患者对椎体增强手术的认识对于更好地利用这一安全和微创的手术至关重要。应根据患者的临床表现、生活质量和合并症，为患者量身定制椎体增强术，增加骨水泥黏性可以改善对骨水泥注射的控制，并防止骨水泥泄漏到椎管和椎旁静脉。对于患有骨髓疾病（如多发性骨髓瘤）继发性骨质疏松症的患者，可以将椎体增强术与射频消融术联合进行。椎体增强术联合射频消融和立体定向辐射可能会演变成治疗疼痛性病理性椎体压缩性骨折的有效姑息策略。

参考文献

[1] Ensrud KE, Schousboe JT. Clinical practice. Vertebral fractures. N Engl J Med. 2011; 364(17):1634–1642.
[2] Cooper C. Epidemiology and public health impact of osteoporosis. Baillieres Clin Rheumatol. 1993; 7(3):459–477.
[3] Melton LJ, III, Lane AW, Cooper C, Eastell R, O'Fallon WM, Riggs BL. Prevalence and incidence of vertebral deformities. Osteoporos Int. 1993; 3(3):113–119.
[4] Nevitt MC, Cummings SR, Stone KL, et al. Risk factors for a first-incident radiographic vertebral fracture in women > or = 65 years of age: the study of osteoporotic fractures. J Bone Miner Res. 2005; 20(1):131–140.
[5] Cauley JA, Palermo L, Vogt M, et al. Prevalent vertebral fractures in black women and white women. J Bone Miner Res. 2008; 23(9):1458–1467.
[6] Ling X, Cummings SR, Mingwei Q, et al. Vertebral fractures in Beijing, China:the Beijing Osteoporosis Project. J Bone Miner Res. 2000; 15(10):2019–2025.
[7] Fink HA, Milavetz DL, Palermo L, et al. Fracture Intervention Trial Research Group. What proportion of incident radiographic vertebral deformities is clinically diagnosed and vice versa? J Bone Miner Res. 2005; 20(7):1216–1222.
[8] Mather M. Fact Sheet: Aging in the United States. Available at: http://www. prb.org/Publications/Media-Guides/2016/aging-unitedstates-fact-sheet.aspx.
[9] Lindsay R, Silverman SL, Cooper C, et al. Risk of new vertebral fracture in the year following a fracture. JAMA. 2001; 285(3):320–323.
[10] Etzioni DA, Liu JH, Maggard MA, Ko CY. The aging population and its impact on the surgery workforce. Ann Surg. 2003; 238(2):170–177.
[11] Dolan P, Torgerson DJ. The cost of treating osteoporotic fractures in the United Kingdom female population. Osteoporos Int. 1998; 8(6):611–617.
[12] Cooper C, Atkinson EJ, Jacobsen SJ, O'Fallon WM, Melton LJ, III. Populationbased study of survival after osteoporotic fractures. Am J Epidemiol. 1993; 137(9):1001–1005.
[13] Jergas M, Genant HK. Spinal and femoral DXA for the assessment of spinal osteoporosis. Calcif Tissue Int. 1997; 61(5):351–357.
[14] Longo UG, Loppini M, Denaro L, Maffulli N, Denaro V. Conservative management of patients with an osteoporotic vertebral fracture: a review of the literature. J Bone Joint Surg Br. 2012; 94(2):152–157.
[15] Longo UG, Loppini M, Denaro L, Maffulli N, Denaro V. Osteoporotic vertebral fractures: current concepts of conservative care. Br Med Bull. 2012; 102:171–189.
[16] Bavry AA, Khaliq A, Gong Y, Handberg EM, Cooper-Dehoff

RM, Pepine CJ. Harmful effects of NSAIDs among patients with hypertension and coronary artery disease. Am J Med. 2011; 124(7):614–620.

[17] Dodwell ER, Latorre JG, Parisini E, et al. NSAID exposure and risk of nonunion:a meta-analysis of case-control and cohort studies. Calcif Tissue Int. 2010; 87(3):193–202.

[18] Knopp JA, Diner BM, Blitz M, Lyritis GP, Rowe BH. Calcitonin for treating acute pain of osteoporotic vertebral compression fractures: a systematic review of randomized, controlled trials. Osteoporos Int. 2005; 16(10):1281–1290.

[19] Sinaki M. Critical appraisal of physical rehabilitation measures after osteoporotic vertebral fracture. Osteoporos Int. 2003; 14(9):773–779.

[20] Sinaki M. The role of physical activity in bone health: a new hypothesis to reduce risk of vertebral fracture. Phys Med Rehabil Clin N Am. 2007; 18(3):593–608, xi–xii.

[21] Sinaki M, Itoi E, Wahner HW, et al. Stronger back muscles reduce the incidence of vertebral fractures: a prospective 10 year follow-up of postmenopausal women. Bone. 2002; 30(6):836–841.

[22] Pfeifer M, Begerow B, Minne HW. Effects of a new spinal orthosis on posture, trunk strength, and quality of life in women with postmenopausal osteoporosis:a randomized trial. Am J Phys Med Rehabil. 2004; 83(3):177–186.

[23] Tuong NH, Dansereau J, Maurais G, Herrera R. Three-dimensional evaluation of lumbar orthosis effects on spinal behavior. J Rehabil Res Dev. 1998; 35(1):34–42.

[24] Gangi A, Guth S, Imbert JP, Marin H, Dietemann JL. Percutaneous vertebroplasty:indications, technique, and results. Radiographics. 2003; 23(2):e10.

[25] Truumees E, Hilibrand A, Vaccaro AR. Percutaneous vertebral augmentation. Spine J. 2004; 4(2):218–229.

[26] Kim YJ, Lee JW, Park KW, et al. Pulmonary cement embolism after percutaneous vertebroplasty in osteoporotic vertebral compression fractures: incidence, characteristics, and risk factors. Radiology. 2009; 251(1):250–259.

[27] Spross C, Aghayev E, Kocher R, Röder C, Forster T, Kuelling FA. Incidence and risk factors for early adjacent vertebral fractures after balloon kyphoplasty for osteoporotic fractures: analysis of the SWISSspine registry. Eur Spine J. 2014; 23(6):1332–1338.

[28] Lin EP, Ekholm S, Hiwatashi A, Westesson P-L. Vertebroplasty: cement leakage into the disc increases the risk of new fracture of adjacent vertebral body. AJNR Am J Neuroradiol. 2004; 25(2):175–180.

[29] Hadley C, Awan OA, Zoarski GH. Biomechanics of vertebral bone augmentation. Neuroimaging Clin N Am. 2010; 20(2):159–167.

[30] Zhan Y, Jiang J, Liao H, Tan H, Yang K. Risk factors for cement leakage after vertebroplasty or kyphoplasty: a meta-analysis of published evidence. World Neurosurg. 2017; 101:633–642.

[31] Garfin SR, Yuan HA, Reiley MA. New technologies in spine: kyphoplasty and vertebroplasty for the treatment of painful osteoporotic compression fractures. Spine. 2001; 26(14):1511–1515.

[32] Taylor RS, Fritzell P, Taylor RJ. Balloon kyphoplasty in the management of vertebral compression fractures: an updated systematic review and meta-analysis. Eur Spine J. 2007; 16(8):1085–1100.

[33] Van Meirhaeghe J, Bastian L, Boonen S, Ranstam J, Tillman JB, Wardlaw D, FREE investigators. A randomized trial of balloon kyphoplasty and nonsurgical management for treating acute vertebral compression fractures: vertebral body kyphosis correction and surgical parameters. Spine. 2013; 38(12):971–983.

[34] Boonen S, Van Meirhaeghe J, Bastian L, et al. Balloon kyphoplasty for the treatment of acute vertebral compression fractures: 2-year results from a randomized trial. J Bone Miner Res. 2011; 26(7):1627–1637.

[35] Chen AT, Cohen DB, Skolasky RL. Impact of nonoperative treatment, vertebroplasty, and kyphoplasty on survival and morbidity after vertebral compression fracture in the medicare population. J Bone Joint Surg Am. 2013; 95(19):1729–1736.

[36] Anderson PA, Froyshteter AB, Tontz WL, Jr. Meta-analysis of vertebral augmentation compared with conservative treatment for osteoporotic spinal fractures. J Bone Miner Res. 2013; 28(2):372–382.

[37] Wong CC, McGirt MJ. Vertebral compression fractures: a review of current management and multimodal therapy. J Multidiscip Healthc. 2013; 6:205–214.

[38] Voormolen MHJ, Mali WPTM, Lohle PNM, et al. Percutaneous vertebroplasty compared with optimal pain medication treatment: short-term clinical outcome of patients with subacute or chronic painful osteoporotic vertebral compression fractures. The VERTOS study. AJNR Am J Neuroradiol. 2007; 28(3):555–560.

[39] Buchbinder R, Osborne RH, Ebeling PR, et al. A randomized trial of vertebroplasty for painful osteoporotic vertebral fractures. N Engl J Med. 2009; 361(6):557–568.

[40] Kallmes DF, Comstock BA, Heagerty PJ, et al. A randomized trial of vertebroplasty for osteoporotic spinal fractures. N Engl J Med. 2009; 361(6):569–579.

[41] Wardlaw D, Cummings SR, Van Meirhaeghe J, et al. Efficacy and safety of balloon kyphoplasty compared with non-surgical care for vertebral compression fracture (FREE): a randomised controlled trial. Lancet. 2009; 373(9668):1016–1024.

[42] Klazen CAH, Lohle PNM, de Vries J, et al. Vertebroplasty versus conservative treatment in acute osteoporotic vertebral compression fractures (Vertos II):an open-label randomised trial. Lancet. 2010; 376(9746):1085–1092.

[43] Clark W, Bird P, Gonski P, et al. Safety and efficacy of vertebroplasty for acute painful osteoporotic fractures (VAPOUR): a multicentre, randomised, doubleblind, placebo-controlled trial. Lancet. 2016; 388(10052):1408–1416.

[44] Firanescu C, Lohle PN, de Vries J, et al. VERTOS IV study group. A randomised sham controlled trial of vertebroplasty for painful acute osteoporotic vertebral fractures (VERTOS IV). Trials. 2011; 12:93.

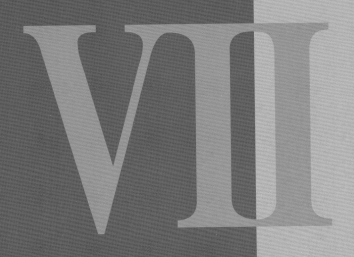

第七部分

进一步的话题

第 29 章　特发性脊髓疝　　　　　　　　268
第 30 章　胸椎和脊髓手术的术中神经
　　　　　监测　　　　　　　　　　　272
第 31 章　脊柱导航用于复杂胸椎手术　284

VII

第 29 章　特发性脊髓疝

Randall J. Hlubek, Jay D. Turner

摘要

特发性脊髓疝（ISCH）是一种非常罕见的疾病，会导致胸段脊髓疾病。该疾病的特征是脊髓会通过硬脊膜腹侧缺损处疝出。对该疾病的诊断检查应包括胸椎 MRI，通常 MRI 结果显示为脊髓的前移和弯曲。CT 脊髓造影可用于区分 ISCH 和蛛网膜囊肿。手术治疗的目的是阻止进行性神经损害和保护脊髓功能。治疗 ISCH 有两种常用的手术策略。第一种是用缝线或硬膜补片修复缺损，第二种技术是扩大硬脊膜缺损。在所有术后病例中，68% 患者术后运动功能有所改善，19% 患者神经功能稳定，7% 患者神经功能恶化。建议术后密切随访，以观察患者可能出现的脊髓粘连或脊髓疝复发。

关键词：硬膜缺损，特发性脊髓疝，脊髓病，胸脊髓突出，胸椎

临床精要

- MRI 对于特发性脊髓疝的诊断至关重要，表现为脊髓前移，弯曲或喙样疝出。
- 在进行硬膜腹侧内探查前，建议切除双侧齿状韧带以松解脊髓，有利于更安全地进行操作。
- 建议术后密切随访，以观察患者可能出现的脊髓粘连或脊髓疝复发。

29.1　概述

特发性脊髓疝（ISCH）是一种相对罕见的疾病，由 Wortzman 等在 1974 年首次描述。ISCH 的特征是脊髓通过硬膜腹侧缺损处疝出。缺损的硬脊膜边缘收缩会造成脊髓绞窄，进而导致进行性脊髓损伤症状。ISCH 是罕见病，这使得研究其发病率、自然病史和最佳治疗方法充满挑战性。Groen 等对 126 例病例报告进行了 meta 分析，更好地描述了这种疾病。ISCH 平均患病年龄为 51 岁，女性多于男性，男女比例为 1：1.8，最常见于 T3~T7 水平，从来未在颈椎或腰椎中发生。66% 的患者出现 Brown-Séquard 综合征，30% 的患者出现下肢功能不全，3% 的患者出现单纯感觉障碍，1% 的患者出现单纯运动障碍。皮质脊髓束和脊髓前角与硬脊膜腹侧缺损之间的解剖位置接近，这可能是导致该病易发运动缺陷的原因。

29.2　发病机制

硬膜缺损和脊髓疝的病因尚不清楚，但医学文献中提出了几种可能的机理。Watanabe 等和 Nakazawa 等在术中发现由重叠硬脊膜形成的腔室，这使他们推测先天性硬脊膜重叠畸形是部分 ISCH 的病因。其他理论包括继发于创伤的硬脊膜缺损，退行性椎间盘突出，炎症反应，硬膜内蛛网膜囊肿。慢性脑脊液搏动和硬膜外胸腔负压可能是导致部分脊髓通过硬膜缺损逐渐疝出的原因。硬膜边缘缺损与脊髓膨出阶段的粘连导致脊髓发生进行性绞窄（图 29.1）。

29.3　影像学诊断

MRI 对于 ISCH 的诊断至关重要，这一点在 1990 年以前的少量文献中就已经得到证实。MRI 表现通常为脊髓前移，弯曲和喙样疝出（图 29.2）。在 MRI 上也可以看到脊髓萎缩和 T2 信号改变。最易与 ISCH 混淆的诊断是硬膜内蛛网膜囊肿。然而，两者在 MRI 上的潜在差别有助于鉴别诊断。脊髓较大的弯曲程度和腹侧脑脊液消失提示 ISCH，脊椎呈扇形和脑脊液流速改变提示蛛网膜囊肿。

CT 脊髓造影是用于鉴别 ISCH 和蛛网膜囊肿的另一种影像学方法，ISCH 在 CT 造影上可以观察到硬脊膜的缺损，或脊髓通过破孔疝出（图 29.3）。脊髓背侧造影剂充盈缺损提示局限性蛛网膜囊肿。

29.4　手术治疗

虽然有非手术治疗和 ISCH 自发性消失的报告，但普遍认为有症状的 ISCH 需要进行手术干预。手术

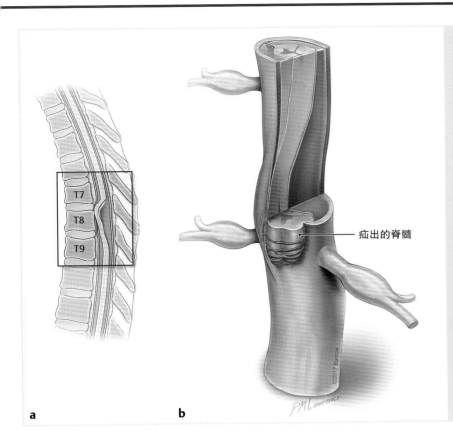

图 29.1 （a）特发性脊髓疝矢状面的脊髓疝出和（b）斜位上硬膜破孔边缘对脊髓的绞窄

疝出的脊髓

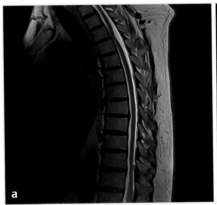
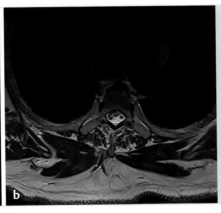

图 29.2 术前 MRI T2 加权像的矢状位（a）和轴位（b）图像，椎间盘水平的胸脊髓向前疝出，呈喙样

治疗的目的是阻止神经功能进行性损害并保留功能。在已发表的文献中描述的大多数病例是通过后方入路进行手术的。手术的目的是使疝出的脊髓复位，防止脊髓疝的复发。实现这些目标有两种主要手术方法：第一种主要是通过缝线或硬膜补片修复硬膜缺损，第二种是扩大硬膜缺损。第二种方法的支持者认为，与用缝线或补片修复缺损相比，扩大缺损可缓解脊髓绞窄，同时对脊髓干扰较轻。对该方法的批评者认为，闭合硬脊膜缺损是必要的，可防止脊髓疝复发，恢复脊髓到正常位置和正常脑脊液流

动。目前没有足够的证据表明哪种手术策略更优，但我们医院在情况允许时优先选择修复硬膜缺损。

因为对紧密粘连的脊髓疝进行的手术操作与术后新出现的神经功能障碍具有相关性。故采用躯体感觉诱发电位和运动诱发电位（MEP）进行神经监测在对 ISCH 的手术治疗中至关重要。Novak 等报告的 175 例 ISCH 中 22 例（12.6%）术后出现新的神经功能缺陷。他们记录两例患者术中使用了 MEP 监测，从而避免了运动功能恶化。MEP 能够对硬脊膜缺损附近的皮质脊髓束进行术中检测，有助于预防

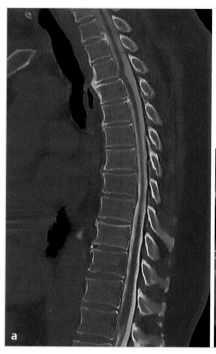
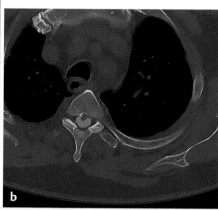

图 29.3　术前 CT 脊髓造影矢状位（a）和轴位（b）显示脊髓背侧脑脊液通畅，无蛛网膜囊肿。（经巴罗神经学研究所，凤凰，亚利桑那州许可使用）

术后神经功能障碍。

　　推荐通过升高收缩压来维持足够的脊髓灌注，进而预防脊髓缺血性损伤，尤其是在硬膜内操作触动脊髓的情况下。在笔者的医院，我们的标准是把平均动脉压控制在 85 mmHg 以上。由于脊髓前动脉受损造成阶段性的脊髓狭窄，而推断出低灌注的存在。维持较高的收缩压可以最大限度地降低手术操作时脊髓梗死的风险。

　　在笔者的医院，我们通常惯用标准正中切口和椎板切除术或椎板成形术。如果硬膜缺损不在中心而偏于一侧，显微镜技术可在正中和旁正中打开硬脊膜的通道中应用。微型负压吸引器通常放置于硬膜外腔，持续吸走脑脊液，保持手术视野清晰。在腹侧探查和修复硬膜之前，建议切断双侧齿状韧带以后以解除对脊髓的束缚。可使脊髓远离缺损处，为缝合修复提供空间（图 29.4），从而使操作更加安全。同时保留附着在脊髓上的齿状韧带残端，可以在不直接接触脊髓的情况下提拉脊髓。解剖出硬膜腹侧缺损，松解缺损硬膜边缘的蛛网膜和疝出的

脊髓之间的粘连。然后将疝出的脊髓从手术中扩大的缺损处轻轻地复位。手术缺损处可用缝合线修补，也可在缺损处放置补片修复。我们倾向于尽可能对硬膜缺损进行一期修复。如果不能进行一期修复，我们更倾向使用牛心包硬膜内用悬吊式的方法环形修复，防止再次疝出（图 29.5）。不建议使用可吸收的硬脊膜补片，因为当材料被吸收后存在再次疝出的风险。通常术后进行 MRI 检查以建立新的影像学基础资料，以便随访对比。

29.5　临床结果

　　Groen 等通过 Meta 分析表现，68% 的患者术后运动功能得到改善，19% 的患者神经功能维持原样，7% 的患者永久性神经功能恶化。建议术后密切随访，观察可能出现的脊髓粘连或脊髓疝复发。如果出现任何新的神经系统症状，建议进行 MRI 检查。由于缺乏长期随访的文献报道，目前尚不清楚复发风险和长期临床结果。

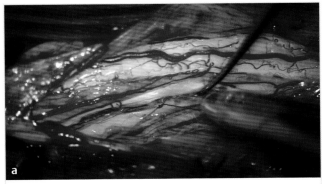

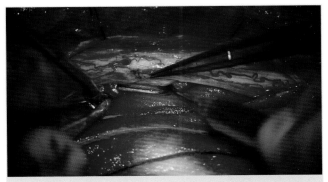

图29.5 术中图片显示牛心包硬膜内补片完全覆盖缺损，防止再次疝出

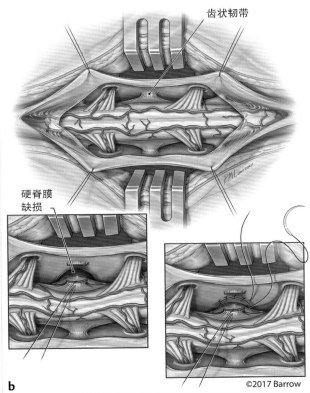

图29.4 （a）术中图片显示硬膜腹侧破损；（b）描述了切除齿状韧带后一期修复硬脊膜破损

参考文献

[1] Wortzman G, Tasker RR, Rewcastle NB, Richardson JC, Pearson FG. Spontaneous incarcerated herniation of the spinal cord into a vertebral body: a unique cause of paraplegia. Case report. J Neurosurg. 1974; 41(5):631–635.

[2] Groen RJ, Middel B, Meilof JF, et al. Operative treatment of anterior thoracic spinal cord herniation: three new cases and an individual patient data metaanalysis of 126 case reports. Neurosurgery. 2009; 64(3) Suppl:ons145–ons159, discussion ons159–ons160.

[3] Watanabe M, Chiba K, Matsumoto M, Maruiwa H, Fujimura Y, Toyama Y. Surgical management of idiopathic spinal cord herniation: a review of nine cases treated by the enlargement of the dural defect. J Neurosurg. 2001; 95(2)Suppl:169–172.

[4] Nakazawa H, Toyama Y, Satomi K, Fujimura Y, Hirabayashi K. Idiopathic spinal cord herniation. Report of two cases and review of the literature. Spine. 1993; 18(14):2138–2141.

[5] Hausmann ON, Moseley IF. Idiopathic dural herniation of the thoracic spinal cord. Neuroradiology. 1996; 38(6):503–510.

[6] Najjar MW, Baeesa SS, Lingawi SS. Idiopathic spinal cord herniation: a new theory of pathogenesis. Surg Neurol. 2004; 62(2):161–170, discussion 170–171.

[7] Isu T, Iizuka T, Iwasaki Y, Nagashima M, Akino M, Abe H. Spinal cord herniation associated with an intradural spinal arachnoid cyst diagnosed by magnetic resonance imaging. Neurosurgery. 1991; 29(1):137–139.

[8] Hawasli AH, Ray WZ, Wright NM. Symptomatic thoracic spinal cord herniation:case series and technical report. Neurosurgery. 2014; 10 Suppl 3:E498–E504, discussion E504.

[9] Samuel N, Goldstein CL, Santaguida C, Fehlings MG. Spontaneous resolution of idiopathic thoracic spinal cord herniation: case report. J Neurosurg Spine. 2015; 23(3):306–308.

[10] Novak K, Widhalm G, de Camargo AB, et al. The value of intraoperative motor evoked potential monitoring during surgical intervention for thoracic idiopathic spinal cord herniation. J Neurosurg Spine. 2012; 16(2):114–126.

第 30 章　胸椎和脊髓手术的术中神经监测

Ronald Emerson

摘要

体感诱发电位（SSEPs）和运动诱发电位（MEPs）用于胸椎和脊髓手术的术中脊髓监测。SSEPs 直接监测脊髓后索功能，MEPs 直接监测锥体束功能。由于脊髓损伤通常影响上诉两个脊髓部位，因此这两种手段可相辅相成，互相印证。SSEPs 可以在整个手术过程中持续进行，但由于每个 SSEPs 是由大脑对几分钟内获得的几百个刺激的平均反应而组成，因此 SSEPs 对损伤的检测会有延迟。MEPs 从肌肉获得记录数据，不需要均值，它的结果可立刻显示。然而，由于 MEPs 是间歇性进行的，所以需要足够的检测频率和时间以便及时发现损伤。

麻醉管理对 SSEPs 和 MEPs 监测至关重要。SSEPs 的皮质成分被大多数常见的麻醉剂所抑制。因为麻醉剂量的微小变化可导致 SSEPs 的明显改变，所以有必要维持稳定的麻醉。如果麻醉剂量有改变，麻醉师和检测人员有必要及时沟通。从肌肉获取的 MEPs 数据同样适用。MEPs 通常对麻醉剂更敏感；尽管有报道称使用低剂量吸入麻醉剂的联合麻醉在大多数患者中对术中神经监护影响不大，但是通常建议采用全静脉麻醉。

传统上，监测主要集中在手术操作的"关键时刻"，例如脊柱畸形矫正时。但是现在认为最佳做法是在手术过程中进行全程监测。

关键词：术中神经监测，体感诱发电位，运动诱发电位，M 波，D 波，麻醉减退

临床精要

- 术中使用运动诱发电位（MEPs）和体感诱发电位（SSEPs）进行神经电生理监测，可以分别检测运动和感觉通路的损伤。由于胸椎手术期间的脊髓损伤通常会影响这两个通路，因此通过相辅相成的双通路监测可以提供辅助的手术安全性。
- SSEPs 监测应包括皮质和脑干信号。皮质 SSEPs 更容易记录，不易受干扰，但常受麻醉剂的影响。脑干 SSEPs 虽然较难记录，但不受麻醉剂的影响。
- MEPs 是安全的。舌咬伤和患者移动是主要风险。
- MEPs 的记录应以充足的频率，应该从两方面考虑：一是时间概念的监测，二是考虑到随着时间的迁移麻醉剂抑制作用增强，即使在麻醉剂量恒定时，也应重新评估"基线"。

30.1　概述

术中神经电生理监测（IONM）用于降低脊柱手术期间神经损伤的风险。脊髓功能的体感诱发电位（SSEPs）监测最初开展是在 20 世纪 70 年代后期。随后，其有效性在皇家骨科医院对 1168 例脊柱侧弯手术的研究中得到证实。报道称该方法无假阴性，技术失败率仅为 2.2%。作者认为，SSEPs 监测优于并且可能取代 Stagnara 唤醒测试。SSEPs 监测的实用性在 20 世纪 90 年代中期得到了确认。当时一项大型的多中心研究显示，使用 IONM 后，脊柱侧弯术后严重神经功能障碍的发生率降低了近 3 倍。

神经监测的假阴性虽不常见，但确实会发生。这并不奇怪，因为常见的钝性损伤、压迫和缺血造成的脊髓损伤通常影响多种神经通路，而 SSEPs 是直接监测脊髓后索感觉通路的功能，仅是其他通路完整性的间接指标。SSEPs 通常是"整体"脊髓功能的有效指标，尽管如此，SSEPs 仍无法监测到未累及后索的脊髓损伤。SSEPs 监测也可能由于技术操作不当而失败，例如，来自电源噪声和肌肉活动的干扰，或麻醉剂的影响；或者在某些情况下，基础疾病可能阻止 SSEPs 的监测。

经颅电刺激的运动诱发电位（MEPs）最早报道于 1980 年，依赖于皮质脊髓束的完整性，可以更直接地监测运动功能。MEPs 和 SSEPs 监测在有脊髓损伤风险的手术中被广泛应用。同时使用 MEPs 和 SSEPs 监测不但可以分别监测运动功能或躯体感觉功能的损伤，而且提供双重的安全保障。比如某种麻醉药物使 MEPs 短期内失灵，或者 SSEPs 由于电源噪声或肌肉信号干扰而无法监测，则可以继续使用另一种方式进行监测。此外，MEPs 和 SSEPs 监测

可以互补。两者对麻醉剂和血压变化而变化，以及脊髓损伤不同的敏感性和速度变化而变化。

30.2　体感诱发电位

SSEPs 在头皮上监测周围神经的电波，通常监测对象为上肢的正中神经或尺神经，或者是下肢的胫神经或腓总神经。通常采用皮下针状电极用于电刺激和记录。皮下旋入式电极或表面脑电图（EEG）电极也可用于记录。粘贴式表面电极可用于刺激，但可靠性较差。正中神经的 SSEPs 信号通常更强，比尺神经的 SSEPs 更容易被记录，但尺神经的 SSEPs 可以监测 C6 以下的损伤信息，而正中神经 SSEPs 无法检测到这些信息。两者均对体位相关的臂丛神经牵拉损伤敏感。胫神经 SSEPs 比腓总神经 SSEPs 振幅更高，更稳定，并且产生的患者活动更少。但是，腓总神经 SSEPs 对于一些胫神经 SSEPs 无法监测的患者还是很有用的，例如周围神经病变或踝关节水肿患者。

记录电极放置在头皮的特定位置，这些位置对应体感皮质所产生的电场。除了能监测到皮质产生的信号之外，头皮电极还能监测到脑干中产生，然后传导到头皮的信号。SSEPs 是通过放大两个输入信号之间电压差的差分放大器记录的。这使得在电噪存在的情况下可以选择性地记录微小的神经生理学信号，例如由手术室设备（如血液加热器、电动手术台和手术显微镜）辐射的电源主频噪声，会通过两个电极输入的相同电源噪声信号而被消除。所以差分放大器可以通过电子方式消除两个输入电极

中同等检测到的广泛分布的脑干电信号，来选择性地记录皮质生成的 SSEPs。SSEPs 是种微小信号，比 EEG 小 1~2 个数量级；通常，对几百个刺激的反应需要在几分钟内平均记录一个 SSEPs 波形。当 SSEP 信号特别小或环境有电噪声时，则需要更多时间。

皮质和脑干信号都可用于 SSEPs 监测。两者都提供了有关脊髓完好性的等效信息，但受室内噪声和麻醉剂的影响程度不同。脑干 SSEPs 信号可抵抗麻醉影像，但更容易被噪声和肌肉活动干扰，在已有脊髓疾病的患者中也很难记录。皮质 SSEPs 不易受噪声干扰，但容易受麻醉药物干扰而衰减。

30.2.1　脑干 SSEPs

可以从任何头皮电极记录脑干 SSEPs，同时使用颈部电极作为"非活跃性"的参考。一个常见的误读是颈部电极监测到颈部诱发的电位信号；实际上，使用颈部参考电极记录的 SSEPs 通常但不正确地称为"颈部" SSEPs（事实上，一个微小信号是由上肢刺激后颈膨大的灰质产生的，但它对 SSEPs 监测的作用可以忽略不计）。上肢和下肢脑干 SSEPs 看起来非常相似，每个都包括显著的正信号，反映了尾侧内侧丘系的活动，随后在延髓脑干中产生较长时间的负信号（图 30.1）。它们主要的差别在于通过反映下肢刺激后的潜伏期长短。

30.2.2　皮质 SSEPs

上肢皮质 SSEPs 表现为负信号，由电极在对侧顶叶 CP3 或 CP4 位置检测，该电极通过参考头部其他地方的电极上以消除电源噪声和皮质下产生的

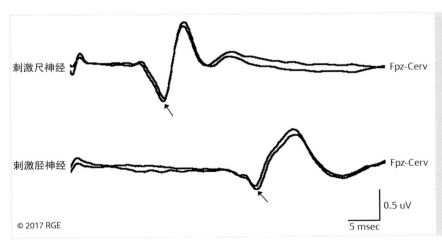

图 30.1　刺激尺神经（上方）和胫神经（下方）后的脑干 SSEPs，箭头表示的正（向下）峰值对应于在内侧丘系的尾部产生的信号。这通常是用于监测的最可靠的脑干 SSEPs 信号。Cerv 对应于颈部参照电极

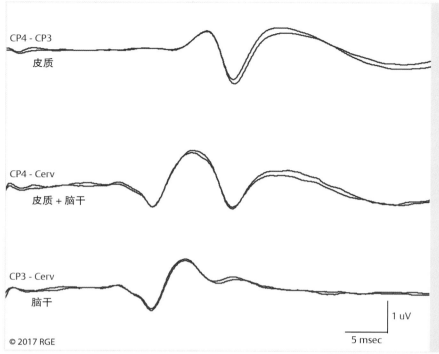

图 30.2　左侧尺神经皮质 SSEPs（CP4–CP3），从皮质和脑干的复合信号（CP4–Cerv）中去除脑干信号（CP3–Cerv）得到皮质 SSEPs（CP4–CP3）

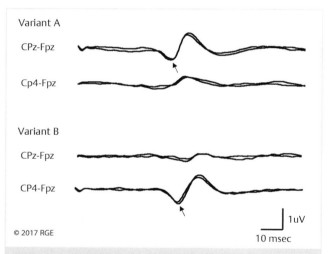

图 30.3　胫神经皮质 SSEPs 的头皮位置存在较大个体差异。在极端情况下，如 A 所示，在顶点处记录到显著正信号（箭头），横向扩散很少。在另一个极端情况下，如 B 所示，在同侧头皮上记录到显著正信号（箭头），而在顶点处几乎记录不到

SSEPs 信号（图 30.2）（贯穿本章，CP3 和 CP4 分别指左右顶骨中心位置，C3 和 C4 略位于 CP3 和 CP4 之前，C1 和 C2 位于 C3 和 C4 的中间位置，CPz 是位于头皮顶点后方的中线位置。Fpz 是一个额极皮质位置。这些位置均在美国临床神经生理学学会电极命名指南中精确定义）。皮质 SSEPs 信号最强的头皮区域很小，需要仔细的放置电极。可以使用正

负电极对应多个通道，并选择出产生最佳通道进行监测。

下肢皮质 SSEPs 电极放置较为复杂，原因是正常个体差异较大。在一些患者中，下肢皮质 SSEPs 在头皮顶点表现为正信号，而在另一些患者中，在同侧的正信号，并伴有对侧负信号，信号极小甚至记录不到（图 30.3）。在大多数患者中，下肢皮质 SSEPs 介于这两个极端之间。因此，至少使用两个不同的通道来检测下肢皮质 SSEPs；选择最可靠的信号进行术中监测。

此外，如果情况允许，从 Erb 点和腘窝中来检测远端有手术相关损伤危险区域的 SSEP 信号是有帮助的。Erb 点和腘窝记录提供了重要的参考对照，并有助于区分与手术相关的 SSEPs 信号消失，还是刺激失败导致的 SSEPs 信号丢失。

30.2.3　麻醉的影响

卤代类吸入麻醉剂（如异氟醚，七氟醚和地氟醚）和一氧化二氮会减弱皮质 SSEPs 信号强度。两类药物具有协同作用，即一氧化二氮与卤代类吸入麻醉剂联合使用产生的 SSEPs 信号弱于单独使用时效果的总和。幼儿和婴儿可能尤其敏感。重要的是，SSEPs 的降低程度不仅依赖于剂量，而且是非线性的。

因此，剂量的微小增加可以导致皮质 SSEPs 大幅度下降。此外，还存在显著的个体差异（图 30.4）。尽管最常用的静脉内药物（即异丙酚，苯二氮䓬类药物，阿片类药物）对皮质 SSEPs 也有一定的抑制作用，但影响较小。右美托咪定似乎不抑制皮质 SSEPs。

脑干 SSEPs 基本不受跟临床有关的麻醉药物浓度的影响。神经肌肉阻断剂（NMB）不会影响 SSEPs 的振幅或潜伏期，还会消除肌肉活动引起的电干扰，从而提升 SSEPs 记录质量。

30.2.4　解析

SSEPs 变化的"警报标准"是与基线相比幅度下降 50% 或潜伏期增加 10%。脊髓损伤最常导致 SSEPs 振幅降低和 SSEPs 波形形态的走形或畸变，分别由传导阻滞和后索传导不同步造成的。潜伏期的变化通常不明显。由于皮质 SSEPs 受麻醉药物的影响较大，因此在麻醉达到稳定维持状态后，必须设定基线，并对发生的变化进行调整。此外，随着时间的推移，皮质 SSEPs 往往随着潜伏期逐渐增加，振幅逐渐减小。这种效果被称为"麻醉减退"，必须与有临床上出现的有意义的意外 SSEPs 变化区分

开来。标准的"50/10"警告标准是基于经验的积累，最好作为指导，而不是严格的阈值来监测损害。此外，在实践中，监测的变异性以及不可避免的噪声和干扰会使 40% 和 60% 的振幅变化难以有意义地区分。比较好的处理方法是，当波形产生超过预期的突然下降或波形畸变时，应该通知外科医生，即使振幅变化低于 50%。这样可以更及时地发出警报，更准确地识别 SSEPs 变化的原因。

30.3　运动诱发电位

MEPs 是通过刺激运动皮质从脊髓或肌肉记录信号来实现监测的。单一、短暂、经颅电刺激产生一连串锥体束活动 - 由锥体细胞轴突的直接激活引起明显的 D 波，随后由皮质间神经元对锥体细胞的跨突触激活间接产生一系列较小的 I 波。在全身麻醉下，单一的刺激通常不足以引起肌肉（M 波）的反应。更确切地说，M 波是由若干个间隔 1 ms 至几毫秒的系列刺激产生的。其中的每个刺激产生 D 波，并且可能产生几个 I 波。整体上说，它们在脊髓的腰膨大和颈膨大的 α 运动神经元处短暂聚集，导致运动神经元放电并产生 M 波（图 30.5）。通过两个间隔

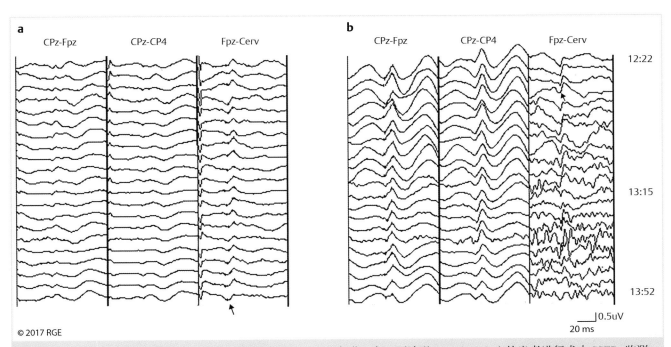

图 30.4　（a，b）对 2 例接受相同麻醉（0.5% 异氟醚、50% 一氧化二氮、丙泊酚 35 ug/kg/min）的患者进行术中 SSEPs 监测。患者 A 的皮质 SSEPs（CPz–Fpz 和 CPz–CP4 通道）显著减弱；但患者 B 中皮质 SSEPs 正常。两名患者的脑干 SSEPs（Fpz–Cerv 通道，箭头所示）均未受影响。患者 A 脑干 SSEPs 适合监测；患者 B，脑干 SSEPs 在 13：15 后被肌肉活动信号干扰

10 ms 或 20 ms 的双串刺激可以进一步增强 M 波。第一个串刺激可能通过节段和超节段多突触促进机制起作用，以减少突触后的膜极化，使脊髓 α 运动神经元更容易达到阈值和高峰，第二个串刺激来时更容易产生反应（图 30.6）。

通常监测的手臂和腿部肌肉包含数百个重叠区域，每个重叠区域直径为 5~10 mm，由单个脊髓 α 运动神经元支配。α 运动神经元以及其支配的肌纤维被称为运动家族。M 波是靠近记录电极的肌肉纤维和激活的运动单元产生的动作电位的复合。因此 M 波监测中的肌肉运动单元的一小部分所反映出来的数据。

30.3.1　M 波运动诱发电位

刺激采用皮下针电极或旋入式电极。经颅刺激电极放置在 C3 和 C4 处，或 C1 和 C2 的内侧。前者一般更有效，但也产生更多的下颌运动。M 波运动诱发电位（mMEPs）在阳极对侧最大；切换电极极性以监测两侧。或者，可以使用具有顶点正极和正面负极的中线电极布置。通过这种安排，双下肢可同时受到刺激，但上肢 mMEPs 更难以获得。

与信号较弱且需要平均值的 SSEPs 相比，mMEPs 要大几个数量级，并且不需要平均值。然而，与 SSEPs 不同的是，mMEPs 变异性很大。脊髓运动

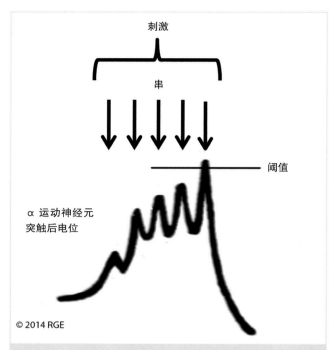

图 30.5　串刺激产生一系列的皮质脊髓束动作电位（D 波或 I 波）。这些突触后电位累积，直到 α 运动神经元达到阈值并激发，产生 M 波

池兴奋性的自发波动会导致单个运动神经元的多变行为和 M 波形态的多变性（图 30.7）。此外，少量引起 mMEPs 的运动单元，以全或无的方式激发，导致了刺激强度和 mMEPs 振幅呈非线性关联。当变异性很明显时，应多次进行 mMEPs 监测以正确评价总

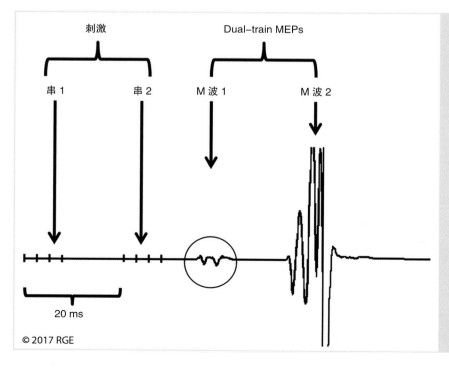

图 30.6　mMEPs 的双串刺激促进作用。mMEPs 由两个串刺激引发，通常相隔 10~20 ms。在这个例子中，每个串刺激都会产生 1 个 M 波，但第二个比第一个更强、更复杂

体反应。

皮质脊髓侧束是一个小而紧凑的神经纤维束，其中包含大量锥体轴突，这些轴突起源于用以对远端肌肉进行精细控制的皮质神经元。这些肌肉产生最强且易于引发的 mMEPs。因此，常规监测如下肌肉：上肢的拇短展肌，第一背侧骨间肌和小指展肌，下肢的胫骨前肌和踇外展肌。这些肌肉作为监测对应肢体运动功能的近似指标。通过 mMEPs 比 SSEPs 更早监测到脊髓损伤，这是因为 mMEPs 本身对脊髓损伤更敏感，也因为 mMEPs 不需要多次监测取平均值，可以立即反馈给外科医生。相比之下，SSEPs 需要一或几分钟的平均值，存在延迟反馈（图 30.8）。也可以监测特定肌肉的 mMEPs，包括肛门括约肌和近端肢体肌肉，以评估神经根功能，但正如我们进一步要讨论的，使用 mMEPs 进行神经根监测比脊髓监测更加困难，且可靠性更低。

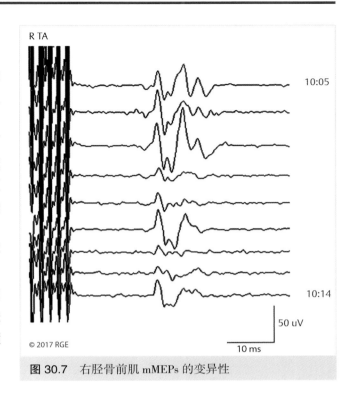

图 30.7 右胫骨前肌 mMEPs 的变异性

30.3.2 D 波运动诱发电位

用于 D 波运动诱发电位（dMEPs）监测的刺激电极与 mMEPs 相同。记录电极放置在脊髓上，硬膜外或硬膜下。与 M 波产生的复杂生理机制（依赖于时间总和、增强效应并且需要一个或多个链刺激）相反，D 波仅需要单个经颅电刺激并且是皮质脊髓束传导的直接监测。由于不涉及突触，因此麻醉对

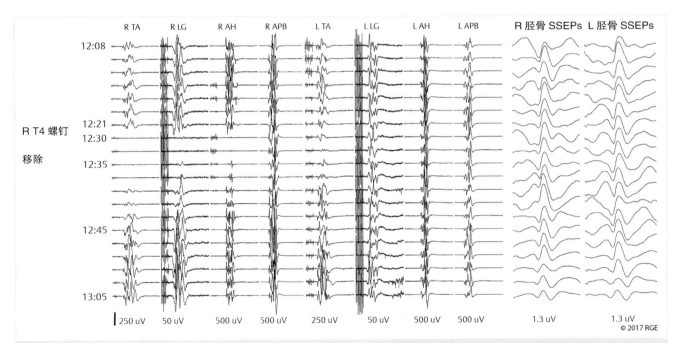

图 30.8 1 例 15 岁特发性脊柱侧弯女孩术中的 mMEPs 和 SSEPs 监测。置入右侧 T4 椎弓根螺钉后，右侧胫骨前肌（RTA）、腓肠肌外侧（RLG）和踇外展肌（RAH）的 mMEPs 丢失。左胫骨前肌（LTA）的 mMEPs 减弱。双侧拇短展肌（APB）的 mMEPs 保持不变。X 线证实螺钉偏内。移除螺钉后，mMEPs 在大约 10 min 后迅速恢复至基线形态。请注意，在 CP4~CPz 和 CP3~CPz 中左右 SSEPs 无变化。MEPs 的扫描持续时间为 120 ms，SSEPs 为 100 ms

D 波影响不大。与 mMEPs 相对不稳定的非线性反应相反，dMEPs 非常稳定。D 波幅度反映了激活的锥体束轴突的数量，并且随刺激强度呈线性变化，直到达到峰值。随着记录位置向远侧移动，D 波幅度减小，这是由于远端锥体束锥体轴突数量减少。D 波不易偏侧化，并且在 T10 以下很难测到。腰骶脊柱无法记录 D 波，因此也无法监测到腰椎锥体束脊髓灰质的损伤。D 波记录速度快，通常只需要对少数几个反应的平均值，就能提升清晰度。

dMEPs 在脊柱手术过程中不用于常规监测，因难以找到电极放置的稳定位置，以及 D 波幅度与电极位置的依赖性。在椎体去旋转时，因电极位置相对于脊髓位置发生了变化，可导致记录的 D 波振幅的虚假变化，从而导致假阴性和假阳性监测结果。

D 波监测在髓内肿瘤（IMSCT）手术中是有用的，其中 M 波丢失通常是在 D 波丢失之前发生。当 M 波丢失的同时 D 波振幅仍能维持超过基线的 50% 时，术后运动功能障碍可能是短暂的。大幅度的 D 波降低与永久性运动功能障碍有关。据称，在 IMSCT 手术中，应用 D 波监测有利于更广泛的肿瘤切除，因为 M 波消失时，仍能通过 D 波监测继续进行手术（图 30.9）。

30.3.3 安全性考量

与 MEP 监测相关的主要风险包括舌咬伤和患者移动。在使用 mMEPs 监测的超过 18 000 例系列病例中，报告了 25 例舌咬伤，4 例需要缝合；其余自行愈合，作者推测可能还有发生了但未被记录的轻微舌咬伤；未有因为患者术中移动而造成的损伤发生。舌咬伤是由经颅电刺激后颞肌和咬肌的强烈收缩引起的。因此可以放置柔软的牙垫（例如纱布卷），以防止牙齿和舌头的接触，不能完全消除舌咬伤发生的风险。在 MEPs 监测过程中，患者的移动往往是不可避免的，尽管通常可以通过适当调整刺激参数和刺激电极的放置来减少移动。至关重要的是，MEPs 刺激应与外科医生，例如在电刺激时，使手术器械远离神经结构。

颅内压升高，颅骨缺损，脑损伤，植入装置和癫痫病史最初被认为是 MEPs 监测的相对禁忌证。然而，相关的并发症尚未出现，并且在许多脊柱中心，即使存在上述情况，不再作为不使用 MEPs 监测的理由。

MEPs 刺激理论上可以诱发癫痫发作。据报道经颅电刺激确实可能诱发短暂的后放电（癫痫样脑电图放电）。但是，与 MEPs 刺激相关的癫痫发作，在临床上非常罕见。一项对 15 000 例已发表和未发表的 MEPs 监测病例的回顾性研究提到了 5 例癫痫发作，其中 3 例似乎与 MEPs 刺激有关。在另一项单中心的 18 862 例 MEPs 监测的脊柱手术病例中，其中包括 35 例有癫痫病史的患者，没有发生癫痫发作。作者得出结论是，脊柱手术期间 MEPs 刺激引发的癫痫发作风险可以忽略不计。虽然某些医院在 MEPs 监测期间采用连续脑电图记录，但是否确实有效尚不明确。

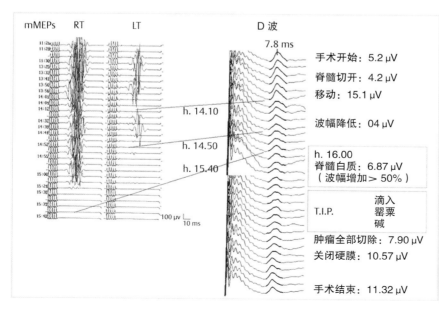

图 30.9 T3~T6 室管膜瘤切除中的 mMEPs 和 dMEPs 监测。mMEPs 来自右侧（RT）和左侧（LT）胫骨前肌的电极；D 波来自 T6 远端的硬膜外导管电极。mMRPs 在 14：50 左侧消失，在 15：38 双侧消失，15：40 D 波下降 65%。手术暂停，温灌并局部滴入罂粟碱，20 分钟后波振幅增加至基线的 50% 以上。手术继续进行，完全切除了肿瘤。患者醒来时没有运动障碍

30.3.4　麻醉管理

麻醉管理对 mMEPs 监测有重要影响。M 波通常比皮质 SSEPs 对麻醉剂更敏感。麻醉剂会抑制皮质产生的 I 波和脊髓运动神经元的兴奋性。虽然 D 波在很大程度上不受麻醉药物的影响，但在 IMSCT 手术期间，D 波监测通常与 M 波监测同时进行。

M 波对挥发性吸入麻醉剂（如异氟烷、七氟醚和地氟醚）和一氧化二氮都特别敏感。M 波尽管也受到异丙酚的影响，但是影响相对较小，但是高剂量异丙酚可以抑制 M 波。

使用异丙酚和阿片类药物的全静脉麻醉（TIVA）通常被认为是 MEPs 监测的首选麻醉方案。加入氯胺酮和利多卡因可以减少异丙酚的用量，同时不会显著影响 M 波监测。同样讲，加入右美托咪定也可以产生氯胺酮的作用，尽管它在相对高剂量下可以对 M 波产生变化。高剂量的芬太尼、舒芬太尼和阿芬太尼也可以减弱 M 波；瑞芬太尼的影响不大。

尽管通常建议全静脉麻醉与 mMEPs 监测配合使用，但许多麻醉生理医生更喜欢使用联合麻醉，例如低剂量异丙酚联合低浓度的挥发性吸入麻醉剂，原因是对紧急情况未及时发现、阿片类药物耐受和意外苏醒的担忧。最近一项关于 156 例患者接受 TIVA（异丙酚加阿片类药物）或联合麻醉（1/2 MAC 七氟醚和低剂量异丙酚或阿片类药物）的回顾性研究发现，虽然少数接受七氟醚治疗的患者无法获得 MEPs，但在其余患者中，两组之间的 M 波振幅或变异性没有差异。

mMEPs 对麻醉剂量的变化非常敏感。例如，一剂异丙酚就可以暂时消除 MEPs，这很常见。尽管阿片类药物通常对 M 波的影响通常很小，但是大剂量的芬太尼也有类似效果。出于这个原因，稳定的麻醉剂量是比较理想的。麻醉剂量改变必须和麻醉医生沟通，并且监测结果随时和麻醉剂量关联。在重要的监测时刻，最好不要更改麻醉剂量。

在 MEPs 监测期间通常避免使用肌松药。然而，部分肌松药可用于减少患者活动，改善 SSEPs 质量，以及降低舌咬伤的严重程度和频率。神经系统功能正常的患者，MEPs 监测可以在 4 个成串刺激（TOF）测试中完成 2~4 次抽搐。然而，肌松药可能增加 mMEPs 测试的变异度，并且与神经异常患者中的

mMEPs 监测不相容。根据我们的经验，滴注非常低剂量的维库溴铵，可在 TOF 测试中能产生 3~4 次抽搐，可以显著改善 SSEPs 信号（特别是脑干信号），同时不干扰 mMEPs 的记录。如果使用，必须仔细监测和控制神经肌肉阻断程度。应该避免推注肌松药物，因为即使小剂量的推注也能暂时减弱或消除 M 波。

30.3.5　解析

mMEPs 的解析比 SSEP 的解析稍微复杂一些，在报警标准方面也没有一致的意见。提出的标准包括波动的"存在与否"、振幅的下降程度、波形持续时间和复杂程度的降低以及所需的刺激强度的增加。建立严格标准的困难既在于 M 波本身，因为 M 波是少量运动单元的异步动作电位的复合，也会因为相同连续性刺激产生的 M 波有时会出现明显的、试验间的变异性。虽然常用，但"存在与否"标准的缺点是，在没有记录 D 波的情况下，一旦失去 M 波，就无法确定损伤的严重程度。因此，在发生潜在的灾难性损害之前，提前通知外科医生是明智的。但降低 50% 振幅的警报标准可能会导致过多的误报。因此，美国临床神经生理学协会认为 75%~90% 的振幅下降是一个更合适的警报阈值。

在实践中，由于 MEPs 的恶化反映了参与 M 波形成的运动单元的丢失，因此振幅降低通常伴随着不易量化但易于识别的变化，包括波形复杂度的损失和聚合波形持续时间的缩短。然而，偶尔也会出现波形复杂度显著下降，只剩下一个简单的高振幅波形，这是可能反映了与记录电极相邻的单个运动单元的活动。因此，MEPs 解析需要对波形形态（包括但不限于振幅）进行评估，并考虑基线间的变异性。波形外观与之前的有显著差异时需要通知外科医生。之前提到的 75%~90% 的振幅降低是一个有效的指标。

如前所述，远端肌肉，特别是拇短展肌、第一骨间背侧肌、胫骨前肌和拇外展肌，通常作为神经监测中锥体束功能的代表指标进行监测。之所以使用这些肌肉，是因为它们通常是最稳定的，易于诱发 M 波反应。对于胸外科手术，上肢肌肉被记录为对照组，虽然受全身和麻醉因素的影响，但在手术相关损伤的危险区域之外。根据作者的经验，将其他"高阈值"的下肢肌肉也包括在内很有临床意义，因为来自这些肌肉的 M 波通常首先丢失，从而提供

了早期预警。

由于 MEPs 是间歇性进行的，因此 MEPs 检测的频率和时间要足够以及时地监测脊髓损伤。此外，与 SSEPs 一样，随着麻醉持续进行，mMEPs 会不断恶化，mMEPs 通常表现出"麻醉减退"。这可能与潜在的复杂生理学和非线性的麻醉效应有关。这一点，连同 M 波固有的测试间的变异性，使得 mMEPs 的监测次数必须足够频繁，以识别预期的、非损伤相关的、随时间的 MEPs "基线"变化，并正确地将这些变化与手术相关事件引起的变化相区分开来。

当手术延伸到胸椎上方或下方时，要考虑到 M 波损失可能反映的是神经根损伤，而不是脊髓损伤。使用 MEPs 评估神经根功能比评估脊髓功能更加困难、更不可靠。它更依赖单个肌肉反应的测试间的一致性，并且受到单个肌肉的多根神经支配的限制，这种神经支配模式可以导致单个肌肉输入丢失的可能性，从而限制该监测的应用。尽管存在这些限制，MEPs 仍可用于监测神经根损伤（图 30.10），并且

应该在适当的时候考虑神经根损伤的可能性。

在 IMSCT 手术期间，如果 mMEPs 和 dMEPs 同时监测，检测到 mMEPs 的丢失，D 波幅度降低 < 50%，仍可继续手术。在这种情况下，虽然术后可能出现运动功能障碍，预计可在数周内恢复。

30.4　自发性肌电图

在腰椎和颈椎手术期间常规采用自发肌电图监测，目的是监测神经根的刺激和损伤。通过对神经或神经根的机械冲击，在受神经支配的肌肉中产生特征性的"神经紧张"肌电图放电，并作为潜在神经损伤的实时指标。可能不太为人熟知，胸段脊髓的机械损伤能在下肢肌肉中产生类似的超节段肌电图放电（SED）。在一系列病例中，出现强烈"SED"，这种信号持续时间 > 0.5 s、不同的放电频率 > 5 Hz 的串刺激。通常损伤原因是机械性而非其他原因（如灌注不足），一般先于 MEPs 丢失。由于自发 EMG

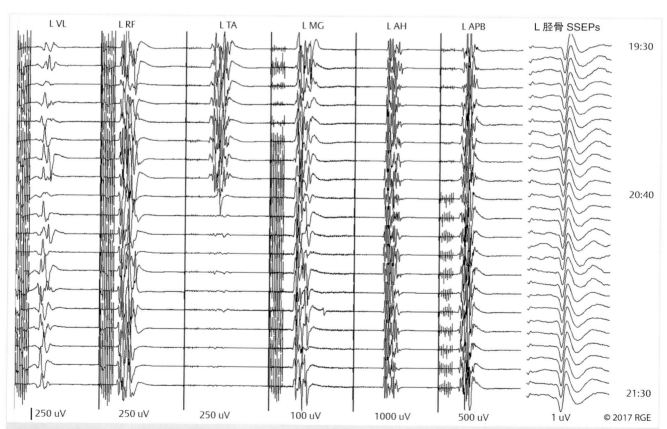

图 30.10　患者 54 岁，Ⅲ度腰椎滑脱症（L5~S1）。在减压期间，左胫骨前肌（LTA）mMEPs 消失。其他肌肉中 mMEPs 保持不变，SSEPs（CP4~CPz）也是如此。患者醒来时左足下垂，一个月后基本恢复。MEPs 的扫描持续时间为 120 ms，SSEPs 为 100 ms

是实时连续监测的，因此在胸椎和脊髓手术期间监测 SED 可作为对间歇性 MEPs 监测的有效补充。麻醉的要求和与肌松药相关问题，在 MEPs 监测中产生的现象是一致的，因为 SED 的产生依赖于腰膨大中 α 运动神经元的功能和神经肌肉交接处的完整性。

30.5　监测持续时间

在过去，监测的重点通常是"关键时刻"，例如脊柱畸形矫正后的 20 min。现在已经认识到，特别是在脊柱畸形手术的情况下，从定位到切口闭合，手术过程中的任何时候都可能发生伴随监测信号丢失的脊髓损伤。因此，在整个过程中，包括切口关闭过程中，都应进行监测。

30.6　示例案例

图 30.11 显示了 1 例 12 岁女孩接受脊柱侧凸手术期间多次 IOMN"屏幕截图"，并描绘了多次矫形过程中 MEPs 和 SSEPs 的系列变化。手术期间采用全静脉麻醉，使用异丙酚和芬太尼，以及可在 TOF 测试中能产生 3 次抽搐的肌松药。

在基线（图 30.11a），存在良好的脑干（箭头）和皮质（星号）SSEPs 与 MEPs。

在矫形和放置第二根连接棒后（图 30.11b），SSEPs 保持稳定，但左下肢 MEPs 丢失，右下肢股外侧肌 MEPs 也丢失（箭头所示）。多个肌肉同时监测不仅可以鉴别通道的技术性故障，更可以提供早期预警。5 min 后（图 30.11c）连接棒被移除。双下

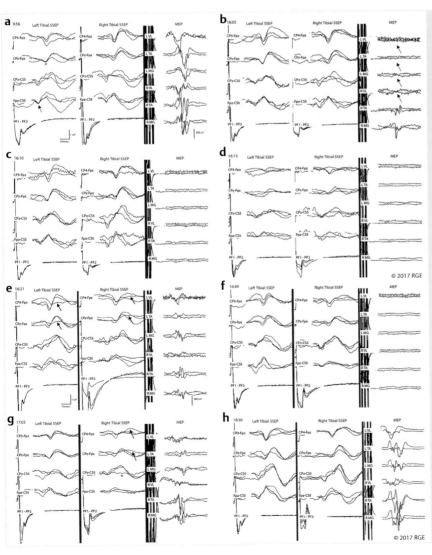

图 30.11　（a~h）1 例 12 岁女孩接受脊柱侧凸后路固定手术期间一系列"屏幕截图"（详见正文）。每幅图显示 3 组叠加的胫骨 SSEPs 和两组下肢股外侧肌（VL）、胫骨前肌（TA）和内侧腓肠肌（LG）的 mMEPs。上肢尺神经 SSEPs 和拇短展肌 MEPs 未显示，在监测期间无变化。SC5 电极位于 C5 上方，PF1 和 PF2 指的是腘窝电极

肢 MEP 信号消失后，SSEPs 与基线仍保持一致。

只有 MEPs 消失几分钟之后（图 30.11d），SSEPs 信号才显示减弱。MEPs 通常比 SSEPs 可以更迅速地监测到脊髓损伤，因为 MEPs 对脊髓损伤更敏感，SSEP 对脊髓损伤监测所需要的平均时间更长。

几分钟时间内（图 30.11e）MEPs 和 SSEPs 的信号重现。显示了 3 个 SSEPs 叠加顺序记录；第一个记录（箭头）的幅度明显小于随后的两个记录。

在重新连接棒安装之后，即使取得较少的矫形，双侧 MEPs 再次丢失，SSEPs 保持不变（图 30.11f）。去掉连接棒后，MEPs 再次回来（图 30.11g）。在左侧，随着时间推移观察到 SSEP 信号增强，3 条叠加轨迹中的第一条幅度最小（箭头：皮质 SSEPs；星号：脑干 SSEPs）。

最后，调整连接棒而产生较小的校正，然后再重新置入，MEPs 和 SEP 保持稳定（图 30.11h），患者醒来时脊髓功能完好。

参考文献

[1] Nash CL, Jr, Lorig RA, Schatzinger LA, Brown RH. Spinal cord monitoring during operative treatment of the spine. Clin Orthop Relat Res. 1977(126):100–105.

[2] Vauzelle C, Stagnara P, Jouvinroux P. Functional monitoring of spinal cord activity during spinal surgery. Clin Orthop Relat Res. 1973(93):173–178.

[3] Forbes HJ, Allen PW, Waller CS, et al. Spinal cord monitoring in scoliosis surgery. Experience with 1168 cases. J Bone Joint Surg Br. 1991; 73(3):487–491.

[4] Nuwer MR, Dawson EG, Carlson LG, Kanim LE, Sherman JE. Somatosensory evoked potential spinal cord monitoring reduces neurologic deficits after scoliosis surgery: results of a large multicenter survey. Electroencephalogr Clin Neurophysiol. 1995; 96(1):6–11.

[5] Deecke L, Tator CH. Neurophysiological assessment of afferent and efferent conduction in the injured spinal cord of monkeys. J Neurosurg. 1973; 39(1):65–74.

[6] Baskin DS, Simpson RK, Jr. Corticomotor and somatosensory evoked potential evaluation of acute spinal cord injury in the rat. Neurosurgery. 1987; 20(6):871–877.

[7] Shiau JS, Zappulla RA, Nieves J. The effect of graded spinal cord injury on the extrapyramidal and pyramidal motor evoked potentials of the rat. Neurosurgery. 1992; 30(1):76–84.

[8] Machida M, Weinstein SL, Imamura Y, et al. Compound muscle action potentials and spinal evoked potentials in experimental spine maneuver. Spine. 1989; 14(7):687–691.

[9] Ben-David B, Haller G, Taylor P. Anterior spinal fusion complicated by paraplegia. A case report of a false-negative somatosensory-evoked potential. Spine. 1987; 12(6):536–539.

[10] Merton PA, Morton HB. Stimulation of the cerebral cortex in the intact human subject. Nature. 1980; 285(5762):227.

[11] Acharya JN, Hani A, Cheek J, Thirumala P, Tsuchida TN. American Clinical Neurophysiology Society Guideline 2: Guidelines for Standard Electrode Position Nomenclature. J Clin Neurophysiol. 2016; 33(4):308–311.

[12] Sloan TB, Heyer EJ. Anesthesia for intraoperative neurophysiologic monitoring of the spinal cord. J Clin Neurophysiol. 2002; 19(5):430–443.

[13] Clapcich AJ, Emerson RG, Roye DP, Jr, et al. The effects of propofol, small-dose isoflurane, and nitrous oxide on cortical somatosensory evoked potential and bispectral index monitoring in adolescents undergoing spinal fusion. Anesth Analg. 2004; 99(5):1334–1340.

[14] Sloan T, Sloan H, Rogers J. Nitrous oxide and isoflurane are synergistic with respect to amplitude and latency effects on sensory evoked potentials. J Clin Monit Comput. 2010; 24(2):113–123.

[15] Harper CM, Nelson KR. Intraoperative electrophysiological monitoring in children. J Clin Neurophysiol. 1992; 9(3):342–356.

[16] Sloan TB, Toleikis JR, Toleikis SC, Koht A. Intraoperative neurophysiological monitoring during spine surgery with total intravenous anesthesia or balanced anesthesia with 3% desflurane. J Clin Monit Comput. 2015; 29(1):77–85.

[17] Chen Z. The effects of isoflurane and propofol on intraoperative neurophysiological monitoring during spinal surgery. J Clin Monit Comput. 2004; 18(4):303–308.

[18] Kalkman CJ, Leyssius AT, Bovill JG. Influence of high-dose opioid anesthesia on posterior tibial nerve somatosensory cortical evoked potentials: effects of fentanyl, sufentanil, and alfentanil. J Cardiothorac Anesth. 1988; 2(6):758–764.

[19] Tobias JD, Goble TJ, Bates G, Anderson JT, Hoernschemeyer DG. Effects of dexmedetomidine on intraoperative motor and somatosensory evoked potential monitoring during spinal surgery in adolescents. Paediatr Anaesth. 2008; 18(11):1082–1088.

[20] Society ACN. Guideline 11B: Recommended standards for intraoperative monitoring of somatosensory evoked potentials. ACNS. Available at: http://www.acns.org/pdf/guidelines/Guideline-11B.pdf. Accessed 6/1/2017.

[21] Kalkman CJ, ten Brink SA, Been HD, Bovill JG. Variability of somatosensory cortical evoked potentials during spinal surgery. Effects of anesthetic technique and high-pass digital filtering. Spine. 1991; 16(8):924–929.

[22] Moller AR. Intraoperative Neurophysiogic Monitoring. 2 ed. Totowa, NJ:Humana Press; 2006:13–15.

[23] Amassian VE, Stewart M, Quirk GJ, Rosenthal JL. Physiological basis of motor effects of a transient stimulus to cerebral cortex. Neurosurgery. 1987; 20(1):74–93.

[24] Jones SJ, Harrison R, Koh KF, Mendoza N, Crockard HA. Motor evoked potential monitoring during spinal surgery: responses of distal limb muscles to transcranial cortical stimulation with pulse trains. Electroencephalogr Clin Neurophysiol. 1996; 100(5):375–383.

[25] Journée HL, Polak HE, De Kleuver M. Conditioning stimulation techniques for enhancement of transcranially elicited evoked motor responses. Neurophysiol Clin. 2007; 37(6):423–430.

[26] Macdonald DB, Stigsby B, Al Homoud I, Abalkhail T, Mokeem A. Utility of motor evoked potentials for intraoperative nerve root monitoring. J Clin Neurophysiol. 2012; 29(2):118–125.

[27] Macdonald DB. Intraoperative motor evoked potential monitoring:

overview and update. J Clin Monit Comput. 2006; 20(5):347–377.

[28] Szelényi A, Kothbauer KF, Deletis V. Transcranial electric stimulation for intraoperative motor evoked potential monitoring: Stimulation parameters and electrode montages. Clin Neurophysiol. 2007; 118(7):1586–1595.

[29] Amassian VE. Animal and human motor system neurophysiology related to intraoperative monitoring. In: Deletis V, Shils J, eds. Neurophysiology in neurosurgery. San Diego, CA: Academic Press; 2002:3–23.

[30] Ulkatan S, Neuwirth M, Bitan F, Minardi C, Kokoszka A, Deletis V. Monitoring of scoliosis surgery with epidurally recorded motor evoked potentials (D wave) revealed false results. Clin Neurophysiol. 2006; 117(9):2093–2101.

[31] Sala F, Lanteri P, Bricolo A. Motor evoked potential monitoring for spinal cord and brain stem surgery. Adv Tech Stand Neurosurg. 2004; 29:133–169.

[32] Sala F, Palandri G, Basso E, et al. Motor evoked potential monitoring improves outcome after surgery for intramedullary spinal cord tumors: a historical control study. Neurosurgery. 2006; 58(6):1129–1143, discussion 1129–1143.

[33] Deletis V, Sala F. Intraoperative neurophysiological monitoring of the spinal cord during spinal cord and spine surgery: a review focus on the corticospinal tracts. Clin Neurophysiol. 2008; 119(2):248–264.

[34] Schwartz DM, Sestokas AK, Dormans JP, et al. Transcranial electric motor evoked potential monitoring during spine surgery: is it safe? Spine. 2011; 36(13):1046–1049.

[35] MacDonald DB. Safety of intraoperative transcranial electrical stimulation motor evoked potential monitoring. J Clin Neurophysiol. 2002; 19(5):416–429.

[36] MacDonald DB, Deletis V. Safety issues during surgical monitoring. In: Nuwer MR, ed. Handbook of Clinical Neurophysiology. Amsterdam: Elsevier; 2008:882–898.

[37] Legatt AD, Emerson RG, Epstein CM, et al. ACNS guideline: transcranial electrical stimulation motor evoked potential monitoring. J Clin Neurophysiol. 2016; 33(1):42–50.

[38] Kobylarz EJ, Bilsky MH, Sandhu SK, Avila EA, Victor JD. Monitoring of electroencephalography during transcranial electrical motor evoked potentials. Epilepsia. 2005; 46 Suppl. 8:309–310.

[39] Zentner J, Albrecht T, Heuser D. Influence of halothane, enflurane, and isoflurane on motor evoked potentials. Neurosurgery. 1992; 31(2):298–305.

[40] Burke D, Hicks R, Stephen J, Woodforth I, Crawford M. Assessment of corticospinal and somatosensory conduction simultaneously during scoliosis surgery. Electroencephalogr Clin Neurophysiol. 1992; 85(6):388–396.

[41] Zentner J, Ebner A. Nitrous oxide suppresses the electromyographic response evoked by electrical stimulation of the motor cortex. Neurosurgery. 1989; 24(1):60–62.

[42] Scheufler KM, Reinacher PC, Blumrich W, Zentner J, Priebe HJ. The modifying effects of stimulation pattern and propofol plasma concentration on motorevoked potentials. Anesth Analg. 2005; 100(2):440–447.

[43] Nathan N, Tabaraud F, Lacroix F, et al. Influence of propofol concentrations on multipulse transcranial motor evoked potentials. Br J Anaesth. 2003; 91(4):493–497.

[44] Sutter M, Eggspuehler A, Muller A, Dvorak J. Multimodal intraoperative monitoring:an overview and proposal of methodology based on 1,017 cases. Eur Spine J. 2007; 16 Suppl 2:S153–S161.

[45] Zaarour C, Engelhardt T, Strantzas S, Pehora C, Lewis S, Crawford MW. Effect of low-dose ketamine on voltage requirement for transcranial electrical motor evoked potentials in children. Spine. 2007; 32(22):E627–E630.

[46] Sloan TB, Mongan P, Lyda C, Koht A. Lidocaine infusion adjunct to total intravenous anesthesia reduces the total dose of propofol during intraoperative neurophysiological monitoring. J Clin Monit Comput. 2014; 28(2):139–147.

[47] Mahmoud M, Sadhasivam S, Salisbury S, et al. Susceptibility of transcranial electric motor-evoked potentials to varying targeted blood levels of dexmedetomidine during spine surgery. Anesthesiology. 2010; 112(6):1364–1373.

[48] Thees C, Scheufler KM, Nadstawek J, et al. Influence of fentanyl, alfentanil, and sufentanil on motor evoked potentials. J Neurosurg Anesthesiol. 1999; 11(2):112–118.

[49] Scheufler KM, Zentner J. Total intravenous anesthesia for intraoperative monitoring of the motor pathways: an integral view combining clinical and experimental data. J Neurosurg. 2002; 96(3):571–579.

[50] Padit J, Cook T. Accidental Awareness During General Anesthesia in the United Kingdom and Ireland. 2014. Available at: http://www.nationalauditprojects. org.uk/NAP5report. Accessed April 28, 2017.

[51] Sloan TB. Muscle relaxant use during intraoperative neurophysiologic monitoring. J Clin Monit Comput. 2013; 27(1):35–46.

[52] Adams DC, Emerson RG, Heyer EJ, et al. Monitoring of intraoperative motorevoked potentials under conditions of controlled neuromuscular blockade. Anesth Analg. 1993; 77(5):913–918.

[53] Sloan T. Anesthesia and intraoperative neurophysiological monitoring in children. Childs Nerv Syst. 2010; 26(2):227–235.

[54] Langeloo DD, Journée HL, de Kleuver M, Grotenhuis JA. Criteria for transcranial electrical motor evoked potential monitoring during spinal deformity surgery:a review and discussion of the literature. Neurophysiol Clin. 2007; 37(6):431–439.

[55] Lyon R, Gibson A, Burch S, Lieberman J. Increases in voltage may produce false-negatives when using transcranial motor evoked potentials to detect an isolated nerve root injury. J Clin Monit Comput. 2010; 24(6):441–448.

[56] Skinner SA, Transfeldt EE, Mehbod AA, Mullan JC, Perra JH. Electromyography detects mechanically-induced suprasegmental spinal motor tract injury: review of decompression at spinal cord level. Clin Neurophysiol. 2009; 120(4):754–764.

[57] Kamerlink JR, Errico T, Xavier S, et al. Major intraoperative neurologic monitoring deficits in consecutive pediatric and adult spinal deformity patients at one institution. Spine. 2010; 35(2):240–245.

第31章　脊柱导航用于复杂胸椎手术

Ana Luís, Rodrigo Navarro-Ramirez, Jonathan Nakhla, Christoph Wipplinger, Roger Härtl

摘要

随着新的脊柱内固定物的问世，恢复脊柱稳定性和序列性，极大地促进了治疗复杂脊柱病变。脊柱手术中的导航技术也是一项重要的手段，因为无论手术的复杂程度、解剖区域、外科医生的技术水平如何，它都可以使术者能对解剖结构和外科技术有透彻的了解。它们的使用与以下方面有关：导航技术可以提高植入物的准确性（这对于复杂的胸椎手术来说尤其重要，因为脊柱解剖和周围结构的原因，胸椎手术能够允许的误差更小）、避免手术节段的错误。影像导航技术在缺乏开放可视化的手术中意义重大，比如脊柱微创手术。

关键词：导航，胸椎手术，螺钉准确性

临床精要

- 在胸椎手术中使用神经导航可提高植入物的准确性。
- 由于脊柱的解剖结构，胸椎植入物的误差范围要小得多。
- 尽管具有优势，但是术中导航并不能代替对解剖结构的了解。
- 特别是在解剖标示有限的微创脊柱外科手术中，在每个关键步骤（例如，螺钉置入和使用电钻）中通过导航来验证解剖学标志很重要。
- 神经导航是一种实用且可靠的工具，尤其适用于术中定位，例如胸椎肿瘤。

31.1　概述

随着新的脊柱植入物降生以及基于螺钉的内固定器械的改善和使用，极大地改善了脊柱疾病的治疗，通过维持和恢复脊柱稳定性和序列性，治疗更复杂的脊柱病变。

随着脊柱手术技术的进展和手术程度越来越复杂，减少因植入物和螺钉位置不当而造成的损伤变得至关重要。植入物和螺钉位置错误会导致脊髓、神经根和血管损伤，以及硬膜撕裂导致脑脊液渗漏。

椎弓根螺钉内固定是目前胸腰椎最坚强的后路固定技术中常用的方法之一，也是治疗胸椎疾病的标准程序。椎弓根螺钉穿过椎体的三柱，可以坚强地稳定脊柱，椎弓根前后方坚强固定，取得较少活动的正常节段与稳定后的异常节段相匹配的效果。此外，椎弓根螺钉固定不需要完整的背侧附件，因此可以在椎板切除或椎板、棘突和小关节创伤性破坏后应用。

然而，在手术中，与腰椎相比，胸椎手术所允许误差更低，因为错误的螺钉置入会损伤脊髓和其他与脊椎密切相关的结构，包括胸膜、食道、肋间血管和节段血管。其中胸腔内其他潜在危险的结构包括胸导管、奇静脉、下腔静脉和主动脉。

此外，在解剖学研究中，胸椎椎弓根的口径和角度会随胸椎节段不同而具有很大的差异。因此，置入胸椎椎弓根螺钉更具挑战性。由于椎弓根的角度和对椎体的连接在胸椎上的解剖学差异更大，尤其是在胸椎中段，椎弓根最狭窄，椎弓根内侧壁与脊髓之间距离更近。进钉点或角度的微小偏差会导致螺钉明显错位。最狭窄的椎弓根通常出现在T4，直径可小至4.5 mm，最大的椎弓根通常为T11或T12，直径约为8 mm。因为脊柱的解剖结构差异更大，所以在脊柱畸形中，置钉不当的风险更高。

经典的椎弓根螺钉置入技术是指"徒手"置入椎弓根螺钉，本质上是一种非直视技术，螺钉的正确置入依赖于对解剖标志的正确识别、外科医生的经验和可重复的操作技术。

因此，在早期"徒手"技术的学习曲线变得陡峭时，这使得外科医生更倾向于使用影像辅助技术。获取影像用于术中导航的技术，已经从19世纪晚期X线的发现发展到现在复杂的术中CT导航。在脊柱图像导航问世之前，外科医生依靠他们的解剖学知识，辅以术前影像检查和术中成像，如早期系列X线片和随后的透视。虽然一些外科医生仍然使用平片来帮助定位皮肤切口，确定手术节段，并在闭合切口前确定植入物位置满意。在应用传统的X线过程耗时长，而且只能获得静态图像。无法获得手术区域内器械位置的即刻位置信息。

透视，即C臂透视，克服了X线片的一些缺点。因此，脊柱外科医生开始使用C臂透视作为术中导航的主要手段。这种技术可以在连续使用时实时成像（例如，获取内固定位置的即时更新），也可以连续获取多个静态图像。它的主要缺点之一是潜在的职业辐射暴露，特别是在使用连续透视时。外科医生处于辐射危险之中，因为他们接近透视和辐射散射，并可能导致不育。此外，当使用单一的透视机，图像只能在单一的平面上获得一次。当需要同时进行双平面透视时，术中导航需要两个独立的C臂，这可能会产生一些人体工程学的限制，阻碍进入手术领域。此外，该技术仅提供复杂三维结构的二维成像，外科医生根据其对图像的理解和相关外科解剖学知识来推断三维结构。这种传统的术中成像不能提供轴向平面，而轴向平面对于大多数螺钉置入来说，是确定螺钉精确放置的关键平面。透视法在椎弓根螺钉置入过程中使用非常频繁，因此被称为"常规"方法，这反映了在徒手操作时最常用的使用方法。

用于椎弓根螺钉置入的传统技术是基于解剖标记，要么没有图像引导（"徒手技术"），要么在侧位、前后位或斜位的透视引导下进行。为了帮助外科医生获得最佳的胸椎螺钉置入位置，其中不同入路点、螺钉轨迹和置入技术已经被描述。本章不再讨论，本章主要关注于应用导航技术相关的标志性事件。

关于徒手技术和透视引导技术的体内外的研究中，报告称胸椎椎弓根螺钉错误率为3%~55%。即使有经验的外科医生在使用透视成像的情况下，也有5%的病例螺钉偏内，15%的病例在使用透视成像的基础上错误定位螺钉。

置钉准确度是通过外科医生的专业知识和对手术解剖结构的熟悉认知来实现的，并且通过术中成像极大地提高了置钉准确度。当外科医生需要精确定位脊柱解剖中未暴露的部分时，可视化的术中成像尤为重要。而在微创脊柱手术（MISS）时，解剖参照点的可视化和螺钉置入是不可用的。计算机辅助脊柱手术（CAS）是通过精确的计算机技术，把传统技术获得的脊柱成像（如透视和CT）将术中解剖图像准确的呈现出来。这使术者能够在手术过程中参考多平面CT或透视图像，获得对非可视化脊柱

解剖的更大程度的定位，从而提高脊柱手术的准确性。同时可以降低手术团队的辐射暴露。

导航技术具有较高的准确性（＞99%）和较低的螺钉相关并发症发生率，与在透视引导下的徒手椎弓根螺钉的置入技术相比，两种技术的准确性比较备受质疑。特别是最新的导航技术在手术中确认置入物的位置，消除了螺钉错置导致再手术事件的发生。此外，导航技术可以减少手术团队和手术室工作人员的辐射暴露。

31.1.1　影像引导脊柱导航的历史展望

图像引导脊柱导航（CAS）是由立体定位原理发展而来的。立体定位是利用三维坐标结合光电传感技术在空间中定位的特定点。这项技术最初是为颅内神经外科手术开发的。起初立体定向要求使用外框固定在患者头部，但即便如此，手术过程也存在一定程度的不准确性，主要是由于手术过程中牵拉切除脑组织（脑移位）所产生的运动。将同样的原理应用于脊柱手术更具挑战性，这是因为脊柱手术中添加外固定架，也因为在活动中的脊柱缺乏解剖学的稳定性。此外，皮肤和皮下软组织相对于脊柱是可移动的，因此有必要使用骨性标记进行配准，这需要广泛而细致的手术暴露。

尽管最初术中导航与脊柱并不兼容，但脊柱外科医生对这项技术的需求很大。他们认为导航在无法直视情况下安置脊柱植入物（如椎弓根螺钉）尤其有用。

20世纪90年代，随着计算机技术的发展，出现了无框导航技术，这就提高了将立体定位技术应用于其他不同手术的可能性，即脊柱导航。Brodwater和Roberts在1993年发表了第一篇尝试从颅内导航手术过渡到脊柱导航手术的论文。他们使用图像引导的显微镜和皮肤表面基准标记进行了校准。然而，这些标记物会随着脊柱的解剖结构发生的活动，导致导航明显不准确。

Kalfas等和Nolte等证实了使用导航技术可提高腰椎椎弓根螺钉置入的准确性。Foley等描述了使用容易识别的脊柱后部解剖标志作为基准点，与固定于脊柱的动态参考序列结合，部分地解决导航定位不精确的问题。随着脊柱导航技术的发展，术中成像的必要性越来越重要，以便为导航系统提供准确

匹配。而且，最新的基于 CT 的术中图像导航技术得到了改进，包括定位、实时导航、轨迹预测以及更好地识别骨组织和软组织。

31.1.2　图像引导脊柱导航的原理

将 CAS 与任何类型的脊柱手术集成的第一步是获取目标区域的多个连续图像，这个过程可以通过透视或 CT 来完成。CAS 或图像引导技术可以根据捕获、处理和呈现给外科医生的图像不同进行多种模式设置。通常，构成导航系统的元件是：（1）图像采集的系统，能够跟踪和连接到合适解剖标志的单个或多个参考点的专用仪器（2）一种计算机工作站，它将该数据重新处理成一系列多平面图像，这些图像连同操作区域内任何手术器械的相对位置一起显示在显示器上。

图像采集

通常，图像采集的元件由双摄像头光学定位器组成。该定位器通过向手术区域发射红外光或电磁注册系统与图像处理计算机工作站连接。安装在手持导航器械上的被动反射器可实现外科医生和计算机工作站之间的联系。这些被动反射器也可以连接到传统的手术器械，如钻孔导向器，丝锥或开路锥。为了准确计算手术区域中器械的位置和器械尖端所在的点，每个导航探头或定制的可跟踪手术器械上的反射球的间距和位置是需要编程到计算机工作站的。实际上，红外光射向着手术区域传导，而反射到球到光学定位器后，然后这些信息传导到计算机工作站，这使得通过与图像数据（CT 或透视图像）的脊柱解剖结构匹配来计算出空间位置。

配准系统

将空间信息准确地转换成脊柱解剖结构的详细图像需要稳定的参照系，使得计算机辅助系统能够在所有 3 个维度上计算器械在手术区域内的相对定位。这个在患者的"真实"坐标系和成像数据的"虚拟"坐标系之间建立关系的过程，称为配准。可以应用不同的配准技术。

点匹配配准技术

在 CT 和 MRI 数据集以及相应的解剖结构中选择几个解剖点。必须为每个要检测的脊柱节段都选择这些点。任何在术前和术中识别的解剖学标志都可以用作参考点。常用点是棘突和横突的尖端或小关节的顶点。在 CT 图像数据中选择这些点中的一个之后，将导航工具的尖端放置在手术区域中的对应点上，工具手柄上的反射球体朝向定位器。来自定位器的红外光被球体反射到定位器并传输到计算机中，计算机计算探头尖端的空间位置及其所在的解剖结构。这有效地将图像数据中选择的点与手术区域中选择的点"链接"。如果配准了 3 个点，当探头放置在手术区域中的任何其他点上时，将在计算机工作站上识别图像数据集中的对应点。该技术的缺点在于外科医生在选择手术区域中的特定解剖点时的任何误差都将导致不同程度的导航定位不准确性。该点匹配也可以与面匹配一起进行。

另一种配准方法是 CT– 透视匹配。当导航系统在术前基于 CT 时，有时会使用该技术。使用这种技术时，术前 CT 与脊柱的术中二维透视图像相匹配，这些图像取自患者的不同角度。

面匹配配准技术

表面匹配是一种补充配准技术。外科医生随机选择显露的后方附件上的多个解剖点以提供补充数据。尽管经常需要采集图像数据和手术区域中的几个离散点来提高面匹配的准确性，但该技术并不排除先前选择的图像集里面的点。将这些点的位置信息传送到工作站，并创建所选解剖结构的地形图与患者的图像集进行"匹配"。与单独的点匹配相比，点对点和面匹配的同时使用将平均配准误差显著降低。

自动配准

无须外科医生的任何输入即可进行自动配准，且配准错误的可能性较小。但是只有在手术中获取图像数据时才能执行此操作。该技术涉及将具有反射球的参考框架附接到显露的脊柱解剖结构中的某个部位，或者在腰部手术中将参考框架附接到髂嵴。第二个参考框架由术中 CT 或透视机建立。当获取术中图像时，两个参考系可不需要外科医生输入而自动配准。然后可以移除 CT 或透视机，并进行最多 5 个脊柱节段的实时导航。

跟踪系统

图像引导导航系统使用光学或电磁跟踪系统。

光学追踪

如前所述，在光学系统，光源产生一系列脉冲红外线光束。光束被外科器械上的球体被动反射，然后被专门的相机捕获；或者摄像机可能会检测由固定在仪器上的二极管阵列和参考点主动发射的红外光。从该红外信号获得的位置信息与先前在解剖配准过程中获取的参考数据合并，会在空间中识别仪器的特定位置并显示在脊柱的多平面图像上。红外线的使用可以最大限度地减少手术室中存在的任何周围金属或电场引起的失真。但光学追踪的成功获取要求在跟踪装置和手术区域之间清晰的"视线"，不能被遮挡。集成光学跟踪系统的反射阵列增加了手术器械的尺寸和重量，这可能使外科医生操作起来很笨拙。麻醉文献中还提出，这种红外技术可能会干扰脉搏血氧饱和度监测。

电磁配准系统

已经开发出电磁配准系统作为在手术导航期间跟踪器械位置的另一种方法，以解决光学追踪的缺点，即在手术区域内追踪装置和被动信号发射器（反射球）之间需要清晰的"视线"。这可能会限制术者的正常活动范围，从而限制了直观操作。此外，具有主动和被动反射器的光学系统所需的跟踪器需要附接到手术器械和操作区域以便被参考，这就有解剖学和人体工程学的缺点。使用的仪器明显更大更重，导致术者的人体工程学和操控性较差。

在电磁配准系统中，3个正交电磁场由连接到固定解剖参考点的发射器产生，例如棘突。这些仪器的位置数据由接收器收集并集成以便于导航。由于不需要"视线"，外科医生和护理人员能够在手术区域内可以自由工作。然而，电磁配准图像引导可能受到金属伪影（包括外科植入物）以及源自手术室中其他设备的任何电磁场（如单极电刀，心电监测仪和手机）的影响。鉴于这些电磁配准区域的面积有限，发射器还需要转移到其他解剖结构，以获得多节段脊柱手术的足够追踪信息。

31.1.3　导航系统的类型

如图 31.1 所示，导航系统主要分基于术中图像或基于术前图像两种。

脊柱术中影像学的两种主要选择仍然是 X 线摄影和透视。C 臂透视仍然是一种低成本、广泛应用的术中图像采集方式，可以实时快速、连续地显示二维图像。

尽管如此，在过去的 30 年里，影像引导脊柱手术见证了多种手术中影像和导航模式的发展。这些技术的最终用途取决于对每个系统独特的优点和缺点的批判性评价。

基于术前 CT 的导航

第一种可用的术中导航是这种模式。该技术使用术前薄层扫描和配准来创建数据集，这构成了术中导航的基础。事实上，在手术之前，通过获取目标区域的二维薄层 CT 并上传到工作站，创建可用于规划手术植入物的虚拟三维重建模型。在术前重建时，选择解剖标记进行术中配准。

然而，术前 CT 扫描是在患者处于仰卧位时获得的，而在手术期间患者通常处于俯卧位。由此产生的椎体移位和重新排列会产生导航错误的风险。因此，为了解决手术过程中的解剖结构移位，必须分别配准每个节段，以准确计划和实施手术。基于 CT 的引导系统的一个明显缺点是需要外科医生在术前 CT 图像以及术中相应的解剖结构上进行配准。此外，广泛的骨组织暴露是必要的，以便充分配准。但患者如果先前行椎板切除术，就可能很难确定配准标志。

在导航过程中，外科医生会看到虚拟三维多平面重建的 CT 图像，以及叠加在图像上的选定螺钉进入点和轨迹。当所选择的手术路径在术野进行调整时，这些信息会实时更新。

这项技术的缺点是术前患者受的辐射会增加。

术中图像导航

基于术中图像的导航系统不需要依赖外科医生的配准步骤，因为该系统在手术内获取图像时自动配准。因此，在点匹配时不需要暴露脊柱。此外，在这种情况下，由于图像是在患者摆好体位后获得的，所以是对椎体解剖结构的准确反映。

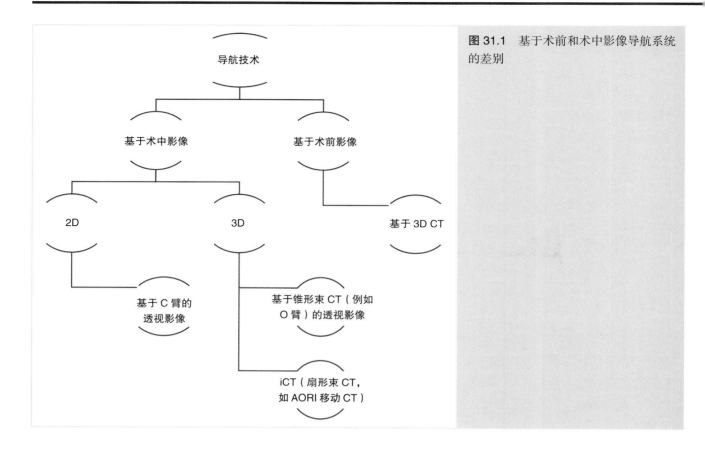

图 31.1　基于术前和术中影像导航系统的差别

基于二维透视的导航

　　"虚拟透视"或基于二维透视的导航是一种将标准二维 C 臂与计算机导航系统相结合的策略。它使用的是手术开始前即刻获取的脊柱解剖的标准前后位和侧位像。通过连接到 C 臂的参考系自动执行配准。正位、侧位、斜位的透视图像，都是通过一个固定在稳定解剖标志上的参照物获得的，稳定解剖标志通常是在手术椎体附近的一个棘突。这些图像被传输到导航工作站，该数据集用于导航屏幕上显示的虚拟解剖结构上的植入物。红外摄像机瞄准参考系和导航工具，可以根据相关解剖结构对导航工具进行连续识别。红外摄像机、参考系和导航工具之间必须保持连续的"视线"。只要保持参考系的稳定性，就能保持系统的精度，运动节段相对于采集到的图像位置就不变，导航工具就能与期望轨迹一致。因此，基于透视的导航可以完全自动地配准，纠正图像失真，减少工作人员辐射暴露，但仅限于二维投影图像。因为导航期间它不提供三维可视化的脊柱解剖，不能在轴位上识别异常解剖，造成导航错误的风险增加。在骨量低、腹部气体过多、病态肥胖、脊柱畸形、既往手术和先天性异常的情况下，导航错误的可能性更大。此外，图像分辨率通常在视野中心最好，周围的结构可能会出现失真。因此为了保持多节段脊柱手术的导航准确性，数据采集和解剖配准的过程可能需要重复几次。

　　总之，二维导航为熟悉和适应正侧位透视的外科医生提供了一个更简单的学习曲线。对于需要实时 X 线监测和透视的手术，这项技术很方便纳入工作流程。这类手术包括椎体成形术或后凸成形术的水泥注射，或在使用 K 线时。二维导航也可以应用于因手术过程中解剖结构的变化而需要频繁更新 X 线影像的情况，如椎间盘切除和椎间孔外融合（ELIF）等融合手术，其中融合器的放置及其椎体之间的关系需要 X 线确认。在这些情况下，二维导航（NAV）不会取消对透视的需要，但可以显著减少连续透视的需要，并将有助于改善工作流程。例如，二维导航不需要术中频繁进行 C 臂透视，减少了手术时间和术中污染的风险。这一策略也优于基于术前 CT 的导航，基于术前 CT 的导航需要合适的术前 CT，CT 必须通过人工配准与相应的解剖结构相匹配，才能进行导航。

二维导航系统比三维导航便宜。二维导航的优点是购买与维护的成本低，这对有经济困难和基础设施困难的医院很重要。我们鼓励尽可能使用导航技术。在坦桑尼亚的年度任务中，我们有效地帮助一家没有使用此类设备的医院实施了便携式硬件和二维导航系统（图31.2）。

基于三维透视的导航

第一个三维导航系统是基于 C 臂三维透视。它使用同心 C 臂透视在术中生成三维数据，与图像引导系统结合后，可进行导航。透视机围绕患者自动旋转 190° 以获得多个图像，这些图像自动重建成多平面的轴向、冠状和矢状解剖视图。

然后开发了锥形束 CT（cbCT）技术。这是一种从环绕患者的锥形 X 线"旋转"到平板探测器获得高分辨率三维图像的模式。锥形束 CT 的实施方案选择包括固定式 C 臂、移动 C 臂、移动 U 臂和移动 O 臂。

旋转生成的多幅图像被处理成三维体积数据集（轴位、矢状位和冠状位解剖 CT 样视图）。这些成像质量与传统 CT 成像差，优于同心 C 臂成像。

与基于二维透视的导航相似，基于锥形束 CT 的导航系统执行自动配准并消除患者移位而导致的误差。与术中基于 CT 的导航相比，除了图像质量，锥形束 CT 的主要缺点是一次只能看到几个节段，这取决于每次"旋转"的扫描量。这对于不能将整个手术部位包括在一个"旋转"内的畸形手术，是很有影响的，必须重新聚焦锥形束 CT 设备。

在手术结束时，如果需要检查内固定的精确度，可以立即进行轴位重建，以确认内固定在 3 个平面（即轴位，冠状位和矢状位）中的准确放置。

患者和手术团队都很关心术中辐射暴露的问题。使用这种导航系统时，外科手术人员和工作人员离开房间或站在铅屏风后面，就可以获得术野的三维图像，从而避免受到辐射。然而，这项技术意味着

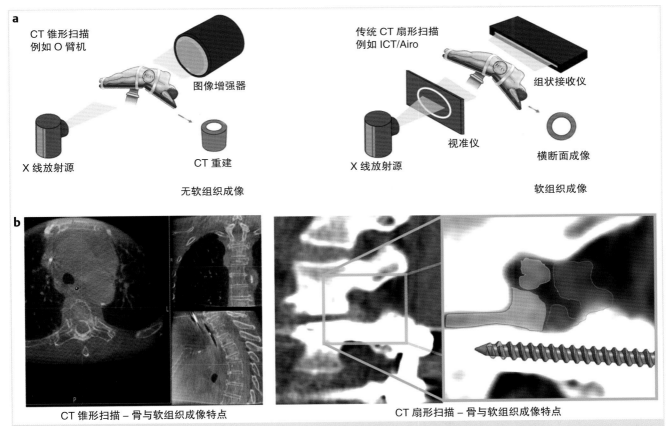

图31.2　工作站画面演示透视导航系统。（a）标准正侧位图像叠加模拟，以确定椎弓根螺钉进钉点、轨迹和尺寸。（b）模拟以确定理想的椎弓根轨迹。先用不长于椎弓根的模拟螺钉，避免突破椎弓根内 / 外侧壁。短的模拟螺钉在正位片没有突破椎弓根内界，再延长模拟螺钉到所需的长度

对患者有较高的辐射暴露。

术中 CT 扫描导航

术中 CT 导航技术使用便携式 CT 扫描仪，便携式 CT 扫描仪可提供图像的体位转换。术中 CT 导航工作站校准患者的解剖结构，并创建三维图像。这些图像使导航仪器可进行整个手术过程中的手术计划（例如，计划植入物的精确测量）。术中 CT 计算机导航技术提供螺钉 / 植入物位置的即时测量和术中调整。

图像质量（与用于骨和软组织的诊断 CT 扫描相同）和扩展的扫描范围，即使在脊柱畸形手术中也不需要重新扫描，这是术中 CT 另外的优点。第一代术中 CT 扫描仪有几个缺点，包括高成本；较差的人

体工程学设计，因为经常需要在一个专用的手术室中永久安装术中 CT 扫描仪；由于对专业手术台的要求，灵活性较低；较小的术中 CT 开口直径（例如，对于肥胖患者不可行）；并增加手术准备时间。最新一代完整的术中 CT 成像和导航克服了之前提到的一些局限性，因为它具有自己的工作台，占地面积小，开口直径更大，机架更细。尽管如此，成本上的缺点仍然存在（图 31.3）。然而，与 cbCT 相似，虽然手术室工作人员未暴露于辐射，但该技术给患者带来更高的辐射。

机器人导航

机器人导航是脊柱导航的最新发展之一。

在具有特定软件的专门设计的图形用户界面

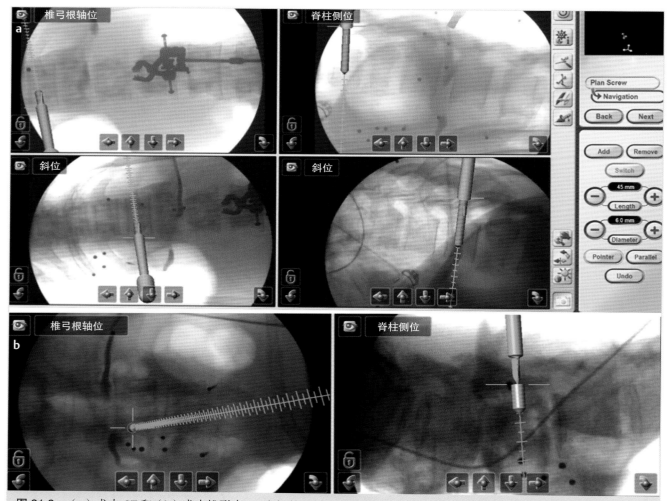

图 31.3 （a）术中 CT 和（b）术中锥形束 CT 之间的差异，图片显示了透视导航系统的工作站屏幕。尽管术中 CT 和锥形束 CT 在产生的图像性质上有相似之处，但它们本质上是不同的成像方式。术中锥形束 CT 被归类为移动 X 线系统并使用锥形束，而术中 CT 被归类为使用扇形束的真实或传统 CT 扫描

上，外科医生使用术前获取的 CT 图像来规划螺钉的轨迹。

术中获取透视图像（正侧位图像），方便自动配准。在导航过程中，机械臂移动到适当的位置，以引导螺钉沿着适当的轨迹置入。然后将具有靶向装置的术中图像增强 X 线与基于 CT 的虚拟图像和外科医生的计划相匹配。将夹子固定到棘突上，或微创框架安装在髂嵴上和棘突上。然后将微型机器人连接到夹具和 / 或框架上。在 CT 扫描和图像增强器组合数据的基础上，机器人根据外科医生的术前计划，将其自身与所需的进入点和轨迹对齐。研究报告说，使用机器人手术的植入物放置精确度很高。机器人手术的缺点包括无法进行主动追踪，只能在手术后通过 CT 扫描检查植入精度。

31.2 胸椎手术导航—技巧、要点和工作流模型

尽管三维导航似乎可以提高仪器的精确度，减少外科医生受到的辐射，但由于其成本高，而且外科医生担心增加手术时间、使用的方便性、融入手术流程和安全性，三维导航在临床应用中受到了挑战。

2013 年，Hartl 等发表了一项关于计算机辅助脊柱手术使用情况的全球调查，该调查为脊柱导航的使用提供了有趣的数据。在这项调查中，大约 80% 的受访者赞成使用脊柱导航。然而，尽管导航广泛应用，北美和欧洲只有 11% 的脊柱外科医生使用导航。导航的常规用户提到了它的准确性、使复杂手术更安全的潜力，以及将辐射暴露最小化的优点。非常规用户表示，缺乏设备和高成本是不使用导航的最重要原因，以及培训不足和增加手术时间。

有人提出，导航系统可能会延长整个手术时间的原因是需要手术室设置导航工作流程的时间，以及需要扫描和配准患者的术中时间。事实上，已经观察到，即使整体手术室时间较长，每枚螺钉置入的时间也较短，因为可以更快地识别骨的解剖结构。此外，使用新的导航设置需要较少的扫描和配准时间。

因此，分步指南的应用可能会克服与实时图像导航相关的手术室设置和工作流程相关的潜在延迟，使其更有效、可重复，并减少总体手术时间。

每个导航系统都有自己的特点，因此，根据所使用的导航系统的不同，工作流程、工作要点和误区也会有所不同。在我们的机构，不同的系统已经使用了一段时间，从传统的透视到锥束三维导航，最后到手术中三维 CT 导航，这个过程已经被证明是有效的，完全适用于临床实践。此外，我们还引入了完全导航的概念，这意味着在手术中使用术中 CT 导航，试图消除手术人员的辐射暴露，消除导丝和探针的使用。

消除导丝这一措施是脊柱导航手术的重大改进。通常，使用三维导航的系统通过导丝进行经皮螺钉植入，需要多个仪器的单独导航，如导钻器、尖锥、攻丝锥、最后是螺钉。创建导航导管的想法是减少需要导航的仪器数量以及与导丝相关的潜在风险（即，导丝存在手术过程中断裂或弯曲，造成内脏或血管损伤的风险）。该导航导管连接到一个固定参考点，用于确定理想的椎弓根轨迹，使用导航软件模拟出相应尺寸的椎弓根螺钉，使导航导管的固定齿固定于骨性解剖标志上。先钻孔，后攻丝，最后可以通过导管植入没有钉头的椎弓根螺钉（图31.4）。

在 Navarro-Ramirez 等发表的文章中，展示了我们应用三维术中 CT 中的技巧，要点和工作流程（表31.1）。

31.2.1 手术流程要点

由于学习曲线和延长手术时间似乎是脊柱导航的主要缺点之一，限制了导航的应用，所以我们提出了一个工作流程，用于便携式术中 CT 导航。在我们的实践中该流程提高了安全性和准确度，并减少（几乎消除）医务人员辐射暴露（表31.2）。

31.2.2 手术室布局

术中 CT 导航系统包括 Airo CT 扫描仪、图像导航系统、红外跟踪摄像头导航系统（Brainlab Curve，Brainlab AG）和患者参考阵列（Brainlab AG）。Airo CT 扫描仪的设计包括带有细长机架（30.5 cm × 38 cm）的较大框架（107 cm），占地面积小（1.5 m²）。悬架控制的电驱动系统使机器在手术室移动。在手术期间，将移动的射线可透的碳纤维台（Trumpf

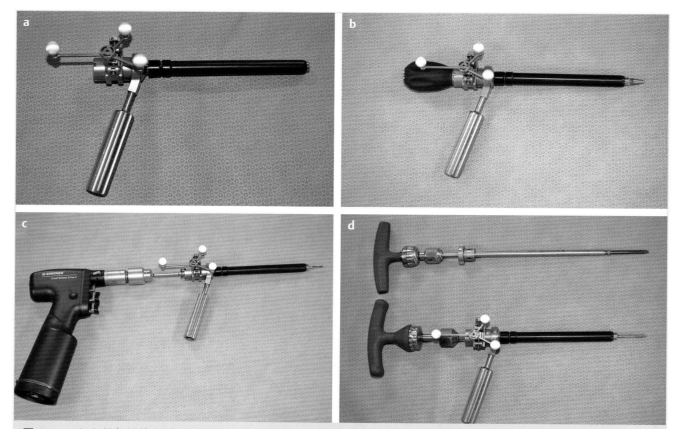

图 31.4　（a）导航导管包括一个 170 mm 长的管道，外径为 10 mm，插管和手柄为 8.3 mm。用于连接红外参考阵列的接口位于近端的 270° 可旋转项圈上，这样可以使导管相对于导航摄像机进行灵活定位。（b~d）钻头、攻丝，最后通过导管置入没有钉头的椎弓根螺钉

表 31.1　提高胸椎手术术中 CT 导航准确性的技巧

体位固定	●用胶带将患者固定在手术台上，可最大限度地减少移动
	●在胸部和臀部从侧面向下的使用胶带固定
术中扫描	●包括解剖标志，能够准确确定手术节段 / 病变
	●在需要用到导航前进行术中 CT 扫描，（有时在解剖结构暴露后，例如颈椎后路手术，这会减少手术操作引起移位和不准确）
验证准确性	●在每个关键步骤（例如螺钉置入和使用电钻）进行导航，以验证解剖标志，尤其是在 MISS 手术这种解剖标志有限的情况下
	●在手术期间不断比较导航仪器的位置和触觉反馈
	●光标不被污染
熟悉解剖	●术中导航不能代替对解剖结构的熟悉
防止过度移动	●在整个手术过程中，要保持位置稳定，避免在手术过程中撞击序列
	●避免压力、机械冲击（使用锤子或木槌）或移动
	●使用电池驱动的电钻准备钉道，避免使用 Jamshidi 针
"松手试验"	●攻丝锥完全插入椎弓根后，松开器械
	●如果导航屏幕上的螺钉模拟显示螺钉在椎弓根中位置适当而没有破出，这通常证实了螺钉轨迹良好（骨质差和颈椎病患者应避免此项检查）
神级监测	●术中神经监测和螺钉刺激，最大电流约为 9 mA
位置验证	●置入器械 / 植入物后的术中 CT 扫描，以验证所需的位置和准确性

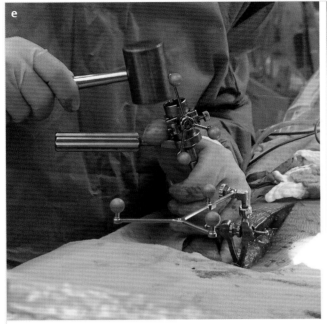
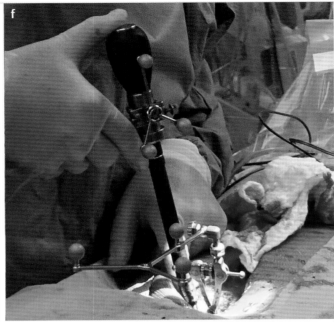
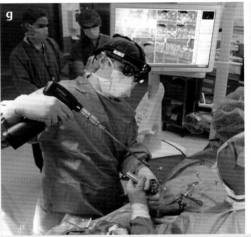
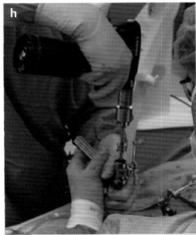
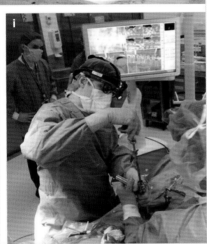

图 31.4（续）　（e，f）组织保护套管和套管针由 PEEK 材料制成，便于经皮放置导管。（g~i）导航导管用于确定理想的椎弓根轨迹，将导管加压钻头，攻丝，最后通过导管置入没有钉头的椎弓根螺钉

TruSystem7500，TRUMPF Inc. 法明顿，康涅狄格州）连接到台架上。Airo 和 Curve 系统连接到自动图像传输设备和图像患者配准，辅助导航。预校准或手动校准的仪器可与导航一起使用以增强工作流程。

31.2.3　全导航术中 CT 导航的设置

1. 在术前，术中 CT 导航与轨道系统和机架平行，面向麻醉（图 31.5）。

2. 在平行于机架的运输床上麻醉患者后，便携式术中 CT 系统的机架垂直于导轨旋转到扫描位置。

3. 采用 T3 机架的 Trumpf 碳纤维台面与集成轨道系统上的 Trumpf 碳纤维柱连接。

4. 插管并插入用于肌电图监测的针电极，然后将患者翻转到 T3 框架上。

5. 患者被安置好并固定在台子上。充分的胶带固定很重要，因为这样可以最大限度地减少移位，特别是肥胖患者。必须注意不要用胶带绑得太紧，以免皮肤坏死或出现压疮。

6. 机架位于患者的颅侧，并且所有电缆（例如电刀，吸引器和肌电图监测）穿过机架。

7. 在术中 CT 扫描仪运行时，医务人员离开房间，从而避免不必要的辐射暴露（图 31.5）。

表 31.2 不通导航系统的优缺点

	透视	二维透视	三维 cbCT	三维术中 CT	三维术前 CT
主要优势	只有实时成像模式	可以在术中体位获取图像来导航。可以自动配准	可在手术过程中获取三维图像并用于导航	与 cbCT 相比，更高分辨率的成像和更大的扫描量	术前 CT 可与术中导航系统结合
需要术中采集吗？	是	是	是	是	否
需要额外的术前影像吗？	否	否	否	否	是
多节段手术需要重新配准吗？	否	否	否	否	是
实时图像？	是	是（需要时）	是（需要时）	否	否
螺钉精度	◆◆	◆◆	◆◆◆◆	◆◆◆◆	◆◆◆
骨组织影像	◆◆	◆◆	◆◆◆◆	◆◆◆◆	◆◆◆
软组织影像	—	—	◆	◆◆◆	◆◆◆
医务人员辐射暴露	◆◆◆◆	◆◆◆	—	—	—
患者辐射暴露	◆◆	◆	◆◆◆	◆◆◆	◆◆◆◆（术前＋术后）
成本	◆	◆◆	◆◆◆	◆◆◆◆	◆◆◆
专业水平	◆	◆◆	◆◆◆◆	◆◆◆◆	◆◆◆
硬件限制（需要特定设备）	否	否	是	是	是

缩写：cbCT，锥形束 CT；CT，计算机断层扫描

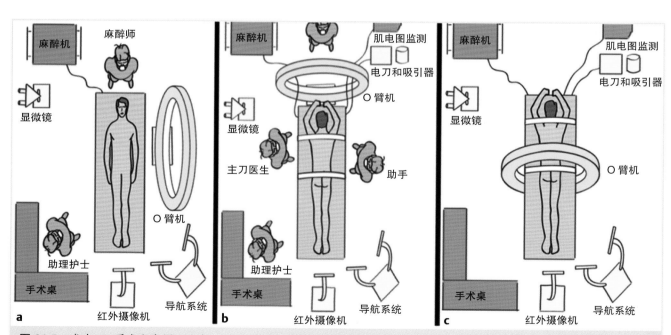

图 31.5 术中 CT 手术室布局。左起：（a）术前，术中 CT 与导轨系统平行。（b）术中手术室布局。进行腰椎手术时，患者面朝下，双臂向上（注意：进行颈椎手术时，双臂应放在侧面）。所有麻醉、肌电图、电刀和吸引器管线穿过术中 CT 的机架。胶带从患者胸部和臀部固定，以减少手术过程中的组织移动和患者移位。（c）对患者进行术中 CT 扫描时的手术室布局。所有人员在术中 CT 使用期间离开房间

31.2.4 胸椎椎弓根螺钉器械手术流程

1. 对于胸椎病例，如果病变范围为 T12 至骨盆，则使用两个 3 mm 的 Schanz 针将一个双针固定架固定在患者骨盆上，参考系与双针固定架连接并拧紧；如果病变范围为 C3~T11，则参照系被夹在棘突上（头侧或尾侧 1~2 个节段）。参考系也可以夹在台子上，患者只需用胶带固定好，仅用于定位（如硬膜内肿瘤和胸椎间盘突出）。

2. 术前扫描时，在切口左右各覆盖一块铺单，并在铺单上标出目标区域。

3. 红外摄像机朝向参考阵列和机架的反射标记。

4. 在放射技师通过远程控制初始化扫描之前，所有人员离开手术室。这样消除了外科医生暴露在 X 线辐射下的损害。

5. 扫描后，图像会自动传输到导航系统。

6. 用指针确定切口的位置和正确的轨迹。在开放性手术中，通过触诊解剖标志（即，多个节段棘突或横突）。在微创脊柱手术时，使用横突或肋横突关节的尖端来验证准确性。

7. 对于微创脊柱手术病例，通过一个小的皮肤和筋膜切口，校准钻引导管并放置在所需的入口点。使用导航导管简化了工作流程，取消了克氏针和多个仪器（开口－钻孔－攻丝－螺钉）的步骤。导航导管可用于钻孔、攻丝和螺钉的置入。

8. 使用直径 3.2 mm 凹槽钻头的电动钻准备进入，然后轻敲椎弓根，钻和丝锥只能进入 35 mm，确保对于胸椎不是太深，在这种情况下，深度可以调整到较短的距离。

9. 螺钉通过导航导管置入，然后电刺激螺钉。我们使用 9 mA 以上的阈值来判断螺钉的位置。

10. 在需要额外减压和放置融合器的情况下，可采取以下步骤：从髂骨上获取骨移植物，并可使用指针对合适的髂骨进行最佳定位。当放置管状牵开器进行减压和小关节切除时，通过导航确定管状牵开器的筋膜切口。筋膜切口通常位于螺钉置入所需筋膜切口内侧 2~3 cm，指针指示椎板和关节突关节的下边缘，然后放置牵开器，并用导航指针再次确认充分暴露解剖结构。在显微镜下进行减压和小关节切除，也可以在导航的帮助下进行。导航也有助于确定，例如，椎弓根、椎间盘的定

位和椎间盘的轨迹，我们可以使用导航来确定椎间盘切除和融合器放置的准确位置。

11. 放置融合器后，进行 CT 扫描。在 CT 扫描的基础上，连接棒的长度可以通过导航或直接从电脑屏幕上确定。

31.2.5 脊柱病理定位工作流程

准确、有效的术中定位脊髓病变对患者的安全及临床疗效的最大化至关重要。这在胸椎尤其具有挑战性。在患者的胸椎大小、肩胛骨阴影、骨密度降低（如骨质疏松症）等因素的综合作用下，使用标准的 X 线片或透视法很难准确地显示术中骨骼解剖。在这种情况下，外科医生可以使用术前标记（如金、聚甲基丙烯酸甲酯水泥），以便在术中成像时确定正确的胸部水平。即使手术节段错误很少发生（0.04%~5.3%），对患者和外科医生还是有潜在的不良后果。根据北美脊柱协会（North American spine Society）对脊柱外科医生的一项调查，68% 的人在职业生涯中至少做过一次节段错误的手术。

导航是一种实用可靠的工具，对于术中定位（如胸椎肿瘤）非常有用。

1. 患者俯卧位或仰卧位，并用布带固定在手术台上，如导航工作流程中所述。

2. 根据目标区域，将参考阵列固定到手术台上，或者使用 Mayfield 头架。

3. 术前扫描时，在切口左右各覆盖一块铺单，并在铺单上标出目标区域。

4. 红外摄像机朝向参考阵列和机架的反射标记。

5. 在放射技师通过远程控制初始化扫描之前，所有人员离开手术室。这样消除了外科医生暴露在 X 线辐射下的情况。

6. 扫描后，图像会自动传输到导航系统。

7. 用指针确定切口的位置和正确的轨迹。在开放性手术中，通过触诊解剖标志（即，多个节段棘突或横突）。在微创脊柱手术时，使用横突或肋横突关节的尖端来验证准确性。

8. 必须考虑到解剖结构的移位，特别是治疗硬膜内脊柱肿瘤时，可能需要重新扫描或确认解剖标志。

9. 在使用永久性植入物时，特别是在枕颈固定，应再次行 CT 扫描。

除了定位（切口规划、管状牵开器放置、椎板

切除范围、手术节段、脊柱肿瘤、胸椎间盘突出），术中 CT 导航还可用于测量内固定（螺钉、棒、笼大小）和评估神经减压。

31.2.6 临床应用实例

病例 1：硬膜外髓外肿瘤切除术

患者 47 岁，4 年前开始出现右上浅表腹痛及右中下腰背痛。疼痛逐渐加重，现在在视觉模拟量表上评分为 8~10 分。

图 31.6 示诊断检查，影像，导航如何用于定位和实时定位，以及如何在病变上下精确置入椎弓根螺钉。

病例 2：胸椎椎体切除及内固定

女性患者 78 岁，以背部疼痛，双下肢疼痛无力 4 个月，加重 2 周为主诉。图 31.7 显示了病理性骨折。患者在手术室进行导航辅助下的 T12 椎体切除融合术。

31.3 计算机辅助手术的优势和劣势

CAS 的潜在优势：

- 提高内固定置入的准确性，优化内固定的尺寸。
- 减少外科医生和工作人员的辐射暴露。
- 通过更小的通路实现更少的侵入性。
- 允许术前规划器械大小、轨迹和截骨手术。
- 允许在术中验证螺钉的准确性（真正的术中 CT 扫描仪或术中便携式 cbCT 系统）。
- 最大限度地降低手术节段错误的风险。
- 降低再手术率。

CAS 的潜在劣势：

- 与外科医生和手术室工作人员的技术相关的学习曲线是存在的。
- 设备的前期成本。
- 手术"流程"中断。
- 在手术室中增加设备和占用空间。
- 缺乏科学数据支持其临床效益。
- 目前市场上的移动三维成像设备成像的质量和视野是有限的。
- 增加手术时长。

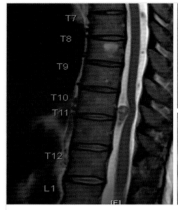
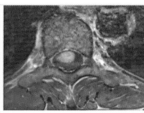
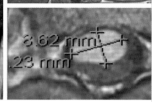
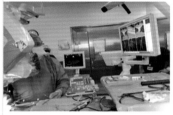
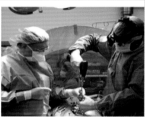
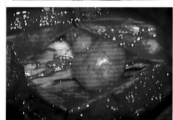
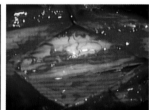
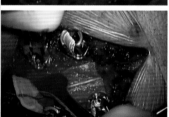
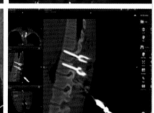

图 31.6 术中 CT 导航用于切除胸椎硬膜内髓外肿瘤的流程。第一行：肿瘤在 MRI T1 和 T2 加权像的位置和大小。第二行：定位和导航椎弓根螺钉置入。第三行：术中暴露肿瘤（左）和切除后脊髓（右）的照片。第四行：术中照片（左）和术中病变水平上下椎弓根螺钉的 CT 图像（右）

- 光学系统潜在的视线限制。
- 担心电磁导航系统对金属器械的准确性和干扰。

31.4 未来发展

我们展望，导航在胸椎手术中不仅用于定位，而且将来用于机器人手术和脊柱融合。首先要证明它是安全的，那么胸椎手术便可以在半自动模式下进行，具有更高的准确性和安全性。

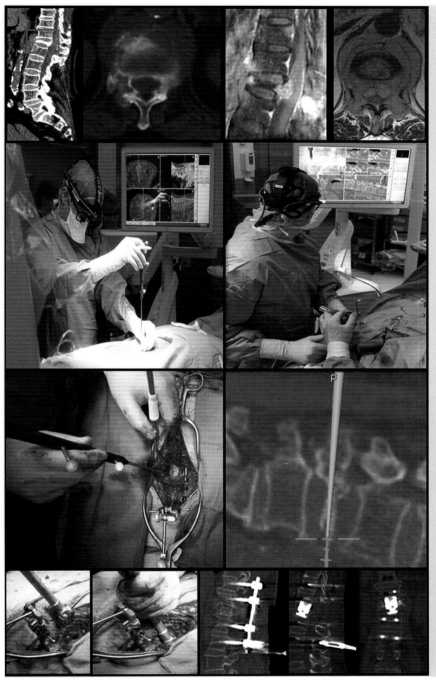

图31.7　第一行：T12 椎体骨折伴脊髓受压，CT 扫描（左）和 MRI 扫描（右）。第二行：术中 CT 导航定位病变节段。第三行：导航下行椎体切除术。第四行：导航器械（左2幅图像）和术中安装内固定后 CT 扫描（右3幅图像）

参考文献

[1] Malhotra D, Kalb S, Rodriguez-Martinez N, et al. Instrumentation of the posterior thoracolumbar spine: from wires to pedicle screws. Neurosurgery. 2014; 10 Suppl 4:497–504, discussion 505.

[2] Kalfas IH. Image-Guided Spinal Navigation: Principles and Clinical Applications, in Minimally Invasive Spine Surgery: A Practical Guide to Anatomy and Techniques. In: Ozgur B, Benzel E, Garfin S, eds. New York, NY: Springer; 2009:7–22.

[3] Kalfas IH. Minimally Invasive Spine Surgery: A Practical Guide to Anatomy and Techniques. In: Ozgur B, Benzel E, Garfin S, eds. 1st ed. New York, NY:Springer; 2012.

[4] Mullin JZ, Walsh K, Benzel E. Dorsal thoracic and lumbar screw fixation and pedicle fixation techniques. In: Benzel's Spine Surgery. Elsevier; 2017:717–728.e3.

[5] Mirza SK, Wiggins GC, Kuntz C, IV, et al. Accuracy of thoracic vertebral body screw placement using standard fluoroscopy, fluoroscopic image guidance, and computed tomographic image guidance: a cadaver study. Spine. 2003; 28(4):402–413.

[6] Karapinar L, Erel N, Ozturk H, Altay T, Kaya A. Pedicle screw placement with a free hand technique in thoracolumbar spine: is it safe? J Spinal Disord Tech. 2008; 21(1):63–67.

[7] Hartl R, T, heodore N, Dickman CA, Sonntag VKH. Technique of thoracic pedicle screw fixation for trauma. Oper Tech Neurosurg. 2004; 7:22–30.

[8] Perna F, Borghi R, Pilla F, Stefanini N, Mazzotti A, Chehrassan M. Pedicle screw insertion techniques: an update and review of the literature. Musculoskelet Surg. 2016; 100(3):165–169.

[9] Luther N, Iorgulescu JB, Geannette C, et al. Comparison of navigated versus non-navigated pedicle screw placement in 260 patients and 1434 screws:screw accuracy, screw size, and the complexity of surgery. J Spinal Disord Tech. 2015; 28(5):E298–E303.

[10] Puvanesarajah V, Liauw JA, Lo SF, Lina IA, Witham TF. Techniques and accuracy of thoracolumbar pedicle screw placement. World J Orthop. 2014; 5(2):112–123.

[11] Mezger U, Jendrewski C, Bartels M. Navigation in surgery. Langenbecks Arch Surg. 2013; 398(4):501–514.

[12] Kalfas IH. Image-guided spinal navigation: application to spinal metastases. Neurosurg Focus. 2001; 11(6):e5.

[13] Holly LT. Image-guided spinal surgery. Int J Med Robot. 2006; 2(1):7–15.

[14] Sanders R, Koval KJ, DiPasquale T, Schmelling G, Stenzler S, Ross E. Exposure of the orthopaedic surgeon to radiation. J Bone Joint Surg Am. 1993; 75(3):326–330.

[15] Rampersaud YR, Foley KT, Shen AC, Williams S, Solomito M. Radiation exposure to the spine surgeon during fluoroscopically assisted pedicle screw insertion. Spine. 2000; 25(20):2637–2645.

[16] Hahn P, Oezdemir S, Komp M, et al. Navigation of pedicle screws in the thoracic spine with a new electromagnetic navigation system: a human cadaver study. BioMed Res Int. 2015; 2015:183586.

[17] Avila MJ, Baaj AA. Freehand thoracic pedicle screw placement: review of existing strategies and a step-by-step guide using uniform landmarks for all levels. Cureus. 2016; 8(2):e501.

[18] Kim YJ, Lenke LG, Bridwell KH, Cho YS, Riew KD. Free hand pedicle screw placement in the thoracic spine: is it safe? Spine. 2004; 29(3):333–342, discussion 342.

[19] Kim YJ, Lenke LG. Thoracic pedicle screw placement: free-hand technique. Neurol India. 2005; 53(4):512–519.

[20] Gaines RW, Jr. The use of pedicle-screw internal fixation for the operative treatment of spinal disorders. J Bone Joint Surg Am. 2000; 82(10):1458–1476.

[21] Vialle R, Zeller R, Gaines RW. The "slide technique": an improvement on the "funnel technique" for safe pedicle screw placement in the thoracic spine. Eur Spine J. 2014; 23 Suppl 4:S452–S456.

[22] Zindrick MR, Wiltse LL, Doornik A, et al. Analysis of the morphometric characteristics of the thoracic and lumbar pedicles. Spine. 1987; 12(2):160–166.

[23] Gelalis ID, Paschos NK, Pakos EE, et al. Accuracy of pedicle screw placement: a systematic review of prospective in vivo studies comparing free hand, fluoroscopy guidance and navigation techniques. Eur Spine J. 2012; 21(2):247–255.

[24] Härtl R., Korge A. Minimally Invasive Spine Surgery:Techniques, Evidence, and Controversies. 1st ed. Stuttgart: Thieme; 2012.

[25] Kalfas IH, Kormos DW, Murphy MA, et al. Application of frameless stereotaxy to pedicle screw fixation of the spine. J Neurosurg. 1995; 83(4):641–647.

[26] Murphy MA, McKenzie RL, Kormos DW, Kalfas IH. Frameless stereotaxis for the insertion of lumbar pedicle screws. J Clin Neurosci. 1994; 1(4):257–260.

[27] Allam Y, Silbermann J, Riese F, Greiner-Perth R. Computer tomography assessment of pedicle screw placement in thoracic spine: comparison between free hand and a generic 3D-based navigation techniques. Eur Spine J. 2013; 22(3):648–653.

[28] Tian NF, Huang QS, Zhou P, et al. Pedicle screw insertion accuracy with different assisted methods: a systematic review and meta-analysis of comparative studies. Eur Spine J. 2011; 20(6):846–859.

[29] Rivkin MA, Yocom SS. Thoracolumbar instrumentation with CT-guided navigation (O-arm) in 270 consecutive patients: accuracy rates and lessons learned. Neurosurg Focus. 2014; 36(3):E7.

[30] Aoude AA, Fortin M, Figueiredo R, Jarzem P, Ouellet J, Weber MH. Methods to determine pedicle screw placement accuracy in spine surgery: a systematic review. Eur Spine J. 2015; 24(5):990–1004.

[31] Kotani Y, Abumi K, Ito M, et al. Accuracy analysis of pedicle screw placement in posterior scoliosis surgery: comparison between conventional fluoroscopic and computer-assisted technique. Spine. 2007; 32(14):1543–1550.

[32] Laine T, Lund T, Ylikoski M, Lohikoski J, Schlenzka D. Accuracy of pedicle screw insertion with and without computer assistance: a randomised controlled clinical study in 100 consecutive patients. Eur Spine J. 2000; 9(3):235–240.

[33] Navarro-Ramirez R, et al. Total navigation in spine surgery; a concise guide to eliminate fluoroscopy using a portable intraoperative-CT 3D navigation system. World Neurosurg. 2017; 100:325:335.

[34] Shin MH, Ryu KS, Park CK. Accuracy and Safety in Pedicle Screw Placement in the Thoracic and Lumbar Spines : Comparison Study between Conventional C-Arm Fluoroscopy and Navigation Coupled with O-Arm® Guided Methods. J Korean Neurosurg Soc. 2012; 52(3):204–209.

[35] Van de Kelft E, Costa F, Van der Planken D, Schils F. A prospective multicenter registry on the accuracy of pedicle screw placement in the thoracic, lumbar, and sacral levels with the use of the O-arm imaging

system and StealthStation Navigation. Spine. 2012; 37(25):E1580–E1587.

[36] Scheufler KM, Franke J, Eckardt A, Dohmen H. Accuracy of image-guided pedicle screw placement using intraoperative computed tomography-based navigation with automated referencing, part I: cervicothoracic spine. Neurosurgery. 2011; 69(4):782–795, discussion 795.

[37] Santos ER, Sembrano JN, Yson SC, Polly DW, Jr. Comparison of open and percutaneous lumbar pedicle screw revision rate using 3D image guidance and intraoperative CT. Orthopedics. 2015; 38(2):e129–e134.

[38] Cho MS, et al. Inducing differentiation of neural progenitors from human embryonic stem cells with high efficiency and purity comprises the use of selected media and physical methods. Jeil Pharmaceutical Co., Ltd.; 2008.

[39] Drazin D, Liu JC, Acosta FL, Jr. CT navigated lateral interbody fusion. J Clin Neurosci. 2013; 20(10):1438–1441.

[40] Nolte LP, Zamorano L, Visarius H, et al. Clinical evaluation of a system for precision enhancement in spine surgery. Clin Biomech (Bristol, Avon). 1995; 10(6):293–303.

[41] Karhade AV, Vasudeva VS, Pompeu YA, Lu Y. Image guided spine surgery:available technology and future potential. Austin Neurosurg Open Access.; 3(1):1043.

[42] Brodwater BK, Roberts DW, Nakajima T, Friets EM, Strohbehn JW. Extracranial application of the frameless stereotactic operating microscope: experience with lumbar spine. Neurosurgery. 1993; 32(2):209–213, discussion 213.

[43] Nolte L, Zamorano L, Arm E, et al. Image-guided computer-assisted spine surgery:a pilot study on pedicle screw fixation. Stereotact Funct Neurosurg. 1996; 66(1–3):108–117.

[44] Foley KT, Smith MM. Image-guided spine surgery. Neurosurg Clin N Am. 1996; 7(2):171–186.

[45] Wood MJ, McMillen J. The surgical learning curve and accuracy of minimally invasive lumbar pedicle screw placement using CT-based computer-assisted navigation plus continuous electromyography monitoring—a retrospective review of 627 screws in 150 patients. Int J Spine Surg. 2014; 8:8.

[46] Larson AN, Polly DW, Jr, Guidera KJ, et al. The accuracy of navigation and 3D image-guided placement for the placement of pedicle screws in congenital spine deformity. J Pediatr Orthop. 2012; 32(6):e23–e29.

[47] Patel AA, Whang PG, Vaccaro AR. Overview of Computer-Assisted Image-Guided Surgery of the Spine. Semin Spine Surg. 2008; 20(3):186–194.

[48] Ringel F, et al. Navigation, robotics, and intraoperative imaging in spinal surgery. In: Advances and Technical Standards in Neurosurgery: Volume 41. Schramm J, ed. Cham: Springer International Publishing; 2014:3–22.

[49] Acosta FL, Jr, Thompson TL, Campbell S, Weinstein PR, Ames CP. Use of intraoperative isocentric C-arm 3D fluoroscopy for sextant percutaneous pedicle screw placement: case report and review of the literature. Spine J. 2005; 5(3):339–343.

[50] Hedrick MH, Fraser JK. Processing regenerative cells from adipose tissue for placement in patient suffering from e.g. liver disorder involves separating, concentrating, and manipulating regenerative cells for enhancement of therapeutic effects. 2008, Cytori Therapeutics Inc.

[51] Hahn P, Oezdemir S, Komp M, et al. A new electromagnetic navigation system for pedicle screws placement: a human cadaver study at the lumbar spine. PLoS One. 2015; 10(7):e0133708.

[52] Papadopoulos EC, Girardi FP, Sama A, Sandhu HS, Cammisa FP, Jr. Accuracy of single-time, multilevel registration in image-guided spinal surgery. Spine J. 2005; 5(3):263–267, discussion 268.

[53] Kalfas IH. Benzel's Spine Surgery—193 Intraoperative Imaging of the Spine. 4th ed. Elsevier; 2017.

[54] Njoku I, Wanin O, Assey A, et al. Minimally invasive 2D navigation-assisted treatment of thoracolumbar spinal fractures in East Africa: a case report. Cureus. 2016; 8(2):e507.

[55] Lee MH, et al. Feasibility of intra-operative computed tomography navigation system for pedicle screw insertion of the thoraco-lumbar spine. J Spinal Disord Tech. 2013; 26(5):E183–E187.

[56] Hecht N, Kamphuis M, Czabanka M, et al. Accuracy and workflow of navigated spinal instrumentation with the mobile AIRO(®) CT scanner. Eur Spine J. 2016; 25(3):716–723.

[57] Slomczykowski M, Roberto M, Schneeberger P, Ozdoba C, Vock P. Radiation dose for pedicle screw insertion. Fluoroscopic method versus computer-assisted surgery. Spine. 1999; 24(10):975–982, discussion 983.

[58] Härtl R, Lam KS, Wang J, Korge A, Kandziora F, Audigé L. Worldwide survey on the use of navigation in spine surgery. World Neurosurg. 2013; 79(1):162–172.

[59] Khanna AR, Yanamadala V, Coumans JV. Effect of intraoperative navigation on operative time in 1-level lumbar fusion surgery. J Clin Neurosci. 2016; 32:72–76.

[60] Meng XT, Guan XF, Zhang HL, He SS. Computer navigation versus fluoroscopy-guided navigation for thoracic pedicle screw placement: a meta-analysis. Neurosurg Rev. 2016; 39(3):385–391.

[61] Kotani T, Akazawa T, Sakuma T, et al. Accuracy of pedicle screw placement in scoliosis surgery: a comparison between conventional computed tomography-based and o-arm-based navigation techniques. Asian Spine J. 2014; 8(3):331–338.

[62] Kim TT, Johnson JP, Pashman R, Drazin D. Minimally invasive spinal surgery with intraoperative image-guided navigation. BioMed Res Int. 2016; 2016:5716235.

[63] Lian X, Navarro-Ramirez R, Berlin C, et al. Total 3D Airo® navigation for minimally invasive transforaminal lumbar interbody fusion. BioMed Res Int. 2016; 2016:5027340.

[64] Rahmathulla G, Nottmeier EW, Pirris SM, Deen HG, Pichelmann MA. Intraoperative image-guided spinal navigation: technical pitfalls and their avoidance. Neurosurg Focus. 2014; 36(3):E3.

[65] Shin BJ, Njoku IU, Tsiouris AJ, Härtl R. Navigated guide tube for the placement of mini-open pedicle screws using stereotactic 3D navigation without the use of K-wires: technical note. J Neurosurg Spine. 2013; 18(2):178–183.

[66] Hsu W, Sciubba DM, Sasson AD, et al. Intraoperative localization of thoracic spine level with preoperative percutaneous placement of intravertebral polymethylmethacrylate. J Spinal Disord Tech. 2008; 21(1):72–75.

[67] Macki M, Bydon M, McGovern K, et al. Gold fiducials are a unique marker for localization in the thoracic spine: a cost comparison with percutaneous vertebroplasty. Neurol Res. 2014; 36(10):925–927.

索引

A

脊髓硬膜外脓肿 126
全身麻醉过程中的意外意识恢复（AAGA），又称"术中知晓"18
术后应用对乙酰氨基酚，21
获得性免疫缺陷综合征（AIDS）36，126，144，147
脊椎稳定的主动子系统 13
亚当正向弯曲试验 76
青少年特发性脊柱侧弯 （AIS）66
－ 分型 67
－ 临床精要 66
－ 侧弯进展 66
－ 侧弯进展速度 66
－ 端椎 68－69，69－70
－ 男女比例 66
－ 林克分型 68，68
－ 下固定椎体 68，69，69，70－72
－ 中立椎 68，69－70
－ 非手术治疗 of 67
－ 鹰嘴法 66，67
－ 椎弓根螺钉固定 70
－ 流行 66
－ 青春期生长阶段 66，67
－ 肋骨突起 73
－ Risser 分级 66
－ 稳定椎 68，69
－ 手术治疗
－ － 决策 68
－ － 适应症 67
－ － 术中监测 70
－ － 患者定位 70
－ － 近端交界畸形 82
－ － 技巧 70
－ 治疗模式 66，67
－ 上固定端椎 68－69，69
年龄相关的后凸，肺部和胸壁生理学 2
获得性免疫缺陷综合征（AIDS 36，147
移动 CT 扫描 279
术前气道评估 16
AIS，参见青少年特发性脊柱侧弯
体感诱发电位预警标准 263
阿伦膦酸盐 246
美国脊椎损伤协会 221，221

肌萎缩性侧索硬化症 40
镇痛
－ 患者控制 21
－ 术后 15－16，21
－ － 多模式 15
麻醉 15
－ 意外意识恢复 18
－ 临床精要 15
－ 一般 16
－ 降血压药 19
－ 神经肌肉侧弯手术治疗 60
－ 术中管理 16
－ 术中监护 15－17，19－21，260
－ 运动诱发电位 267
－ 术前评估 15，15
－ 体感诱发电位影响 262，263
－ 静脉注射 15，17，18，267
－ 唤醒测试 18，260
麻醉师，在脊柱手术中的作用 15，19
麻醉消退 263
动脉瘤性骨囊肿 157，158
脊柱血管造影 195，200，221
血管瘤病 198－199
强直性脊柱炎 120，120
－ 患者的麻醉 16
－ 临床精要 120
－ 气管插管 121
－ 流行病学 120
－ 遗传学 120
－ 哈罗氏架固定 122
－ 图像 121－122，123
－ 炎症指标 120
－ 仪器 120，122
－ 微创稳定性 120，122
－ 骨质疏松症 120
－ 截骨 122
－ 患者介绍 121
－ 椎弓根螺钉固定 120
－ 肺和胸壁生理学 4
－ 手术管理
－ － 算法和计算 122
－ － 注意事项 121
－ － 目标 122
－ － 杠杆臂 122
－ － 结果 123

－ － 患者定位 122
－ － 原则 122
－ － 工具和技术 122，123
－ 创伤和创伤后畸形 92
纤维环 11，90
胸椎创伤前（腹侧）入路 232，233
－ 脊柱颈胸段 233
－ 临床精要 232
－ 适应证 232
－ 下颈椎 232，233，234
－ 中胸椎 235，236
－ 微创 238，240
－ 改良开胸术 234，235
－ 椎弓根螺钉固定 232
－ 胸腰椎 237，238
－ 开胸手术 232
－ 上胸椎 234，235
前柱 13，210，211，232，233
脊髓前综合征 29，222
先天性脊柱侧凸前路固定术 49，50－51
前纵韧带（ALL）12，90，210
脊髓前动脉（ASA）196，196
前部楔形骨折 210
先天性脊柱侧凸前后联合固定 49
脊髓前外侧综合征 29
抗纤溶药 19
AO 脊柱骨折分型 87，91，208，209，217，218
顶点 93
术中动脉脉搏监控 20，22
动脉窃流现象 198
动静脉瘘（AVF）195
－ 分类 195
－ 定义和分类 195，196
－ 诊断和评估 199
－ 硬膜 188－189，195，198－200，203，203，204－205
－ 血管内治疗 201
－ 流行病学 197
－ 硬膜外 199
－ 遗传学和相关综合征 199
－ 髓内肿瘤 188－189
－ 病理生理学 198
－ 软脑膜 195，198－200，202－203
－ 术后护理 204

－ 术前评估和规划 201
－ 临床特征和表现 197
－ 手术治疗 203, 203,204 - 205
动静脉畸形（AVMs）195
－ 血管造影术 195,200
－ 定义和分类 195,196
－ 诊断和评估 199
－ 血管内入路 195
－ 流行病学 197
－ 遗传学和相关综合征 199
－ 髓内肿瘤 188 - 189
－ 髓内髓外 198 - 200
－ 自然历史 200
－ 无创成像 199
－ 病理生理学 198
－ 术后护理 204
－ 术前评估和规划 201
－ 临床特征和表现 197
－ 断裂 197
－ 脊髓 198, 200 - 202
－ 手术治疗 202
治疗策略 195
关节面
－ 下 12
－ 上 12
上行束 29
ASKyphoplan 计算系统 122
曲霉菌病 148, 149, 149
曲霉菌 144, 148
烟曲霉 148
哮喘、肺功能测试 3
星形细胞瘤 185
－ 临床特征 186
－ 影像 186
－ 手术技术 191
－ 治疗 189
自体献血 18
自动注册 274
自主性反射障碍 222
动静脉瘘，见动静脉瘘
动静脉畸形，见动静脉畸形
畸形
清醒的纤维气管内导管插管 15 - 16
轴性脊柱关节病 120
－ 另见强直性脊柱炎
瞬时旋转轴 10

B

B12 缺乏 37
背部疼痛，具体病症见
－ 髓内脊髓肿瘤 185 - 186

－ 患有转移性疾病 174
－ 患有胸神经根病 27
－ 胸部脊髓损伤 27
－ 胸椎压缩 26
鞘内泵入巴氯芬 59
良性纤维病变 158, 159
良性肿瘤 154, 157, 157, 158, 180
生物力学 10
－ 临床精要 10
－ 定义 10
－ 脊柱功能单位 10
－ 概述 10
－ 矢状位对齐 12
－ 脊柱活动范围 10 - 11
－ 应力 - 应变曲线 10
活检
－ 脊髓髓内肿瘤 185, 189
－ 原发性胸椎肿瘤 156
双膦酸酯 246
皮炎芽酵母 144, 148
爆炸菌病 148, 149, 149
血液保护技术 15 - 16,18, 22
Boehler 分类 208, 209, 210
骨囊肿，动脉瘤 157, 158
骨密度降低 243
－ 另见骨质疏松症、骨质疏松压缩性骨折
骨骼质量改善 246
骨扫描
－ 骨质疏松症 246
－ 椎体骨髓炎 138
牛心包硬膜内吊带 258, 259
臂丛 27, 28
支架，见特定病症
－ 青少年特发性脊柱侧弯 67
－ 强直性脊柱炎 122
－ 神经肌肉侧弯 56
－ 骨质疏松性压缩骨折 247
－ 休门氏病的后凸畸形 74, 77
脑干躯体感觉诱发电位监 260 - 261,261, 261
脊髓半侧损害综合征 28, 220, 222
腹胀 244
爆裂骨折 91, 211, 211, 212, 212,223

C

C 型臂荧光透视 272,276
C7 铅垂线（C7PL）（C7PL）92
钛合金笼
－ 针对强直性脊柱炎 122
－ 用于创伤后畸形 94

－ 椎体骨髓炎 141
降钙素 246
念珠菌 144, 148
念珠菌病 147, 148, 149, 149
一氧化碳扩散能力 for 3, 3
心输出量，术中监测 20, 22
心血管功能障碍 15
－ 术前评估 16
心血管监测 20, 22
海绵状畸形，
髓内肿瘤 188 - 189
外照射放疗 175
骨水泥外渗 250, 251
中央脊髓综合征 222
中央型椎间盘突出 108
视网膜中央动脉闭塞（CRAO）20
骶骨中央垂直线（CSVL）68,92
中心静脉压（CVP）
监控 19, 22
脑瘫、神经肌肉侧弯 55
－ 分类 56, 57
－ 早发 58
－ 评估 56
－ 自然历史 55
－ 手术治疗 57
颈椎前凸 93
颈胸段
－ 骨折和生物力学 233
－ – 低位前入路 232, 233,234
－ 腹侧入路 233
颈胸肿瘤 157
Chance 骨折 91, 211, 211, 212, 223
夏科脊柱 92
化疗、鞘内注射和脊髓病 39
胸壁生理学 2
－ 异常与常见
脊柱病理学 3
－ 前入路 6
－ 临床精要 2
－ 正常 2
－ 术后变化 6
－ 术前评估 5
软骨母细胞瘤 158, 159
软骨肉瘤 154, 158, 163, 164 - 165
脊索瘤 154, 158, 163
慢性阻塞性肺病（COPD），肺功能测 3
节段性脊柱脊髓血管瘤病 198 - 199
科布角 4, 45, 55, 68, 77, 82, 93
球孢子菌属巨细胞 144,
球虫病 148, 149, 149
粉碎性骨折 210

完全性脊髓损伤 28, 220,221, 222
压迫，见胸椎、压缩、压缩性骨折 91,
211, 211, 223
- 年龄相关的后凸 4
- 近端交界处后凸 87
- 骨质疏松 242
计算机断层扫描（CT）
- 锥形线束 277,278, 282
- 神经导航 272
- - 优点和缺点 282
- - 术中 276,278, 278, 279
- - 手术室设置 279,282
- - 术前 276
- - 总体导航 279,281, 282
- 强直性脊柱炎 121 - 122, 123
- 先天性脊柱异常 46
- 髓外硬膜内肿瘤 181
- 转移性疾病 175
- 中央型椎间盘突出 115
- 骨质疏松性压缩骨折 245, 245, 248
- 旁中央椎间盘突出 108, 109
- 创伤后畸形 93, 95
- 脊髓损伤 221
- 脊髓硬膜外脓肿 128, 130
- 胸椎管狭窄症 102, 102
- 胸椎肿瘤 156
- 结核和真菌感染 145 - 146
- 脊椎骨髓炎 137, 137
- 术前评估 5
计算机断层扫描脊髓造影
- 特发性脊髓疝 256、258
- 胸椎狭窄 103
计算机辅助脊柱手术（CAS）273、284
锥形束 CT 技术 277、278, 282
常规外放疗 CERBT）175
先天性后凸 42，43
- 分类 43，44
- 自然历史 44，45
Congenital scoliosis
- 相关异常 45
- 分类为 42，43
- 临床精要 42
- 定义
- 生长保存技术 42, 51
- 半骨骺固定术 42, 47, 48
- 半椎体切除术 42, 47, 49 - 50
- 成像 45
- 原位融合 47
- 内固定融合与畸形矫正 42, 49, 50 -
52
- 自然史 of 44, 45

- 非手术治疗 46 例
- 术前评估为 45
- - 进展和严重程度 42, 44, 45
- 手术治疗 42
- - 适应症 46
- - 术中注意事项 46
- - 脊柱切除（VCR）49、52
先天性脊椎异常 42
- 参见先天性后凸畸形，先天性脊柱
侧凸，脊髓圆锥综合征 198
凸侧生长阻滞 42, 47, 48
COPD，见慢性阻塞性肺病肺部疾病
铜缺乏 38
冠状面平衡 92
冠状面畸形
- 骨盆和盆下型 58
- 创伤后 91
皮质 SSEP 监测 260 - 261, 261, 262
皮质脊髓束 28, 29
肋软骨 2
肋骨椎骨横突切除术
- 用于脊髓髓内肿瘤 190
- 用于中央型椎间盘突出 115, 117
肋椎关节入路，用于胸椎骨折 225
曲轴现象 49
手术 0 期间的关键时期 260, 268
胸椎横断损伤 28
隐球菌病 148
新型隐球菌 144, 148
氰化物 39
巨细胞病毒 35

D

D 波运动诱发电位 263, 264, 266, 266
退化级联 101
退行性椎间盘疾病和胸部脊椎压缩 26
登革热病毒 35
Denis 三柱模型
- 骨折分类 208、209，211, 211
- 和脊髓损伤 220
特发性齿状突韧带松弛
脊髓疝 256, 258, 259
皮样肿瘤 186
旋转杆 71
下行束 29
DEXA，见双能 X 射线吸收测定法
右美托咪定 18
糖尿病
- 术前评估 16
- 脊髓硬膜外脓肿 n 126 - 127
胸椎直径 25

横膈膜 2
一氧化碳扩散能力（DLCO）3, 3
椎体直接去旋转 72
椎间盘 11, 90
- 钙化 102, 103, 108, 109, 114
- 退化和胸椎压缩 2 26
- 疝 26
椎间盘突出 s 26
- 中央 108
- 中线 114
- 旁中央 108
椎间盘感染 126
椎间盘切除术
- 针对强直性脊柱炎 122
- 用于中央型椎间盘突出 115
- 旁中央椎间盘突出
- - 硬膜外 109
- - 经皮 108, 111, 111
椎间盘炎 126, 135
- 另见胸椎骨髓炎，
- 流行病学 135
分离损伤 90, 91
双能 X 射线吸收法（DEXA）243, 245
杜兴氏肌营养不良（DMD），肺功能障
碍 6
硬脑膜动静脉瘘
- 血管内治疗 202
- 髓内肿瘤 188 - 189
- 自然史 200
- 病理生理学 199
- 临床特征和表现 98
- 外科治疗 203, 203, 204 - 205
特发性脊髓疝 256
硬脑膜补片，用于特发性脊髓疝 256
呼吸困难、肺功能测试 2

E

早发性脊柱侧弯，脑瘫 58
爱德华兹生命检测设备 20
弹性区 11
电磁登记系统 275
肌电图（EMG）监控 17, 268
电神经生理学 103
肿瘤整体切除 154，157
全脊椎切除术 156
椎体整体去旋转 72
端椎 93
Cobb 角端椎 68 - 69，69 - 70
气管插管 16
- 强直性脊柱炎 121
- 清醒光纤 15-16

－ 单肺通气 17
－ 术前 16
Enneking 分级系统 154, 154, 156
内生骨疣 158, 160
肠道病毒 35
嗜酸性肉芽肿 158、160
上皮细胞瘤 185
－ 临床特征 186
－ 影像 186, 188
－ 外科技术 191
－ 治疗 189
上皮细胞瘤 186
硬膜外动静脉瘘
病理生理学 199
脊髓硬膜外感染 126
－ 另见脊髓硬膜外脓肿
－ 临床精要 126
－ 流行病学 126
－ 血行扩散 126, 127
－ 历史视角 126
－ 医源性接种 127
－ 非血行扩散／扩展 来自感染区直接播散 127
－ 发病机制 126
在转移性疾病中硬膜外脊髓压迫（ESCC）175, 176, 177
爱波斯坦－巴尔病毒 35
诱发电位监测 17, 19－22, 260
－ 麻醉效果 on 267
－ 麻醉药效果 262, 263
－ 临床精要 260
－ 同时使用 SSEP 和 MEP 监测 260
－ 发展 260
－ 示例案例 269, 269
－ 青少年特发性脊柱侧弯 70
－ 特发性脊髓疝手术 256
－ 神经肌肉侧弯 58
－ 胸椎骨折后入路手术 225－226, 230
－ 休门氏病后凸手术 80
－ 胸椎管狭窄症 103
－ 安全注意事项 266
尤因肉瘤 158, 165
创伤后可膨胀 CAGE 94
畸形 94
可膨胀生长棒 51, 53
扩大胸腔造口术 52
呼气储备量（ERV）3, 3
中央旁椎间盘突出，硬膜外椎间盘切除术 109
硬膜外肿瘤 185

F

关节突关节 12, 90
形成不全 42, 43－44
分节不全 42, 43－44
Ferguson 和 Allen 分类 208, 209, 212
纤维病变，良性 158, 159
休门氏病后凸的第一前凸椎间盘（FLD）78
黄病毒 35
屈曲损伤 90, 91
屈曲－分离损伤 212, 214
浮肋 2
透视 272, 277
－ 优点和缺点 282
－ 三维 277, 282
－ 二维 276, 282
叶酸缺乏 38
第一秒钟用力呼气容积（FEV1）3, 3
用力肺活量（FVC）3, 3
形成缺陷 42, 43－44
骨折复位评估试验 252
骨折－脱位 210－211, 211, 213
骨折，胸椎
－ AOSpine 分型 91
－ 爆裂 91, 211, 211, 212, 223
－ Chance 安全带骨折 91, 211, 211, 212, 223
－ 分型 208, 209
－ 临床精要 208
－ 粉碎 210
－ 压缩 91, 211, 211, 223
－ 压缩，骨质疏松 242
－ 后入路 225
－ － 临床精要 225
－ － 并发症 229－231
－ － 适应症 r 225, 226, 229－230
－ － 后凸成形术 225－226, 230
－ － 微创 230
－ － 开放 225, 226
－ － 椎弓根螺钉固定 225
－ － 经皮 225, 229
－ － 金属丝固定 225, 226
－ 腹侧入路 232, 233
－ － 颈胸椎 233
－ － 临床精要 232
－ － 适应症 232
－ － 下颈椎 232, 233, 234
－ － 中胸椎 235, 236
－ － 颈胸 238, 240
－ － 改良开胸术 234, 235
－ － 椎弓根螺钉固定 232
－ － 胸腰椎 237, 238
－ － 开胸手术 232
－ － 上胸椎 234, 235
－ 楔形变 91, 210
徒手技术椎弓根螺钉 272－273
自发
肌电图 268
功能剩余容量（FRC）3
脊柱功能单元 10
真菌感染 144
－ 临床精要 144
－ 流行病学和病理生理学 144
－ 影像 144－145, 147
－ 医疗管理 149
－ 个体化考虑 146
－ 演示和评估 145
－ 风险因素和警告标志 145
－ 手术治疗 144
－ 治疗 149
无融合半椎体切除术 48, 50

G

加巴喷丁 21
载荷分享分类 208, 212, 215, 232
加尔维斯顿技术 59
神经胶质瘤 186
－ 临床特征 186
－ 影像 187
－ 治疗 190
胃肠道疾病，伴有骨质疏松性压缩骨折 244
全身麻醉 16
巨细胞瘤 158, 160
吉布斯畸形 128
髓内胶质母细胞瘤 187, 188
嗜酸性细胞瘤 158, 160
粗大运动功能分级系统（GMFCS）56
生长保存技术
－ 先天性脊柱侧弯 42, 51
－ 神经肌肉侧弯 55

H

强直脊椎炎 Halo 氏架固定 122
术中 Halo－股骨髁上牵引, 59
错构瘤 154, 157
免提测试 280
哈林顿杆 59, 78
身高下降，骨质疏松压缩 243, 244
血管母细胞瘤 185－186
－ 影像 186

－ 外科技术 191
－ 治疗 190
感染血行扩散 126，127
脊髓半切综合征 28
半骨骺症 42，47，48
半椎体切除术 42，47，49－50
术中血液动力学稳定性，15-16
肝性脊髓病 39
遗传性脊髓病 40
遗传性痉挛性截瘫（HSP）40
脊髓疝，见特发性
脊髓疝
单纯疱疹病毒 1 型（HSV-1）35
单纯疱疹病毒 2 型（HSV-2）35
疱疹病毒 35
荚膜组织浆体病 144
艾滋病病毒／艾滋病 36，37，126、144、147
霍尔兹沃斯分类 208、209，210，211
Hook 吊钩仪表
－ 用于神经肌肉侧弯 59
－ 针对休门氏病的后凸 78
人体免疫缺陷病毒（艾滋病病毒）36、37，126，144
过度后凸
－ 与年龄相关的肺功能障碍 2
－ 神经肌肉疾病 58
－ 肺壁和胸壁生理学 2
脊髓损伤引起的低血压 221
降压麻醉 19
缺氧，脊髓损伤 221 I

I
－ 波动运动诱发电位 263,264
椎管内硬膜下髓外（IDEM）
特发性脊髓疝（ISCH）256
－ 双侧齿状韧带松弛 256,258,259
－ 牛心包膜硬膜内吊带 258,259
－ 临床精要 256
－ 诊断检查 256
－ 硬膜补片 256
－ 影像 256,257－258
－ 荟萃分析 256,258
－ 手术管理 256
－ 临床结果 258
－ 显微技术 258
－ 神经监测 256
－ 发病机制 256,257
－ 术后随访 256,258
－ 术后改善 256，258
－ 缝线修复 256

－ 硬脑膜缺损扩大 256
髂骨螺钉固定，用于神经肌肉脊柱侧60－61
图像引导 272－另请参见神经导航
原位融合，用于先天性脊柱侧弯 47
术前激励性肺活量测定术，5
不完全性脊髓损伤 220,221,222
婴儿脊柱侧弯 66
梗脊髓塞 188
感染，参见特定感染
－ 胸椎压缩 26
－ 硬膜外和软组织 126
－ 真菌和结核 144
－ 机会主义 144
传染性脊髓病 35，36
－ 肠道病毒 35
－ 黄病毒 35
－ 疱疹病毒 35
－ 结核分枝杆菌 37，38
－－ 逆转录病毒 36，37
－ 梅毒螺旋体 36
下关节面 12
炎症性肠病，
脊柱关节病 120
炎症性脊髓病 31，32
－ 结缔组织疾病 32
－ 多发性硬化症 31，33
－ 视神经脊髓炎 32，33
－ 神经肉瘤 32，34
－ 副肿瘤性脊髓炎和 34
骨盆下冠状面畸形 58
吸气能力（IC）3，3
吸气储备量（IRV）3
吸气肺活量（IVC）3
瞬时旋转轴（IAR）10
肋间阻滞 21
肋间肌 2
国际标准
脊柱的神经病学分类
脊髓损伤 221、221
棘间韧带 12，90
横韧带 12
椎间盘，见椎间盘
髓外硬膜内（IDEM）肿瘤 180，185
－ 良性 180
－ 临床精要 180
－ 影像 181，181，182
－ 融合设备 180
－ 术中神经生理学监测 180,183
－ 神经导航 284,284
－ 非手术治疗 182

－ 术后护理和并发症管理 183
－ 放射外科 180,182
－ 切除 180
－ 亚型 180
－ 外科辅助 r 183
－ 外科手术管理 180,182
髓内脊髓肿瘤 185
－ 良性 185
－ 活检 185、189
－ 临床特征 186
－ 临床精要 185
－ 的鉴别诊断 188
－ 影像 185、186、188
－ 发病率和流行病学 185
－ 放射治疗 185
－ 手术治疗 185
－ 基本原则 90
－－ 脑脊液抽取 190、191
术中神经监测 191
－－ 椎板成形术 190 例、190
－ 显微外科 185
－－ 脊髓切开术 191193
－ 操作注意事项和
手术精要 190
－－ 最佳切除路径 185
－ 旋转 90、192
－ 安全进入区 192
－ 血管解剖 191、192
－ 治疗 18
髓内髓外动静脉畸形
－ 自然历史 200
－ 病理生理学 199
－ 临床特征和表现 198
术中 Halo－ 股骨髁上牵引牵引 59
术中监测 17，19-22
－ 另请参阅手术中电生理监测
术中导航系统 275、275
术中神经监测（IONM）15－17，19-22，260
－ 临床精要 260
－ 关键时期和 260、268
－ 持续时间 268
－ 示例案例 269、269
－ 青少年特发性脊柱侧弯 70
－ 特发性脊髓疝手术 256
－ 髓外硬膜内肿瘤外科手术 180、183
－ 髓内脊髓肿瘤外科手术 191
－ 神经肌肉侧弯 58
－ 胸椎骨折后入路 225－226、230
－ 休门氏病后凸 80
－ 胸椎管狭窄症 103

– 安全注意事项 266
– 通过冗余实现安全 260
鞘内巴氯芬泵 59
鞘内化疗，以及脊髓病 39
静脉药物滥用，脊髓硬膜外脓肿 126 -
127
插管，参见气管插管
术中神经监测 IONM，见术中电生理监
测
特发性脊髓疝 ISCH，见特发性脊髓疝
缺血和神经系统压迫损伤 26
缺血性视神经病变（ION）19–20
异氟醚 17J
日本脑炎病毒 35
青少年脊柱关节病 120

K

KING 分型，适用于特发性脊柱侧弯
AIS 67
克一特一韦综合征 199
Konzo 脊髓病 39
Kummell 病又称做陈旧性椎体骨折骨不
连 92
后凸成形术，用于胸椎骨折 225 - 226、
230
– 并发症 231
– 适应症 230
– 骨质疏松骨折缩 242、247
– 手术技术 231
后凸
– 年龄和进展 4
– 另请参阅与年龄相关的高后凸
– 先天性 42、43
– – 分类 43、44
– – 自然史 44、4
– 创伤后 91 - 92
– 近端交界处 82
– 矢状排列 12
– 休门氏病 74
– 胸部 93
KyphX 可膨胀球囊式 247

L

椎板 11
侧块螺钉固定，用于强直性脊柱炎 122
外侧楔形骨折 210
山黧豆素中毒 39
雷卡佩氏病 74
Lenke 分类系统，适用于特发性脊柱侧
弯 68、68
利多卡因 18

韧带 12、90
黄韧带 12，90
– 骨化 100 - 102
脂肪瘤 186
LIV，见下部固定椎体负载分担 208, 212,
215, 232
胸部损伤的纵向模式 27
脊柱前弯症
– 颈椎 93
– 神经肌肉疾病 58
– 腰椎 93
失去监控信号 18, 18
下颈椎前路 232, 233, 234
下固定椎体（LIV）
– 青少年特发性脊柱侧凸 68, 69, 69,
70 - 72
– 休门氏后凸症 78
胸椎下段 28
腰椎前凸 93
肺部生理学
– 异常，与常见
脊柱病理学 3
– 非手术治疗及注意事项
骨质疏松性压缩性骨折 244– 术前评估
5
– 限制性 2
肺容积和容量 3,3
肺（s）
– 功能 3
– 肺叶 2
– 胸腔内的位置 2
– 呼吸系统变化 2
卢克氏棒 59, 78

M

M 波运动诱发电位 263, 264, 264, 265
Magerl/AO 分型 n 208, 209, 214, 215
磁共振成像（MRI）
– 强直性脊柱炎 121 - 122
– 先天性脊椎异常 46
– 特发性脊髓疝 256、257
– 髓外硬膜内肿瘤 181、181 - 182
– 髓内脊髓肿瘤 185186188
– 转移性疾病 175
– 中央型椎间盘突出 115、116
– 神经肌肉侧弯 56
– 骨质疏松性压缩骨折 245、246
– 旁中央椎间盘突出 108、109
– 创伤后畸形 93
– 休门氏后凸 74、77
– 脊柱感染 126

– 脊髓损伤 221
– 脊髓硬膜外脓肿 126、128，129 -
131
– 胸椎管狭窄症 102、104
– 胸椎肿瘤 156
– 胸椎骨折 225
– 结核和真菌感染 144 - 145、146 -
147
– 血管病变 189
– 脊椎骨髓炎 137，137
恶性肿瘤 154, 157, 158, 162
血管畸形的肿块效应 198
最大自主通气量（MVV）3, 3
McAfee 分型 208, 209, 212
McCormick 分型 209, 212, 232
脑膜瘤 180, 180
– 影像 181, 181
– 非手术治疗 182
– 手术技术和注意事项 183
代谢性脊髓病 37
– 维生素 B_{12} 缺乏 37，39
– 铜缺乏 38
– 叶酸缺乏 38
– 维生素 E 缺乏 39
转移性疾病 174
– 背部疼痛 174 例
– 临床精要 174
– 诊断评估 174
– 硬膜外脊髓压迫 175、176、177
– 影像 175
– 髓内 186 - 187
– 机械不稳定性 / 评估 176
– 微创手术 174、178、178
– 神经系统评估 175
– 神经系统症状 174
– 神经病学、肿瘤学、机械学和系统
性（NOMS）决策框架 174、175
– 肿瘤评估 175
– 姑息治疗 174
– 放射治疗 174 - 175
– 分离手术 174、177、177
– 脊柱不稳定肿瘤评分 174、176、176
– 立体定向放射外科治疗 174 - 175,
177
– 手术减压 174、177
– 手术技术 177
系统评价 177
– 治疗策略 175
中柱 13, 211, 211, 212
中央型椎间盘突出 114
– 前部经胸入路和胸腔镜入路 117, 117

- 临床精要 114
- 临床表现 114
- 肋转移切除术 r 115，117
- 诊断评估 115
- 流行病学
- 融合，必要性 118
- 影像 115，116
- 椎板切除术 114 - 115，117
- 侧路 115，117
- 微创方法 117，117，118
- 神经系统症状 114
- 非手术治疗 115
- 发病机制 114
- 手术治疗 115
- - 方法，入路 115，116 - 117
- - 适应证和术前规划 115，116
中胸椎，腹侧入路 235，236
小型开胸手术 238、240
混合性先天性畸形 42、44，44
混合性结缔组织病 32，34
活动性，脊髓损伤 221、221
改良开胸术，适用于上胸椎 234、235
术中监测
监测，见术中电生理监测运动耦合 12
运动诱发电位监测 17、19 - 22、260、263
- 麻醉效果 267
- 临床精要 260
- 同步 SSEP 监测 260
- D 波 263，264，266，266
- 进展 260
- 双串刺激 263，264
- 示例案例 269，269
- I 波 263、264
- 青少年特发性脊柱侧弯 70
- 特发性脊髓疝手术 256
- 神经肌肉侧弯 58
- 胸椎骨折后入路 225 - 226、230
- 休门氏后凸症 80
- 胸椎管狭窄症 103
- 解释 267、268
- M 波 263、264、264、265
- 神经根损伤检测 268、268
- 存在或不存在标准 267
- 安全注意事项 266
运动神经元疾病 40
多重耐药结核病 147
多发性骨髓瘤 167
多发性硬化症 31，33188 - 189
呼吸肌 2
结核分枝杆菌 37、38，138，146 - 另见

肺结核（结核感染）
脊髓造影术
- 特发性脊髓疝 256、258
- 脊髓硬膜外脓肿 128
- 胸椎狭窄 103
多发性骨髓瘤 167 脊髓病，胸部，见胸脊髓病
黏液乳头状室管膜瘤 185
导航导管 27，9280 - 281
导航，参见神经导航
颈部疼痛，伴有骨质疏松压缩骨折 244
神经鞘瘤 180，180
- 影像 181
- 非手术治疗 182
- 手术技术和注意事项 183
第二颈椎双侧椎弓骨折 210
神经控制子系统，脊柱稳定性 13
神经纤维瘤 180，183
1 型神经纤维瘤病 186
2 型神经纤维瘤病 180、185
神经源性跛行 27
神经系统压迫性损伤，
机制 25
神经功能障碍，伴胸椎压缩 27
神经系统疾病，非手术治疗 31
- 临床精要 31
- 临床表现 31
神经系统检查
- 术前评估 15-16
- 脊髓损伤 220
- 胸椎压缩 27
神经监测，见手术中电生理监测
神经肌肉性脊柱侧凸 55
- 前方松解 59
- 前路手术 55
- 临床精要 55
- 病因 55，56
- 生长保存技术 55
- 钩固定 59
- 髂骨螺钉固定 60 - 61
- 脑瘫 55
- - 分类 56，57
- 早发 58
- 评估 56
- 自然历史 55
- 鞘内泵入巴氯芬 59
- 设备等级 58
- 非手术治疗 55，56
- 椎弓根螺钉固定 55、60 - 61，62
- 骨盆和骨盆下冠状面畸形 58
- 骨盆固定 55，59

- 围手术期管理 60
- 患者的术后护理 62
术后并发症 55，63
- 固定杆 58 - 59、61、62
- 骶髂翼固定 60 - 61
- 矢状面畸形 58
- 椎板下穿金属丝示意图 61、6
- 手术治疗 57 例
- 进展 59
- 麻醉 60
- 护理人员满意度 55、63
- 适应症 55
- 术中 Halo- 股骨髁上牵引 59
- 术中神经监测 58
- - 结果 55、59、63
- - 基本原理 57
- - 技术 61
视神经脊髓炎 32、33
神经导航 272
- 系统的优点和缺点 282 -
解剖学知识与 272
- 临床精要 272
- 计算机断层扫描 27、2276、278、278
- 计算机辅助 273、284
- 临床应用示例 284
- 未来发展 284
- 历史视角 273
- 图像采集 274
- 在椎体切除术和仪器 284、285
- 髓外硬膜内肿瘤切除 284、284
- 脊柱定位病理学 283
- 微创手术 272
- 椎弓根螺钉内固定 272283
- 术中 275、275
- 导航导管 - 279，280-281
- 手术室设置 279、282
- 术前 275、275
- 原则 274
- 注册制度 274
- 机器人 278
- 三维荧光透视 277
- 提示、重点和工作模型
- 整体 1279、281
- 二维荧光透视 276
系统类型 275、275
- 工作流程示例 279
神经性脊柱关节病 92
神经结节病 32、34
中立椎 68 - 69、69 - 70、93
中性区 111
尼科尔分类 208，209，210

无创正压通气 NIPPV，见无创正压通气
一氧化二氮 17
NOMS 框架 174,175
无创正压通气（NIPPV），脊柱侧弯 5
非手术治疗，神经系统疾病 31
非甾体抗炎药，（非甾体抗炎药），术后 21
髓核 11，90

O

阻塞性肺病
功能测试 3
阻塞性睡眠呼吸暂停（OSA），术前评估 5
尺骨鹰嘴法 d, 青少年特发性脊柱侧弯 66,67
OLF，黄韧带骨化
单肺通气（OLV）17
阿片类药物，术后 21
OPLL，见后纵韧带骨化
机会性感染 144
光学跟踪 274
小关节的方向 12
Oslac of York Weiber Lundu 综合征 198-199
黄韧带骨化症（OLF）100-102
后纵韧带骨化（OPLL）100-102、102、104
成骨细胞瘤 158、161
骨软骨瘤 158、162
破骨细胞瘤（巨细胞瘤）158，160
骨样骨瘤 154、158、161
骨髓炎、胸部（脊椎）126，135-
细菌接种 135
- 临床特征 136
- 临床精要 135
- 鉴别诊断 136
- 流行病学 135
- 医疗管理失败 139
- 融合材料 141
- 内固定 140
- 实验室检查 13
- 医疗管理 139
- 死亡率 142
- 结果 142
- 疾病的病原体 13
- 化脓性 135
- 影像学表现 137、137
- 手术治疗 139
- 治疗 139
骨坏死，椎体 92
骨量减少 243

骨质疏松症
- 定义 242
- 双能 X 线测量（DEXA 扫描）243、245
- 改善骨骼质量 246
- 强直性脊柱炎 120
- 物理治疗 247
- 创伤后畸形 92
- 次级 243、243
- I 型 242
- II 型 243
骨质疏松性压缩骨折 242
- 骨扫描 246
- 支撑 247
- 腹胀 244
- 临床精要 242
- 临床表现 244
- 肺部受损功能障碍 244
- 计算机断层扫描 245，245
- 影像诊断 244
- 流行病学 242
- 免费试用 252
- 治疗的未来方向 252
- 胃肠道疾病 244
- 医疗保健影响 242
- 高度丢失 243、244
- 生活方式和环境因素 243
- 磁共振成像 245，246
- 医疗管理 246
- 相关的死亡率 h 244
- 倍数 248、248
- 颈部疼痛 244
- 患者的疼痛控制 246、251
- 病理生理学 242
- 的普通射线照片 244、248
- 术前，风险 243
- 风险因素 243
- 后遗症 243
- 手术治疗 247
- 相邻椎体骨折 250
- 双椎弓根入路 248、249
- - 骨水泥外渗 250、25
- - 早期干预 247
- - 适应症和禁忌症 247
- - 针头定位 248、250
- - 结果 251
- - 患者体位 249
- - 潜在并发症 250
- - 步骤
- - 肺栓塞 250
- - 采用单椎弓根入路 248，249-250

- VAPOUR 试验 252
- 椎体增强术 242、247
- VERTOS II 试验 252
- VERTOS 试验 251
骨肉瘤 158、166
截骨术，见特定疾病和程序
- 分类 / 等级 71
– 青少年特发性脊柱侧弯 71

P

疼痛
胸后切开术 235、237
- 髓内脊髓肿瘤 185-186
- 转移性疾病 174
- 骨质疏松性压缩骨折 244
- 胸神经根病 27
- 胸部脊髓损伤 27
- 胸椎压缩 26
姑息治疗，针对转移性疾病 174
旁中央椎间盘突出 108
- 前部入路 108
- 临床精要 108
- 临床表现 108
- 椎间盘切除术 10
- 硬膜外椎间盘切除术 109
- 硬膜外经椎弓根入路 110、111
- 影像 108、109
- 内固定 109
- 保留椎弓根硬膜内入路 112 例
- 结果 113
- 椎弓根螺钉固定 108-109
- 后入路 108
- 术后护理 113
- 术后并发症 113
- 术前注意事项 108，108
- 方法选择 108、110
- 手术技术 108
- 经皮椎间盘切除术 108、111，111
副肿瘤性脊髓炎 34
截瘫 220
重组甲状旁腺激素 246
Parkes-Weber 综合征 199
脊柱被动子系统稳定性 13
患者自控镇痛（PCA）21
胸大肌 2
椎弓根 11
椎弓根螺钉固定
- 透视引导 273
- 用于青少年特发性脊柱侧弯 70
- 用于强直性脊柱炎 120, 122
- 用于先天性脊柱侧弯 49

－ 用于神经肌肉型侧弯 55, 60, 61, 62
－ 用于旁中央型椎间盘突出 108－109
－ 用于休门氏后凸 78, 80
－ 对于胸椎骨折，后入路 225
－ 并发症 229－230
－ 骨折复位 228
－ 植入技术 228, 228
－ 开放 226
－ 椎弓根解剖和 227, 227
－ 经皮 229
－ 自体血回输技术 228, 229
－ 用于胸椎骨折，腹侧入路 232
－ 徒手技术 272－273
－ 神经导航 272, 283
－ 近端交界畸形 87
呼气峰流量（PEF）3
神经肌肉疾病中的骨盆畸形 58
骨盆固定，用于神经肌肉侧弯 55，59
骨盆发病率 93
软脑膜动静脉瘘
－ 血管内治疗 202
－ 现病史 200
－ 病理生理学 199
－ 表现和临床特征 198
－ 手术治疗 203
PJK，即近端交界畸形平片，即 X 射线
　　浆细胞瘤 158, 167
钢板固定术，用于创伤后畸形 94
胸膜间隙 2
垂直线，C7 92
吉氏肺孢子虫 144
点匹配登记技术 274
脊髓灰质炎病毒 35
聚醚醚酮（PEEK）122
呼气末正压（PEEP）17
脊柱侧弯无创正压通气 5
脊椎骨髓炎的正电子发射断层扫描 138
胸椎骨折的后入路 225
－ 并发症 229－231
－ 适应症 225, 226, 229－230
－ 后凸成形术 225－226, 230
－ 微创技术 230
－ 开放 225, 226
－ 椎弓根螺钉固定 225
－ 经皮 225, 229
－ 钢丝固定 225, 226
后柱 13, 210, 211
后脊髓综合征 29, 222
后路器械
－ 用于先天性脊柱侧弯 42, 49
－ 用于神经肌肉侧弯 55

后纵韧带复合体（PLC）208, 210, 210
后纵韧带（PLL）12, 90, 210
－ 骨化 100－102, 102, 104
脊髓后动脉 196, 196
脊髓后外侧综合征 29
术后镇痛 15–16, 21
－ 多模式方法 15
术后管理 5
术后通气 21
术后视力丧失（POVL）20
开胸术后疼痛综合征 235, 237
创伤后畸形 90
－ 病例说明 94
－ 临床表现 92
－ 临床精要 90
－ 健康影响 92
－ 成像 90, 93, 95－96
－ 神经系统缺陷 92，94
－ 截骨术 90, 94
－ 手术相关原因 91
－ 手术管理 90, 94
－ － 入路 90, 94
－ － 适应证 90, 94
博特氏病 147
普瑞巴林 21
术前导航系统 275，275
运动诱发电位的存在或不存在标准 267
原发性侧索硬化 40
近端交界角 82－83，83
近端交界畸形（PJK）82
－ 前入路和 84, 84
－ 分类 82, 85, 85, 86
－ 临床精要 82
－ 结构强度 / 硬度和 84, 87
－ 修正幅度和 85
－ 定义 82
－ 病因 82
－ 现病史和结果 86, 86
－ 后入路和 84
－ 预防 82, 87, 88
－ 预防性椎体成形术和 88
－ 风险因素 82, 82, 88
－ 人口统计 82
－ 影像学 83
－ 外科 84
－ 骶骨延伸和 84
－ 治疗 87
－ 上部器械椎骨和 84, 87
近端连接失败 82
银屑病关节炎 120
青少年特发性脊柱侧弯的青春期生长阶

段 66, 67
肺动脉导管（PAC）20
肺部并发症，外科 2, 5, 16
肺栓塞 250
－ 术后 5
肺功能 3
肺功能测试 2–3, 3
－ 年龄相关性后凸 4
－ 强直性脊柱炎 4
－ 术前评估 5
－ 脊柱侧弯 3
－ 术后 5
肺动脉高压，脊柱侧弯 3
肺生理学 2
－ 异常，与脊柱病变有关 3
－ 前入路和 6
－ 临床精要 2
－ 非手术管理和注意事项 4
－ 正常 2
－ 骨质疏松性压缩骨折和 244
－ 患者术后变化 6
－ 术前评估 5
－ 限制性 2
化脓性脊椎炎（PVO）135
－ 即骨髓炎，胸椎

R

胸部神经根病
放射外科
－ 髓外硬膜内肿瘤 180, 182
－ 用于转移性疾病 174－175, 177
放疗
－ 用于髓内脊髓肿瘤 185, 189
－ 用于转移性疾病 174－175
活动范围，脊柱 10－11
－ 部分切除术和 12
－ 肋骨切除和 11
反应性关节炎 120 重组甲状旁腺激素
　　246
注册系统，图像引导 274
残气量（RV）3, 3
呼吸
－ 脊髓损伤 221, 221
－ 肌肉 2
－ 生理学 2
呼吸衰竭，脊柱侧弯 3
呼吸治疗，术前 5
限制性肺病，肺部功能测试 3
腹膜后剥离，腹侧 232
胸膜后开胸 23, 236－237
反搏 211, 212, 232, 248

逆转录病毒 36, 37
青少年特发性脊柱侧弯的肋骨突出 73
肋骨假体，可扩张 52
肋骨解剖学 2, 11
Risser 等级 66, 67
机器人导航 278
棒的旋转技术 71
棒的固定
– 青少年特发性脊柱侧弯 71
– 用于强直性脊柱炎 122
– 先天性脊柱侧弯 51, 53
– 神经肌肉侧弯 58 – 59, 61, 62
创伤后畸形 94，96
– 用于休门氏后凸 78, 80 棒
– 可延长生长 51, 53
– 单元 58 – 59
瞬时旋转轴 10

S

骶髂螺钉固定术，用于神经肌肉侧弯 60 – 61
骶尾部畸胎瘤 186
安全冗余安全 260
矢状面序列 12
矢状面平衡 92
矢状面指数 93
矢状面畸形 58
矢状轴（SVA）83, 92
结节病 32, 34
斜角肌 2
休门氏后凸 74
– 仅前路技术 78
– 前后路技术 74, 78
– 分类 / 类型 75, 75 – 76
– 临床评估 76
– 临床精要 74
– 临床表现 76
– 不同诊断 76
– 流行病学 74
– 病因 74, 74
– 影像学 74, 77
– 现病史 75
– 神经系统并发症 75
– 非手术治疗 74, 77
– 仅用于后路技术 74, 78
– 手术管理 74, 77
– 并发症 79
– 融合技术 78, 79
– – 目标 74, 78
– – 适应证 77
– – 术中监测 80

– 结果 79
– – 患者定位 80
– – 原则 78
– – 技术 80
– 椎体变化 74
Schmorl 结节 74
神经鞘瘤 180
– 影像学 181, 182
– 术中透视 182
– 手术技术和注意事项 183
全身性硬皮病 32, 34
脊柱侧弯，即青少年特发性脊柱侧弯，先天性脊柱侧弯，神经肌肉性脊柱侧弯
– 运动和呼吸做功 4
– 非手术肺部管理和注意事项 4
– 创伤后 92
– 肺和胸壁生理学 2, 3
– 严重程度和临床表现 4
脊柱侧弯研究协会 73
脊柱侧弯手术，即特定脊柱侧弯类型和流程
– 前路 6
– 神经监测 269, 269
– 术后肺部变化 6
– 肺部并发症 5
SEA, 脊髓硬膜外脓肿
安全带骨折 91, 211, 211, 212, 223
SEDs, 节上产生的肌电放电 268
分节缺陷 42, 43 – 44
选择性雌激素受体调节剂 246
自我护理，脊髓损伤 221, 221
老年性骨质疏松症 243
分离手术，用于转移性疾病 174, 177, 177
先天性脊柱侧弯系列 X 线片 46
脊髓休克 220
SINS，即脊柱不稳定肿瘤评分
干燥综合征 32 – 33, 35
术前停止吸烟 16
软组织感染 126
– 即脊髓硬膜外脓肿
– 临床精要 126
– 流行病学 126
– 血行扩散 126, 127
– 既往史 126
– 医源性接种 127
– 非血行传播 / 从受感染的邻近地区扩展
感染 127
– 126 的发病机制

体感诱发电位（SSEP）监测 17, 260, 261
– 报警标准 263
– 麻醉剂对的影响 262, 263
– 脑干 260 – 261, 261, 261
– 临床精要 260
– 同时进行 MEP 监测 260
– 皮质 260 – 261, 261, 262
– 进展 260
– 电极类型和位置 261
– 示例病例 269, 269
– 假阴性 260
– 在特发性脊髓突出症手术中 256
– 胸椎骨折的后入路 225 – 226, 230
– 休门氏后凸 80
– 胸椎管狭窄症 103
– 说明 263
痉挛性截瘫，遗传性 40
括约肌管理，脊髓损伤 221, 221
脊髓血管造影术 195, 200, 221
脊髓动静脉
畸形
– 血管内治疗 201
– 现病史 200
– 病理生理学 198
– 手术治疗 202
脊髓疝，即特发性脊髓疝
脊髓独立性测量（SCIM）221, 221
脊髓梗死 188
脊髓损伤
– 评估 222
– 自主神经反射障碍 222
– 临床精要 220
– 完全性 28, 220, 221, 222
– 横断 28
– 急诊室和重症监护管理 220
– 流行病学 220
– 低血压 221
– 缺氧 221
– 不完全 220, 221, 222
– 危及生命 220
– 纵向改变 27
– 神经系统评估 220
– 神经分类 221, 221
– 疼痛 27
– 病理生理学 220
– 预后 223
– 影像学评估 221
– 脊柱稳定性 220
– 类固醇 221
– TLICS 222, 223 中

脊髓综合征 28, 222
- 手术目标 222
- 手术管理 222
- 预后因素 222
- 手术时机 222
脊髓硬膜外脓肿（SEA）126
- 临床精要 126
- 临床表现 128
- 诊断 128
- 鉴别诊断 131
- 经验性抗生素治疗 126, 131
- 流行病学 126
- 从相邻病灶蔓延 127
- 血行播散 126, 127
- 既往史 126
- 医源性接种 127
- 影像学 126, 128, 129‐131
- 髓内肿瘤 vs.189
- 实验室调查 128
- 管理 131
- 医疗管理 131
- 微生物学 131
- 相关死亡率 126
- 神经功能障碍 128
- 非血行扩散 127
- 结果 132
- 发病机制 126
- 风险因素 126‐127, 127
- 感染源 127
- 手术治疗 132
- 治疗原则 131
脊柱融合术，特定疾病和手术
- 前入路 6
- 原位 47
- 术后管理 5
- 术后肺部变化 6
- 术前评估 5
- 近端交界畸形 82
- 肺部并发症 5
脊柱不稳定肿瘤评分（SINS）174, 176, 176
脊柱韧带 12
脊髓性肌萎缩（SMA），肺功能障碍 6
脊柱病理，具体病理机制
- 常见，相关的异常 3
- 非手术肺部管理和注意事项 4
脊柱活动范围 10‐11
- 部分切除和 12
- 肋骨切除和 11
脊髓休克 220
脊柱稳定性 13

- 分类方案 13
- 概念框架 13
- 定义 13
椎管狭窄，即胸椎管狭窄症
脊柱血管畸形（SVMs）195
- 即动静脉畸形
- 血管造影术 195, 200
- 定义和分类 195, 196
- 诊断和评估 199
- 血管内治疗 195, 201
- 流行病学 197
- 遗传学和相关综合征 199
- 髓内肿瘤 vs.188‐189
- 现病史 195, 200
- 无创成像 199
- 病理生理学 198
- 术后护理 204
- 术前评估和计划 201
- 临床表现和体征 197
- 脊髓受压 195，198
- 外科治疗 202
内脏神经 90
脊椎炎 126
脊柱关节病 120
- 另参阅具体类型
- 临床精要 120
- 进展 120
脊柱关节病 126
脊柱炎和胸椎压缩 26
自发性肌电图 268
圣路易斯脑炎病毒 35
稳定性，脊柱 13
- 分类方案 13
- 概念框架 13
- 定义 13
脊柱稳定性 93
- 在青少年特发性脊柱侧弯 68, 69
- 在休门氏脊柱后凸 78
胸椎狭窄立体定向放射外科（SRS）
- 髓外硬膜内肿瘤 182
- 对于转移性疾病 174‐175, 177
胸骨角 91
胸骨解剖 2, 11
类固醇，用于脊髓损伤 221
应力定义 10
压力定义 10
应力‐压力曲线 10
椎板下钢丝，用于神经肌肉侧弯 61, 62
上关节面 12
节段上生成的肌电放电（SEDs）268
棘上韧带 12, 90

表面匹配配准技术 274
特发性脊髓疝的缝合修复 256
梅毒 36
全身炎症反应综合征 21
系统性红斑狼疮（SLE）32
系统性硬皮病 32，34

T

张力带 91
畸胎瘤 186, 187
四肢瘫痪 220
胸腔镜 2
- 脊柱后凸，运动能力受损 4
胸脊髓病 26
- 遗传 40
- 特发性脊髓疝 256
- 传染性 35，36
- 肠道病毒和 35
- 黄热病毒和 35
- 疱疹病毒和 35
- 结核分枝杆菌和 37，38
- 逆转录病毒和 36，37
- - 梅毒螺旋体和 36
- 炎症 31，32
- 结缔组织疾病和 32
- 多发性硬化症和 31，33
- 视神经脊髓炎和 32，33
- 神经肉瘤和 32
- 副肿瘤性脊髓炎和 34
- 代谢和毒性 37
- - 维生素 B_{12} 缺乏 37，39
- 铜缺乏和 38
- 叶酸缺乏和 38
- 维生素 E 缺乏 39
- 神经系统检查 / 缺陷 27
胸神经根病 26，27
胸脊髓损伤
胸脊髓病变
- 临床表现 31
- 非手术 31
胸椎管狭窄症（TSS）100
- 临床精要 100
- 临床表现 101
- 定义 100
- 诊断模式 102
- 成像 102, 102‐104
- 长期随访 100
- 漏诊或误诊 100
- 神经系统后遗症 100
- 结果 100, 104
- 病理生理学 101

– 手术减压 100, 104
– 入路 104
– 并发症 106
– – 多段 104
– 术后成像 105
胸椎
– 解剖学 11, 25, 90
– 生物力学 10
– 横断 28
– 直径 25, 104
– 纵向改变 27
– 肌肉神经支配 90
– 神经解剖学组织 26, 26
– 非手术性神经系统疾病 31
– 稳定性 13
– 脉管系统 25, 90, 195, 196–197
胸椎压缩 25
– 解剖学注意事项 25
– 临床精要 25
– 临床表现 25, 26
– 退行性椎间盘疾病和 26
– 病因 25
– 神经功能缺损 27
– 神经损伤机制 25
– 疼痛 26
– 病理过程 25
– 脊椎病和 26
胸椎损伤, 即骨折, 胸椎特定损伤
– 分类 208, 209
– 牵张 90, 91
– 屈曲 90, 91
– 机制 90
– 儿科 92
– 创伤后畸形 90
– 扭转 90, 91
胸椎外科
– 麻醉注意事项 15
– 失血／保存 15–16, 18, 22
– 术中监测 15–17, 19–22
– 监控信号丢失 18, 18
– 术后管理 5
– 术后肺部变化 6
– 术前评估 5, 15, 15
– 肺部并发症 2, 5, 16
胸椎 2, 11, 90
胸壁 2
– 组成 2
– 呼吸 2
– 骨骼结构 2
胸腰椎 AOSpine 损伤评分（TL AOSIS）217, 218

胸腰椎损伤分类和严重程度评分（TLICS）13, 208, 209, 215, 217, 220, 222, 223
胸腰椎损伤严重程度评分（TLISS）215
胸腰椎交界处 90–91, 208
胸腰椎, 腹侧入路 237, 238
胸腰椎肿瘤 157
青少年特发性脊柱侧弯胸廓成形术 73
胸腔造口术, 扩张 52
胸廓切开术
– 并发症 235, 237
– 用于中胸脊柱 235, 236
– 用于胸腰椎 237, 238
– 腹侧入路 232
– 微创手术（小型胸腔切开术）238, 240
– 改良, 适用于上胸椎 234, 235
– 胸膜后 234, 236–237
– 经胸膜 234–235, 237
胸部定义 2
脊柱稳定性的三柱理论 13
三维荧光透视 277, 282
蜱传脑炎病毒 35
潮气量（TV）3
钛网笼
– 用于强直性脊柱炎 122
– 用于创伤后畸形 94
– 治疗脊椎骨髓炎 141
TIVA 即完全静脉麻醉
TLICS, 即胸腰椎损伤分类和严重程度评分
TLISS, 即胸腰椎损伤严重程度评分
富田系统 154, 155–156, 156
扭转损伤 90
完全静脉麻醉（TIVA）15, 17, 18, 267
总肺活量（TLC）3, 3
总导航 279, 281, 282
中毒性脊髓病 37
气管插管
跟踪系统 274
氨甲环酸 19
硬膜外切除术, 用于旁中央型椎间盘突出 108, 111, 111
过渡区 10–11, 90, 208, 237
经椎弓根入路, 用于胸椎骨折 225
经胸膜开胸术 234–235, 237
横贯性脊髓炎
– B12 缺乏和 37, 39
– 结缔组织疾病和 32
– 铜缺乏和 38

– 肠道病毒和 35
– 黄热病毒和 35
– 叶酸缺乏和 38
– 疱疹病毒和 35
– 传染性 35, 36
– 炎症 31, 32
– 髓内肿瘤与 188–189
– 多发性硬化症和 31, 33
– 结核分枝杆菌和 37, 38
– 视神经脊髓炎和 32, 33
– 神经肉瘤和 32, 34
– 逆转录病毒和 36
– 梅毒螺旋体和 36
– 维生素 E 缺乏和 39 三联疗法, 针对结核病 149
TSS, 即胸腰椎管狭窄症结核瘤, 髓内 147
结核（结核感染）144
– 临床精要 144
– 流行病学和病理生理学 144
– HIV 相关 147
– 成像 144–145, 146–147
– 医疗管理 144, 149, 149
– 多重耐药 147, 149
– 脊髓炎 37, 38
– 骨髓炎 138, 140
– 演示和评估 145
– 风险因素和警告标志 145
– 手术治疗 144, 149
– 治疗 149
肿瘤坏死因子抑制剂 144
– 副肿瘤性脊髓炎 34
– 胸椎压缩 26
– 颈胸 157
– 硬膜外 185
– 髓外硬膜内 180, 185
– 良性 180
– 临床精要 180
– – 181, 181, 182 的成像
– 仪器融合 180
– 术中神经生理监测 180, 183
– 神经导航 284, 284
– 非手术治疗 182
– 术后护理和并发症管理 183
– 放射外科 180, 182
– 切除 180
– 亚型 180
– 外科辅助 183
– – 外科手术管理 180, 182
– 髓内脊髓 185
– 良性 185

－ 活检 185, 189
－ 临床特征 186
－ 临床精要 185
－ － 不同诊断 188
－ － 成像 185, 186, 188
－ 发病率和流行病学 185
－ 放疗 185
－ 手术治疗 185, 190
－ 治疗 189
－ 转移到胸椎 174 即转移性疾病
－ 原发性，胸椎 154
－ 良性 154, 157, 157, 158
－ 活检 156
－ 整体切除 154, 157
－ 整体脊椎切除术 156
－ － Enneking 系统 154, 154, 156
－ 流行病学 157, 158
－ 成像 156
－ 局部复发 154
－ 恶性 154, 157, 158, 162
－ 预后 158
－ － 放射学特征 158
－ － 切除技术 157
－ 翻修手术 154
－ － 分期 154, 154, 155 - 156
－ 手术 156
－ 手术边缘 157
－ 富田系统 154, 155 - 156, 156
－ 分型 157
－ － Weinstein Boriani Biagini 系统 154, 155 - 156, 156
－ 胸腰椎 157
脊柱稳定性的双柱理论 13
基于二维荧光透视的导航 276, 282

U

UIV, 即上位椎体器械超声检查，术中 183U 棒 58-59
上位椎体器械（UIV）68 - 69, 69
－ 和近端交界畸形 84, 87
上胸椎水平 27, 28
上胸椎，腹侧入路 234, 235

V

VAPOUR 试验 252

血管畸形 195
－ 即动静脉畸形
－ 血管造影术 195, 200
－ 定义和分类 195, 196
－ 诊断和评估 199
－ 血管内治疗 195, 201
－ 流行病学 197
－ 遗传学和相关综合征 199
－ 髓内肿瘤 188 - 189
－ 现病史 195, 200
－ 无创成像 199
－ 病理生理学 198
－ 术后护理 204
－ 术前评估和计划 201
－ 表现和临床特征 197
－ 脊髓受压 195, 198
－ 手术治疗 202
胸椎的血管 25, 90, 195, 196 - 197
脊髓的静脉解剖学 197, 197
胸廓入路，用于胸椎创伤 232, 233
－ 颈胸椎 233
－ 临床精要 232
－ 指征 232
－ 下颈椎 232, 233, 234
－ 中胸椎 235, 236
－ 微创 238, 240
－ 改良开胸术 234, 235
－ 椎弓根螺钉固定 232
－ 胸腰椎 237, 238
－ 开胸手术 232
－ 上胸椎 234, 235
胸椎 2, 11, 90
椎骨畸形，先天性 42
椎体填充，用于骨质疏松性压缩性骨折 242, 247
椎体 11, 90
椎体压缩，休门氏后凸 74
椎体旋转脱位，直接 72
椎体骨坏死 92
脊柱切除术（VCR）49, 52
椎体压缩性骨折，脊椎骨髓炎，胸椎椎体成形术，用于骨质疏松性压缩性骨折 242, 247
垂直可延长的钛肋骨技术（VEPTR）52
VERTOS II 试验 252

VERTOS 试验 251
视频辅助喉镜 16, 117
视频辅助胸腔镜手术（VATS）78
模拟透视 276
内脏胸膜 2
视力丧失，术后 20
肺活量（VC）3
维生素 E 缺乏 39
容量复苏 20

W

唤醒测试 18, 260
297 页
Watson Jones 分类 208, 209, 210
楔形骨折 91, 210
Weinstein-Boriani-Biagini 系统 154, 155 - 156, 156
西尼罗河病毒 35
雨刷效应 59
钢丝固定
－ 用于神经肌肉侧弯 61, 62
－ 用于胸椎骨折 225, 226
－ 沃尔夫定律 247

X

X 射线
－ 先天性脊椎异常 45
－ 转移性疾病 175
－ 中央型椎间盘突出 115
－ 骨质疏松性压缩骨折 244, 248
－ 胸椎管狭窄症 102, 103
－ 结核和真菌感染 146
－ 脊椎骨髓炎 137

Z

Z 评分 245
关节突关节（小关节）12
ε
氨基己酸（EACA）19